U0308930

临床急危重症急救

主编 刘 泉 等

上海科学普及出版社

图书在版编目（CIP）数据

临床急危重症急救／刘泉等主编. —上海：上海
科学普及出版社，2024. 6. —ISBN 978-7-5427-8773-6

Ⅰ. R459.7

中国国家版本馆CIP数据核字第2024YW7445号

统　　筹　张善涛
责任编辑　黄　鑫
整体设计　宗　宁

临床急危重症急救

主编　刘　泉　等

上海科学普及出版社出版发行

（上海中山北路832号　邮政编码200070）

http://www.pspsh.com

各地新华书店经销　　山东麦德森文化传媒有限公司印刷

开本　787×1092　1/16　　印张　20.25　　插页　2　　字数　518 000

2024年6月第1版　　2024年6月第1次印刷

ISBN 978-7-5427-8773-6　　定价：198.00元

本书如有缺页、错装或坏损等严重质量问题

请向工厂联系调换

联系电话：0531-82601513

编委会

主 编

刘 泉 李 栋 王国青 胡玉刚

张喜霞 崔 超 孟 娜

副主编

王淑芳 孔令蕊 辛显波 朱江霞

彭 军 何焕淼 巫雪明

编 委（按姓氏笔画排序）

王国青（冠县新华医院）

王淑芳（无棣县人民医院）

孔令蕊（莘县中心医院）

朱江霞（新疆乌鲁木齐市急救中心）

刘 泉（泰安市中心医院）

巫雪明（江山市人民医院）

李 栋（山东国欣颐养枣庄医院）

杨建海（中国人民解放军联勤保障部队第九八三医院）

何焕淼（四川省宜宾市中医医院）

辛显波（济宁市中医院）

张喜霞（诸城市人民医院）

孟 娜（石家庄市第二医院）

胡玉刚（微山县人民医院）

崔 超（石家庄市第二医院）

彭 军（江山市人民医院）

前 言

FOREWORD

急危重症是指病情严重、可能危及生命的急症和重症。急危重症患者具有病情严重、变化迅速、并发症多等特点，需要及时、有效的救治，否则可能导致患者死亡或留下严重的后遗症。因此，对急危重症患者的救治需要一支具备专业知识和技能的医疗团队，能够快速、准确地诊断和治疗。在现代医疗体系中，急危重症患者的救治已成为衡量一个医院、一个地区甚至一个国家医疗水平的重要标准。随着医学技术的不断发展，急危重症的救治技术和方法也在不断进步。现代医学已经能够通过各种先进的检测技术和治疗方法，提高急危重症患者的救治成功率，减少并发症和后遗症的发生。但与此同时，对于急危重症患者的医学研究仍有许多未知领域，仍然需要不断探索。鉴于此，编者总结多年临床经验，精心编写了《临床急危重症急救》一书。

本书主要探讨急危重症患者的救治现状和实用的抢救技术与措施。编写的思路是尽可能贴近临床工作的实际需求，以常见急危重症为主线，突出横向联系，强调了其与临床各学科知识的相互交叉和渗透。在内容编排方面，主要讲解了人体各系统常见的急危重症；并重点论述了其临床表现、实验室检查、诊断方法、鉴别诊断、抢救和治疗措施。本书内容丰富，重点突出，各章节详略得当，救治措施具体实用，既重视基本理论、基础知识和基本技能，又尽可能地反映新技术、新理论和新进展。本书对临床的急危重症救治工作具有一定的指导价值，适合临床各科室医务人员、医学院校师生阅读使用。

在编写过程中，编者参考了大量的相关书籍，但由于急危重症医学发展迅速，疾病繁多，新的药物和新的技术不断涌现，监测技术不断创新，加之编者文笔风格不一，书中难免存在不足之处，敬请读者不吝指正，以便再版时修订与完善。

《临床急危重症急救》编委会

2024 年 2 月

目 录

CONTENTS

第一章

绪　论

第一节　危重症医学发展简史

急危重症医学(critical care medicine,CCM)是一门研究危重病症发生、发展特点和规律,并对其进行诊疗的学科,也是一门多学科互相交叉和渗透的新型学科。急危重症医学及重症监护病房(ICU)从诞生起就引起了人们极大的关注。急危重症医学的发展也在不断影响和推进着人类生命救治的理念和技术手段的发展。

一、国外急危重症医学的发展

急危重症医学作为一门新兴的学科,起源于多位学者的天赋和勤奋。在多年的探索过程中,不同学科的学者因为共同兴趣走到一起。其中不乏杰出者,在不同发展阶段做出了里程碑式的贡献,逐步形成了明确的学术理念。英国人佛罗伦萨·南丁格尔(Florence Nightingale)在克里米亚战争的医疗工作中,认为很有必要把危重伤员安置在邻近医师站的地方,以便于及时观察和快速医疗及监护,这是最初萌发的 ICU 概念。约翰·霍普金斯(John Hopkins)医院的沃尔特·爱德华·丹迪(Walter Edward Dandy)教授是美国神经外科的奠基人之一,他率先开辟了有 3 张床位的术后恢复室,创建了美国第一家 ICU。马丁·基尔希纳(Martin Kirschner)相继创建了恢复室与混合型 ICU 病房,并指出集中精干的医师和护士,统一协调急危重症患者的治疗,可显著提高效益。因战争、民间创伤、疾病与灾难救治的需要,欧美许多国家先后建立了不同模式的特殊病房及监护室,对急危重症患者救治的医疗理念和技术手段有着重要的推动作用。其中,在北非和意大利战场上建立的"休克病房"就强调了输血和输液、早期手术和集中护理对抢救战伤士兵生命的重要性。美国波士顿某家饭店的大火直接导致 491 人丧生,为此,麻省总医院开辟了"烧伤病房",组织相当数量的医护人员对收治的 39 名幸存者进行了细致的观察和及时治疗,对后来烧伤的临床医疗和研究起了积极的促进作用。纽约州一家医院建立了"产后恢复室",使孕妇的产后病死率下降了 $50\% \sim 70\%$。斯堪的纳维亚半岛发生的脊髓灰质炎疫情席卷全球,因呼吸麻痹导致的病死率达 80% 以上。在丹麦哥本哈根的一家医院内,感染科主任拉森(H. C. Lassen)面对即将死亡的患儿,请麻醉科医师易卜生(B. Ibsen)共商对策。面对大量因呼吸肌麻痹导致呼吸衰竭的患者,他们史无前例地为 75 例患者实施了气管内插管,动员了 250 名医学生进行手法正压通气,动员了 260 名护士参加床边护理,共消耗 250 筒氧气,取得的效果极其显著,使患者的病死率降至 25%。Ibsen 在哥本哈根第一次建立了不同科室的合作平台,即重症监护病房,开创了跨学科合作的先例,其合作经验及其对 ICU 发展产生的巨大影响堪称传统的典范,同时也推动了呼吸机的临床应用与发展,使机械通气成为 ICU"生命支持"的重要组成部分。此后,很多教学医院相继成立了呼吸 ICU,这股浪潮也由北欧传向北美。

美国实验生物学会学术会议期间,有 3 位不同学术背景的学者率先讨论了有关 CCM 成立学科及学会等问题,他们是心内科教授马克思·亨利·威尔(Max Henry Weil)、休克研究中心主任洛斯·安吉列斯(Los Angeles)和麻醉科教授皮特·萨法(Peter Safar)。后来,Weil 等特邀 28 位不同学科的学者扩大讨论,以达成共识,成立了"危重病医学会"(society of critical care medicine,SCCM)。此后,相继成立了"欧洲危重病医学会(ESICCM)""世界危重病医学会联盟(WFSICCM)""澳大利亚-新西兰危重病医学会(ANZICS)"等。后来"西太平洋危重病医学联合会"(WPACCM)成立。我国以团体会员资格加入 WPACCM。后来 WPACCM 扩编,改名为"亚太危重病医学联合会"(APACCM)。

二、我国急危重症医学的发展

我国的急危重症医学起步较晚。曾经,全国各医疗单位多以"抢救小组"的形式来满足特殊急危重症患者的抢救需求。后来,个别医院建立起了专门针对呼吸衰竭、肾衰竭和心力衰竭的"三衰"患者集中救治病房,逐步开始了将急危重症患者集中管理的发展模式。北京协和医院的曾宪九、陈德昌教授等率先创办了国内第一个具有国际先进理念的 ICU 病房。当国家卫生健康委员会颁发了医院等级评审标准,明确将 ICU 建设作为评级条件之一的政策出台后,国内一些大型综合医院相继建立了 ICU,但在管理和学术方面均处于探索阶段。召开首届危重病医学学术会议时,仅有 50 余家医院代表 60 个 ICU(336 张床位)参会。1997 年,中国病理生理学会危重病专业委员会成立。在非典型肺炎(SARS)的大流行中,使更多的人认识了 ICU 及其所发挥的重要的危重病医疗作用,也促使我国对急危重症患者救治的专业化和管理的规范化成为必然的趋势。2005 年 3 月 18 日,"中华医学会重症医学分会"正式被批准成立。此后,我国的急危重症医学在禽流感、猪链球菌病、甲型 H1N1 流感急危重症患者的救治,特别是 2008 年汶川、2010 年玉树地震等多种自然灾害中凸显了优势作用。2006 年,卫生健康委员会正式颁布了"中国重症医疗病房建设指南",促使中国的急危重症医学进入发展的快车道。2008 年急危重症医学专业获批二级学科。2011 年的急危重症医学调查显示,全国接受调查的 31 个省、市、自治区共计有 2 410 个 ICU。同时,我国的急危重症医学专业队伍也迅猛壮大,急危重症学术年会的参会人数逐年增加,参会代表从 2 000 多人逐年增长到 6 500 多人。现今,随着国家对急危重症医学重点专科的支持,我国的 ICU 无论是基础设施、从业队伍、学术进展还是科学研究均有了长足发展,其发展之快为医学史上所罕见。

急危重症医学之所以具有如此强大的生命力和受到如此大的重视,与其所取得的业绩和现代医学发展的需要是分不开的。急危重症医学学科发展的必然性和重要性应归因于:①现代科学和生物医学技术的快速发展促进了急危重症临床医疗技术的发展。②医疗专科的专业化发展。与其他医疗专科的深入快速发展一样,急危重症医学也在基础理论与研究、医学理念与技术手段方面向着纵深和趋于专业化的方向快速发展。③伴随着国家对卫生事业的日益关注及人民生活水平和医疗水平的不断提高,人们对高质量医疗的需求也在增长。急危重症医学正是响应了现代社会发展的需求,让更多的急危重症患者得到高质量的、专业化的救护。因此,急危重症医学被认为是近代医学史上最有意义和最为活跃的医疗学科之一。

(何焕森)

第二节 危重症医学的特点与任务

一、急危重症医学的特点

急危重症医学的主要实践基地是 ICU,其特点:①集中管理医院各类急危重症和高危患者;②集中了最先进的医疗监护和治疗设备;③集中训练有素的、能掌握急危重症医学理论的、有高度应变能力的专业人才;④实施高质量、高效率的医疗。正是因为急危重症患者群体的特殊性,形成了 ICU 不同于普通病房的人员配置、设备投入、管理和质量控制模式。

二、急危重症医学的任务

急危重症医学的主要服务对象是各类急危重症患者。尽管这些患者的原发病因呈多元性,但在疾病演变到危重阶段,其病理生理表现出"共同通路"特征,即可由单器官功能障碍转向多器官功能障碍,包括心、肺、肝、肾、脑、胃、肠等重要脏器的损害,以及凝血、免疫、代谢、内分泌等全身系统功能紊乱并危及生命。因此,急危重症医学的主要工作任务:①对已经存在或可能发生危及生命的急性多器官功能障碍或衰竭患者进行紧急复苏,并进行延续多器官功能的生命支持治疗,为原发病的治疗赢得时间和机会;②重建人体内环境稳定,避免进一步的序贯损伤,创造条件促进器官功能恢复;③针对病因开展积极治疗。

急危重症医学工作任务的实施,就是利用现代化监测设备,对急危重症患者进行连续、定量和动态的监测,及时捕捉病情变化的瞬间信息,综合评断患者的病理生理演变和治疗后反应,并应用最新的医疗思想与方法、先进的生命支持手段对患者实施尽早、尽快、准确、有效的治疗干预,阻断病情恶化的趋势,维持重要器官的功能,协调各器官间的平衡,及时消除不良因素,促使患者病情好转,以挽救患者的生命。

(巫雪明)

第二章

重症监护室的设置与管理

第一节　重症监护室的设置

一、重症监护室(ICU)基本设置

(一)独立设置

ICU 以综合性重症患者救治为重点,独立设置的临床业务科室,受院部直接管辖,床位向全院各科室开放。

(二)资源充足

ICU 应具备与其功能和任务相适应的场所、设备、设施和人员条件。

(三)床位比例合适

ICU 病床数量应符合医院功能任务和实际收治重症患者的需要,三级综合医院 ICU 床位数为医院病床总数的 2%～3%,床位使用率以 75% 为宜,全年床位使用率平均超过 85% 时,应该适度扩大规模。ICU 每天至少应保留 1 张空床以备应急使用。

(四)床单位布局合理

ICU 每床使用面积不少于 15 m²,床间距大于 1 m,相邻床位可使用玻璃或拉帘间隔,以便临床观察和保护患者个人隐私;每个病房最少配备一个单间病房,使用面积不少于 18 m²,用于收治严重感染、可能有传染性需要隔离的患者。

(五)多学科协作

ICU 位于方便患者转运、检查和治疗的区域,并宜接近手术室、医学影像学科、检验科和输血科(血库)等与 ICU 经常联系、合作的科室。

二、ICU 环境的设置

(一)监测和治疗仪器

ICU 必须配置必要的监测和治疗设备,以保证危重症患者的救治需要。

(二)多功能床

应配备合适的多功能病床,配备防压疮床垫。

（三）床旁设施

每床配备完善的功能设备带或功能架，提供电、氧气、压缩空气和负压吸引等功能支持。每张监护病床装配多插头电源，插座 12 个以上，氧气接口 2 个以上，压缩空气接口 2 个和负压吸引接口 2 个以上。医疗用电和生活照明用电线路分开。每个床位的电源应该是独立的反馈电路供应。ICU 应有备用的不间断电力系统和漏电保护装置；每个电路插座都应在主面板上有独立的电路短路器。

（四）床旁监护系统

每床配备床旁监护系统，进行心电、血压、脉搏、血氧饱和度、有创压力监测等基本生命体征监护。为便于安全转运患者，每个重症加强治疗单元至少配备 1 台便携式监护仪。

（五）机械通气设备

三级综合医院的 ICU 原则上应该每床配备 1 台呼吸机，二级综合医院的 ICU 可根据实际需要配备适当数量的呼吸机。每床配备简易呼吸器（复苏呼吸气囊）。为便于安全转运患者，每个重症加强治疗单元至少应有 1 台便携式呼吸机。

（六）输液泵

每床均应配备输液泵和微量注射泵，其中微量注射泵原则上每床 2 台以上。另配备一定数量的肠内营养输注泵。

（七）其他必配设备

心电图机、血气分析仪、除颤仪、心肺复苏抢救装备车（车上备有喉镜、气管导管、各种管道接头、急救药品及其他抢救用具等）、纤维支气管镜、电子升降温设备等。三级医院必须配置血液净化装置、血流动力学与氧代谢监测设备。

（八）相关人员配备

医院相关科室应具备足够的技术支持能力，能随时为 ICU 提供床旁 B 超、血液净化仪、X 线摄片等影像学，以及生化和细菌学等实验室检查。

三、ICU 人员的设置

ICU 必须配备足够数量、受过专门训练、掌握重症医学的基本理念、基础知识和基本操作技术，具备独立工作能力的医护人员。专科护士的编制人数与床位数之比应为 2.5：1.0 以上，ICU 的护理人员必须经过严格的专业培训，取得监护室资质认定，才能独立上岗。ICU 的护士长应当具有中级以上专业技术职务任职资格，在重症监护领域工作 3 年以上，具备一定管理能力。

可以根据需要配备适当数量的医疗辅助人员，有条件的医院还可配备相关的设备技术与维修人员。

（辛显波）

第二节　重症监护室的常规项目管理

ICU 应当建立健全各项规章制度、岗位职责和相关技术规范、操作规程，并严格遵守执行，保证医疗服务质量。ICU 应当加强质量控制和管理，指定专（兼）职人员负责医疗质量和安全管理。医院应加强对 ICU 的医疗质量管理与评价,医疗、护理、医院感染等管理部门应履行日常监管职能。

一、ICU 人员的管理

ICU 工作人员负责对危重患者及时提供全面、系统、持续、严密的监护和救治,无论是医师还是护理人员,均应得到不断学习交流的机会,形成"实践—学习—再实践—提高"的良性循环。对护士的素质要求包括以下几点。

(一)专业素养

经过严格的专业理论和技术培训并考核合格。

(二)技能要求

熟练掌握重症监护的专业技术操作,包括:①心肺复苏术。②简易呼吸气囊的使用。③人工气道的管理。④人工呼吸机监护技术。⑤电复律、心脏除颤技术。⑥心电监测、循环系统血流动力学监测。⑦深静脉、动脉置管的护理。⑧输液泵、微量注射泵的临床应用和护理。⑨给氧治疗。⑩各类导管、引流管的护理。⑪血液净化技术。⑫水、电解质及酸碱平衡监测技术。⑬胸部物理治疗技术。⑭重症患者营养支持技术。⑮危重症患者抢救配合技术等。

(三)能力要求

熟练掌握急救重症护理的专业理论知识,包括:①各系统疾病重症患者的护理。②ICU 的医院感染预防与控制。③重症患者的疼痛管理。④重症监护的心理护理等。

(四)职业态度

ICU 的护士除要有较强的业务素质外,更重要的还包括吃苦耐劳、勤于思考、应变力强、冷静沉着的心理品质和无私奉献的职业精神。

二、ICU 病室的管理

医院应加强对 ICU 的规范化建设和管理,落实其功能任务,保持患者转入转出 ICU 的通道畅通,保证医疗质量和安全,维护医患双方合法权益。

(一)患者的收治

ICU 作为医院内的特殊场所,其接收的患者应符合以下的特点。

(1)ICU 收治以下患者:①急性、可逆、已经危及生命的器官或者系统衰竭,经过严密监护和加强治疗,短期内可能得到恢复的患者。②存在各种高危因素,具有潜在生命危险,经过严密的监护和有效治疗,可能减少死亡风险的患者。③在慢性器官或者系统功能不全的基础上,出现急性加重且危及生命,经过严密监护和治疗,可能恢复到原来或接近原来状态的患者。④其他适合在 ICU 进行监护和治疗的患者。

(2)慢性消耗性疾病、肿瘤的终末状态、不可逆性疾病和不能从加强监测治疗中获得益处的患者,一般不是 ICU 的收治范围。

(3)下列病理状态的患者应当转出 ICU:①急性器官或系统衰竭已基本纠正,需要其他专科进一步诊断治疗。②病情转入慢性状态。③患者不能从继续加强监护治疗中获益。

(二)探视管理

为减少危重症患者院内感染的发生率、保证患者的休息和治疗,ICU 要加强科室的人员管理,保证探视制度的落实和贯彻。

(1)ICU应进行必要的人员限制与管理。

(2)护士应在患者入住之初即向患者及家属介绍主管医师、责任护士、交代病室环境和探视管理制度等。

(3)监护室内无家属陪护,通常家属需在监护室外的家属休息室静候。

(4)定时探视,一般不主张探视人数过多、时间过长。

(5)病情稍稳定,暂无危及生命可能时,家属可留下电话、地址以便随时联系。

三、ICU 仪器设备的管理

ICU是精密仪器和设备最集中的地方,每种仪器和设备都应建立各自的档案,详细记录其使用、维修及保养情况,并完善仪器和设备的交接制度、使用制度和维护制度。定期进行质量控制,由专人负责清洁、消毒、维护和保养,保证各种抢救设施保持随时启用状态。

四、ICU 抢救物品、药品的管理

ICU的药品、一次性医用耗材、无菌物品的管理和使用应当有规范、有记录。抢救物品有固定的存放地点。包括抢救物品与药品管理制度、毒麻药品管理制度。

(辛显波)

第三节 重症监护室的医院感染管理

医院应建立和完善ICU信息管理系统,保证ICU及时获得医技科室检查结果,以及质量管理与医院感染监控的信息。

(1)ICU要加强医院感染管理,严格执行手的卫生规范及对特殊感染患者的隔离。严格执行预防、控制气管插管呼吸机相关肺炎、血管内导管相关血流感染、导尿管相关泌尿系统感染的各项措施,落实消毒隔离制度,对感染及其高危因素实行监控。需定期监测以下项目:①气管内吸出的痰培养。②呼吸机管道或湿化瓶液体培养。③动静脉插管拔除时导管内液体或头端培养。④各种引流物,如脑脊液、胸腔引流液、腹腔引流液等培养。⑤尿培养。⑥空气培养。

(2)ICU的整体布局应该使放置病床的医疗区域、医疗辅助用房区域、污物处理区域和医护人员生活辅助用房区域等有相对的独立性,以减少彼此之间的干扰和控制医院感染。

(3)ICU应具备良好的通风、采光条件。医疗区域内的温度应维持在(24±1.5)℃,湿度适宜。具备足够数量的非手触式洗手设施和手部消毒装置,单间每床1套,开放式病床至少每2床1套。

(4)对传播感染患者应当依据其传染途径实施相应的隔离措施,对经空气感染的患者应当安置在负压病房进行隔离治疗。

(5)ICU要有合理的包括人员流动和物流在内的定点医疗流向,有条件的医院可以设置不

同的进出通道,减少交叉感染。

(6)ICU应当严格限制非医护人员的探访;确需探访的,应穿隔离衣,戴口罩、帽子、鞋套,并遵循有关医院感染预防控制的规定。

(7)ICU的建筑应该满足提供医护人员便利的观察条件和在必要时尽快接触患者的通道。装饰必须遵循不产尘、不积尘、耐腐蚀、防潮防霉、防静电、容易清洁和符合防火要求的原则。

(辛显波)

第三章

急危重症常用救治技术

第一节 心脏电除颤术

一、适应证

（1）非同步电除颤适用于心室颤动/无脉性室性心动过速的抢救和某些无法同步的室性心动过速。

（2）同步电除颤适用于心房颤动、阵发性室上性心动过速，阵发性室性心动过速，尤其适用于伴有心绞痛、心力衰竭、血压下降等血流动力学障碍及药物治疗无效者。

二、禁忌证

在抢救血流动力学不稳定的恶性心律失常时，非同步电除颤没有绝对禁忌证，但应把握好除颤的原则和时机。同步电除颤则应禁忌用于以下几种情况。

（1）心脏明显扩大或有巨大左心房。

（2）严重心功能不全。

（3）病态窦房结综合征的快速心律失常。

（4）洋地黄中毒。

（5）房颤伴高度房室传导阻滞。

（6）严重电解质紊乱或酸碱平衡失调而尚未纠正者。

三、器械准备

同步或非同步除颤设备（除颤仪），导电糊或盐水。

四、步骤与方法

（1）患者仰卧于木板床上，充分暴露胸壁。

（2）开启除颤设备，将旋钮转至除颤选项上，将功率调节到双相电 200 J 或单相电 360 J。

（3）将除颤仪电极板涂导电糊或垫以生理盐水浸湿的纱布,分别置于胸骨右缘锁骨下方和左乳头外侧腋中线处(图 3-1)。

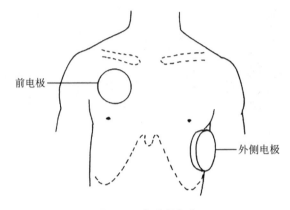

前电极

外侧电极

图 3-1　电除颤部位

（4）按充电按钮将功率充到设定值,大声告知周围人员准备除颤,同时按下除颤键完成一次除颤,非同步除颤时可观察到患者除颤后肢体反应。

（5）通过除颤仪的心电示波器观察患者心律情况以决定是否仍需再次除颤。

五、注意事项

（1）电极板应紧贴患者皮肤并压紧,不可留有任何空隙。

（2）患者周围不可有任何金属物质与外界相接,防止其他人员触电。

（3）电极板上应涂导电溶液,不可应用酒精,否则会灼伤皮肤。

（4）对于装有永久性心脏起搏器患者,若起搏器不能抑制其室颤而需除颤时,应避免电极板靠近起搏器,否则可致其失效。

（5）两个电极板间除颤过程中不可成短路,否则会损害除颤设备。

（6）注意定期维护电除颤设备以保证其可正常工作。

（7）必须充分注意通气过程中的气道管理,保证气道的湿度和温度,时刻注意气道通畅情况。

（8）应用呼吸机患者应有专人监护、护理,并按时记录呼吸机治疗模式及相关生命体征,并应定期复查相关化验检查。

（9）机械通气治疗的主体是患者,不应片面强调模式或参数的重要性,应根据患者病情及反应进行相关调节。

（刘　泉）

第二节　基本生命支持

心肺脑复苏术(CPR)分 3 个阶段。①基本生命支持阶段:是初步生命急救,包括心跳呼吸停止的判断与人工循环、气道开放和人工通气。②高级心脏生命支持阶段:应用辅助设备及特殊技术恢复和保持自主呼吸和心跳。包括建立人工气道、人工正压通气、持续人工循环、给予复苏药物。③延长生命支持阶段:保护大脑、脑复苏及复苏后疾病的预防,包括多器官功能支持、脑保护与冬眠、促清醒、ICU床旁重症监护、确诊并祛除病因、开放气道、重建呼吸与循环。

本节主要介绍CPR的第一阶段——基本生命支持阶段。

一、适应证

各种原因所造成的循环骤停和(或)呼吸骤停。

二、禁忌证

胸外按压的禁忌证有以下几点。

(1)胸壁开放性损伤、肋骨骨折、严重张力性气胸。

(2)心脏压塞。

(3)胸廓或脊柱严重畸形。

(4)晚期妊娠和大量腹水。

(5)凡已明确晚期癌症、脑、心、肺、肾等重要脏器功能衰竭无法逆转者,可不必进行复苏术。

三、器械准备

面罩、呼吸球囊、无菌纱布等。

四、步骤与方法

(一)环境判断

首先评估现场环境安全。

(二)意识的判断

用双手轻拍患者双肩,大声呼叫:"喂! 你怎么了? 醒醒!"告知无反应。

(三)检查呼吸

观察患者胸廓起伏5~10秒,告知无呼吸或仅有濒死喘息。

(四)呼救

患者无反应,立即启动应急反应系统并获取自动体外除颤器(AED)或除颤仪。

(五)判断是否有颈动脉搏动

用右手的中指和示指从气管正中环状软骨划向近侧颈动脉搏动处,判断5~10秒,告知无搏动。

(六)复苏体位

使患者体位仰卧,松解患者衣领及裤袋。

(七)胸外心脏按压

将一只手的掌根放在患者的胸部中央,胸骨下半部上,将另一只手的掌根置于第一只手上,双臂伸直,使双肩位于双手的正上方。每次按压深度至少5 cm,按压频率至少100 次/分,按压与放松时间比为1:1,多位施救者在现场CPR时,每2分钟或5个CPR循环后,应相互轮换按压(图3-2、图3-3)。

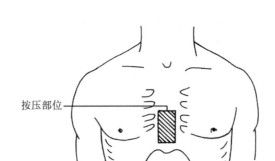

图 3-2　胸外按压部位

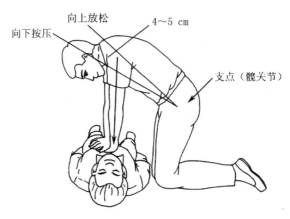

图 3-3　胸外按压姿势

(八)打开气道

基本方法是仰头提颏法(患者头部尽量后仰,提起下颌,颏部上抬)。创伤患者如有颈椎损伤,不宜搬动颈部,可改用托颌法(向前托起下颌而保持头部相对固定)。清理口腔分泌物,摘除义齿。

(九)人工呼吸

1.口对口人工呼吸

仰额提颏法:抢救者一只手的拇指和示指捏住患者鼻翼,用小鱼际肌按患者前额,另一只手固定患者下颌,开启口腔,双唇严密包住患者口部,平静状态下吹气,使胸廓抬起,吹气时观察胸廓起伏,吹气时间每次至少1秒,吹气完毕,松开患者口鼻,使患者的肺和胸廓自然回缩,将气体排出;重复吹气一次;与心脏按压交替进行,吹气按压比为2:30。

2.口对鼻呼吸

急救者稍用力抬患者下颏,使口闭合将口罩住患者鼻孔,将气体吹入患者鼻内。适用于口唇受伤或牙关紧闭者及婴幼儿。

3.口对通气防护装置呼吸

应用简易呼吸器,一手以"CE"手法固定(C法——左手拇指和示指将面罩紧扣于患者口鼻部,固定面罩,保持面罩密闭无漏气。E法——中指、无名指和小指放在患者下颌角处,向前上托起下颌,保持气道通畅),一手挤压简易呼吸器,每次送气400~600 mL,频率为10~12次/分。

（十）持续 2 分钟的高质量的 CPR

以心脏按压∶人工呼吸＝30∶2 的比例进行,操作 5 个周期。

（十一）判断复苏是否有效

评价心肺复苏成功的指标∶①触摸到大动脉搏动;②有自主呼吸;③瞳孔逐渐缩小;④面色、口唇、甲床转红;⑤神志恢复,四肢有活动。

五、注意事项

（一）口对口吹气

吹气过程要注意观察患者气道是否通畅,胸廓是否被吹起。

（二）胸外心脏按压的位置必须准确

按压的力度要适宜,过大过猛容易使胸骨骨折,引起气胸血胸;按压的力度过轻,胸腔压力小,不足以推动血液循环。

（刘　泉）

第三节　人工气道建立

一、口/鼻咽通气道

（一）适应证

口咽通气道和鼻咽通气道是非常重要的维持气道开放的辅助用具,它们主要解除舌后坠所致气道梗阻。鼻咽通气道主要用于轻度至中度气道阻塞的患者,清醒或有呕吐反射的患者能较好耐受鼻咽通气道。口咽通气道主要用于有自主呼吸的昏迷患者,面罩通气时亦可使用便于通气。

（二）禁忌证

无自主呼吸、气道梗阻非舌后坠所致;颅底骨折及脑脊液漏的患者也属于禁忌;凝血功能障碍,解剖结构异常,口腔、鼻腔、咽部损伤;患者咳嗽、呕吐等保护性反射存在,应禁忌放置口咽通气道。

（三）口咽通气道安置方法

（1）口咽通气道型号选择,将通气道一端置于患者耳垂部,使口腔关闭后,通气道另一端正好位于口角处即为其正确型号（口咽通气道型号如图 3-4 所示）。

（2）放置口咽通气道时,患者取仰卧位,用仰头拉颌法开放气道,保持口咽通气道凸面向下,顶端朝向上腭置入口腔（见图 3-4A）,以免舌体被推入喉部。也可保持口咽通气道凹面向下置入通气道。

（3）当口咽通气道通过软腭后,旋转 180°使通气道顶端朝向喉部,向下推送直至口咽通气道翼缘到达唇部（见图 3-4B）。

（4）通气道稍加固定,必要时清理口腔分泌物。

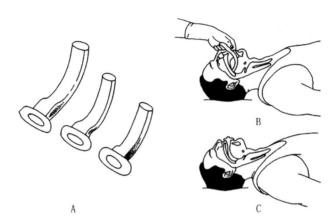

图 3-4　口咽通气道型号及安置方法

（四）鼻咽通气道安置方法

（1）检查患者的鼻腔,确定其通畅度及是否有鼻息肉或鼻中隔偏移等疾病,询问患者有无出血性疾病或使用抗凝药物。

（2）选择合适型号的鼻咽通气道,长度估计方法:从鼻尖至外耳道口的距离。局部使用麻黄碱或肾上腺素稀释液收缩鼻腔黏膜并用利多卡因局部麻醉,使用润滑剂润滑鼻咽通气道。

（3）选择较通畅一侧鼻腔置入鼻咽通气道,直至到达鼻咽部,并调整深度达到最佳通气。

（五）注意事项

（1）口咽通气道的正确置入位置应该是舌体被托起而通气道又没有滑入喉部后方。因此口咽通气道型号的选择应合适,如口咽通气道太短,可能将舌体推向喉部加重气道梗阻,如果太长,则可能阻挡会厌或损伤喉部。

（2）患者意识恢复后应将口咽通气道取出或换用鼻咽通气道,否则会导致呕吐甚至误吸等并发症。

（3）操作轻柔,若操作过程中遇阻力,应调整通气道方向或型号,避免损伤和暴力操作。

（4）注意保持通气道通畅,避免分泌物阻塞,一旦阻塞,及时更换。

（5）若口咽/鼻咽通气道不能维持气道通畅,或患者病情变化,应及时处理,如气管插管等。

二、气管插管

气管插管是 ICU 最常见和最重要的操作技能之一,所有 ICU 医师都必须掌握。由于 ICU 患者有限的生理储备功能及并存多种疾病,操作前难以实施彻底的气道评估,ICU 中紧急气管插管的并发症发生率要远远高于择期手术的气管插管。而且择期手术中用于诱导插管的药物对危重患者可能是禁忌,进一步限制了插管的选择。因此,ICU 气管插管有其自身的特点。

（一）气管插管的适应证

1.上呼吸道梗阻

上呼吸道梗阻经处理如短时间内不能纠正,则需气管插管。

2.气道保护性机制受损

正常情况下,生理性的吞咽、呕吐、咳嗽反射可以保护呼吸道,如意识改变或支配这些反射的脑神经(主要是迷走神经)受损及麻醉时,气道保护性机制受损,此刻必须建立人工气道防止反流误吸。

3.气道分泌物潴留

咳嗽反射受损易致气道分泌物潴留,导致肺部感染和下呼吸道梗阻,此刻必须进行气管插管清除气道分泌物。

4.急性通气需求

呼吸衰竭需行有创通气的患者,气管插管为患者和呼吸机提供连接通路。

(二)气管插管的禁忌证

严重喉梗阻,头面部口腔/鼻腔创伤、解剖结构明显异常,凝血功能差等;经口气管插管时,口腔空间小或张口困难,无法经口插管,头颈部后仰受限亦为经口插管禁忌;若经鼻气管插管,还需考虑是否存在颅底骨折、鼻及鼻咽部通畅度,且紧急插管不适合经鼻气管插管。

(三)气管插管方法

1.明确插管指征

评估是否存在困难气道及插管困难,选择合适的面罩、喉镜片及气管导管。

2.插管前准备

在危重患者建立气道时,插管前准备是重要的内容,它包括人员、患者体位和灯光及插管必需的设备。

(1)用物准备:氧气,面罩,带 PEEP 阀的呼吸囊,吸引器及吸痰管,口咽通气道及鼻咽通气道,气管导管,喉镜柄和镜片,管芯,注射器,听诊器,压舌板,插管钳,监护仪,血管收缩药及局部麻醉药,镇痛镇静药物,抢救用药及仪器,胶带、牙垫等固定导管用物,润滑剂,电池,呼吸机及管路等。

(2)床应调整到合适的高度,胃肠减压,有活动义齿者需取下义齿,检查有无松动牙齿;选择合适的喉镜片并与镜柄连接,检查喉镜、监护仪等各种设备是否工作正常,持续生命体征监测,建立静脉通道。

(3)气管导管准备:选择合适的导管,放入管芯,塑形,导管尖端润滑,检查套囊是否完好,有无漏气等;成年男性一般选用 7.5～8.0,女性选用 7.0～7.5。

(4)患者仰卧位,操作者站于患者头侧,垫高患者头部,使口、咽、喉轴接近一直线,以便喉镜下显露声门,如怀疑有颈椎损伤应仔细检查排除。口腔清除干净后,开放气道,立即通过面罩球囊辅助通气预氧合(吸氧浓度 100%),如效果较差,可放置口咽通气道或鼻咽通气道。根据患者情况,给予镇痛镇静药物诱导麻醉,特殊情况下,可使用肌松剂。

3.气管插管操作步骤

气管插管分为经口气管插管、经鼻气管插管,困难气道患者还可经纤维支气管镜插管等,下面分述之。

(1)经口气管插管:①左手持喉镜,右手用"双手指交叉法"使患者口张开,沿患者右侧口角置入喉镜,避开门齿,避免口唇在镜片和牙齿之间夹伤,同时把舌推向左侧,沿咽腔前部弧度置入。②一旦置入喉镜片,将镜片移至中线,如果使用弯镜片(MacIntosh 镜片),镜片前进即可见会厌及会厌谷,将镜片尖端置入会厌谷,沿其长轴向前上方提手柄以显露声门(见图 3-5A)。如果使用直镜片(Miller 喉镜片),镜片尖端应越过会厌谷,压住会厌并上提镜柄显露声门(见图 3-5B)。③右手呈"执笔式"持气管导管,从右侧口角插入口腔直至通过声带。将导管气囊近端置于声带下方,拔除管芯,注意导管尖端到患者切牙的距离,导管尖端至上切牙的距离在成年女性为 21～23 cm,男性为 22～24 cm,插入太深易致插入支气管,插入太浅则可能导致气囊不能封闭导管周围气管,且易致意外拔管。④确定导管位置:由于气管导管误入食管可导致致命后果,因此插入气管导管后必须确认气管导管位置正确(是否气道内,深度是否合适)。听诊双肺及上腹部,导管位置正确时,可闻及双侧呼吸音对称,而上腹部无气过水声,如仅在一侧听见呼吸音,表明导管插入过深,需调整导管位置至双侧可听到呼吸音为止;呼出气二氧化碳浓度测定是确定导管在气管内位置的标准方法,气管插管时,呼出气二氧化碳在反复呼吸中保持恒定,也可使用二氧化碳试纸。连接呼吸机后观察呼吸机呼气流速波形也是简易准确的办法。简易的方法还有观察呼气相导管内水汽,听导管末端有无气流声。纤维支气管镜可直接通过气管导管观察导管下隆突及支气管软骨环等来确定导管位置并调整深度。⑤导管到达恰当位置后,气囊充气至刚好封闭气囊与气管间隙即可,一般 5~6 mL,然后用胶带妥善固定,人工通气。严密观察,清理用物。

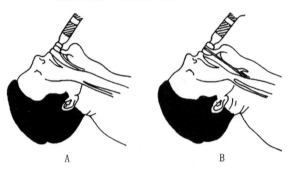

图 3-5 弯镜片与直镜片放置的位置区别

(2)经鼻气管插管:①利多卡因加 1:20 000 肾上腺素混合液收缩鼻黏膜血管并局部麻醉。②判断鼻腔通畅度,如两侧鼻腔均通畅,常选右侧。③润滑导管,与面部垂直,沿硬腭平行方向推进导管。当导管进入鼻咽部时,可遇到阻力,可将导管稍退出后将患者颈部后仰在推进导管进入咽部。可以通过几种方法完成气管内插管:盲插——保持患者自主呼吸,吸气时缓慢推进导管,并在导管末端听呼吸音,当导管接近声门时呼吸音逐渐变强,此时在吸气开始时顺势将导管送入气管内,插入气管的成功标志为剧烈咳嗽后深吸气,呼气时可在导管内见到水汽凝结,无法说话,均提示导管进入气管,呼吸音突然消失提示导管进入食管、会厌谷或梨状窝,需后退导管重试;直接喉镜引导插管——导管通过鼻后孔后,在直视下用插管钳(Magill 钳)引导导管进入气管即可。④后续步骤同"经口气管插管④、⑤"。

(3)纤维支气管镜引导插管:纤维支气管镜插管可用于经口和经鼻气管插管。当预计存在困难插管时,纤维支气管镜插管应该是首选而不是最后的备选方法,当已知或怀疑颈椎病变、头颈肿瘤、病态肥胖、有通气或插管困难病史时,应考虑选用纤维支气管镜插管。纤维支气管镜插管最好在清醒条件下实施,因为此时咽喉部肌肉保持气道开放,可以为纤维支气管镜提供很好的视野。①应用抗胆碱药可减少口腔分泌物,防止镜头视野受分泌物影响。使用局部麻醉药对上气道实施表面麻醉,并清洁气道分泌物,为纤维支气管镜提供一个良好的视野。②将润滑的纤维支气管镜套入气管导管中,吸引端口与吸引装置连接,保持纤维支气管镜位于中线,亦可防止纤维支气管镜被咬伤,且提供宽阔的视野。③将插入的纤维支气管镜尖端向前弯曲,将其置于喉咽部,并将纤维支气管镜向会厌推进,为避免进入梨状窝,纤维支气管镜在前进过程中应始终保持在中线位置。如视野模糊,可退至视野清楚或取出纤维支气管镜,擦拭镜头后再沿中线插入。④当纤维支气管镜前进至会厌下方,即可见声门,沿中线前进直至可看见气管环,然后固定纤维支气管镜,将套在纤维支气管镜上的气管导管送进气管,位置合适后,退出纤维支气管镜。⑤后续步骤同"经口气管插管④、⑤"。

与经纤维支气管镜插管相似,先将纤维支气管镜经鼻孔插入气管,再沿纤维支气管镜推送气管导管进入气管。另一种方法开始时类似普通经鼻气管插管,先将气管导管送至鼻咽部,然后在气管导管内插入纤维支气管镜并送至气管内,最后将气管导管送至气管内。

(四)注意事项

1.喉镜片的选择

根据喉镜片的形状可分为弯镜片(MacIntosh 喉镜)和直镜片(Miller 喉镜),临床常用为 MacIntosh 喉镜,镜片型号有 1～4 号,大多数成人需用 3 号镜片。Miller 喉镜片可更好地显露声门开口,但允许经过的口咽和喉咽部空间较小,镜片型号为 0～3 号,大多数成人需用 2 号或 3 号镜片。

2.气管导管的选择

气管导管型号通常以导管内径(ID)标号,型号从 2.5～9.0。一般经口插管成年男性选用 7.5～8.0 号导管,成年女性选用 7.0～7.5 号导管,小儿插管可参考公式 ID＝年龄/4＋4,导管插入深度(cm)＝年龄/2＋12。准备时应根据个体差异准备较之大一号及小一号的导管。紧急插管时选用比通常内径小 0.5～1.0 mm的导管有利于插管成功。

经鼻气管导管建议使用专用于经鼻插管的导管,普通导管通常质地太硬,且长度较短,如使用经口导管,建议用热水浸泡软化导管。选择型号为女性 6.0～6.5 cm,男性 7.0～7.5 cm,插入深度:女性 26 cm(以鼻孔为界),男性 28 cm。

3.其他

(1)暴露声门时,喉镜向前上方提下颌,切忌以上颌门齿为支点上撬显露声门,以免损伤牙齿或牙龈,操作轻柔,切忌暴力。

(2)直视插管时,必须直视导管通过声门进入气道内。

(3)导管位置判断不确定或通气后生命体征更加不平稳者,应立即拔出导管,呼吸囊面罩辅助呼吸后重新插管。

(4)插管后需要常规拍摄 X 线胸片用于判断导管尖端位置是否正确,通常要求导管尖端位于声门下方 4～5 cm。

三、气管切开及经皮气管切开

(一)气管切开适应证

(1)上气道梗阻,尤其是长期或永久性的梗阻,如双侧声带麻痹、颈部手术史等。

(2)预期需要较长时间机械通气治疗。

(3)下呼吸道分泌物多,长期自主清除能力差的患者,或者吞咽反射障碍、喉反射受抑制者,为保证患者安全,防止分泌物及食物误吸入气管,可行气管切开。

(4)减少通气无效腔,便于停机。

(5)因咽喉部疾病致狭窄或阻塞无法气管插管的患者。

(6)头颈部大手术或严重创伤、烧伤需要行预防性气管切开,以保证呼吸道通畅。对于预期需要较长时期机械通气的患者可在 7～10 天进行气管切开,而对于中枢神经系统疾病致昏迷的患者,因其短期内难以恢复分泌物自主清除能力,可以在更早时间,甚至是 24 小时内即进行气管切开。

经皮气管切开(也叫经皮气管切开导管置入术)是一项近年出现的通过特殊器具采用

Seldinger 技术实施气管切开的一种技术,与外科气管切开相比,创伤更小,操作更加简便,在已有研究中也证明与外科气管切开有相同的成功率和安全性,且经皮气管切开围术期出血、窦道感染更少。经皮气管切开主要用在择期气管切开的患者,在急诊气管切开中的应用经验仍十分有限,不推荐用于急诊气道管理及年龄<18 岁的患者,已知或预期的困难气道也不应施行经皮气管切开。

(二)气管切开禁忌证

相对禁忌证包括重度凝血疾病、重度呼吸功能不全、颈部解剖困难及病态肥胖、切开局部软组织感染或者恶性肿瘤浸润及儿童。

(三)气管切开方法

1.常规气管切开术

(1)术前准备:气管切开包、合适型号的气管切开导管、利多卡因、注射器、无影灯、氧气、吸引器、气管插管用物、抢救药物及设备、监护设备、呼吸球囊、呼吸机、手术衣、无菌手套、消毒液、开口纱等。

(2)体位:一般仰卧位,肩下垫一小枕,头后仰,充分暴露颈部,使气管接近皮肤,一助手于头侧,以固定头部,保持正中位,以及协助调整气管插管位置(若患者已气管插管者)。

(3)定位于颈前正中,第 2~4 气管环处(一般为胸骨上窝 2~3 横指)为切开位置,常规消毒铺巾,利多卡因局部麻醉,对于昏迷、危重或窒息患者,若患者已无知觉可不予麻醉。

(4)清点准备器械,准备切皮刀(圆刀片),检查气管切开导管套囊。

(5)切口:可选用垂直切口和水平切口,沿颈前正中切开皮肤和皮下组织约 3 cm。

(6)钝性分离气管前组织:用血管钳沿前正中线逐层分离,并用小钩配合暴露,直至气管充分暴露。

(7)切开气管:确定气管后,一般于第 2~4 气管环处,用尖刀片在气管前正中位切开一"倒 T 形"切口(气管环间筋膜并自下向上挑开 1 个气管环)。

(8)插入气管套管:以弯钳或气管切口扩张器,撑开气管切口,插入大小适合、带有管芯的气管套管。插入外管后,立即取出管芯,吸净分泌物,并检查有无活动性出血。再次确定导管位置,套囊充气,辅助通气。有气管插管者可拔除气管插管导管,清理口腔。

(9)绳子死结固定气管切开导管于颈部。切口一般不予缝合,以免引起皮下气肿。开口纱垫于伤口与套管之间。清理器械及用物。

2.经皮气管切开术

(1)术前准备、患者体位、皮肤消毒及铺单与常规气管切开术基本相同。值得注意的是,还需准备专门的经皮气管切开套包及扩皮钳。

(2)将气管插管撤至顶端位于声带下。

(3)定位于第 2、3 气管环处,利多卡因局部麻醉。一般选择横切口,在定位点做一约 3 cm 切口,切开皮肤及皮下组织。

(4)将气管穿刺针斜面朝向尾部,垂直于皮肤,经气管环间隙刺入气管前壁,直到可抽出大量气体。操作时可在注射器中保留少许液体,以便观察气泡。

(5)一手固定气管穿刺针,另一手将气管穿刺针套管送入气管内,拔除针芯,再次确认套管内能抽出大量气体通畅。送套管时,可稍斜向尾端。

(6)把尖端呈 J 形的导丝经套管插入气管,送导丝时,J 形弯曲方向朝向尾端,以保证导丝向气管远端方向送入。

(7)扩皮器扩皮:扩皮钳闭合状态顺导丝达到气管前,打开扩皮钳扩张气管前组织,并保持扩皮钳打开状态退出;再将扩皮钳尖端闭合状态顺导丝送入气道内,打开扩皮钳扩张气管,并保持打开状态退出。整个过程中,保持导丝一定张力,避免导丝打折弯曲,避免导丝脱出。

(8)将经皮气管切开导管在导丝引导下送入气管内,撤出导丝及管芯。吸净分泌物,并检查有无活动性出血。再次确定导管位置,套囊充气,辅助通气。有气管插管者可拔除气管插管导管,清理口腔。

(9)绳子死结固定气管切开导管于颈部,开口纱垫于伤口与套管之间。

(10)清理器械及用物。

(四)气管切开并发症

气管切开围术期的并发症主要有出血、皮下气肿、纵隔气肿、气胸,气管切开导管留置期间常见的并发症为套管脱出、肺部感染、套管堵塞、气管食管瘘、气管无名动脉瘘、气管软化及气管狭窄等。其中气管切开 48 小时内气管切开套管意外脱出的患者,因为气管切开窦道尚未形成,脱出后窦口将关闭,很难将套管重新插入,且重新插入多会引起出血,由此可引起呼吸道梗阻及严重缺氧,后果非常严重。因此切开患者应床旁备气管切开包,气管切开导管一旦脱出,立即面罩呼吸囊通气,给氧,通知耳鼻咽喉科医师紧急重新打开关闭的窦口,在直视下插入气管切开导管。其他并发症处理同气管插管。

(五)注意事项

(1)有气管插管的患者,准备工作准备完善,局部麻醉前,由助手将气管内导管适当退出,一般可将导管深度调整到距门齿约 16 cm,但具体深度应根据患者身高等决定。

(2)局部麻醉时可将针穿透入气管内,回抽可见气体,作为确定气管位置及深度之用,穿透后,根据情况可向气道内注入少量局部麻醉药,以减轻操作时刺激所致的不适等。

(3)头颈部一定保持中立位,切口一定处于气管正中,且操作过程中保持气管位置居中固定,避免分离时偏离气管,导致导管位置异常。

(4)气管前组织需钝性分离,切忌切割和暴力,注意手术野可能涉及的血管及甲状腺,避免损伤。分离过程中,两个拉钩用力应均匀,使手术野始终保持在中线,并经常以手指探查环状软骨及气管,是否保持在正中位置。

(5)切开气管时,切口位于气管前正中线上,刀尖勿插入过深,以免刺伤气管后壁和食管前壁,引起气管食管瘘。切口以能放入导管为宜,切忌过大或过小。

(6)经皮气管切开时,进针避免过深穿透气管后壁。进针、进套管及放置导丝时,若遇阻力,不应暴力送入,应调整位置后再尝试,直至放置顺畅。

(刘　泉)

第四节　有创机械通气技术

有创机械通气是指通过建立人工气道(经鼻或经口气管插管、气管切开),应用正压机械通气方式,达到维持、改善和纠正患者由诸多原因所致的急慢性重症呼吸衰竭的一种治疗措施。常见的有创人工气道包括：气管插管（包括经口气管插管和经鼻气管插管）和气管切开、喉罩等。有创正压通气为临床医学中不可缺少的生命支持手段，为治疗原发病提供了时间，极大地提高了呼吸衰竭的治疗水平。

一、适应证

(一)心跳、呼吸停止

任何原因引起的心跳、呼吸停止，均应尽早进行心肺脑复苏。及早进行有创呼吸机辅助通气，是心肺复苏的必需治疗之一，可避免因严重缺氧造成的全身器官功能尤其是脑功能的不可逆性的损害。

(二)胸、肺部疾病

目前胸、肺部疾病中需要使用有创正压通气的情况包括有慢性阻塞性肺疾病急性加重期（AECOPD）、重症肺炎、急性呼吸窘迫综合征（ARDS）及胸部大手术术后的呼吸支持。针对AECOPD患者，早期可应用无创呼吸机辅助通气，但随着 $PaCO_2$ 水平的升高，患者意识障碍的出现，或出现气道分泌物排出困难，或呼吸肌肉的疲劳，均应尽早进行有创通气治疗。

重症肺炎、ARDS 患者出现严重呼吸困难伴低氧血症[$PaO_2 < 8.0$ kPa(60 mmHg)]或是呼吸窘迫致辅助呼吸肌的动用明显时，尽管尚能维持 PaO_2 在 8.0 kPa(60 mmHg)水平以上，仍应考虑使用有创通气治疗，避免严重缺氧造成的全身脏器损伤。

大手术术后（心脏及大血管手术、胸部手术）出现低氧血症、呼吸衰竭应及时使用呼吸机治疗。已经进行有创通气的患者，应每天评估心肺功能。

除了有反常呼吸运动的连枷胸是应用有创呼吸机的指征，其他胸部外伤导致的呼吸衰竭无法纠正时，也应及早进行有创正压通气。

(三)神经-肌肉系统疾病

神经-肌肉系统疾病是指一系列累及周围神经系统和（或）肌肉的疾病，主要包括运动神经元病、周围神经病、神经-肌肉接头疾病和肌肉疾病等，分为中枢性和周围性。中枢性主要指由呼吸中枢受损产生的中枢性呼吸抑制和受损，常见的有脑卒中、脑炎、脑外伤、脑部手术的直接损伤或各种原因所致的脑水肿、癫痫持续状态等。周围性是指脊髓及脊髓神经根、呼吸肌肉受损引起的呼吸困难甚至呼吸停止。导致呼吸肌受累的常见神经-肌肉系统疾病有运动神经元病（如肌萎缩侧索硬化）、多发性周围神经病（如吉兰-巴雷综合征）、神经肌肉接头传递障碍性肌病（如重症肌无力、炎症性肌病）等。

(四)循环系统疾病

尽管有创正压通气后胸腔内压增高可造成回心血量的减少，导致心排血量下降，从而可能造成血流动力学的不稳定，但并非是使用有创通气的禁忌证。如急性肺水肿、心脏疾病（大面积心肌梗死、心肌炎等）、心脏大手术术后等病例，当无创通气无法纠正呼吸衰竭、稳定心肺功能时，应及时进行有创通气治疗。

(五)中毒造成的呼吸衰竭

中毒引起的呼吸抑制，继而出现了氧分压下降或二氧化碳潴留，当病因不能纠正造成的呼吸衰竭无法缓解，应考虑使用有创呼吸机辅助通气，避免因缺氧造成全身器官损害。临床上常见的是因药物中毒，其中包括各种催眠镇静药，如吗啡、苯二氮䓬类、巴比妥类等；麻醉药过量，如芬太尼、肌松剂、氯胺酮等。此外，急诊多见农药中毒，如有机磷、有机氯等。此时，应使用有创通气治疗直至中毒病因被清除。需要注意的是,由于某些手术过程需要使用肌松剂,因此需重视肌松剂的残余作用。残余肌松可引起术后呼吸功能损害和增加术后肺部并发症的发生率,减弱机体对缺氧性通气反应的代偿能力,此时应进行有创通气治疗,直至药物引起的神经-肌肉阻滞作用消失,自主呼吸恢复。

(六)腹部外伤、腹腔感染或腹部大手术术后

腹部外伤、腹腔感染或大手术术后需要密切监测腹内压,当患者腹胀明显、腹内压明显增高时,可直接影响肺功能,导致肺顺应性下降、气道阻力增加,使肺通气量、功能残气量、残气容量进行性下降;此外,同步上升的胸膜腔内压升高及肺泡张力下降,也可导致肺血管阻力升高,诱发肺水肿,进而造成肺外 ARDS。因此,针对这类患者,应密切监测腹内压引起的呼吸功能的改变,必要时行有创正压通气,直至病因解除。

总之,掌握应用有创呼吸机的指征是宜早不宜晚,尤其是对大部分急性呼吸衰竭的患者,应密切评估病情,以免增加病死率。当造成呼吸衰竭的病因不明时,应尽早进行有创正压通气治疗,纠正严重低氧血症,在维持患者生命的同时积极寻找病因。另外,如需进行有创通气,应首先建立人工气道。目前建立人工气道的方法主要有 3 种:经口气管插管、经鼻气管插管、气管切开。临床医师应熟练掌握建立人工气道的方法,尤其是存在急性呼吸衰竭、严重低氧血症患者,迅速而有效建立人工气道可以及早缓解低氧血症;同时应注意,在建立人工气道的同时,应做好氧储备,防止因严重低氧血症出现心跳、呼吸停止,从而对患者的生命造成无可挽回的损失。

二、禁忌证

一般来说,有创正压通气没有绝对的禁忌证。对于进行机械通气的患者,临床医师应针对其病情变化采用适当的通气策略及调整呼吸机参数,减少人机对抗。对于某些特殊病例,应采用特殊的通气方式,如分侧肺通气等。以下情况可视为有创正压通气的相对禁忌证。

(一)严重肺大疱

当 AECOPD 出现呼吸衰竭而无创通气不能缓解病情时,需要进行有创通气治疗。但巨大肺大疱可能在正压通气下出现破裂,导致医源性气胸,加重缺氧。因此,临床医师应熟练掌握呼吸机的通气方式,根据患者病情随时调整呼吸机参数,减少医源性肺损伤;一旦出现气胸,应立即进行引流。

(二)张力性气胸及纵隔气肿未行引流

对于气胸,尤其是张力性气胸,应先进行胸腔闭式引流,否则有创正压通气会进一步加重气胸;若病情不允许,应争取两者同时进行。这是因为未经引流的气胸或纵隔气肿会因为正压通气使肺脏破口无法闭合,已闭合的破口也可能因为正压通气重新破裂,从而使得气胸进一步加重,肺组织受压更加明显,甚至造成医源性张力性气胸。对于高危患者,一旦出现低氧等临床表现,应尽早排除气压伤。

(三)大咯血或严重误吸引起窒息

因大咯血或严重误吸造成气道阻塞,在气道未通畅前,原则上不宜立即进行机械通气,否则机械通气会将血块或误吸物压入小气道引起阻塞性肺不张;此时应尽早通畅气道,吸出血液或误吸物。注意,在保持气道通畅的同时应密切评估患者呼吸衰竭是否能够纠正,否则应行机械通气治疗。

(四)低血容量性休克未纠正

因正压通气可造成回心血量的减少,当低血容量性休克出现血流动力学不稳定时,进行机械通气可进一步加重休克,此时应尽快补足血容量。但值得注意的是,在休克未纠正前患者已经出现了呼吸衰竭,乃至危及生命时,也应尽早进行机械通气治疗,同时尽快纠正休克。

(五)支气管胸膜瘘

存在支气管胸膜瘘的患者进行正压通气时,气体会在支气管胸膜瘘处进出,若瘘口已与周围胸膜组织粘连,气体不能进入胸膜腔造成肺组织受压;但若瘘口尚未与周围胸膜组织粘连,正压通气的气体可能造成医源性气胸,从而不能达到满意的临床疗效。因此,必须进行机械通气的支气管胸膜瘘的患者,应尽早针对病因进行治疗,与此同时,根据病情及时调整呼吸机参数,通常可选择高频通气的方式帮助瘘口修复。

(六)严重活动性肺结核

当活动性肺结核病灶范围不大时可进行机械通气治疗,如合并大咯血、肺大疱或气胸时应慎用,具体原因可见前述。同时,应做好医院感染的防护,使用密闭式吸痰管及细菌过滤器有助于控制院内感染。

(七)急性心肌梗死并心源性休克

以往认为,心肌梗死造成血流动力学不稳定使用机械通气会进一步加重休克,因此将心肌梗死列为有创正压通气的禁忌证。但近年来的观点认为,当心肌梗死合并严重呼吸衰竭时,应尽早进行呼吸机治疗。但此时应密切监测血流动力学,积极针对原发病进行治疗,改善心功能,降低病死率。

(八)临床医师对呼吸机性能不了解

当临床医师缺乏应用呼吸机治疗的基本知识或对呼吸机性能不了解时,可能存在不合理使用呼吸机,造成医源性肺损伤。因此,应在有经验的医师指导下进行机械通气,减少对患者的危害。针对不同患者和同一患者病情的变化,应随时评估呼吸机使用的模式和参数,减少人机对抗。

三、呼吸机参数设置

呼吸机常规通气参数所包括潮气量(Vt)、呼吸频率(f)、吸气时间(Ti)或吸呼比(I/E)、吸气流速、触发敏感度、吸氧浓度(FiO_2)、呼吸末正压(PEEP)、报警范围、湿化器。

(一)潮气量的设置

潮气量(tidal volume,Vt)的设定是机械通气时首先要考虑的问题。潮气量调节由一只针状气体流量调节阀控制,顺时针方向调节流量增加,反之则减少。容量控制通气时,潮气量设置的目标是保证足够的气体交换及患者的舒适性,成人潮气量一般为 6～8 mL/kg。潮气量大小的设定应考虑以下因素:胸肺顺应性、气道阻力、呼吸机管道的可压缩容积、氧合状态、通气功能和发生气压伤的危险性。潮气量设置过程中,为防止发生气压伤,一般要求气道平台压力不超过35～40 cmH_2O。此外,还要考虑呼吸机的类型,当应用对管路的可压缩容量能自动代偿的呼吸机时,比应用不能自动代偿的呼吸机要潮气量减小,因为此时设置的潮气量就是实际输送给患者的潮气量。潮气量过大,可导致气道压过高和肺泡过度扩张,诱发呼吸机相关性肺损伤,这在ARDS患者尤易发生;潮气量过小,易引起通气不足。特殊状况下,如有肺大疱、可疑气胸、血容量减少尚未纠正、血压下降等,先将潮气量设置在较低水平,以预防通气不足;对于脑出血或缺血、脑外伤等中枢系统疾病引起急性呼吸衰竭,在纠正缺氧的前提下,保持轻度过度通气,有助于减轻脑血管扩张,降低颅内压,潮气量可设置为 8～10 mL/kg。对于压力控制通气,潮气量的大小主要由预设的压力水平、吸气时间、呼吸系统的阻力及顺应性决定;最终应根据动脉血气分析进行调整。

(二)呼吸频率的设置

呼吸频率(f)的设置应考虑通气模式、潮气量的大小、$PaCO_2$ 目标水平和患者自主呼吸能力等因素。一般新生儿 40～50 次/分,婴儿 30～40 次/分,成人通常设定为 12～20 次/分,急/慢性限制性肺疾病如 ARDS、胸廓畸形、肺间质纤维化和大量胸腔积液等也可根据分钟通气量和目标 $PaCO_2$ 水平超过 20 次/分(18～24 次/分),机械通气 15～30 分钟后,应根据 PaO_2、$PaCO_2$ 和 pH 进一步调整机械通气频率。另外,机械通气频率的设置不宜过快,以避免肺内气体闭陷、产生内源性 PEEP。一旦产生内源性 PEEP,将影响肺通气/血流,增加患者呼吸功,并使气压伤的危险性增加。假如自主呼吸频率快(>28 次/分)时,初始呼吸频率不易设置过低,否则易出现呼吸机对抗,随着引起自主呼吸频率增快原因的去除,再将呼吸频率逐减下调。

(三)吸气时间(Ti)或吸呼比(I/E)的设置

机械通气时呼吸机吸呼比的设定应考虑机械通气对患者血流动力学的影响、氧合状态、自主呼吸水平等因素,适当的设置能保持良好的人-机同步性。正常的呼吸方式吸气时间长,呼气时间短,I:E 通常设置为 1:(1.5～2.5),平均 1:2。存在自主呼吸的患者,呼吸机送气应与患者吸气相配合,以保证两者同步。一般吸气需要 0.8～1.2 秒,吸呼比为 1:(1.5～2.0)。吸气时间有助于吸入气分布,呼气时间有助于 CO_2 排出。对于控制通气的患者,一般吸气时间较长、吸呼比稍高可提高平均气道压力,改善氧合。但延长吸气时间,减少呼气时间,可导致气体陷闭和内源性 PEEP,应注意监测患者血流动力学的改变。而且,吸气时间过长,患者不易耐受,可能导致人机对抗,往往需要使用镇静剂,甚至肌松剂,临床应用中需注意。通常对于限制性疾病吸呼比可设置为 1:(1.0～1.5),阻塞性通气障碍可适当延长呼气时间,调至 1:(2.5～3.0),心功能不全为 1.0:1.5,ARDS 可适当延长吸气时间,甚至反比呼吸。容量控制通气模式可以设定吸气暂停时间,吸气暂停时间一般计入吸气时间内。

(四)吸气流速的设置

许多呼吸机需要设定吸气流速,吸气峰流速一般情况下以使气流满足患者吸气努力为目标。容量控制模式下,根据患者吸气力量的大小和分钟通气量,临床上常用的吸气流速,成人为 40～100 L/min,平均约 60 L/min;婴儿为 4～10 L/min。流速与送气时间的乘积即为潮气量,在潮气量设定的条件下,调节吸气流速就是调节吸气时间,吸气流速越高,吸气时间越短;这种情况下潮气量、流速、吸气时间是相互关联的。吸气流速可影响:①气体在肺内的分布;②二氧化碳排放;③无效腔与潮气量比值和静动脉分流占血流量比值,因此也影响 PaO_2。由于吸气流速的大小将直接影响患者的呼吸功和人机配合,应引起临床医师重视。流速波形在临床常用减速波或方波。压力控制通气时,吸气峰值流率是由预设压力水平和患者吸气力量共同决定的,还需要设置吸气触发后达到目标压力所需的时间,这一参数在有些呼吸机上为压力上升时间,通常设为 0.05～0.1 秒,在有些呼吸机上为压力上升的斜率,通常设为 75% 左右,一般以使吸气流速恰好满足患者吸气努力为目标。

(五)触发灵敏度的设置

此类参数的作用在于决定呼吸机何时向患者送气,合适的触发灵敏度设置将明显使患者更舒适,促进人机协调。按触发信号的来源可分为由呼吸机触发和患者触发。呼吸机触发一般是指时间触发,参数为呼吸频率,呼吸机按照预设的呼吸频率定时给患者送气。此种触发方式多用于患者自主呼吸较弱或无自主呼吸时,如昏迷状态、全麻术后恢复期患者等。患者触发需要患者存在自主呼吸,触发信号为患者吸气动作导致的管路内流速或压力的变化。这种变化在呼吸机上体现为触发灵敏度,相应的有流速触发灵敏度和压力触发灵敏度。由于呼吸机和人工气道可产生附加阻力,为减少患者的额外做功,应将触发灵敏度设置在较为敏感的水平上,但又不至于引起与患者用力无关的自发切换。一般情况下,压力触发灵敏度通常设为 $-2 \sim -0.5$ cmH$_2$O。气管插管管径过小或狭窄、气道阻塞、肺实质僵硬等均可增加触发系统的不敏感性。流速触发灵敏度通常设为 $1 \sim 3$ L/min。上述两种触发方式可以单独使用,亦可联合应用。值得注意的是,触发灵敏度设置过于敏感时,气道内微小的压力和流量改变即可引起自动触发,反而令患者不适。

(六)吸入氧浓度的设置

吸入氧浓度(FiO$_2$)指呼吸机送入气体中氧气所占的百分比,此参数的调节以能维持患者的血氧饱和度正常为目的。选择 FiO$_2$ 需要考虑患者氧合状况、PaO$_2$ 目标值、PEEP 和血流动力学状态。机械通气初始阶段可应用较高 FiO$_2$($>60\%$)以迅速纠正严重缺氧,以后通常设为能维持血氧饱和度大于 90%[$\approx$PaO$_2$ 8.0 kPa(60 mmHg)]前提下的最低氧浓度,由于吸入高浓度氧可产生氧中毒性肺损伤,一般要求吸入氧浓度低于 50%$\sim$60%。低氧血症未得完全纠正时,不能以一味提高 FiO$_2$ 的方式纠正缺氧,可采用其他方式,如加用 PEEP 等。但如果病情严重,在吸痰前,纤维支气管操作过程中可给予短时间的高浓度氧。

(七)呼气末正压的设置

呼气末正压(PEEP)指在呼气末维持气道内压为正压,PEEP 具有较为复杂的生理效应,应用 PEEP 可增加肺泡内压和功能残气量,在整个呼吸周期维持肺泡的开放,使萎陷的肺泡复张,增加肺的顺应性;能对肺水的分布产生影响,改善通气/血流比例;还可减少由于内源性 PEEP 造成的吸气功增加等。应用 PEEP 不当可导致气道压增加;胸腔内压升高,回心血量减少,心排血量降低;增加中心静脉压和颅内压。

呼气末正压水平的设置理论上应选择最佳 PEEP,即获得最大氧输送的 PEEP,临床上应用较为困难。一般情况下,对于胸部或上腹部手术患者,术后机械通气时采用 $3 \sim 5$ cmH$_2$O 的 PEEP,有助于防止术后肺不张和低氧血症。对于 ARDS 患者,PEEP 的选择应结合吸入氧浓度、吸气时间、动脉氧分压水平、氧输送水平等因素综合考虑。一般认为,当严重换气障碍时(ARDS、肺水肿、肺出血)需增加 PEEP,一般在 $5 \sim 10$ cmH$_2$O,病情严重者可达 $15 \sim 20$ cmH$_2$O 以上,但应该注意有可能引起肺泡过度膨胀,同时影响血流动力学,故近年主张应用恰当的 PEEP 来保持肺开放。在临床实践中,个体化滴定 PEEP 的方法很多,但目前未有研究证实何种 PEEP 设置方法最佳。曾有些学者提倡描绘 ARDS 患者的静态或近似静态压力-容量(P-V)曲线,PEEP 可设置在 P-V 曲线的低拐点(LIP)或 LIP 之上 2 cmH$_2$O。另有些学者主张以 PEEP-FiO$_2$ 表格法、胸部 X 线、CT 影像学法或者食管压方法、肺复张后 PEEP 递减方法来选择最佳 PEEP 值。当吸氧浓度超过 60% 时,如动脉血氧分压仍低于 8.0 kPa(60 mmHg),应以增加 PEEP 为主,直到动脉血氧分压超过 10.7 kPa(80 mmHg)。PEEP 每增加或减少 $0.1 \sim 0.3$ kPa($1 \sim 2$ mmHg),都会对血氧产生很大影响,这种影响数分钟内即可出现,减少 PEEP 应逐渐进行,并注意监测血氧变化,实际设置时还需根据具体情况。对慢性阻塞性肺疾病伴 II 型呼吸衰竭患者,PEEP 通常设为 $3 \sim 5$ cmH$_2$O,这类患者一般不需要加用 PEEP 来改善氧合和提高 PaO$_2$,

对存在内源性 PEEP,可以加用 70%～80% PEEPi 的 PEEP 以减轻吸气负荷。急性心源性肺水肿可逐渐加用 5～10 cmH$_2$O PEEP 改善氧合。

(八)报警设置

呼吸机上所有报警都应该正确予以设置。容量(Vt 或 MV)报警,其临床意义是预防漏气和脱机。高水平设置与 Vt 或 MV 相同;低水平能维持生命的最低 Vt 或 MV 水平;压力报警分上、下限,用于对气道压力的监测。一般情况下,高压限设定在正常气道峰压上 5～10 cmH$_2$O,低压下限设定在能保持吸气的最低压力水平。低压报警装置是对脱机的又一种保护措施,高压报警多提示咳嗽、分泌物堵塞、管道扭曲、自主呼吸与机械通气拮抗或不协调等。窒息报警用来监控强制性或自主呼吸。呼吸机停机或患者无呼吸时报警,窒息设置为患者提供完全的通气支持,一般窒息报警多设定>15 秒。FiO$_2$ 报警一般高于或低于实际设置的 FiO$_2$ 10%～20%。

(九)湿化问题

有创通气患者均应进行气道湿化。进行主动湿化时,建议湿度水平在 33～44 mgH$_2$O/L,Y 型接头处气体温度在 34～41 ℃,相对湿度达 100%。高温的报警高限应该是不高于 41 ℃,低温报警值应该以不低于 Y 型管接头处温度 2 ℃为宜。有创通气患者进行被动湿化时,建议热湿交换器提供的吸入气湿度至少达到 30 mgH$_2$O/L。

四、呼吸机参数的调节

不分患者的基础病理生理状况和呼吸力学,机械套用参数设置是不可取的。使用机械通气后,首先应严密观察患者病情变化,如神志、体温、脉搏、血压、呼吸频率及强弱等,如口唇发绀减轻,无呼吸机抵抗,心率和血压稳定,说明通气参数的设置比较合适。否则,应积极寻找原因,尤其应该根据血气分析及呼吸力学、循环动力学监测对不合适的通气参数进一步调节。重点是对通气水平(f 及 Vt)以及氧合水平(FiO$_2$ 及 PEEP)进行调节。

潮气量×频率=Vmin(每分通气量)。预设分钟通气量需考虑患者的通气需要和动脉血 PaCO$_2$ 的目标水平。机械通气治疗时,PaCO$_2$<4.7 kPa(35 mmHg),提示过度通气;PaCO$_2$>6.7 kPa(50 mmHg),提示通气不足。过度通气时,可降低 f 或者 Vt;通气不足时,保持呼吸道通畅,增加 Vt、f 和延长呼气时间,尤其注意 PaCO$_2$ 下降的速度不宜过快,避免 CO$_2$ 过快排出,而慢性贮存的碳酸氢盐来不及排出,致使发生碱中毒。在 ARDS、危重型哮喘等实行控制性低通气时,允许 PaCO$_2$ 逐渐增加,但希望增加的速度最好控制在<10 mmHg/h 的水平,以便肾脏能较好地发挥代偿作用,而不致使 pH 严重降低。在颅脑创伤、颅内压增高的患者实行有意过度通气时,可维持 PaCO$_2$ 3.3～4.0 kPa(25～30 mmHg),以便降低颅内压,这都需要精确地调整通气量来达到。预设潮气量和频率时,还应考虑所用的通气模式,如用辅助控制通气模式时,预设的频率与触发的频率不要相差太大,否则可导致呼气时间的不足和反比通气。因为此时预设的频率是备用频率,而实际上频率是由患者触发的。例如,预设 Vmin=8 L/min,f=20 次/分,吸:呼(I:E)=1:2;那么此时 Vt=0.4 L/min,每个呼吸周期是 3 秒,吸气时间(T$_I$)1 秒,呼气时间(T$_E$)2 秒。如果患者触发的 f 是 30 次/分,那么实际 Vmin 是 Vt×f=0.4×30=12 L,吸气时间 1 秒,呼气时间 1 秒,I:E 为 1:1。这不仅导致每分钟呼出气量过大,也使 I:E 近于反比通气。所以设置了 Vt 和 f 后,还要看监测显示的 Vmin、实际频率和内源性 PEEP 结果。应用同步间歇指令通气时,设置的 Vt 和 f 是指令通气的 Vt 和 f,自主呼吸的 Vt 和 f 则取决于患者的呼吸能力。设置的 Vt 和 f 是否恰当,还要考虑到人机协调的问题,不恰当的潮气量和频率

会引起人机对抗和患者的不适感。

动脉血气分析 PaO_2 是设置和调整氧合参数的重要指标。当 $PaO_2 \geqslant 8.0$ kPa(60 mmHg)，PEEP 在相对较低的水平,患者病情相对稳定,此时可逐渐降低 FiO_2 至相对安全的水平(FiO_2 40%~50%)。当低氧血症未被纠正时,可从 3 个方面着手调整机械通气参数。分析低氧血症的原因调整相应参数,如弥散障碍可选择适当提高 FiO_2,尽快纠正严重缺氧;通气/血流比例失调可加用适当的 PEEP,从 3~5 cmH_2O 开始逐渐增加,直至达目标值;通气功能障碍须去除呼吸道分泌物、保持呼吸道通畅,适当增加通气量,延长吸气时间,增加吸呼比,甚至是反比通气。临床上低氧血症往往由多种原因造成,同时合并通气/血流比例失调及弥散障碍,因此可同时提高 FiO_2 及 PEEP 纠正低氧血症。对于已存在心功能障碍和血流动力学不稳定,慎用高 PEEP、吸气延长、吸气末屏气和反比通气等。当然还需要注意降低氧耗,如退热、止惊,烦躁者适当镇静,同时注意增加氧输送,如纠正贫血、休克、心律失常等。应用机械通气纠正不同病理生理改变造成低氧血症的过程复杂,只有通过大量临床实践才能掌握。

五、评价能否开始撤机

导致患者呼吸衰竭的病因一旦开始好转,即应开始进行撤机。延迟撤机会增加呼吸机相关性肺炎(Ventilator-associated pneumonia,VAP)、呼吸机相关性肺损伤(Ventilator induced lung injury,VILI)、呼吸机诱发的膈肌功能不全等并发症的发生风险,同时导致住院时间延长、病死率增加。但另一方面,过早撤机对患者也是不利的,会导致呼吸肌疲劳、气体交换障碍、容易发生误吸等,同时还可能因为失去人工气道而发生危险。因此,如何做到及时撤机一直是临床医师面临的难题,即使最有经验的临床医师也会低估患者成功撤机的可能性,临床上仍有许多患者未能及时撤机。因此,临床经验判断与客观标准相结合,有助于尽早撤机成功。准备撤机前,应仔细评估患者情况是否已经改善并达到以下撤机标准。

(一)主观评价

导致呼吸衰竭的病因已解决或改善,咳嗽有力,未使用肌松药,气道分泌物不多,不需持续镇静或镇静时仍足够清醒。

(二)客观指标

血流动力学稳定(如心率≤140 次/分);血压稳定[例如收缩压 12.0~21.3 kPa(90~160 mmHg)];无或小剂量缩血管药或正性肌力药[<5 μg/(kg·min)多巴胺或多巴酚丁胺];无活动性心肌缺血;血红蛋白≥8 g/dL;无发热(体温<38 ℃);氧合充分(如 $PaO_2/FiO_2 \geqslant 150$;PEEP≤5 cmH_2O;氧浓度≤0.4)。

六、评估患者自主呼吸能力

开始撤机后,应每天评估患者自主呼吸能力,以判断患者能否完全脱离呼吸机。临床上通常采用自主呼吸试验(spontaneous breathing trial,SBT)来评估患者自主呼吸能力,SBT 应该在患者清醒未镇静状态下进行。

(一)SBT 方法

SBT 方法具体内容有以下几种。①T-管法:通过 T-管连接气管插管进行供氧;②持续气道正压(CPAP)法:采用与 SBT 前机械通气设置的 PEEP 相同水平的 CPAP 进行 SBT;③低水平压力支持通气(PSV):5~8 cmH_2O 或采用导管补偿(TC)通气。

现有循证医学证据表明,吸气压力增加情况下实施的 SBT 更容易成功,拔管成功率更高,且与没有增加吸气压力情况下进行的 SBT 相比有降低 ICU 病死率的趋势。因此,对于急症住院、机械通气超过 24 小时的患者,建议使用 5～8 cmH$_2$O 吸气压进行首次 SBT,优于无吸气压力支持的 T-管法或 CPAP 法。

(二)SBT 时程

根据循证医学的研究结果,SBT 时程至少 30 分钟,但不要超过 120 分钟。SBT 开始后的几分钟应密切监测病情变化,判断是否能够继续。SBT 早期出现呼吸肌疲劳表现容易导致 SBT 失败。

(三)SBT 成功标准

临床判断 SBT 成功的标准:呼吸频率＜35 次/分;FiO$_2$＜40％的情况下 SaO$_2$＞90％或 PaO$_2$＞8.0 kPa(60 mmHg);心率＜140 次/分或心率变异性持续性增加或降低＞20％;收缩压＜24.0 kPa(180 mmHg)且＞10.7 kPa(80 mmHg)或较基线变化幅度＜20％;无呼吸功增加表现(使用辅助呼吸肌、胸腹矛盾呼吸运动、肋间隙凹陷、鼻翼翕动),无呼吸窘迫的其他表现(大汗、躁动)。这些指标不能仅凭是否达到阈值来判断 SBT 是否成功,而是需要综合起来分析,并且对照基线值分析其变化。成功通过 SBT 的患者往往能够成功拔除气管插管、脱离呼吸机,反之则撤机失败和再次气管插管的概率明显升高。

(四)撤机分类

具体有以下几种分类。①简单撤机:初次尝试 SBT 即获成功,随后机械通气转换为自主呼吸。②困难撤机:初次进行 SBT 失败,需要最多达 3 次 SBT 才获成功,但转换为自主呼吸的时间＜7 天。③延迟撤机:SBT 失败至少 3 次,或初次 SBT 失败后需继续机械通气至少 7 天。

以上三种分级的患者撤机困难程度逐渐增加,机械通气时间、住 ICU 时间、住院时间、拔管失败率、病死率也随之增加。

由于临床判断可能对患者的具体情况估计不够准确,因此需要参考一些客观的评价指标。这些指标应该是简单易行、能够广泛应用的。有些指标与机械通气参数直接相关,如分钟通气量(VE)、肺活量(VC);有些指标与需氧程度相关,如动脉肺泡氧分压比值(PaO$_2$/PAO$_2$)、氧合指数(PaO$_2$/FiO$_2$)或肺泡动脉氧梯度(A-a 梯度);有些指标检测呼吸肌力,如最大吸气压(MIP)。之所以有这么多指标,是因为这些指标只是测量呼吸功能的一个方面,且检测实施过程存在很大程度的变异,而撤机过程是复杂的、受多因素影响的,因此这些评价指标的预测价值非常有限。

浅快呼吸指数(rapid shallow breathing index,RSBI)定义为呼吸频率(f)与潮气量(VT)的比值,应在 SBT 持续 30 分钟后计算。最早于 1991 年由 Yang 和 Tobin 提出,RSBI＜105 与撤机成功相关,而 RSBI＞105 与撤机失败相关,其敏感性、特异性、阳性预测值、阴性预测值分别为 97、64、78、95。之后该研究结果被多项研究证实,并被广泛应用于临床工作中。

近年来,人们探索了一些其他的撤机预测指标,包括以下几个方面。①心率变异性:撤机会导致血流动力学和自主神经系统的变化,前瞻性观察性研究表明,SBT 过程中心率变异性降低与拔管失败显著相关,另一项研究发现心率变异性与呼吸流量信号之间的频谱一致性分析可用于预测拔管失败。②睡眠质量:睡眠质量差会影响呼吸肌功能和撤机转归。一项横断面研究利用睡眠量表评价睡眠质量,结果表明睡眠质量差与撤机失败显著相关。③手握力:肌肉无力不利于撤机。通过握力计测量手握力的研究发现,握力与困难撤机或撤机延迟显著相关,但与拔管失败并不相关。④膈肌功能:长时间机械通气继发的膈肌功能障碍可影响撤机转归。膈肌功能可通过超声观察吸气末和呼气末膈肌厚度的差值来评价,研究发现该差值≥30％能够预测拔管失败,敏感性88％,特异性71％。⑤氧化应激标志物:氧化应激是呼吸机诱发呼吸肌功能不全的重要机制,研究发现血浆中丙二醛和维生素 C 血浆水平升高、一氧化氮水平降低与 SBT 失败显著相关。

以上这些预测指标虽经初步研究证明其对撤机有一定指导意义,但仍需在大样本患者中进行验证。

(五)评估能否拔管

SBT 成功后,下一步应评估患者是否能够去除人工气道,并评估是否存在容易导致拔管失败的危险因素。拔管失败定义为拔管 48 小时内再次气管插管。再次气管插管与住院时间延长、住 ICU 时间延长、气管切开增加显著相关。再次气管插管率常作为评价撤机是否恰当的指标,其值过高表示撤机过早,其值过低则意味着撤机过于保守,有学者建议 5％～20％是可以接受的。导致拔管失败的危险因素:连续 2 次及以上 SBT 失败;慢性心力衰竭;拔管后 $PaCO_2$ ≥6.0 kPa(45 mmHg);具有一项以上除心力衰竭以外的并发症;咳嗽无力;拔管后上气道阻塞;年龄≥65 岁;拔管时 APACHE Ⅱ评分＞12 分;患者在内科、儿科或综合 ICU;引起呼吸衰竭的病因为肺炎。

1.气囊漏气试验(cuff leak test,CLT)

拔管后喘鸣(Postextubation stridor,PES),即上气道阻塞,是由于上呼吸道狭窄所致。PES 危险因素包括拔管损伤、插管时间大于 6 天、气管插管口过大、女性、非计划性拔管后的再次插管。

PES 可在拔管前通过 CLT 进行预测。气管插管的患者,将气囊完全放气后,呼吸机送入的气量会从气囊周围漏出。据此原理提出气囊漏气试验,即将气囊充气状态时和气囊放气后的呼气量进行对比,以两者的差值作为结果进行判读,间接判断上气道狭窄的可能性,但评判标准有一定争议。目前比较认可的是:成人患者呼气量差值≤110 mL,或呼气量差值与气囊充气时呼气量的比值≤15％,提示阳性。

证据表明,CLT 阳性的患者拔管后 PES 或拔管失败的风险增加,使用 CLT 指导拔管可减少再次插管率及拔管后上气道阻塞发生率。但 CLT 假阳性率高,故容易导致拔管延迟,不能缩短机械通气时间。对于 CLT 阳性患者全身使用激素可能会降低再次插管率和拔管后上气道阻塞发生率。因此,建议机械通气符合拔管标准且被认为有高风险 PES 的患者实施 CLT;对于 CLT 阳性但准备拔管的成人患者,建议至少拔管前 4 小时使用全身激素,不需要再重复进行 CLT。

2.气道保护能力

评估患者通过有效咳嗽清除过多的分泌物以保护气道的能力。包括评价咳嗽质量、分泌物的量和吸痰频率。患者气道保护能力差者不建议拔管。

3.精神状态

拔管前患者是否需要具备完全正常的认知功能尚存争议。研究表明,如果气道保护能力足够的话,格拉斯哥昏迷评分(Glasgow coma score,GCS)＞8 分与拔管成功显著相关。

(六)拔管后处理

1.无创通气(non-invasive ventilation,NIV)

对于具有拔管失败高危因素的患者,拔管后预防性使用 NIV 可显著降低再次气管插管风险和 ICU 病死率,而当患者已经出现呼吸窘迫表现时再使用 NIV 则效果差。虽然在不同的预防性 NIV 研究中对高风险患者的定义具有异质性,但通常拔管失败危险因素包括:年龄较大、存在并发症如慢性阻塞性肺疾病或充血性心力衰竭、SBT 过程中高碳酸血症。现有证据综合分析表明对于拔管成功率、住 ICU 时间、短期和长期病死率,预防性 NIV 优于无预防性 NIV。因此,对于具有拔管失败高风险且接受机械通气超过 24 小时的患者,若通过了 SBT,推荐拔管后预防性使用 NIV。

2.经鼻高流量氧疗(high flow nasal cannula,HFNC)

HFNC 可以提供高达 60 L/min 的高速气流及高达 100% 的吸入氧浓度。在拔管前 $PaO_2/FiO_2 \leqslant 300$ 患者中,与传统氧疗相比,患者拔管后使用 HFNC 能够改善氧合、增加舒适性,并减少再次气管插管率。在拔管失败低风险的患者中,拔管后使用 HFNC 与传统氧疗相比可以显著降低 72 小时再次插管率。在拔管失败高风险患者中,拔管后使用 HFNC 与使用 NIV 疗效相当,再次气管插管率和拔管后呼吸衰竭发生率无显著差异,但 HFNC 无不良反应发生,耐受性显著优于 NIV。

(七)撤机过程中的其他注意事项

1.优化镇静方案

过度镇静会影响 SBT 的实施并延长机械通气时间。采用程序化镇静方案的患者机械通气时间和住 ICU 时间较短,短期病死率较低。因此,对于急症住院、机械通气超过 24 小时的患者,建议采用程序化最小剂量镇静方案。

2.早期康复治疗

接受以早期活动为目标的程序化康复治疗的患者机械通气时间更短,严重不良事件(如心律失常)发生率更低,出院后恢复行走能力的可能性更大。但与未接受早期程序化康复治疗的患者相比,这些患者的病死率、住 ICU 住院时间、ICU 出院后行走能力、6 分钟步行距离以及无机械通气时间无显著差异。因此,对于急症住院、机械通气超过 24 小时的成人患者,推荐实施以早期活动为目标的程序化康复治疗。

(刘　泉)

第五节　无创机械通气技术

无创通气(NIV)是指无须建立人工气道(气管插管等)的机械通气方法,包括气道内正压通气、胸外负压通气、腹部正压带、植入型膈肌起搏、摇动床等。无创正压通气(non-invasive positivepressure ventilation,NPPV 或 NIPPV)是指不需要建立人工气道,通过多种类型的接口器(interface)连接患者与呼吸机的正压通气方法。双水平正压通气[Bi-level positive airway pressure,BiPAP——注册的术语,其实质是压力支持(PSV)或压力控制(PCV)+呼气末正压(PEEP)]和持续气道内正压(continuous positive airway pressure,CPAP)是目前最常用的通气模式。随着无创通气技术的不断发展和临床研究的深入,NPPV 的应用日益普遍,几乎取代了其他几种无创通气的方法。因此,现在狭义的无创通气通常是指 NPPV。因此,后续的叙述主要是针对 NPPV 的临床应用等问题。

一、适应证

(1)疾病的诊断和病情的可逆性评价适合使用NPPV。

(2)有需要辅助通气的指标。①中、重度呼吸困难：表现为呼吸急促(慢性阻塞性肺疾病患者呼吸频率>24次/分,充血性心力衰竭>30次/分);动用辅助呼吸肌或胸腹矛盾运动。②血气异常:pH<7.35,$PaCO_2$>6.0 kPa(45 mmHg),或 PO_2/FiO_2<26.7 kPa(200 mmHg)。

(3)排除NPPV的禁忌证。NPPV主要应用于呼吸衰竭的早期干预,避免发展为危及生命的呼吸衰竭;也可以用于辅助早期撤机。但对于有明确有创通气指征者,除非是拒绝插管,否则不宜常规应用NPVV替代气管插管。

二、应用范围

临床上应用比较常见的基础疾病有慢性阻塞性肺疾病急性加重、稳定期慢性阻塞性肺疾病、心源性肺水肿、免疫功能受损合并呼吸衰竭、支气管哮喘急性严重发作、NPPV辅助撤机、辅助纤维支气管镜检查、手术后呼吸衰竭、ALI/ARDS、肺炎、胸壁畸形或神经-肌肉系统疾病、胸部创伤、拒绝气管插管的呼吸衰竭、其他疾病。NPPV也可用于多种疾病导致的呼吸衰竭,包括肺囊性纤维化、支气管扩张、气管插管前改善氧合、辅助纤维支气管镜检查及辅助麻醉手术等。

三、禁忌证

(一)绝对禁忌证

呼吸、心搏停止;误吸风险大;上消化道手术后;咯血或上消化道出血;昏迷或意识障碍;面部创伤、术后、畸形,无法佩戴面罩;自主呼吸微弱,气道保护能力差;不合作;合并其他器官功能障碍;上气道梗阻。

(二)相对禁忌证

严重低氧血症[PaO_2<6.0 kPa(45 mmHg)]或严重酸中毒(pH<7.35);气道分泌物多或排痰障碍。

四、临床实践

NPPV的使用多采用"试验治疗-观察反应"的策略,如果没有NPPV禁忌证的呼吸衰竭患者,先试用NPPV观察1~2小时,根据治疗后的反应决定是否继续应用NPPV或改为有创通气。

在动态决策实施过程中,关键的问题是如何判断NPPV治疗有效与失败。如果出现下列指征,应该及时气管插管,以免延误救治时机。

(1)意识恶化或烦躁不安。

(2)不能清除分泌物。

(3)无法耐受连接方法。

(4)血流动力学指标不稳定。

(5)氧合功能恶化。

(6)二氧化碳潴留加重

（7）治疗 1～4 小时后如无改善。$PaCO_2$ 无改善或加重,出现严重的呼吸性酸中毒（pH ＜7.20）或严重的低氧血症（$FiO_2 \geqslant 0.5$,$PaO_2 \leqslant 8.0$ kPa（60 mmHg）或 $PO_2/FiO_2 < 16.0$ kPa（120 mmHg）。

五、有创与无创机械通气的区别

有创与无创机械通气的区别,主要在于呼吸机与患者的连接方式的不同。凡需要通过气管插管或气管切开建立有创人工气道进行机械通气的方式称为有创机械通气;而通过鼻、面罩、接口器等相对无创方式与呼吸机连接或无须建立人工气道的通气方式统称为无创通气。广义的无创通气应当也包括体外负压通气、胸壁震荡通气、体外膈肌起搏等,但目前所称无创通气仅指通过鼻、面罩等方式与患者相连的无创正压机械通气（NIPPV）。

有创与无创的根本区别只是人机连接界面选择方式的不同,而与其连接的呼吸机可以相同也可以不同,功能齐全、设计精良的有创呼吸机,也可以用于无创通气,而一般专用无创通气的呼吸机因其工作压力等性能所限,不适合进行有创通气。

有创与无创通气各有其不同的适应证,二者的关系是互补的而不是对立的,因此也不存在孰优孰劣的问题。近年来有创通气技术在我国已得到了很快的发展与普及,与其相比,无创通气可能还留有相当大的发展空间与潜力。新一代无创呼吸机在吸氧浓度调节、气道湿化、同步性能等方面,以及与其配套的鼻、面罩的密闭性和舒适性及减少重复呼吸等方面都有了很大的改善,因此其适应证有逐渐扩大的趋势。相信随着患者对生命质量要求的提高,能保留进食与语言功能的无创通气方式在我国临床应用会逐渐增多。但是,无论在我国还是在某些发达国家,医务人员对无创通气的疗效信心不足,相关技术与知识不够普及,仍是阻碍无创通气发展的主要障碍之一,无创通气技术并不比有创简单,往往需要更耐心细致的操作与监护。

无创通气的适应证选择国内外都在探索之中,目前认为对于以下几种情况无创通气可以发挥满意的疗效。

（1）阻塞性睡眠呼吸暂停综合征。

（2）尚不必施行有创通气的急、慢性呼吸衰竭的治疗,以减少或避免有创通气的应用,如肺部感染、支气管哮喘等引起的急性呼吸衰竭及慢性阻塞性肺疾病患者的慢性呼吸衰竭的急性发作。

（3）撤离有创机械通气过程中。

（4）肺水肿的治疗。

无创通气的主要缺点是只能施行辅助通气功能、不能完全代替自主呼吸、痰液引流不方便、胃肠胀气、在通气压力高的情况下难以保持密闭或引起面部损伤。所以我们应当强调在提倡应用无创通气的同时也应当避免另一种倾向,那就是不适当地、过于勉强地强调以无创来代替有创通气。

虽然有创与无创通气之间并没有严格的与绝对的适应证区别,但对于已失去或接近失去自主呼吸功能,明显意识障碍,气道分泌物多又引流不畅或肺顺应性过低需要很高通气压力的患者应不失时机地建立通畅、密闭的人工气道进行有创通气治疗。

（刘　泉）

第六节　血流动力学监测

一、血流动力学的基本概念

(一)心脏的泵血功能及监测指标

心脏的泵血功能表现为心排血量(CO),这是衡量循环功能的重要指标,影响心泵功能主要有前负荷、后负荷、心肌收缩力及心率4个因素。

1.前负荷

前负荷是指回心血量或心室舒张末期的容量(LVEDV),即这些血量在室腔内的压力(LVEDP)。心脏收缩期的每搏量取决于心脏舒张期的容量(即前负荷),在一定限度内,静脉回心血量越多,舒张期心室内容量越大,收缩期每搏量(SV)越多。最适宜的LVEDP为2 kPa,此时SV最高。

(1)表示前负荷的指标:因前负荷即LVEDV及LVEDP,测量这两项指标时均需要进行左心导管检查,所以,目前普遍用心导管监测肺动脉楔压(肺毛细血管楔压,PCWP)代替,即用PCWP作为监测前负荷的指标。

(2)临床意义:在血浆渗透压正常时,前负荷过低(PCWP<0.7 kPa)标志着体循环血量不足;前负荷过高(PCWP>2.4 kPa),标志着出现心源性肺充血或肺水肿。

2.后负荷

后负荷是指心室射血进入动脉时遇到的阻力,即室壁承受的张力。

(1)表示后负荷的指标:最敏感的指标是血管阻力,对左室为周围血管阻力(SVR),对右室则为肺血管阻力(PVR)。

(2)临床意义:在前负荷恒定条件下,心肌功能正常时,在一定限度内增加后负荷可不影响SV,但在心肌功能受损时,增加后负荷可使SV成比例地减少,后负荷越大,SV越小。因此,近年来临床上根据这一原理在某些心肌受损、心力衰竭的患者中应用血管扩张剂降低后负荷,从而改善心脏功能。

3.心肌收缩力

在前、后负荷无变化的情况下,心脏工作效能的变化即是心肌收缩力的变化。

(1)表示心肌收缩力的指标:在后负荷恒定或不降低和前负荷亦不变的情况下,用心脏指数(CI)的动态变化表示心肌收缩力,CI增高即表示心肌收缩力增强,若CI降低,则表示心肌收缩力减弱,也可用每搏做功指数(SWI)表示。

(2)临床意义:测定CO或CI的临床意义不完全在于值的高低,而在于根据Staling-Frank心室功能曲线综合CO或CI与PCWP等相互关系以评定左心室的工作效能,当CI>2.5 L/(min·m²),PCWP<1.6 kPa时,提示心肌收缩力正常。根据SWI和PCWP的测定数据,可将心力衰竭分成不同组别,亦可据此选择适宜的治疗方案。

4.心率

CO=SV×HR(心率),故心率的变化影响心脏每分钟排血量,心率增快可增加CO,但心率过快(>180 次/mm)或过慢(<40 次/分)均引起心排血量减少,此时调节心率可改善心功能。

(二)血管功能状态及监测指标

血管功能状态及监测指标主要是指血管阻力,不论是全身或局部血管的阻力都是血管内压差与血流量相互作用的结果,可用公式:$R=(P_1-P_2)/Q$ 表示。式中 R 为血管内阻力,P_1-P_2 为单位长度血管内的压差,Q 为血液流量。由于阻力=压力/流量,即压力=流量×阻力。如压力不变,血管阻力增大超过一定限度时,CO 即下降,此时用血管扩张剂降低血管阻力即能使 CO 增加。如 CO 减少超出一定限度时,血管阻力即随之上升,此时改善心功能,使 CO 增加,血管阻力即可下降,血压下降时,设法增高 CO 或增加血管阻力,均能使血压回升。衡量血管阻力的指标有 SVR 及 PVR。

二、有创血流动力学监测

采用 Swan-Ganz 气囊血流导向漂浮导管对危重患者的外周动脉压、中心静脉压(CVP)、肺动脉压(PAP)、肺动脉楔压(PCWP)、心排血量(CO)、周围血管阻力(SVR)和肺血管阻力(PVR)等进行监测,简便、安全,在监测过程中能够及时、准确地测定各项参数,因而对了解患者的循环功能状态、指导临床治疗及观察药物对循环系统的作用均有重要价值。近十几年来已被广泛地应用于各种病因引起的泵功能不全、急性心肌梗死严重并发症及复杂心脏外科手术等危重患者的监测。

(一)监测指标与方法

1.肺动脉压(PAP)及肺动脉楔压(PCWP)

PAP 及 PCWP 是评估肺循环状态和左室功能的重要指标,常用的为 Swan-Ganz 热稀释球囊漂浮导管(4 腔导管)。该导管结构是在距导管顶端约 1 cm 处设置一可充气气囊,主腔止于导管顶端的开口,称端孔腔,其另一端与压力换能器相连,用以测定压力并可采取血标本;副腔与顶部气囊相通,用以气囊充气或排出气体,又称气囊腔;另一副腔止于距导管顶部 30 cm 处的侧孔,称侧孔腔,当导管顶部位于肺动脉时,此侧孔恰位于右心房,可测定右房压(RAP);第四个管腔实为与远端气囊近侧管壁上的热敏电阻(距顶部 4 cm 处)相连接的导线,用于热稀释法测定 CO,这样可同时测定 PCWP、PAP、RAP 和 CO。

Swan-Ganz 导管可通过穿刺外周静脉送入,在无透视设备下床旁监测,导管位置的判断就依赖于压力的变化。由于右心房、右心室、肺动脉和肺毛细血管均有其特定的压力波形,故通过连续观察波形的变化,便可知道导管尖端的位置。当其顶端已达右心房时,可向气囊充以规定量的气体(1~1.5 mL 空气或二氧化碳),然后在持续心电图和压力监测下,缓慢地向前推送导管,血液将气囊漂浮进入右心室、肺动脉及分支,并最终嵌入与气囊直径相等的肺毛细血管,在此位置测到的压力即是 PCWP,气囊排出气体后测到的是 PAP。

正常肺循环处于低压状态,肺静脉又无静脉瓣,因此,左心室舒张末压(LVEDP)和左心房压(LAP)的改变易传递至肺静脉,在无肺部疾病、肺血管病变和瓣膜病的情况下,这种压力容易通过肺毛细血管使肺动脉舒张压发生改变,故而 PCWP、肺动脉舒张末压(PAEDP)与 LAP 及 LVEDP 相似,两者相差±0.3 kPa。因此,通过 Swan-Ganz 导管测定 PCWP 能较好地反映 LVEDP,所以 PCWP 是监测左心室功能可靠、敏感的指标。若不能测得 PCWP,可将 PAEDP 减去 0.225 kPa 或肺动脉平均压(MPAP)减去 0.757 kPa 即相当于 PCWP。监测 PCWP 的目的在于给左心室选择最适当的前负荷。一般认为,PCWP 以 2~2.4 kPa 最适合,在此压力时,左心室能充分利用 Frank-Starling 定律，以最大限度提高 CO。当 PCWP<2.4 kPa，罕有肺充血；在 2.4～2.66 kPa 时开始出现肺充血；在 2.8～3.33 kPa 时发生轻至中度肺充血；在 3.47～4.0 kPa 时呈中至中重度肺充血；>4.0 kPa 时则发生急性肺水肿；如 PCWP<0.66 kPa 表示体循环血量不足。

2.心排血量(CO)

心室每次搏出的血量称每搏量(SV)，成人平均 70 mL。CO 指每分钟心室搏出的血量，如心率 75 次/分，则 CO 为 5 000～6 000 mL。一般 CO 的变化与机体代谢活动相适应，一旦 CO 不能满足新陈代谢的需要，便会出现心功能不全。因此，CO 是衡量循环功能的重要指标之一，也是血流动力学监测的一个基本数据。

利用漂浮导管顶端的热敏电阻，根据热稀释法原理测定 CO，经导管快速注射 5～10 mL 温度与血温不同的生理盐水(一般采用 0 ℃冰水)之后，注射下游血液有一暂时性温度差，该温度差可被热敏电阻所感知，此温度差的大小与 CO 成反比，据此原理可用电子计算机求得 CO，CI=CO/BSA(体表面积)，当 CI<2.2 L/(min·m²)时常会发生心力衰竭，若 CI<2.0 L/(min·m²)则可出现心源性休克，应采取措施提高 CO。若 PCWP 正常，CI<3.5 L/(min·m²)者宜采用镇静剂和 β 受体阻滞剂，降低 CI 以减轻心脏功能亢进，降低耗氧量。

3.心室功能曲线

左心室每搏做功指数(LVSWI)指左心室每次心跳所做的功，常用重量单位来表示[kg·m/(min·m²)]。以 LVEDP 为横坐标，SW 或 SWI 为纵坐标，将其变化绘出心室功能曲线。LVSWI 减低可能需要加强心肌收缩力，而 LVSWI 增加则意味着氧耗量增加，有冠状动脉供血不足者，可诱发心绞痛。

4.动脉插管直接测压

泵功能衰竭的患者监测动脉压甚为重要。常规选用穿刺左侧桡动脉，穿刺成功后抽出针芯，送入有弹性的细导管与测压装置连接测压。动脉压是维持各组织器官血流灌注的基本条件，当主动脉平均压(MAOP)(舒张压＋1/3 脉压)低于 8.7 kPa 时，冠状动脉微循环血流曲线趋于垂直下降，降至 4.0 kPa 时，冠状动脉微循环则处于关闭状态。当急性心肌梗死患者的收缩压在 8～9.33 kPa 时，其 MAOP 为 5.3～6.6 kPa，接近于微循环关闭水平，严重影响心肌供氧，可导致梗死范围进一步扩大，但血压过高又增加心脏的后负荷，增加心肌耗氧量。用血管升压药时，使平均动脉压保持在 9.3～10.7 kPa，相当于动脉收缩压 10.7～12.0 kPa，对冠脉血流量最为有利，原有高血压的患者收缩压维持在 13.3～14.7 kPa 最适宜。由此可见，精确测量动脉压，保持血压相对恒定具有重要意义。当机体处于休克状态，尤其是低排高阻型休克(占休克的绝大多数)，由于外周小血管剧烈收缩，常用的袖套血压计测量往往很不准确，多数测值偏低，造成盲目加大血管升压药，使原已处于极度收缩状态的小动脉进一步收缩，导致微循环严重障碍，对患者造成危险，在这种情况下，做桡动脉直接插管测压甚为重要。此外，经动脉导管可抽取血标本进行血气分析及有关实验室参数检查。

5.中心静脉压(CVP)

CVP 是指上、下腔静脉压或右房压(RAP)。RAP 的改变与血容量、静脉血管张力及右室功能状态密切相关，在没有三尖瓣反流的情况下，RAP 与 RV-EDP、RVPF 大致相等，因而也可作为评估右室功能的一个间接指标。CVP 通常在右心功能不全、三尖瓣病变、限制性心肌病及心包填塞时升高，急性心肌梗死(AMI)并有右室 MI 或继发于左心功能不全的右心功能不全时，

CVP异常升高,在低血容量及静脉血管扩张时,CVP降低。但是AMI主要累及左心室,故CVP不能准确地反映左室功能状态,尤其是前壁AMI,因为尽管左室功能不全而右室功能可以正常或略低于正常,若此时根据CVP测值盲目补充血容量,则会诱发肺水肿,故前壁AMI应以测定PCWP判断病情,下壁或右室AMI时,CVP可作为输液的参考指标。但在输注去甲肾上腺素、异丙肾上腺素时,CVP的可靠性降低,因而CVP在AMI并心源性休克时应用价值有限。总之,CVP监测的临床有效性是建立在左室功能基本正常的情况下,主要用于非急性左心功能不全所致休克,如感染、创伤和烧伤所致休克,经初期补液后血压回升不满意者,CVP监测有助于发现血容量不足;血压基本正常而伴有少尿者,CVP测定有助于判断少尿为血容量不足或肾衰竭。

6.周围血管阻力(SVR)与阻力指数(SVRI)

SVR表明心室射血期作用于心室肌的负荷。当血管收缩剂使小动脉收缩或因左心衰竭、心源性休克、低血容量休克等心跳血量减少时,SVR均增加。相反,血管扩张剂、贫血、中度低氧血症可致周围血管阻力降低。SVR增高可加重心脏负荷及其氧耗量,并使CO下降,进一步减少组织、内脏的血流灌注及供氧。

7.肺血管阻力(PVR)与阻力指数(PVRI)

正常情况下,PVR只及SVR的1/6,当肺血管病变时,PVR增加,从而大大增加右心室负荷。

8.氧气输送和组织氧交换能力的监护

对可能存在缺氧的患者进行动、静脉血监护,以提示体内氧气输送和组织内氧交换情况,以便早期发现缺氧的存在及采取措施。

(1)动脉血气分析:包括动脉血氧分压(PaO_2)、动脉血二氧化碳分压($PaCO_2$)、动脉血pH和缓冲碱(BE)、动脉血氧饱和度(SaO_2)、动脉血氧含量(CaO_2)。当$PaO_2 < 9.3$ kPa时称为低氧血症。

(2)混合静脉血气分析:包括混合静脉血氧分压(PvO_2)、混合静脉血饱和度(SvO_2)、混合静脉血氧含量(CvO_2)。冠状静脉的PO_2为$3.06 \sim 3.6$ kPa,若低于此值,心肌无法利用乳酸,此时即使增加冠状动脉血流量,也无法维持心肌动力。

(3)动静脉氧含量差(a-vDO_2):指动脉血氧与混合静脉血氧含量之差,表示组织摄氧量或耗氧量,反映组织灌注情况。在CaO_2和氧消耗量(VO_2)保持相对稳定的情况下,a-vDO_2变化与CO成反比:即CO下降,a-vDO_2增加。当组织摄氧增加时,a-vDO_2也加大。

(4)氧输送量(DO_2):是监测及指导危重症治疗的重要指标,DO_2可用CaO_2与循环血量乘积表示。

(5)氧消耗量(VO_2):是一项极为重要的监测危重患者代谢功能的指标。由于人体几乎无贮存氧,所以氧的消耗即意味着机体代谢所需及细胞活力。对患者来讲,若在增加CO及DO_2时,VO_2亦随之增加,则提示需对该患者进行代谢支持,增加DO_2的量以VO_2不再增加为准,VO_2可用a-vDO_2与循环血量乘积来计算。

(6)氧摄取率(O_2EXT):表示组织消耗的氧与输到组织中的氧的比率,比值升高提示氧气输送不足,降低时说明CO增加,或存在分流,或细胞功能严重受损。

(二)适应证和禁忌证

1.适应证

(1)AMI并发心源性休克、严重肺水肿、严重二尖瓣反流、乳头肌断裂及室间隔破裂。

(2)AMI出现持久的低血压,临床上难以判定血容量是否补足,继续补液又担心发生心力衰竭。

(3)疑为右心室梗死的严重低血压。

(4)复杂心脏外科手术。

(5)各种病因引起的泵衰竭。

2.禁忌证

严重出血性疾病。

(三)血流动力学监测(导管检查)的并发症

并发症发生率低,偶可有下列情况出现。

1.心律失常

心律失常发生率低,仍有发生室速及偶发心室颤动的可能,故在导管进入右心室前,气囊必须充气,避免导管尖端过分刺激室壁,使能随血流自右心室漂入肺动脉,插管时应备有心电监护、电除颤器及心肺复苏设备和药品。

2.肺血栓栓塞

当患者处于高凝状态时,或进行较长时间的监测时,应用抗凝治疗。

3.肺动脉破裂

一旦导管深入到肺动脉的较小分支,气囊足量的充气可以损伤肺动脉壁,特别是患者有肺动脉高压或肺血管结构有病变时。故每次测定PCWP时,要缓慢地向气囊充气,一旦PCWP的压力波形改变时,应立即停止插入。

4.气囊破裂

多次使用一根导管或导管留置在肺动脉的时间过久,气囊充气时可发生气囊破裂,但极少见。其征象为充气时注射器推注阻力消失,少量气体自右侧心腔逸出,一般不会引起并发症。

5.导管打结

导管打结偶见于右心房或右心室明显增大者,当插管的深度超过预期的长度仍未出现相应的压力波形时,要注意导管打结的可能,应小心将导管撤出至上腔静脉。

6.血栓性静脉炎或感染

由于技术操作欠熟练或消毒不充分,可造成局部血栓性静脉炎或全身性感染,必须立即撤出导管。需长期监测者,应定期更换导管,无菌操作,并预防性应用抗生素。总之,上述并发症与操作技术熟练程度、消毒是否严格以及是否按操作规程进行有关。

(四)常用血流动力学监测指标正常参考值

具体内容见表3-1。

表 3-1　常用血流动力学参数

参数	缩写	单位	参考正常值
平均动脉压	MAP	mmHg	82～102
中心静脉压	CVP	mmHg	6～12
肺动脉楔压	PAWP	mmHg	6～12
平均肺动脉压	MPWP	mmHg	11～16
心率	HR	BPM	60～100

参数	缩写	单位	参考正常值
血红蛋白含量	Hb	g/dL	12～16
心排血量	CO	L/min	5～6
每搏输出量指数	SVI	mL/(beat·m²)	30～50
体循环阻力指数	SVRI	dyn·s/(cm⁵·m²)	1 760～2 600
肺循环阻力指数	PVRI	dyn·s/(cm⁵·m²)	45～225
右心室做功指数	RVSWI	g·m/m²	4～8
左心室做功指数	LVSWI	g·m/m²	44～68
氧输送	DO₂	mL/(min·m²)	520～720
氧耗量	VO₂	mL/(min·m²)	100～180
氧摄取率	O₂ ext	%	22～30

注:1 mmHg=0.13kPa。

三、无创血流动力学监测

近 10 多年来无创性心功能检查有了很大进展,由此提高了诊断的特异性和敏感性。无创检查较创伤性者(漂浮导管检查等)对患者创伤小,易于被接受,便于动态监测,但在某些病理情况下,创伤检查结果更为准确。

主要检查方法有收缩时间间期、超声心动图、放射性核素及心阻抗图等测定 CO、射血分数(EF)、LVEDP 和 PCWP 等。

(一)收缩时间间期(STI)

应用多导生理记录仪同步记录体表心电图、颈动脉搏动图和心音图,可获取多项指标评价心功能。

1.总心电-机械时间(Q-S_2)

总心电-机械时间为从 QRS 波起始至主动脉第二心音最高频振动。

2.左室射血时间(LVET)

左室射血时间为从颈动脉波上升支起至下降支切迹。

3.左室射血前期时间(PEP)

左室射血前期时间为 Q-S_2 与 LVET 之差。Q-S_2 通常相当恒定,许多疾病使 PEP 和 LVET 改变而 Q-S_2 不受影响。大多数左心室功能不全者,由于 PEP 延长和 LVET 缩短致使 PEP/LVET 增加。

STI 用于测定左心室功能费用低且简便易行,与创伤性左心室造影的对比研究发现,PEP/LVET 与 EF 密切相关,故有一定临床价值。但由于记录技术方面因素如记录传感器与患者胸壁接触程度、环境条件等使记录准确性和重复性受到影响。

(二)超声心动图

超声心动图可直接测量左室在收缩期及舒张期的内径,从内径的改变推算心排血量的大小。

1.M 型超声心动图

(1)$SV=1.047(Dd^3-DS^3)$。

(2)LVEDP＝2.88(QC/A₂E)＋0.15(kPa)。

(3)PCWP＝2.51(QC/A₂E)＋0.24(kPa)。

上式中 1.047 是经验矫正常数,QC 指心电图 QRS 波群之 Q 波起点至超声心动图三尖瓣前瓣关闭点 C 点的时间(毫秒),A₂E 是指心音图中第二心音的主动脉瓣成分至超声心动图二尖瓣前瓣开放最大幅度 E 点的时间(毫秒)。

2.二维超声心动图

测量时首先要准确测出心室舒张末期容量(EDV)和收缩末期容量(ESV)。

(1)SV(mL)＝EDV－ESV。左室容量指标可采用 Teichholz 公式:V＝7・D³/2.4＋D(D:左室内径)

(2)EF(％)＝SV/EDV。

(3)CI[L/(min・m²)]＝CO/BSA。

BSA(体表面积)＝0.006 1×身高(cm)＋0.012 8×体重(kg)－0.152 9

另一些能反映左室收缩功能的参数有左室短径缩短百分率(FS％)、左室周径缩短速度(Vcf)、二尖瓣 E 点与室间隔的垂直距离(EPSS);反映左室舒张功能的参数有二尖瓣前叶 EF 斜率(MW)及快速充盈分值(REF％)等。反映血管功能的参数有 TPR 和左室顺应性(C)。

3.多普勒超声心动图

(1)Q＝VA。式中 Q 为流量,V 为流经主动脉瓣口的平均血流速度(从多普勒血流曲线上取得),A 为主动脉开口的面积(可用二维超声心动图获取)。目前多普勒仪器尚不能同时记录二维超声、心动图和多普勒的信号,所以 V 与 A 不能在同一心动周期取得,故测定的准确性受到一定限制。

(2)SV＝VA・LV,CD＝SV・HR。

(三)放射性核素检查

1.首次通过法

记录放射性核素示踪剂首次从心脏通过时的放射性计数,连续 γ 闪烁照相。

2.平衡法

其基本原理是将门电路装置连接于 γ 照相机上,利用患者的心电图、心音图或颈动脉搏动图来控制和触发叫照相机的录像部分,当核素制剂通过心脏各腔室时,此装置能在心动周期的不同时相快速连续摄影。所得结果经电子计算机处理后,可测出 SV、CO、EF、EDV 或 ESV 等数据。

门电路心脏血池闪烁摄影的优点是无创性,检查时间很短,可在短期内重复检查,但仪器价格较贵,又由于闪烁照相图像左室边缘不如 X 线造影清晰,且投照位较少,因而结果仍不十分精确。

平衡法还有一种比较简单的单控头心功能仪,如 Wanger 的核听诊器,其优点是价格便宜、轻便,可推至监护病房、手术室做危重患者的床旁检查,连续观察每个心动周期的心功能变化,如 LVEF 及舒张功能高峰充盈率(FR)及高峰充盈时间(PFR)等;缺点是不能直接显示心脏的影像。

(四)心阻抗图

1.测定原理

假设将一微小高频电流通过胸部,则胸部组织包括主动脉及其内的血液流动,均对高频电流的通过产生一定的电阻,将心动周期中胸部对高频电流产生的电阻变化记录成曲线,即心阻抗图;如将心阻抗图加以微分记录成曲线,便是心阻抗微分图,亦即阻抗心动图,它与心排血量密切相关。

测试时用多导联生理记录仪记录,同时分别记录心阻抗图、心阻抗微分图、心音图或颈动脉搏动图及心电图,以确定左室射血时间,协助计算心排血量。

2.临床应用

(1)心排血量测定。

(2)肺动脉楔压测定。

(3)总外周阻力与血管顺应性的测定。阻抗法是无创性测量 CO 的重要方法之一,但其应用价值以及准确性,各家意见不一,尚需更多的临床试验加以证实。

(李　栋)

第七节　主动脉内球囊反搏

主动脉内球囊反搏(intra-aortic balloon pump,IABP)是常见的一种机械循环辅助的方法,通过动脉系统植入一根带气囊的导管到降主动脉内左锁骨下动脉开口的远端,在心脏舒张期气囊充气,在收缩前气囊排气,提高主动脉内舒张压,增加冠状动脉供血和改善心肌功能,起到辅助心脏的作用。已广泛应用于心功能不全等危重病患者的抢救和治疗。

一、原理

将球囊置于锁骨下动脉下 2～3 cm(胸骨角处)与肾动脉开口之间的主动脉内;左心室舒张期球囊充盈,突然阻滞降主动脉内血流,使主动脉内舒张期血压升高,大于或等于收缩期血压,大于辅助前舒张压 0.7～1.3 kPa(5～10 mmHg),增加冠状动脉的供血,此时冠状动脉灌注量几乎占心排量的 10%;左心室等容收缩期球囊突然排空,主动脉内压力骤然下降,降低收缩压0.7～1.3 kPa(5～10 mmHg),降低左心室射血阻力,减轻左心室的后负荷,缩短等容收缩期,减少左心室室壁张力及左心室做功和耗氧。IABP 可最大减少心肌做功 25%,增加前向血流,增加组织灌注。

二、适应证

(1)急性心肌梗死并发心源性休克、室间隔穿孔、二尖瓣反流。

(2)药物难以控制的心绞痛。

(3)顽固性严重心律失常。

(4)心脏术后脱离体外循环困难和(或)心脏术后药物难以控制的低心排血量综合征。

(5)高危患者冠状动脉造影、PTCA、冠状动脉溶栓及非心脏外科手术前后的辅助治疗。

(6)急性病毒性心肌炎导致心肌功能损伤。

(7)心脏移植或心室机械辅助装置置入前后的辅助治疗。

(8)体外循环手术中产生搏动性血流。

三、禁忌证

(1)明显的主动脉瓣关闭不全。

(2)主动脉病变或创伤：主动脉夹层、主动脉瘤和主动脉外伤。

(3)心脏停搏、心室颤动。

(4)严重出血倾向和出血性疾病。

(5)主动脉、髂动脉严重梗阻性病变。

(6)不可逆的脑损害。

四、应用指征

(1)多巴胺用量$>10 \mu g/(kg \cdot min)$，并用2种升压药，血压仍呈下降趋势。

(2)心脏排血指数$<2.0 L/(m^2 \cdot min)$。

(3)平均动脉压$<6.7 kPa(50 mmHg)$。

(4)左心房压$>2.7 kPa(20 mmHg)$。

(5)中心静脉压$>1.5 kPa(15 cmH_2O)$。

(6)尿量$<0.5 mL/(kg \cdot h)$。

(7)外周循环差，手足凉。

(8)精神萎靡，组织供氧不足，动脉或静脉血氧饱和度低。

五、术前准备

(一)选择气囊导管

根据患者的情况选择管径、容积大小合适的气囊导管。气囊导管末端连着气囊，原则上宁小勿大，容积应大于每搏心排量的50%，成人一般选用8.5～9.0 F，容积40～60 mL的导管，小儿根据体重而定。

(二)反搏机器

包括压力驱动系统、电源、气源贮备系统和监测设备。现临床上常用具备自动选择触发方式，可自动选择反搏时相、自动监测漏气、自动补气、提示故障和监测项目等功能。

六、导管植入

导管置入方法主要有经皮股动脉穿刺法、股动脉切开法和经胸升主动脉插管法。其中，经皮股动脉穿刺最为简便、安全、常用，步骤介绍如下。

(1)选取股动脉搏动明显侧腹股沟区，消毒、铺巾。

(2)在腹股沟韧带下方2～3 cm处局麻后，将穿刺针穿入股动脉。

(3)经穿刺针送入引导钢丝，拔出穿刺针，注意在送入钢丝遇阻力时勿强行送入，可退出再试或换对侧重新穿刺。

(4)在引导钢丝入皮肤处，用尖刀稍许挑开皮肤入口，再先后以小号及大号血管扩张器扩大血管入口。

(5)以针筒抽尽球囊内气体，用盐水浸湿球囊导管，用肝素盐水冲洗导管中心测压管腔，测量穿刺点至胸骨角距离估计导管置入深度。

(6)取出大号扩张器,沿引导钢丝送入球囊导管至预计深度,体外固定导管。

(7)将导管中气体管路及测压管路与主机连接开始反搏,压力换能器应置于心脏水平位置校零后固定。

七、反搏机的操作及调节

(一)床旁定位

球囊导管植入固定后可行床边摄片检查导管位置,球囊顶端不透 X 线标记应距左锁骨下动脉 1～2 cm 处,位置不当可调整后重新固定。

(二)检查触发效果

检查心电触发效果,选用 R 波高尖、T 波低平之导联,如触发不满意可改用压力触发模式。

(三)调整

调整球囊充、放气时相,一般选择 1∶2 比例反搏时进行调整,经调整后应使球囊在相当于动脉重搏波切迹处充气,使反搏压高于自身收缩压,在收缩前放气,使舒张末压降低。正常反搏时的压力波形特点:①反搏压力波起于动脉压力波下降支上的重波切迹,反搏辅助的动脉舒张末压波较未辅助的动脉舒张末压波深、陡;②舒张期反搏压力峰值高于收缩压峰值;③辅助的动脉舒张末压低于未辅助的动脉舒张末压;④辅助的收缩压低于未辅助的收缩压。

八、撤机指征

指征如下:①血流动力学状态稳定,心排血量指数＞2.5 L/(m² · min),平均动脉压＞10.7 kPa(80 mmHg);②神志清楚,外周循环良好,尿量＞1 mL/(kg · h);③多巴胺用量＜5 μg/(kg · min);④心电图无心律失常或心肌缺血的表现;⑤已撤除呼吸机,血气正常。

九、注意事项

(一)术后处理

1.抗凝治疗

导管置入后应根据情况适时开始抗凝。常用抗凝药物为肝素,可持续静脉输入,或每 6～8 小时重复静脉滴注,维持激活全血凝固时间(ACT)在 150～180 秒。肝素有禁忌证者,可用右旋糖酐静脉滴注。长期球囊反搏可用华法林,维持凝血酶原时间在 16～20 秒。

2.其他治疗

监测心功能和心律失常,以免影响球囊反搏效果;防止机器停搏。维持血流动力学稳定。应用广谱抗生素预防感染;补充血容量,维持水、电解质平衡。

(二)密切观察

(1)监测和观察导管置入深度有无移位。

(2)术口有无出血及血肿,术侧下肢有无缺血及神经压迫表现。

(3)IABP 需抗凝并会对血小板造成破坏,应监测凝血功能及血色素、血小板。

(三)报警处理

熟悉和了解主动脉内球囊反搏(IABP)的操作与预警系统,包括触发、漏气、导管位置、驱动装置、低反搏压、气源(氦气)不足及系统报警等。监测 IABP 机工作状态是否正常。

十、并发症

(一)穿刺导致血管损伤

导管可以损伤动脉形成夹层动脉瘤,髂、股动脉损伤或穿孔,可导致腹膜后出血。预防方法为经皮穿刺置管时,注意穿刺针回抽血液通畅,放置导引钢丝顺畅无阻,通入导管时要轻柔,遇到阻力时不可用力插入。

(二)感染

感染多表现在插管处局部及全身反应(发热、菌血症)。预防措施为严格无菌操作、预防使用抗生素、加强插管部位的无菌管理。

(三)气囊破裂

表现为气体管腔内出现血液;同时机器会出现连续的报警并停搏。预防手段为避免气囊与尖锐物或粗糙物接触。一旦确认气囊破裂应立即停止反搏并拔除导管。

(四)气囊嵌夹

气囊导管撤除过程中遇到过大的阻力,应考虑到气囊被嵌夹。应及时请血管外科医师会诊,必要时通过外科手术取出。

(五)动脉栓塞

血栓或粥样硬化斑块栓子脱落阻塞全身各脏器的动脉。预防方法为选择合适型号的导管、无鞘置入、有效的抗凝治疗、保证 IABP 连续性和使用合适的频率。注意在拔除气囊导管后,观察下肢血运及动脉搏动情况。

(六)血小板减少症

血栓或粥样硬化斑块栓子脱落阻塞全身各脏器的动脉。预防方法为选择合适型号的导管、无鞘置入、有效的抗凝治疗、保证 IABP 连续性和使用合适的频率。注意在拔除气囊导管后,观察下肢血运及动脉搏动情况。

(王国青)

第八节　血液净化技术

血液净化(BP)作为治疗的一种技术,在性质上属于边缘学科,虽源于肾脏病的血液透析,但其应用的范围远远超出肾脏病,它的作用不仅仅局限于清除代谢产物和有害的生物活性物质,而且更重要的是维持和调节机体内环境的稳态。它的作用机制也不单纯是通过半透膜转运溶质和水的弥散、对流和超滤三大机制,而且还包括灌流-吸附、置换等方式从循环中清除那些无法以弥散、对流和超滤机制清除的物质。治疗的目的从提高重症急性肾衰竭的疗效,扩展到各种临床上常见重症的急救治疗,其治疗的范围已远远超过了肾脏病领域,成为各种重症救治中的重要支持方法,临床疗效评价日益被肯定。

血液净化是指所有连续或间断清除水分和溶质的治疗方式的总称,包括超滤、血液透析、血液灌流-吸附、血液滤过、腹膜透析、血浆置换、分子吸附再循环系统(MARS)等,自 Kramer 等首次提出 CAVH 并应用于临床,治疗重症急性肾衰竭,很大程度克服了传统的间断性血液透析所存在的"非生理性"治疗的缺陷,标志着一种新的血液净化技术的诞生,多年来,随着技术、设备和方法的不断改进,采用了持续性的操作方法,加大了体外循环的血流量,使用高通透性、生物相容性好的滤器、配备了高度精确的液体平衡系统,使这项技术拥有下列的优势:①稳定的血流动力学,不受低血压等条件的限制。②持续、稳定地控制氮质血症及电解质和水盐代谢。③能够不断清除循环中存在的中、小分子毒素物质。④按需要提供营养治疗和药物治疗,为危重患者的救治提供了非常重要的、赖以生存的、稳定的内环境。

一、理论基础

血液净化治疗的主要目的是清除代谢产物和有害的生物活性物质,维持和调节机体内环境的稳态。清除代谢产物和有害的生物活性物质的主要方式有 4 种:弥散、对流、吸附和置换。不同的治疗模式的理论基础不同:血液透析以弥散清除为主,血液滤过以对流清除为主,血液灌流是以吸附清除为主,而血浆置换是以置换清除为主。不同物质被清除的方式也不同:小分子物质(分子量 500 D 左右)弥散清除效果好,中分子物质(分子量 5 000 D 左右)对流清除效果好,而大分子物质(分子量在 50 000 D 左右)吸附清除效果好,不同原理对不同分子量的清除能力见图 3-6。

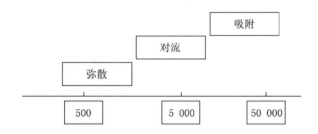

图 3-6　不同原理对不同分子量的清除能力

因此,必须了解各种清除模式的原理,才能理解影响物质清除率的因素,根据不同的临床需要选择恰当的治疗模式,确定治疗剂量。

(一)弥散

弥散(图 3-7)是溶质通过半透膜的一种方式,主要驱动力是浓度差,在一个限定的分布空间,半透膜两侧的物质有达到相同浓度的趋势,分子的这种运动是无序的,但最终结果是从高浓度一边向低浓度一边转运。这种方式清除率与分子大小、膜的面积、膜孔通透性及膜两侧物质浓度差有关。因此对血液中的小分子溶质如 BUN、SCr 及 Ua 等清除效果好,而对大分子溶质如细胞因子清除效果差,这主要因为小分子溶质在血液中浓度高,膜内外浓度差大,而小分子溶质更容易扩散,同样的膜,对小分子溶质的阻力小,而对大分子溶质阻力较大。因此,大分子溶质在这种浓度梯度差的作用下,不能很好地通过透析膜而被清除。

(二)对流

对流(图 3-8)是溶质通过半透膜的另一种方式。主要驱动力是跨膜压,在跨膜压作用下,液体从压力高的一侧通过半透膜向压力低的一侧移动,液体中的溶质随着液体通过半透膜。哺乳动物肾小球是通过对流清除溶质的极好模型,连续性血液滤过中的血滤器在一定程度上模仿了肾小球,更加接近于生理。这种方式清除率与膜的特点、面积、膜孔通透性、溶质大小、血流量及跨膜压有关。

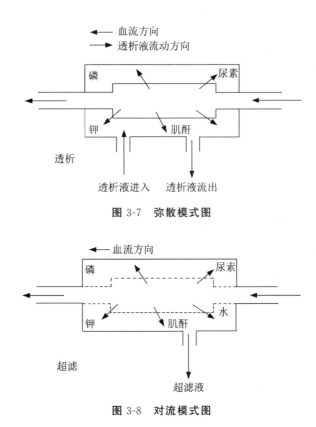

图 3-7　弥散模式图

图 3-8　对流模式图

(三)吸附

吸附是溶质清除的第三种方式,但吸附只是对某些溶质才起作用,且与溶质浓度关系不大,而与溶质与膜的化学亲和力及膜的吸附面积有关。低通量纤维素膜表面有丰富的羟基团,亲水性好而蛋白吸附性差,对纤维素进行修饰后,膜的疏水性适度增加,吸附能力也增加,吸附过程主要在滤过膜的小孔中进行,合成膜吸附能力强,特别是带电荷的多肽、毒素、细胞因子。目前已经证明,PAN/AN69膜可吸附清蛋白、IgG、IL-1、微球蛋白、C1q、C3、C5、细胞色素 C、PTH 及纤维蛋白原和溶菌酶,膜对补体成分的吸附清除,可避免补体激活,改善生物相容性。同时对炎症介质及细胞因子的吸附清除,可改善机体的过度炎症反应。药用炭或离子交换树脂等可增加对蛋白结合毒素的清除。吸附的能力与膜的特点、面积、容积相关联。

(四)置换

Abel 首次报告血浆除去术,其原意是从全血分离、清除血浆成分,进行成分输血,经过将近一个世纪的发展成为血浆交换法或血浆置换法。即将患者的异常血浆(抗体免疫复合物或其他有害物质)分离、清除后,再将剩余细胞成分加入正常人的新鲜冰冻血浆或羧甲淀粉等置换液输回体内,或将异常血浆分离后用吸附法除去血浆中有害物质再输回体内。主要用于治疗自身免疫性疾病、中毒和急性或亚急性肝功能衰竭。

二、血液净化的血管通路

建立和维持一个良好的血管通路是保证血液净化治疗顺利进行的基本条件,根据是否需要血泵和自身动-静脉压力差,分为静-静脉通路和动-静脉通路,动-静脉通路的缺点是受动脉压力的限制,低血压时则不能满足治疗需求,出血、血肿、感染、血栓形成、假性动脉瘤等并发症发生率高。目前逐渐被静-静脉通路所取代。在临床实际工作中,血液净化的血管通路主要有四类:动静脉直接穿刺、动静脉(内)外瘘、中心静脉置管和腹部手术置管。

(一)动-静脉直接穿刺

动静脉直接穿刺的动脉血管常选用桡动脉、足背动脉、肱动脉、股动脉,静脉血管常选择股静脉、锁骨下静脉、颈内(外)静脉。优点为操作简单,穿刺成功时血流量充足。缺点为止血困难,易出血、形成血肿和假性动脉瘤,反复穿刺易损伤血管,尤其是桡动脉,对有可能转为维持性血液透析治疗患者以后制作内瘘不利,因此该方法已较少采用,除非是无中心静脉置管条件或仅需1~2次透析的患者。一般情况下不适用于 ICU 的重症患者。

(二)动静脉内(外)瘘

动静脉内瘘时通过手术,将桡动脉离断后,远端与头静脉的远端相吻合,使头静脉增粗、血流量增加,便于穿刺操作和管理,适用于慢性疾病需长期透析的患者。动静脉外瘘时由硅胶管连接相邻的动静脉(如桡动脉、头静脉)所建立的血管通路,既可以作为临时性血管通路,也可以作为永久性血管通路,在急诊状况下,手术方法简单,可立即使用,血流量充分。缺点是容易引起堵塞、感染、滑脱及出血等并发症,有的并发症如不及时发现会产生严重后果。同时,动静脉外瘘导致相应的动静脉血管完全损伤,对转为长期透析的慢性肾衰竭患者制作内瘘不利,因此,动静脉外瘘已逐渐被淘汰。

(三)中心静脉置管

Seldinger 采用了通过导丝经皮插入导管的方法进行动脉造影。Shaldon 等首次用该技术进行动静脉置管,建立血液透析的血管通路。随着技术和导管材料的发展,Seldinger 技术中心静脉置管临床应用越来越广泛。

1.导管结构

导管有单腔导管、双腔导管和三腔导管 3 种类型。单腔导管通常需要穿刺 2 个不同的部位,通常情况下一个在动脉或中心静脉,另一个在周围静脉,不容易固定,限制患者的活动,因此目前较少使用。

双腔导管具有 2 个腔,呈同心圆型内外排列(动脉腔包绕静脉腔)或侧排列。导管尖端设计有数个小孔,动脉腔开口在后,静脉腔开口靠前,两者有一定的距离,以减少再循环,保证血液净化的充分性。导管置入的方向必须与静脉回流方向一致,否则会增加再循环。双腔导管仅有一个穿刺部位,减少了患者的痛苦,容易操作和固定,是一种安全、可靠的血管通路。

三腔导管具有 3 个腔,动静脉腔呈侧侧排列,中间包绕一腔,用于输液和监测中心静脉压力,主要用于危重患者,减轻患者的创伤。

2.导管材料

目前中心静脉导管的常用材料包括聚四氟乙烯、聚氨酯、聚亚胺酯、聚乙烯和硅胶等。这些导管表面光滑、质地柔软、可弯曲,容易插入,组织生物相容性好,不易形成血栓,不引起血管损伤,能够长时间安全留置。导管不能透过 X 线,通过摄片可确定导管的位置。导管的硬度取决于导管的材料,稍硬的导管(聚四氟乙烯、聚乙烯)操作较容易,但易引起血管机械性损伤,继而形成血栓。聚氨酯导管硬度适中,易操作,导管进入血管后,在体温的作用下变得柔软,是短期血液净化(1~2周)导管的理想选择。如长时间血液净化,需要定期更换导管或选择柔软的硅胶导管。目前认为聚氨酯和硅胶导管血栓形成率低,是比较理想的导管材料。

3.导管留置部位

常选择的导管留置部位有股静脉、颈内静脉和锁骨下静脉,不同部位导管留置各有优缺点(表3-2)。在危重患者中,主要强调其安全性和操作简便性。

表 3-2　不同导管留置部位的优缺点

导管留置位置	优点	缺点
股静脉	操作简单 致命性并发症罕见	活动受限 留置时间短
锁骨下静脉	舒适 易固定留置时间长	置管技术要求高 可能发生致命性并发症 中心静脉狭窄发生率高 凝血机制障碍者禁忌
颈内静脉	留置时间长 中心静脉狭窄发生率低 致命性并发症罕见	不易固定 舒适度差

4.导管留置深度

选择正确的导管留置深度,可以防止导管尖端导致的严重机械并发症。不同部位的置管深度不尽相同,一般认为导管尖端位于上腔静脉与右心房交界处上方1～2 cm处。

导管的材料性质、长度、直径、韧性和导管尖端小孔数量与排列方式等因素决定了导管的血流量,临床上可根据患者身高和体型特点选择不同规格的导管,一般需要满足血液净化150～350 mL 的血流量需要。

动脉侧和静脉侧压力可反映导管通畅程度。血流量不足时出现抽吸现象,使动脉负压增大。动脉侧负压不能低于-40.0 kPa(-300 mmHg),否则会造成血管壁损伤和溶血现象。静脉压反映血液回流的阻力,取决于血流量大小和导管静脉侧堵塞情况。双腔导管静脉压不超过血流量的一半为宜,动脉压和静脉压的异常变化反映导管有功能障碍,应及时采取措施。

5.导管的再循环率

双腔导管静脉部分血流会再回流至动脉,称为再循环。再循环使血液净化的效率下降。再循环率可用下列公式计算。

$$R=(P-A)/(P-V)\times100\%$$

公式中,R 为再循环百分率,P 为外周静脉溶质浓度,A、V 分别为动、静脉导管腔内血溶质浓度。

标本必须同时留取,检测尿素氮、肌酐浓度。无论导管内径多少,当血流量<200 mL/min 时,再循环率<10%;当血流量>300 mL/min 时,再循环率在 10%～25%,但有时也高达 40%。双腔导管反向连接时,明显增加再循环率,显著降低血液净化效率。

三、血泵

在进行血液净化的过程中,除动静脉通路血液净化是通过动脉和静脉的压力差作为血液流动的动力之外,通常需要应用血泵作为血液流动的动力,近年来,血液净化的设备不断完善,生产血液净化设备的各主要厂家,均推出了具有自己特点的新产品,不但提供了血泵,而且增加了置换液泵、抗凝泵,同时完善了滤器前后的压力和流量的监测,装备了完善的安全报警系统、液体平衡控制系统、加温系统和全面的监测系统。监测报警系统可提供管道阻力、气泡等问题报警,监测系统可显示治疗时间、剩余时间、超滤率、置换液量、脱水量信息等。

四、血液净化滤器

血液净化的滤器是血液净化的核心部分,决定于临床治疗的目的和效果。目前大致可分为生物性和非生物两种,最常用的生物膜是腹膜,常用的非生物膜有聚酰胺膜、聚甲基丙烯酸甲酯膜、聚砜膜、聚乙烯氢膜等。但不管哪一种膜,必须符合下列要求:无毒,具有较好的生物相容性;截留分子量明确,中、小分子量物质能顺利通过,而蛋白等大分子量的物质不能通过;具有高通透性、高滤过率及耐高压力的物理性能;在同样滤过面积的条件下,血滤器的容积要小。

五、治疗所需的液体

血液透析常常需要水处理装置,制备含有碳酸氢盐或醋酸氢盐的透析液,使溶质浓度低于血浆中的溶质浓度,但渗透压可以等于或高于血浆浓度,溶质和水分通过弥散的转运方式转运到透析液中。腹膜透析常常需要腹膜透析液,腹透液中溶质的浓度明显低于血浆浓度,但渗透压高于血浆,体内的代谢产物、水分和电解质得到平衡而达到治疗的目的。血液滤过需要置换液,置换液的电解质成分和渗透压接近于血浆成分,与细胞外液相似,而且根据患者的个体病情和各种不同物质的滤过系数(图 3-9)来调节置换液的成分。虽然在各种书籍上可以见到各种配方,但是危重患者变化多,目前的配方常常需要根据患者情况调整,因此我们只列出各种配置液的离子浓度,临床医师需要根据血气和离子来调整置换液配力(表 3-3)。对于贫血和(或)低蛋白血症的患者,可适当考虑补充一定量的血红细胞、清蛋白或新鲜血浆。另外有人提出,每 2~4 L 滤出液中,有 2.7~3.0 g 的氨基酸丢失,因此在治疗结束前也可以适当补充一些氨基酸成分。

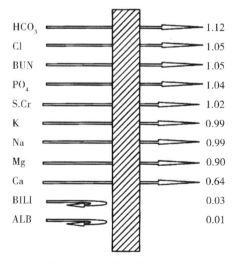

图 3-9　不同物质的滤过系数

表3-3 常用的置换液离子浓度

液体	乳酸林格液	生理盐水	碳酸氢钠透析液
钠离子(mmol/L)	130	154	144
钾离子(mmol/L)	4.0		0～4
氯离子(mmol/L)	109	154	111
缓冲物质(mmol/L)	28(乳酸)		37(碳酸氢根)
镁离子(mmol/L)		1.4	
钙离子(mmol/L)	2.7	3.0	

六、抗凝技术

为了保证血液滤过过程中有效的溶质清除率及滤器/透析器足够的使用寿命,除腹膜透析之外,抗凝是必需的。虽然有多种抗凝剂可供选择,但临床上最常见的抗凝物质是肝素,可根据不同的病情适当选择使用。

(一)肝素抗凝

1.不同情况下的抗凝方案

(1)常规肝素抗凝法:肝素的用量个体差异较大,一般建议首剂应用量30～50 U/kg,经动脉管路,继之以 5～15 U/(kg·h)持续注入,每4～6 小时监测一次活化部分凝血活酶时间(APTT),APTT 延长到正常值的 1.5～2.5 倍,可获得充分的抗凝效果而不产生意外的出血。

(2)存在潜在出血危险的抗凝:完整的血管通路,可控制的潜在出血部位(表面伤口、引流后伤口、易控制的血肿),推荐用肝素作为预防血栓栓塞性疾病和作为急性肾衰竭高凝的治疗。首剂 15～25 U/kg,经动脉管路,继之以 8～12 U/(kg·h)持续注入,每4～6 小时监测一次活化部分凝血活酶时间(APTT),APTT 比正常值延长 15 秒。

(3)出血倾向明显患者的抗凝:有易出血倾向,尤其是多发创伤、外科手术后,首剂 5～15 U/kg,继之以5～10 U/(kg·h)持续注入,维持 APTT 在正常值。

(4)凝血功能异常的患者抗凝:血小板低于 $5×10^9/L$,且 APTT 延长,可用前稀释法或前/后稀释法,不必应用肝素。

2.肝素类型

(1)普通肝素:目前在血液净化中最常用的抗凝剂。普通肝素是硫酸多聚糖的异质复合物,分子量在 5 000～30 000 D,其所有作用是通过它们与循环中的抗凝血酶结合介导的。因此肝素的抗凝作用受到抗凝血酶Ⅲ(AT-Ⅲ)的影响。危重患者的 AT-Ⅲ浓度通常是下降的,这会影响肝素的活性。AT-Ⅲ下降的原因通常是因凝血酶系统激活消耗过多和因肝功能下降合成减少所致。其他影响肝素的因素包括患者的体重和凝血功能状况。肝素的作用能被鱼精蛋白中和。

1)全身肝素抗凝:持续性血液净化应用肝素抗凝现大多是首先将肝素注入盐水中,对管道和滤器进行处理。治疗开始后,定时从血路中注入肝素。在 2 000 mL 盐水中加入25 000 U的肝素对管道和滤器进行预冲,治疗开始,即从血路的动脉端注入首剂肝素 1 250～3 750 U,以后持续泵入肝素5～15 U/(kg·h),每4～6 小时监测一次活化的凝血时间(ACT)或活化的部分凝血酶原时间(APTT),维持 ACT 或 APTT 延长达到 1.5～2.5 倍,在使用肝素抗凝时,应注意个体化原则,要仔细观察,尽早摸索出患者的适宜剂量,并根据监测的结果和治疗的需要对肝素的用量进行调整。

治疗过程中需监测:①部分凝血酶原时间(APTT),使其保持在正常值的1.5～2.5倍。②通过机器的监测系统,观察管路和滤器的各项压力指标,可以及早发现管路和滤器是否有堵塞的倾向。③监测滤器的滤过效率,可以把尿素氮作为指标,定时比较血液和滤过液中的浓度,如滤过率<0.7(正常1.0),意味着滤器的效率下降,提示抗凝不充分。④如果发现管道搏动,提示滤器前压力过高。⑤连续3小时滤出液减少150～200 mL/h,除外血流动力学变化的因素,提示滤器或管道将堵塞。

2)局部肝素抗凝:这种抗凝方法是利用鱼精蛋白能中和肝素的抗凝活性,从而消除肝素的全身作用,减少肝素所引起的并发症。具体的做法是,将肝素在滤器前的血路动脉端泵入,防止体外的血路产生凝血,在滤器后的血路静脉端按1:1的比例泵入鱼精蛋白,消除肝素的作用。需要考虑到肝素的半衰期,肝素用量越大,半衰期越长,因此,要根据监测的结果对肝素和鱼精蛋白的用量进行调整。

(2)低分子量肝素:普通肝素可以数种方式裂解为较短的多糖——低分子量肝素,目前临床应用比较广泛。低分子量肝素有显著不同的药理特点。其分子量为4 000～6 500 Da,它抑制因子Xa的作用是抑制凝血酶作用的2～4倍。与普通肝素相比,低分子量肝素更能预测剂量-效应关系,半衰期较长,对血小板功能影响较小,出血倾向小,不需要监测。鱼精蛋白对其不起作用。

低分子量肝素目前也常用于持续性血液净化的抗凝。我们的经验是首剂从血路注入3 000 U,维持剂量2.5 U/(kg·h),因为抗Xa的活性临床监测困难,因此只能根据滤器的凝血征象和治疗的需要进行调整。

(二)非肝素抗凝

明确出血倾向的患者可采用以下抗凝方法。

1.局部柠檬酸盐抗凝

在滤器前的血路动脉端泵入柠檬酸盐,它们结合血中的离子钙,起到抗凝作用,然后在滤器后的血路静脉端泵入氯化钙,以补充血中的离子钙,这就是局部柠檬酸盐抗凝。局部柠檬酸盐抗凝主要用于有高度出血倾向的患者。对于有高度出血倾向的患者,有时可应用无肝素血液净化,但对血流量的要求较高。局部柠檬酸盐抗凝对血流量要求较高,有引起代谢性碱中毒的可能,应引起注意。

2.其他非肝素抗凝技术

前列环素、前列环素类似物、蛋白酶抑制剂等亦可作为抗凝剂,但在临床上未能广泛应用。

目前,尚没有一种非常理想的抗凝方法,最近,有人介绍离子性肝素涂层的插管、管道及滤过膜,最大限度减少出血并发症,又能延长滤器寿命,具有很好的发展前景。

为了减少肝素等抗凝剂的用量,延长滤器使用寿命,可以采用前稀释或前/后稀释的方法,使血液稀释后再净化,但此种方法会影响物质的清除效果。

(三)抗凝过程中的注意事项

不管哪种类型的抗凝剂,均应使用微量注射泵均匀输入,输注部位应在血滤器前,以保证滤器及管路内不发生凝血。

滤器凝血征象的判断:滤器尿素值/血尿素值<0.7(正常值1.0),表示滤液与血液溶质不完全平衡,提示滤器内凝血;最大超滤量<100 mL/h,表示凝血,应更换滤器;滤器前压力过高,引起管道搏动;滤器后静脉回流压力过低。

七、连续性肾脏替代疗法

连续性肾脏替代治疗(CRRT)是采用连续 24 小时或接近 24 小时的一种连续性血液净化治疗(简称化疗)法以替代受损肾脏功能;是所有连续缓慢地清除水分和溶质治疗方式的总称。CRRT 最初是为了提高重症急性肾衰竭(ARF)的疗效而应用于临床,随着 CRRT 技术的日益成熟,其临床应用范围大大超出了肾脏替代治疗的领域,扩展到各种临床上常见危重病的急救。

(一)治疗模式

CRRT 的治疗模式:连续性动脉-静脉血液滤过(CAVH)、连续性静脉-静脉血液滤过(CVVH)、动脉-静脉缓慢连续性超滤(AVSCUF)、静脉-静脉缓慢连续性超滤(VVSCUF)、连续性动脉-静脉血液透析(CAVHD)、连续性静脉血液透析(CVVHD)、连续性动脉-静脉血液透析滤过(CAVHDF)、连续性静脉血液透析滤过(CVVHDF)、连续性高容量透析(CHFD)、高容量血液滤过(HVHF)、连续性血浆滤过吸附(CPFA)、日间连续性肾脏替代治疗(DCRRT)。

(二)设备

1.滤过膜和滤器

滤过膜为合成的高分子聚合材料膜,分为微孔型(磺化型聚丙烯腈膜、PMMA 膜)和指型(聚砜膜、聚酰胺膜)。滤过膜有超滤系数高、通透性好、生物相容性好、无毒、无致热源并有一定的吸附能力的特点。滤器有阻力低、牢固性高、容积小、面积大的特点。

2.CRRT 机器

CRRT 系统包括血泵、管道连接、滤器、空气捕获器、容量控制系统、监控系统。目前临床有多种品牌的 CRRT 机器,根据其容量系统和血泵系统不同,可分为容量平衡系统/血泵系统分离型、容量平衡系统/血泵系统一体化型、高容量血液滤过机器型。

(三)操作

1.血管通路

进行 CRRT 常需建立临时血管通路,根据不同的路径可选用深静脉留置导管、外周动静脉和动静脉内瘘。

(1)深静脉留置导管:具有使用时间长、护理方便、血流量充足的优点,为 CRRT 首选血管通路。可根据临床实际情况选用不同种类的静脉留置导管。一般多使用双腔静脉留置导管;如需进行 HVHF 且血流量较大时,可考虑取 2 条深静脉分别留置单腔导管以减少双腔导管的再循环率;如需利用深静脉导管进行输液治疗,则可使用三腔静脉导管。颈内和锁骨下静脉置管时,硬导管顶端应位于上腔静脉与右心房连接处上方 1～2 cm 处,以确保充足的血流。

(2)直接穿刺:可迅速建立血液通路,适用于紧急 CRRT,如严重心力衰竭、肺水肿等致命性并发症。可选用外周动脉、静脉,如足背动脉、桡动脉、正中静脉、颈外静脉等,但易出血、形成血肿、血流量难以保证且长时间治疗患者合作困难等。

(3)动静脉内瘘:维持性血液透析患者因病情需要 CRRT 时,可用动静脉内瘘作为血管通路。

2.抗凝技术

CPLRT 的抗凝方式有全身性抗凝、局部抗凝和无抗凝剂治疗。应根据患者的病情选择合适的抗凝方法,抗凝应个体化。

(1)全身性抗凝:适用于凝血功能正常或轻度异常的患者,主要是使用肝素或低分子量肝素,肝素的起始量为 10～20 U/kg,然后每小时追加 3～15 U/kg,抗凝目标是使活化部分凝血酶原时间(APTT)和活化凝血时间(ACT)延长 50％以上。LMWH 的起始剂量为 15～20 U/kg,每小时追加量为 5～10 U/kg,可达到良好抗凝效果。

(2)局部性抗凝:适用于有出血倾向的患者,多在滤器前给予肝素,滤器后用鱼精蛋白中和,鱼精蛋白的用量为肝素用量的 1～1.5 倍。国外学者多推荐使用枸橼酸盐局部抗凝,但目前国内尚未能广泛应用。

(3)无抗凝剂治疗:对于有出血征象的患者,推荐无抗凝剂治疗。治疗前先用肝素生理盐水溶液浸泡管路,然后用生理盐水冲洗干净;治疗过程中定期以生理盐水冲洗管路。

3.置换液

(1)CRRT 置换液:置换液必须为无菌的,包括置换液生产过程中的无菌和置换液配置过程中的无菌。

(2)置换液配方的要求:①配方中离子浓度原则上与生理浓度相符,血浆浓度正常的物质,如钠、氯、糖等其置换液和透析液浓度应接近生理浓度;血浆浓度低或不断消耗的物质,如碳酸氢根、钙、镁等其置换液和透析液浓度应高于生理浓度;血浆浓度高的物质,如钾等,置换液和透析液中该物质的浓度应低于生理浓度。②置换液应为等渗浓度。③调整最终浓度应为人体生理浓度。目前,临床上使用的置换液配方多是从 Port 配方发展而来,Port 配方如下。A 液:NS 1 000 mL＋10％ $CaCl_2$ 10 mL;B 液:NS 1 000 mL＋50％ $MgSO_4$ 1.6 mL;C 液:NS 1 000 mL;D 液:5％葡萄糖液 1 000 mL＋5％ $NaHCO_3$ 250 mL,四组液体同步输入;或 ABC 液＋5％葡萄糖液 1 000 mL 混合后与 5％ $NaHCO_3$ 250 mL 以 Y 型管输入。国外还使用商品化的置换液。

4.治疗过程中液体的管理

CRRT 的液体管理十分重要。首先必须从患者体内清除与置换液或透析液等量的水分,然后根据患者的容量及血流动力学状态,从体内清除适量的水分,以达到对患者容量的控制。CRRT 时,从滤器出来的液体包括透析液、置换液、体内过多的水分,所以,净脱水量＝滤出液量－已使用透析液量－已使用置换液量。透析液量和置换液量与溶质清除有关,净脱水量与患者液体平衡密切相关,危重病患者应该每小时记录透析液量、置换液量、净脱水量。

(四)处方的拟定

CRRT 的处方主要包括治疗剂量和治疗时间。治疗时间一般推荐进行持续性治疗,然后根据病情决定其治疗的时间。在国内由于机器和人力资源的限制,可考虑进行日间 CRRT。

有关 CRRT 治疗剂量尚没有完全定论。一般来说,CRRT 置换量为 1～2 L/h 时基本可以维持患者水、电解质及酸碱平衡和控制氮质血症。但近年来的众多研究结果表明,在 CRRT 中超滤率和对流清除率高的患者的生存率有明显提高。CRRT 剂量分为"肾脏替代治疗剂量"和"治疗脓毒血症的剂量",前者主要适用于纠正氮质血症,而后者可通过增加其置换量,清除更多在脓毒血症和多器官功能障碍综合征(MODS)中起重要致病作用的炎症介质。临床上多根据患者的体重拟定置换液剂量,每小时 20 mL/kg 为"肾脏替代治疗剂量",每小时 35 mL/kg 为"治疗脓毒血症的剂量"。

(五)适应证

随着 CRRT 技术的日益成熟,其临床应用范围也逐渐扩大,其肾脏替代治疗的功能也逐渐向肾脏支持治疗转变。肾脏支持治疗的适用范围更广泛,涵盖多个学科的多个领域。

1.肾脏疾病

（1）急性肾衰竭（ARF）是 CRRT 的主要适应证,尤其是伴血流动力学不稳定、高分解代谢、脑水肿、心力衰竭、心肌梗死、心脏外科手术后的 ARF 等均可进行 CRRT 治疗。

（2）慢性肾衰竭（CRF）患者伴有急性肺水肿和（或）血流动力学不稳定者应行 CRRT 治疗。

（3）其他肾脏疾病少尿患者需要全静脉营养支持治疗,肾脏疾病伴慢性液体潴留也是 CRRT 的适应证。

2.非肾脏疾病

系统性炎症反应综合征（SIRS）、脓毒血症、MODS、急性呼吸窘迫综合征（ARDS）、挤压综合征、乳酸酸中毒、急性坏死性胰腺炎、心肺旁路、慢性顽固性心力衰竭、肝性脑病、药物和毒物中毒,不伴肾衰竭的酸碱、电解质紊乱、肿瘤化疗后急性并发症等。

（六）并发症

CRRT 的并发症分为技术并发症和临床并发症两类。

1.技术并发症

CRRT 的技术并发症有血管通路血流不畅、血流量下降和体外循环凝血、管道连接不良、空气栓塞、滤器功能丧失等。

2.临床并发症

CRRT 的临床并发症有出血、血栓、感染和脓毒症、变态反应、低温、营养丢失、血液净化不充分等。

（七）肾脏替代治疗应注意的问题

1.药物剂量的调整

CRRT 过程中,药物的代谢会受到不同程度的影响,有些药物甚至会全部被清除。故进行 CRRT 的患者选用药物时,必须根据其药代动力学特点对其剂量进行调整。

2.营养支持治疗

CRRT 在清除代谢废物的同时,也会清除体内的营养物质;持续的体外循环可导致热能的丢失,再加上危重病患者本身代谢的改变。这些方面会造成营养物质大量消耗,所以进行 CRRT 的患者必须加强营养支持治疗。

（胡玉刚）

第四章

急危重症的监护

第一节　呼吸功能监测

呼吸功能监测的主要目的在于对患者的呼吸运动和功能作出正确的评价,然后对呼吸功能障碍的类型作出诊断,掌握患者呼吸功能的动态变化,对病情进行评估,从而对呼吸治疗的有效性作出合理评价,进一步指导调整治疗方案。下面简要介绍具体的监测内容和手段。

一、呼吸运动监测

呼吸运动的变化反映了呼吸中枢功能、呼吸肌功能、胸廓完整性、肺功能及循环功能的好坏。呼吸运动监测在临床上最直观,是呼吸功能监测最可靠、最实用的手段。

(一)概述

1.呼吸频率

呼吸频率指每分钟的呼吸次数,反映患者通气功能及呼吸中枢的兴奋性,是呼吸功能监测最简单最基本的项目。正常值成人为 12～20 次/分,儿童偏快,20～30 次/分,新生儿可达到 40 次/分左右。

2.呼吸幅度和节律

呼吸幅度是指呼吸运动时患者胸腹部的起伏大小,节律是指呼吸的规律性。

3.胸腹式呼吸

胸式呼吸是指以胸廓运动为主的呼吸,腹式呼吸是指以膈肌运动为主的呼吸。两种呼吸很少单独存在,但一般男性及儿童以腹式呼吸为主,女性以胸式呼吸为主。

(二)监测方法

1.肺阻抗法

通过两个电极置于胸部形成回路,胸廓大小和肺含气量的变化可引起电流阻抗的变化,经特定电流转变为仪表呼吸波形而显示出来,根据波形可确定呼吸频率和节律。

2.测温法

测温法是通过置于鼻孔附近热敏元件,连续测量呼吸气流的温度来监测呼吸频率和节律的方法。

3.呼吸监测垫

主要用于新生儿和婴儿,通过置于身体下的压力传感器,感受呼吸运动过程中压力的周期性变化来监测呼吸频率和节律。

4.临床观察

不仅可以发现呼吸频率和节律的变化,还可观察呼吸的深度、胸腹式呼吸、三凹征等。

(三)异常呼吸运动的监测

1.呼吸频率的异常

呼吸频率加快见于缺氧、酸中毒、发热和中枢神经系统受损等,而呼吸频率的减慢则见于麻醉、药物中毒和脑干疾病等。

2.呼吸节律的变化

呼吸节律的变化常反映神经调节机制的异常,包括以下几种。

(1)潮式呼吸:呼吸幅度缓慢地由小到大,然后由大到小,再呼吸暂停一段时间,如此反复。其原因一般认为是呼吸中枢对二氧化碳的反应性降低,亦即呼吸中枢兴奋的阈值高于正常值。血中二氧化碳的分压低于能兴奋呼吸中枢的阈值,因而呼吸暂停。待血中二氧化碳分压超过正常水平达到阈值时,才能兴奋呼吸中枢,使呼吸恢复,经一阵呼吸后,血中二氧化碳分压又下降到阈值水平以下,呼吸中枢又停止活动,呼吸停止,如此交替,就形成潮式呼吸。多见于中枢神经系统疾病、脑循环障碍和中毒等。

(2)比奥呼吸:表现为一次或多次强呼吸后,继以长时间呼吸停止,之后又再次出现数次强呼吸,其周期变动较大,短则10秒左右,长者可达1分钟。比奥呼吸是死亡前出现的危机症状。其原因尚不十分清楚,可能是疾病侵及延髓,损害了呼吸中枢所致,可见于颅脑损伤、脑膜炎和尿毒症等。

(3)长吸式呼吸:表现为吸气相长且强,与呼吸暂停交替的一种呼吸形式,见于脑栓塞、出血和脑桥肿瘤等。

(4)有自主呼吸但不能随意控制呼吸节律:见于延髓和高位颈髓水平的双侧锥体束破坏者。

二、通气功能监测

(一)静态肺容量

人体通过肺和胸廓的扩张及回缩来调整整个呼吸运动,在此过程中,肺内容纳的气体量会产生相应的变化,按照不同呼吸阶段内通气量的变化分为潮气量、补吸气量、补呼气量、残气量、深吸气量、功能残气量、肺活量、肺总量8种容量(图4-1),称为静态肺容量。这8项指标是肺呼吸功能监测的基本项目。

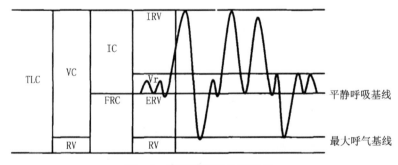

图 4-1　静态肺容量及其组成

1.潮气量

潮气量指在平静呼吸时,一次吸入或呼出的气体量。正常成人为 8～12 mL/kg,它可以反映人体静态下的通气功能。潮气量增加见于中枢神经系统病变、酸中毒等疾病。潮气量减少见于气管梗阻、肺部感染、肺纤维化、肺水肿、血气胸等。

2.补吸气量

补吸气量指平静吸气后,再用力吸气所能吸入的气体量,亦可称为吸气储备量,可以反映胸廓的弹性储备和呼吸肌的力量。正常男性约为 2 160 mL,女性约为 1 500 mL。

3.深吸气量

深吸气量指在平静呼气后,最大吸气所能吸入的气体量,相当于 V_T+IRV。

4.补呼气量

补呼气量指平静呼气后,再用力呼气所能呼出的气体量。也可以反映胸廓的弹性储备和呼吸肌的力量(正常成人为 900～1 200 mL)。

5.残气量

残气量是指最大呼气后肺内残留的全部气体量,又称为余气量,正常成人男性约为 1 500 mL,女性约为 1 000 mL。

6.功能残气量

功能残气量指平静呼气后肺内所残留的气体量,相当于 RV+ERV。

7.肺活量

肺活量指最大吸气之后缓慢呼出的最大气量,或者最大缓慢呼气后用力吸入的最大气量,相当于IC+ERV。它反映肺每次通气所能达到的最大能力,即反映肺、胸廓最大扩张和收缩的呼吸幅度。

8.肺总量

肺总量是最大吸气后存留于肺部的全部气体量,当于 IC+FRC。正常值成年男性为 5.0 L,女性 3.5 L。

(二)动态肺容量

静态肺容量代表一定阶段内肺通气量的变化,而动态肺容量为单位时间内进出肺的气体量和流速,主要反映气道通气功能状态,主要包括以下指标。

1.分钟通气量

分钟通气量指平静状态下每分钟吸入或呼出的气体量,等于潮气量与呼吸频率的乘积。正常值为6～9 L/min,若>10 L/min 提示通气过度,<3 L/min 提示通气不足。

2.分钟肺泡通气量

分钟肺泡通气量指静息状态下每分钟吸入人体内的气体中能达到肺泡进行气体交换的有效通气量。相当于潮气量减去生理无效腔量(V_D)再乘以呼吸频率,即 $V_A=(V_T-V_D)\times RR$。正常时肺泡通气量为每分钟通气量的 70%。分钟肺泡通气量的不足是低氧血症、高碳酸血症的主要原因。而肺泡通气量过大,又可引起呼吸性碱中毒。

3.用力肺活量

用力肺活量又称用力呼气量,指深吸气后以最大的力量、最快速度所呼出的全部气量。在1、2、3 秒内呼出的气量称1、2、3 秒用力呼气容量,其中第 1 秒内呼出的气量,在临床上意义较大,正常值为 50～80 mL/kg,FEV_1/FVC 约为 83%,可以用肺量计测出,若第 1 秒内呼出的气量降低即反映气道阻力增加。

4.最大呼气流量-容积曲线(MEFV 曲线或 F-V 曲线)

F-V 曲线指在最大用力呼气过程中,呼出的肺容量与相应气流速度所描记的曲线图形。MEFV 曲线主要反映在用力呼气过程中胸膜腔内压、肺弹性回缩力、气道阻力对呼气流量的影响。其前半部分取决于受检者呼气用力的大小,后半部分取决于受检者的肺泡弹性回缩力和外周气道生理功能。

三、肺换气功能的监测

肺泡内的气体与肺泡周围毛细血管内气体通过肺泡或毛细血管进行气体交换的过程,称为气体弥散过程,又称为肺换气。肺换气功能障碍包括呼吸膜面积减少或呼吸膜异常增厚引起的气体交换障碍。临床上引起呼吸膜厚度增加的常见原因包括肺水肿、肺透明膜形成、肺纤维化等。肺换气功能除与肺泡/毛细血管膜厚度有关外,还与肺血容量、红细胞数量及血红蛋白浓度有关。主要监测指标包括以下几种。

(一)氧合指数(PaO_2/FiO_2)

氧合指数是监测肺换气功能的主要指标之一。当肺弥散功能正常时,提高 FiO_2,PaO_2 相应的升高。PaO_2/FiO_2 的正常值是 $46.7 \sim 66.7$ kPa($350 \sim 500$ mmHg)。若 FiO_2 升高,PaO_2 不能相应的升高,提示可能存在不同程度的肺内分流所致的低氧血症和一定程度的肺弥散障碍。

(二)肺泡动脉血氧分压差[$P_{(A-a)}O_2$]

肺泡动脉血氧分压差指肺泡气体氧分压(PAO_2)与动脉血氧分压(PaO_2)之差,是反映肺内气体交换效率的重要指标。正常人该数值随年龄的增加而加大,正常值为 $0.7 \sim 2.0$ kPa($5 \sim 15$ mmHg)。

(三)肺内分流(Q_S/Q_T)

肺内分流是判断肺内分流最准确的指标,但需插入肺动脉导管,取混合静脉血标本,同时取动脉血标本进行血气分析,从而计算出分流值,属有创监测。Q_S/Q_T 增加见于肺弥散功能障碍如急性呼吸窘迫综合征(ARDS)、肺水肿等,亦可见于肺内通气血流比例失调如肺炎、肺不张及先天性心脏病等。正常值为 $3\% \sim 5\%$。

四、血气监测

通过血气分析可以明确血液的氧合状态,指导呼吸机的合理调节,还可以反映机体的酸碱平衡情况,与呼吸功能监测结合可判断肺气体交换情况等。

(孟　娜)

第二节　循环功能监测

循环功能监测可分为无创伤和有创伤两大类。无创的循环功能监测是应用对组织器官没有机械损伤的方法,经皮肤或黏膜等途径间接取得有关心血管功能的各项参数,如自动的无创动脉压监测、心电图等,已成为常用的监测手段。有创的循环功能监测是指经体表插入各种导管或监测探头,到心脏和(或)血管腔内,利用各种监测仪或监测装置直接测定各项生理参数,如中心静脉压、肺动脉压等。循环功能监测的适应证是各科危重患者,如创伤、休克、呼吸衰竭和心血管疾病及心、胸、脑外科较大而复杂的手术患者。

一、无创性监测

(一)心率

1.正常值

正常成人安静时心率应在 60～100 次/分,随着年龄的增长而变化。小儿心率较快,老年人心率较慢。现在的监护仪均有心率的视听装置,心率的来源可通过心电图和脉搏搏动而获得,可在监护仪屏幕上显示出心率的数字。心率报警上、下限可随意设置,当心率超过设置的上、下限时或在心脏停搏 4 秒之内,能够自动报警。

2.心率监测的临床意义

(1)判断心排血量:心率对心排血量影响很大,心排血量=每搏量×心率。在一定的范围内,随着心率的增加心排血量会增加,但当心率太快(>160 次/分)时,由于心室舒张期缩短,心室充盈不足,每搏量减少,而使心排血量减少,心率减慢时(<50 次/分)由于心搏次数减少而使心排血量减少。进行性心率减慢是心脏停搏的前奏。

(2)求算休克指数:失血性休克时,心率的改变最为敏感,故严密监测心率的动态改变,对早期发现失血极为重要。休克指数=心率/收缩压。血容量正常时,两者之比应等于 0.5,休克指数等于 1 时,提示失血量占血容量的 20%～30%。休克指数>1 时,提示失血量占血容量的 30%～50%。

(3)估计心肌耗氧:心肌耗氧与心率的关系极为密切。心率的快慢与心肌耗氧大小呈正相关。心率与收缩压的乘积反映了心肌耗氧情况。正常值应<12 000,若>12 000 提示心肌氧耗增加。

(二)动脉压

1.影响血压的因素

影响动脉压的因素包括心排血量、循环血容量、周围血管阻力、心率和血管壁的弹性 5 个方面。心排血量增加,射入动脉的血液量增多,动脉血压便升高;周围血管阻力增大时,动脉血流速度减慢,心舒张期末留存在动脉内的血量增多,使舒张压增高,脉压减小;随心率增快,舒张期缩短,心舒期末在主动脉中留存的血量增多,使舒张压升高,脉压减小;大动脉管壁的弹性具有缓冲动脉压力变化,减小脉压的作用。

2.无创性血压测量方法

常用的是袖套测压和自动化无创动脉测压。前者用于手法控制袖套充气,压迫周围动脉(常用肱动脉)间断测压。后者用特制的气泵自动控制袖套充气,可定时、间断测压。自动间断测压法,通常称为自动化无创伤性测压法,是 ICU、麻醉手术中最广泛应用的血压监测方法。

3.血压监测的临床意义

(1)收缩压(SBP):主要与心肌收缩力和心排血量有关,其重要性在于克服各脏器临界关闭压,保证脏器的供血。

(2)舒张压(DBP):其重要性在于维持冠状动脉灌注压(CPP),主要与冠状动脉血流有关。CPP=DBP−左室舒张终末压(LVEDP)。

(3)平均动脉压(MAP):是心动周期血管内平均压力。MAP＝DBP＋1/3 脉压＝DBP＋1/3 (SBP－DBP)＝(2DBP＋SBP)×1/3。MAP 与心排血量和体循环血管阻力(SVR)有关，MAP＝CO×SVR，是反映脏器组织灌注的良好指标之一。MAP 正常值为 8.0～13.3 kPa(60～100 mmHg)。受收缩压和舒张压的双重影响。

(三)心电监护

1.心电监护

心电监护是一项无创性的检查方法，是重症患者必不可少的一项重要的监测指标。心电图主要反映心肌细胞电活动的变化。对各种类型的心律失常，具有独特的诊断价值。首先可以监测有无致命性心律失常，如室性心动过速，高度房室传导阻滞等。另外监测有无高危性心律失常，如频发多源性室性期前收缩，短阵室性心动过速等。还可以监测有无心肌缺血、ST-T 改变及扩冠、抗心律失常药物的疗效。因此，心电图监测多少年来一直被列为常规的监测手段，特别是对患者施行各种心脏或非心脏手术时、各种类型休克、心律失常、心力衰竭、心绞痛和心肌梗死患者，心电图监测尤为重要。

2.临床意义

(1)及时发现和识别心律失常：危重患者的各种有创的监测和治疗，手术操作，酸碱失衡和电解质紊乱等均可引起心律失常，严重时，可引起血流动力学改变。心电图监测对发现心律失常识别心律失常性质，判断药物治疗的效果，均十分重要。

(2)发现心肌缺血：严重的缺氧，高二氧化碳血症，酸碱失衡等诸多因素，均可导致心肌缺血、心律失常发生。心率的增快和血压的升高，可使心肌耗氧增加，引起或加重心肌缺血的发生。持续的心电监测可及时发现心肌缺血。

(3)监测电解质改变：危重患者在治疗过程中，很容易发生电解质紊乱，最常见的是低钾和低钙，持续心电监测对早期发现有重要意义。

(4)观察起搏器的功能：安装临时或永久起搏器患者，监测心电图，对观察心脏起搏器的起搏与感知功能，均非常重要，在做与起搏器无关手术，特别是手术中应用高频电刀时，也应做心电图监测，以免发生意外。

3.心电监护的方法

(1)心电监测仪的种类。①心电监护系统：重症监护治疗病房内，常配备心电监护系统。心电监护系统由一台中央监测仪和 4～6 台床边监测仪组成，现在的床边监护仪，常以生命体征监测仪代替。床边监护仪的心电图信号可以通过导线、电话线或遥控输入中心监测站。中心或床边心电图监测具有以下功能：显示、打印和记录心电图波形和心率功能，一般都设有心率上、下限报警的视听装置，报警时可同时记录和打印。有心律失常分析功能的监护仪当室性期前收缩＞5 次/分即可报警，在心脏停搏发生 4 秒以上可自动报警；图像冻结功能，可使心电图波形显示停下来，以供仔细观察和分析；数小时至 24 小时的趋势显示和记录；有的生命体征监测仪配有计算机，可分析多种类型的心律失常，识别 T 波改变，诊断心肌缺血。②动态心电图监测仪(Holter 心电图监测仪)：是用随身携带的记录仪在日常活动的情况下长时间(＞24 小时)、实时、连续记录心电图，而后由回放系统分析观察，通过对心律、ST 段偏移、R-R 间期变化、QRS-T 波形态包括晚电位、QT 离散度、T 波电交替等信息的处理、分析而指导临床，为临床诊断缺血性心脏病、心律失常，治疗及预后判断及指导抗心律失常药物的应用和判断疗效提供可靠的依据。③遥控心电图监测仪：该监测仪不需用导线与心电图监测仪相连，遥控半径一般为 30 m，中心台可同时监测4个患者,患者身旁可携带一个发射仪器。

(2)心电导联连接及其选择:监护使用的心电图连接方式有使用3只电极、4只电极及5只电极不等。①综合Ⅰ导联:正极放在左锁骨中点下缘,负极放在右锁骨中点下缘,无关电极置于剑突右侧,其心电图波形类似Ⅰ导联。②综合Ⅱ导联:正极置于左腋前线第4肋间,负极置于右锁骨中点下缘。无关电极置于剑下偏右,其优点心电图振幅较大,心电图波形近似V_5导联。③CM导联是临床监护中常选用的连接方法,安置方法见表4-1。另外,每种监护设备,都标有电极放置示意图,请参照执行。在心电监护时,电极的放置位置均不能影响心脏听诊和电除颤;应避免容易出汗和摩擦的部位,以免电极脱落;在有体外心脏起搏器的部位,电极应避开起搏的部位。

表4-1 CM导联连接方法

标准肢体导联	正极	负极	无关电极
Ⅰ	左上肢(LA)	右上肢(RA)	左下肢(LF)
Ⅱ	左下肢(LF)	右上肢(RA)	左上肢(LA)
Ⅲ	左下肢(LF)	左上肢(LA)	右上肢(RA)

(四)超声心动图监测

超声心动图由瑞典学者 Edler 于 1955 年首先提出,此后经几十年发展成为心血管疾病领域内的一种新型诊断方法。随着电子计算机的飞速进展,超声诊断仪不断更新。目前除 M 型超声心动图和二维超声心动图得到广泛应用外,频谱多普勒超声、彩色多普勒血流显像、心脏声学造影、经食管超声心动图、心腔内及血管内超声也取得突飞猛进的发展。超声心动图便于床旁重复使用,目前正逐渐成为危重患者床边心血管功能的检测方法。

1.M 型超声心动图

M 型超声心动图是单超声束垂直通过心脏组织,在垂直线上的不同组织结构界面以回声光点形式反射接收,并通过仪器中的慢扫描电路按时间顺序展开,由此得到心脏各层运动回声曲线。临床主要用于对心脏和大血管腔径的测量,通过对图形曲线的分析,明确心脏及大血管形态,并对心功能进行评价。其特征性曲线形态对心脏病的诊断有重要价值:①可连续观察多个心动周期,并可显示各时相的关系及室壁运动、瓣膜活动情况。②可以与心电图、心内压力曲线等同步记录,以便研究其血流动力学改变情况。③可根据各时相测算房、室及大动脉内径,进一步计算每搏量、心排血量及心功能指标。

2.二维超声心动图

二维超声心动图又称切面超声心动图,是其他类型超声技术的图像基础。其解剖学分辨率具有明显价值。它通过对心脏各不同方位的"切割",可以实时、动态、多切面、清晰显示心脏各结构的空间位置、心室腔大小和室壁各节段收缩运动的特点,对评价左心室整体和节段收缩功能具有重要的临床应用价值。

3.多普勒超声心动图技术

该技术源于多普勒效应原理。将超声波发射器和接收器安装于换能器中,通过接收血管、心脏内血液流动反射回来的多普勒频移信号,转换成血流速度信号,从而达到诊断目的。多普勒超声心动图包括频谱多普勒超声和彩色多普勒血流显像。频谱多普勒又分为脉冲式多普勒超声和连续式多普勒超声。

二、有创性监测

(一)中心静脉压监测

1.概述

中心静脉压是指胸腔内上、下腔静脉的压力。其方法是经皮穿刺深静脉,插管至上腔或下腔静脉,接静脉输液或压力换能器,监测中心静脉压。最常用的是右侧颈内静脉插管,其次为锁骨下静脉、股静脉。中心静脉压由4种成分组成:①右心室充盈压。②静脉内壁压力即静脉内血容量。③作用于静脉外壁的压力,即静脉收缩压和张力。④静脉毛细血管压。CVP是评估血容量、右心前负荷及右心功能的重要指标。由于三尖瓣和肺动脉瓣对中心静脉血流的阻碍,及肺循环阻力的改变,使来自左心的压力衰减,故CVP不能代表左心功能。

2.正常值及临床意义

CVP正常值:0.49～1.18 kPa(5～12 cmH$_2$O)。<0.49 kPa(<5 cmH$_2$O)表示右心充盈不佳或血容量不足;>1.47 kPa(>15 cmH$_2$O),表示右心功能不良。当患者出现左心功能不全时,单纯监测CVP失去意义。CVP监测对了解循环血量和右心功能及指导治疗有十分重要的临床意义,特别是持续监测其动态变化,比单次监测更具有指导意义。

3.适应证

(1)各类大中手术,尤其是心血管、颅脑和胸部大而复杂的手术。

(2)各种类型的休克。

(3)脱水、失血和血容量不足。

(4)右心功能不全。

(5)大量静脉输血、输液。

4.注意事项

(1)导管插入上、下腔静脉或右心房无误。

(2)将玻璃管零点置于第4肋间右心房水平。

(3)确保静脉内导管和测压管道系统内无凝血、空气,管道无扭曲等。

(4)测压时确保静脉内导管畅通无阻。

(5)加强管理,严格无菌操作。

5.影响CVP的因素

(1)病理因素:CVP升高见于右心及全心衰竭、房颤、肺梗死、支气管痉挛、输血输液过量、纵隔压迫、张力性气胸及血胸、各种慢性肺部疾病、心脏压塞、缩窄性心包炎及导致胸腔内压升高的其他疾病等;CVP降低的原因有失血引起的低血容量、脱水、周围血管张力减退等。

(2)神经因素:交感神经兴奋导致静脉张力升高,体内儿茶酚胺、血管升压素、肾素和醛固酮等分泌升高,均可引起CVP不同程度升高;低压感受器作用加强,使血容量相对减少和回心血量不足,会导致CVP降低。

(3)药物因素:快速补液,应用去甲肾上腺素等收缩血管药物会使CVP升高;用血管扩张药或右心功能较差患者应用洋地黄改善心功能后,CVP降低。

(4)麻醉插管和机械通气:麻醉浅和气管内插管时,随动脉压升高CVP升高,机械通气时胸膜腔内压升高,CVP升高。

(5)其他因素:如缺氧、肺血管收缩、肺动脉高压、呼气末正压呼吸模式应用及肺水肿时,

CVP 升高。

6.并发症及防治

（1）感染：中心静脉置管感染率为 2%～10%,因此在操作过程中应严格遵守无菌技术,加强护理,每天要更换敷料,每天用肝素盐水冲洗导管。

（2）出血和血肿：颈内静脉穿刺时,穿刺点或进针方向偏向内侧时,易穿破颈动脉,进针太深可能穿破椎动脉和锁骨下动脉,在颈部可形成血肿,肝素化后或凝血机制不好的患者更易发生。因此,穿刺前应熟悉局部解剖,掌握穿刺要点,一旦误穿入动脉,应做局部压迫,对肝素化患者,更应延长局部压迫时间。

（3）其他：包括气胸、血胸、气栓、血栓、神经和淋巴管损伤等。虽然发病率很低,但后果严重。因此,必须加强预防措施,熟悉解剖,认真操作,一旦出现并发症,应立即采取积极治疗措施。

（二）有创动脉血压监测

1.动脉穿刺插管直接测压法

动脉穿刺插管直接测压法是将导管置于动脉内通过压力监测仪直接测定动脉内压力,可以连续准确地测量,能反映每一心动周期的收缩压、舒张压和平均压。通过动脉压的波形能初步判断心脏功能,并计算其压力升高速率(dp/dt),以估计心室的收缩功能。由于直接测压方法具有诸多优点,因此,是 ICU 中最常用的监测血压的方法之一。但该法具有创伤性,有动脉穿刺插管的并发症,如局部血肿、血栓形成等,故应从严掌握指征,熟悉穿刺技术和测压系统的原理和操作。

2.进行桡动脉测压应常规进行 Allen 实验

将穿刺侧手臂上举,嘱患者反复做握拳松开动作,同时术者双拇指一起压迫患者的桡动脉和尺动脉,使手掌发白,处于缺血状态,然后手臂下垂嘱患者手掌放松,放开压迫尺动脉的手指但桡动脉仍被压迫,此时观察手掌的颜色恢复正常的时间:7 秒内为侧支循环良好,7～15 秒说明侧支循环有损害,超过 15 秒者侧支循环不良,此时为桡动脉插管的禁忌。因此 Allen 实验是桡动脉穿刺前的重要步骤,是常规检查。

（三）右心漂浮导管检查术

1.概述

心导管检查是将导管经外周血管送至心脏各部位及大血管,凭借此了解心脏、血管血流动力学变化的一种侵入性检查方法,可分为左心导管检查及右心导管检查。最初的右心导管检查需在 X 线透视下进行。在 Swan 及 Ganz 发明了导管头带有气囊的心导管后,可将导管直接送入右心房,再将气囊充气,之后心导管便随血流顺序漂向右心室、肺动脉及其分支,并可在监护仪上观察压力曲线的变化,以判断导管的位置,免去了 X 线透视下观察的步骤,使检查可在床边进行,称为右心漂浮导管检查技术。

2.基本原理

在心室舒张终末,主动脉瓣和肺动脉瓣均关闭,二尖瓣开放。这样就在肺动脉瓣到主动脉瓣之间形成了一个密闭的液流内腔,如肺血管阻力正常,则左室舒张终末压（LVEDP）＝肺动脉舒张压（PADP）＝肺小动脉压（PAWP）＝肺毛细血管楔压（PCWP）。因此,LVEDP 可代表左心室前负荷,并且受其他因素影响较小。临床上由于不能直接测定左室舒张末压力,就以肺小动脉压代表左室舒张末压力来间接反映左室前负荷,故监测肺小动脉压可间接用于监测左心功能。当出现以下情况时,肺小动脉压与前负荷的关系将受到明显影响:存在二尖瓣关闭不全或反流;心室顺应性降低(如心肌缺血或肥大),此时将过高估计前负荷;心包外压力增加(如肺容积增加或用力呼气),也会使肺小动脉压增高而过高估计前负荷。

3.临床意义

(1)休克的鉴别诊断:休克最常见的原因为低血容量性、心源性和感染中毒性。对于心源性还是感染性休克的鉴别仅凭临床的资料较难,需用右心漂浮导管来鉴别休克的原因。感染中毒性休克的血流动力学特点为心排血量高,体循环血管阻力降低;而心源性休克患者的血流动力学特点为心排血量低而体循环血管阻力增高。

(2)鉴别肺水肿并指导其治疗:在ICU工作中,有时仅凭临床表现和X线资料很难鉴别心源性和非心源性肺水肿,此时可以使用肺小动脉压来确定是心源性还是非心源性肺水肿。对心源性肺水肿患者,依靠肺和体循环血流动力学参数可以指导使用减轻前或后负荷的药物;肺小动脉压增高是使用利尿药或硝酸酯类药物的指征;如果体循环血管阻力增高,则可用扩血管药物减轻后负荷;而每搏量降低则是使用血管活性药(如多巴胺)增强心肌收缩力的适应证。此外,许多急性呼吸窘迫综合征患者可能会并发心功能不全,一些研究报道相当一部分急性呼吸窘迫综合征患者可有肺小动脉压升高,或有单纯的血容量增多。此时右心漂浮导管对于明确急性呼吸窘迫综合征患者是否合并有心功能不全并指导治疗就更具针对性。

(3)指导急性心肌梗死心源性休克的治疗:急性心梗患者可能会出现休克,但其休克的机制却有时不尽相同。一些患者存在血容量相对不足及左心室前负荷降低,对于这些患者可以使用右心漂浮导管来调节血容量,使之达到最佳水平而又避免过多使肺小动脉压升高及肺水肿加重。有些患者可能是继发于泵衰竭的心源性休克,这些患者会出现左心室充盈压明显升高及体循环血管阻力增加。在这种情况下,治疗包括利尿、减轻心脏前、后负荷,增加心肌收缩力,有时要放置主动脉内球囊反搏(IABP)。要保证这些治疗方法的安全和有效性,通常需要放置右心漂浮导管进行严密的血流动力学监测。

4.右心漂浮导管的并发症与防治

右心漂浮导管的并发症可发生在导管置入过程中及导管置入后。包括心律失常、气胸、动脉破裂和出血、导管打结、导管断裂、导管相关感染、血栓形成、肺血栓栓塞、空气栓塞、心脏内膜损伤、气囊破裂等,但严重并发症发生率低,由置管本身导致的死亡约为0.1%。相关并发症的临床防范措施有:严格规范操作,加强导管护理,适时撤离导管。导管置入超过3~4天后,出现并发症(如导管相关感染)危险性较高。一旦血流动力学监测对病情的处理已无太大作用就应立即拔除导管。如果肺动脉导管置入只是作为诊断的一个手段,导管在置入后即可拔除;如患者合并复杂的血流动力学异常,需要进行血流动力学的动态监测,可适当延长置管时间。

(四)心排血量测定

1.测定方法

临床上有无创和有创两种方法。无创法有心肌阻抗血流图、超声多普勒(Dopler)等。有创的方法主要是温度稀释法。

2.温度稀释法的测定原理

通过右心漂浮导管的心房孔注射低于血液温度的溶液,使血液产生一个温度的变化,在位于肺动脉处的热敏电阻即感知温度的变化,由于温度变化和心排血量(CO)的大小具有一定的函数关系,故可经微电脑计算出心排血量。心排血量的正常范围在5~7 L/min。也可使用心脏指数,计算方法为心排血量除以体表面积,正常范围是2.6~4.6 L/$(min \cdot m^2)$。

3.临床意义

心排血量由心率、前负荷、后负荷及心肌收缩性等因素决定,是反映心泵功能的重要指标,测量心排血量及计算心血管各项参数,可以了解心泵功能,并绘制心功能曲线,判断心脏功能与前、后负荷的关系,有助于心力衰竭和低心排血量综合征的诊断、治疗和估计预后。

心排血量降低提示:①回心血量减少,如血容量不足或微循环障碍。②心脏流出道阻力增加,如主动脉或肺动脉高压。③心脏收缩力减弱,如充血性心力衰竭或心肌梗死。

心排血量升高提示:①回心血量增加,如血容量过多或微循环改善。②心脏流出道阻力降低,如外周血管扩张或肺血管阻力下降。③心脏收缩力增强,如代谢增加、应激反应、正性肌力药物作用等。

(崔　超)

第三节　脑功能监测

对危重患者进行脑功能监测十分重要。近年来神经系统功能的监测已有了较大的发展,但有些监测需要特殊的仪器和设备,有些监测还具有创伤性。临床上通过对患者的意识状态、呼吸方式、各种深浅反射、肌张力的改变、有无病理反射及瞳孔和眼底检查来了解患者中枢神经系统损伤的水平和严重程度、功能状态及预后和转归,也为治疗提供客观依据。

一、意识状态的评价

意识是指人体对环境刺激产生相应行为的反应状态。临床上常将意识状态分为6级。

(一)清醒

意识活动正常,对答切题,对体内和外界刺激及时发生适当反应的行为。

(二)意识模糊

基本反应和简单的精神活动仍保持,但对客观环境的认识能力和反应能力受损。

(三)谵妄

一种精神错乱的状态,患者常烦躁不安,活动增多,对刺激反应增强。常见于感染、中毒、高热等。

(四)嗜睡

病理性过多和过深的睡眠,患者易被唤醒,醒后可保留短时间的觉醒状态,有一定的言语和运动反应,但反应迟钝。

(五)昏睡

昏睡呈深度睡眠状态,难于唤醒。各种随意运动消失,对外界事物无反应,但反射一般无显著改变。

(六)昏迷

意识完全丧失,呼唤或强烈刺激时也不清醒。按照昏迷的程度可分为浅昏迷和深昏迷。

上述意识障碍程度的区分只是临床粗略的界定,近年来趋向用更为客观的评分方法来评定意识障碍的程度,目前最常用的方法是由 Teasdale 和 Jennett 提出的 Glasgow 评分表(GCS),

较为方便实用。主要根据意识的觉醒程度(E)、高层次大脑功能(V)、运动功能反应的质量(M)将昏迷程度由轻到重分为四级:正常15分,轻度昏迷14~12分,中度昏迷11~9分,重度昏迷8分以下。GCS评分可用于重症度评估、选择包括手术等在内的合适治疗方法、判断预后等(表4-2)。

表 4-2 Glasgow 评分表

检查项目	患者反应	评分
睁眼反应(E)	自动睁眼	4
	语言刺激睁眼	3
	疼痛刺激睁眼	2
	无反应	1
语言反应(V)	正常	5
	答错话	4
	能理解,不连贯	3
	难以理解	2
	无反应	1
运动反应(M)(非瘫痪侧)	按指令动作	6
	刺激能定位	5
	刺激时有逃避反应	4
	刺激时有屈曲反应	3
	刺激时有过伸反应	2
	无反应	1

二、颅内压监测

颅内压是颅腔内容物对颅腔壁产生的压力。持续颅内压监测,不仅可以决定治疗方法及对治疗方法的效果评估,而且可以判断预后,是观察颅脑危重患者的一项重要指标,它的改变可在颅内疾病出现症状之前。

(一)测压方法

1.脑室内测压

经颅骨钻孔后,将硅胶导管插入侧脑室,然后连接换能器,再接上监护仪即可测颅内压。

2.硬膜外测压

将压力换能器放置于硬膜外,避免压迫过紧或过松,以免读数不准,此法感染较少,可长期监测,但装置费用高,不能被普遍应用。

3.腰部蛛网膜下腔测压

腰部蛛网膜下腔测压即腰椎穿刺法,此法操作简单,但有一定危险,颅内高压时不能应用此法,同时颅内高压时,脑室与蛛网膜下腔间可有阻塞,测出的压力不能代表颅内压。

4.纤维光导颅内压监测

纤维光导颅内压监测是一种比较先进的监测仪器。颅骨钻孔后,将传感器探头以水平位插入2cm,放入硬脑膜外,此法操作简单,可连续监测,活动时对压力影响不大,常被采用。

正常成人平卧时颅内压：1.3～2.0 kPa(10～15 mmHg)。轻度增高：2.0～2.7 kPa(15～20 mmHg)。中度增高：2.7～5.3 kPa(20～40 mmHg)。重度增高：＞5.3 kPa(40 mmHg)。

(二)适应证

(1)重度颅脑外伤、重症蛛网膜下腔出血、颅内出血(包括脑室内出血或破入脑室)、静脉窦血栓等出现以下一种情况：①GCS 8 分以下。②低血压[收缩压＜12.0 kPa(90 mmHg)]。③CT扫描所显示中线移位或脑沟消失。

(2)进行性颅内压升高的患者，侧脑室插管测定压力有利于诊断，必要时可引流脑脊液以降低颅内压。脑水肿、脑脊液循环通路受阻、脑脊液分泌增多或呼吸障碍及动脉压的急剧增高、颅脑外伤、颅内感染等。

(3)颅脑手术后，颅骨骨瓣复位不当或包扎过紧，颅脑手术后均可出现不同程度的脑水肿，或因术后疼痛引起颅内压变化，此时进行颅内压监测有重要意义，可根据压力变化波形，判断病情变化、治疗效果及患者预后。

(4)使用机械通气呼气末正压(PEEP)的患者，包括重症颅脑损伤或其他原因，可根据颅内压改变及血气分析数据进行参数调整。

(三)影响颅内压因素

1.$PaCO_2$

$PaCO_2$ 下降时，pH 升高，脑血流量减少，颅内压下降。$PaCO_2$ 增高时，pH 下降，脑血流和脑容量增加，颅内压增高。脑外科手术时，如用过度通气方式降低 $PaCO_2$，使脑血管收缩，脑血流量减少，颅内压降低。但若 $PaCO_2$ 过低，致使脑血流量太少，则可引起脑缺血、缺氧，导致脑水肿，其损害加重。

2.PaO_2

PaO_2 下降至 6.7 kPa(50 mmHg)以下时，脑血流量明显增加，颅内压增高。如长期有低氧血症，常伴有脑水肿，即使提高 PaO_2 至正常水平，颅内压也不易恢复正常，PaO_2 增高时，脑血流及颅内压均下降。

3.其他方面影响

气管内插管、正压通气、咳嗽、打喷嚏均可使颅内压升高，颈静脉受压，也能使颅内压升高。颅内压与体温高低有关。体温每降低 1 ℃，颅内压下降 5.5%～6.7%，其他还有血压，颅内压随着血压的升高而升高。

三、脑电图监测

脑电图是应用脑电图记录仪，将脑部产生的白发性生物电流放大 100 万倍后，记录获得的图形，通过脑电活动的频率、振幅、波形变化，了解大脑功能状态。脑电图检查方法简单，经济方便，又便于在疾病过程中反复监测。近年来脑电图监测逐渐用于昏迷患者、麻醉监测、复苏后脑功能的恢复和预后及"脑死亡"等方面的诊断，但是脑电图结果受到物理、生理和药物等诸多因素的影响，其结果判断需要结合患者症状、体征和其他的检查结果。

四、脑死亡

整个脑部包括皮质、皮质下、小脑和脑干等所有功能全部持久地丧失。仅有自发的活动，如心脏搏动，脊髓反射可以存在。诊断标准：深昏迷、自主呼吸停止、经 10～20 分钟输氧观察呼吸仍然停止;身体任何部位的刺激均不能引起脊髓以上结构的行为及反射性反应。瞳孔对光反应消失,角膜反射消失,对冰水 20 mL 耳内刺激无反应。脑电图呈直线,脑功能丧失 6 小时以上,须有两位有经验的医师检查确认。

(孔令蕊)

第四节　肝功能监测

肝具有多项复杂的生理功能,是物质代谢、有毒物质解毒、主要凝血因子生成的主要场所。损伤因素通过减少肝血流量、损害肝细胞、干扰胆红素及能量代谢而致肝功能不全,肝功能不全可直接影响肾功能、中枢神经系统功能、凝血功能和物质代谢。

一、血清胆红素测定

(一)血清总胆红素(TBiL)

其为直接胆红素和间接胆红素的总和。正常参考值 1.7～17.1 μmol/L。当 TBiL 为 17～34 μmol/L 时为隐性黄疸,34～170 μmol/L 为轻度黄疸,170～340 μmol/L 为中度黄疸,>340 μmol/L 时为重度黄疸。血清胆红素测定对反应肝细胞的损害,并不是一个灵敏的指标,当肝疾病导致胆红素明显升高时,常反映肝细胞损害比较严重。

(二)血清直接胆红素和间接胆红素

正常参考值:直接胆红素 0～6.8 μmol/L,间接胆红素 1.7～10.2 μmol/L。直接胆红素和间接胆红素均升高为肝细胞性黄疸。总胆红素和直接胆红素升高,提示为阻塞性黄疸,而总胆红素和间接胆红素升高,提示为溶血性黄疸。

二、血清酶学检查

(一)丙氨酸氨基转移酶(ALT)

此酶主要存在于肝细胞质中,因肝内该酶活性较血清高 100 倍,故只要有 1% 的肝细胞坏死,即可使血清中的 ALT 增加 1 倍,因此是最敏感的肝细胞功能检查之一。正常参考值(速率法 37 ℃):10～40 U/L。急性重症肝损伤时,黄疸进行性加重,酶活性进行性下降,即所谓的酶胆分离现象,提示肝细胞坏死严重,预后不佳。

(二)天门冬氨酸氨基转移酶(AST)

此酶在心肌中的含量最高,肝为第 2 位,因此在心肌梗死和心肌损伤时 AST 明显增高,在肝损害时也增高,但不如 ALT 明显。正常参考值(速率法 37 ℃):10～40 U/L。

(三)血清乳酸脱氢酶(LDH)

LDH 广泛存在于人体组织内,以心、肾和骨骼肌的含量最丰富,其次是肝、脾、胰腺和肺组织。正常参考值(速率法):95～200 U/L。急性肝炎或慢性肝炎活动期,LDH 可显著升高。

(四)碱性磷酸酶(ALP)

正常参考值(连续监测法 30 ℃):成人 40～110 U/L,儿童<250 U/L。血清 ALP 升高为诊断肝胆疾病的重要方法,以胆管阻塞和肝癌时升高最明显,肝实质疾病时仅轻度升高。

三、血清蛋白测定

血清总蛋白、球蛋白和白/球蛋白的比值:血清总蛋白是血清白蛋白和球蛋白两者之和。正常参考值:血清总蛋白 60～80 g/L,白蛋白 40～55 g/L,球蛋白 20～30 g/L,白/球蛋白的比值为(1.5～2.5):1。肝合成的蛋白质主要是清蛋白,大部分 α、β 球蛋白也在肝合成。肝病时,肝合成清蛋白减少,由于免疫刺激作用,γ 球蛋白产生增加,故血清总蛋白一般无显著的变化。急性重型肝炎时血清总蛋白减少,亚急性重症肝炎患者血清总蛋白常随病情加重而减少,若进行性减少,应警惕发生肝坏死。慢性肝炎、肝硬化、肝癌等多有清蛋白减少和球蛋白增加,清蛋白的含量与有功能的肝细胞数量成正比,治疗后清蛋白上升,提示治疗有效。清/球蛋白的比值倒置提示肝功能严重损害,如慢性活动性肝炎、肝硬化,病情好转时清蛋白回升,清/球蛋白的比值也趋正常。

肝功能监测的指标虽然很多,但多数指标的特异性和敏感性不强。同时由于肝具有强大的储备能力,在肝功能实验异常之前就很可能存在一定程度的肝损害,某些非肝疾病也可以引起肝的异常反应。因此,对所采取的肝功能指标及所获结果,应根据患者的病情具体分析,以便能够正确评估肝功能。

(彭 军)

第五节 肾功能监测

一、尿量与尿液

(一)尿量

尿量变化是肾功能改变的最直接的指标,在临床上通常记录每小时及 24 小时尿量。健康成人每 24 小时排尿量在 1 000～2 000 mL,24 小时内尿量少于 400 mL 或每小时尿量少于 17 mL 者称为少尿,表示有一定程度肾功能损害。24 小时内尿量少于 100 mL 或 12 小时内完全无尿者称为无尿(或尿闭),是肾衰竭的基本诊断依据。考虑少尿或无尿应首先排除机械性下尿路梗阻(如前列腺肥大等)或膀胱功能障碍所致的膀胱尿潴留。

(二)比重

比重是尿中溶解物质浓度的指标,受影响因素多,可粗略反映肾小管浓缩稀释功能,正常值1.015～1.025。

(三)尿渗量(尿渗透压)与血浆渗量比值

1.正常值

尿渗量(禁饮后)600～1 000 mOsm/L,血浆渗量 275～305 mOsm/L,尿渗量与血浆渗量比值为(2.5±0.8)。

2.临床意义

此比值是反映肾小管将肾小球滤液进行浓缩能力的指标。功能性肾衰时,尿渗量增高。急性肾衰时,尿渗量接近血浆渗量,两者比值<1.1。

(四)肾浓缩-稀释功能

肾的浓缩稀释功能对水的平衡起调节作用,肾小管髓袢、远曲小管及集合管部位完成浓缩稀释功能,相关因素有:①血管升压素(ADH)。②集合管上皮细胞功能。③髓质通过逆流倍增及尿素的重吸收形成肾髓质间质的渗透压梯度,血中水分增加时排尿增多,减少时排尿减少,以保持血浆渗量。浓缩稀释功能试验可用来判断肾浓缩稀释功能即远端肾小管功能,临床常用莫氏试验,试验从早8时排尿并在10时、12时及下午2时、4时、6时、8时各留尿1次,8时至次日8时留全部尿,在试验期间正常饮食,测量每次所留的比重及尿量。

1.正常值

昼尿量与夜间尿量之比为(3~4):1;夜间12小时尿量应<750 mL;最高的1次尿比重应在1.020以上;最高尿比重与最低比重之差应>0.009。

2.临床意义

夜尿尿量超过750 mL常为肾功能不全的早期表现。昼间各份尿量接近,最高尿比重低于1.018,则表示肾浓缩功能不全。当肾功能损害严重时,尿比重可固定在1.010左右(等张尿),见于慢性肾炎、原发性高血压、肾动脉硬化等的晚期。

二、血肾功能监测

(一)血尿素氮(BUN)

尿素氮是体内蛋白质代谢产物。在正常情况下,血中尿素氮主要是经肾小球滤过,而随尿排出,当肾实质有损害时,由于肾小球滤过功能降低,致使血流中浓度增高。因此,测定血中BUN的含量,可以判断肾小球的滤过功能。

1.正常值

2.9~6.4 mmol/L(8~20 mg/dL)。

2.临床意义

血中尿素氮含量增高常见于:①肾本身的疾病,如慢性肾炎、肾血管硬化症等。肾功能轻度受损时,BUN可无变化,当BUN高于正常时,肾的有效肾单位往往已有60%~70%的损害。因此,BUN测定不是一项敏感方法。但对尿毒症诊断有特殊价值,其增高的程度与病情严重程度成正比,对病情的判断和预后的估计有重要意义。②体内蛋白质过度分解疾病,如急性传染病、上消化道出血、大面积烧伤等。

(二)血肌酐

1.正常值

83~177 μmol/L(1~2 mg/dL)。

2.临床意义

肌酐是肌肉代谢产物,由肾小球滤过而排出体外,故血清肌酐浓度升高反映肾小球滤过功能减退。各种类型的肾功能不全时,血肌酐明显增高。

(三)血尿素氮/血肌酐(BUN/SCr)

1.正常值

肾功能正常时BUN/SCr通常为10/1。

2.临床意义

当发生氮质血症且BUN/SCr增高时,常说明此氮质血症是由于肾前因素而引起(即由于各种原因引起的肾血流量的下降)。当氮质血症同时伴 BUN/SCr 下降时,多为肾本身的实质性疾病引起所致,所以,这一比值有助于鉴别氮质血症是由肾前性因素还是肾性因素引起的。

(四)内生肌酐清除率

肾在单位时间内能把若干容积血浆中的内生肌酐全部清除出去,称为内生肌酐清除率,是判断肾小球滤过功能的简便而有效的方法之一。双侧肾小球滤讨率即单位时间内肾小球滤出的血浆量,正常值为 120～160 mL/min,肾小球滤过率直接反映肾功能,且在肾功能不全症状出现之前就异常,并随着病变的进行性加重而继续下降。内生肌酐(即从体内肌肉代谢产生肌酐)只经肾小球滤过,不从肾小管排泌,也不从肾小管重吸收,且产生量和输出量稳定,故可通过测量内生肌酐清除率(Ccr)来代表肾小球滤过率(GFR)。

1.计算方法

(1)24 小时法:患者低蛋白饮食 3 天,每天蛋白质应＜40 g,并禁肉食;第 4 天晨 8 时排尿,然后收集 24 小时尿液,并加甲苯 4～5 mL 防腐;于第 4 天任何时候采取自凝血 5～7 mL,与 24 小时尿同时送检;测定尿及血浆中肌酐浓度,并测量 24 小时尿量;应用下列公式计算出 24 小时内生肌酐清除率。

$$24 \text{ 小时内生肌酐清除率} = \frac{\text{尿肌酐}(mg/L) \times 24 \text{ 小时尿量}(L)}{\text{血肌酐浓度}(mg/L)}$$

(2)4 小时法:即于试验当天晨收集 4 小时尿液,并取血。测尿中和血中的肌酐含量,计算出每分钟尿量,按下列公式计算清除率。

$$\text{肌酐清除率} = \frac{\text{尿内肌酐}(mg/L)}{\text{血浆肌酐}(mg/L)} \times \text{每分钟尿量}(mL)$$

2.临床意义

正常成人内生肌酐清除率平均值为 128 L/(24 h·1.73 m²)(或 90 mL/min),若以 1.73 m² 标准体表面积加以矫正,则正常范围为 100～148 L/24 h(或 80～100 mL/min)。内生肌酐清除率如降到正常值的 80% 以下,则表示肾小球滤过功能已有减退,若降至 51～70 mL/min 为轻度损伤;降至 31～50 mL/min 为中度损伤;降至 30 mL/min 以下为重度损伤。多数急性和慢性肾小球肾炎患者可有内生肌酐清除率降低。

(朱江霞)

第五章

镇静与镇痛

第一节 镇　静

ICU 的危重患者经常会出现焦虑、不适和疼痛等症状。在意识丧失、无知觉或无感觉的情况下,患者也可能发生躁动,存在自我伤害或伤害他人的危险。镇静措施是重症监护室医护人员对危重患者实施关心和同情的组成部分。监护室医师实施镇静的目的,就是要减少患者的不良感觉和经历,使患者保持在理想的舒适程度和安全水平,增加患者的舒适感,从而改善患者的预后。

在 ICU,危重患者使用镇静药物的意义包括:①保证危重患者能够耐受各种必要的有创监测及治疗过程;②通过降低患者的清醒度和减少活动,来降低氧的消耗;③使患者遗忘某些床旁操作和特殊情况,如气管插管、经皮气管造口术、气管切开术或心脏电复律术等。

使用镇静药维持患者的安全和舒适,对 ICU 治疗计划的实施常常是必要的,因此让接受机械通气的危重患者处于理想的舒适状态是 ICU 加强医疗最基本、也是最重要的目标之一。

一、焦虑

焦虑是指患者经常描述一种不确定的强烈感觉和恐惧,以及伴随或不伴明显刺激的焦虑不安,频繁主诉诸如出汗、心动过速、口干等症状。持续焦虑可能引起躁动、神经症、谵妄或精神病。焦虑是一种刺激或某种对抗反应及逃避反应的前兆,主要是个体的注意力集中在避免损伤或避免进一步受到损伤的反应上。在 ICU,使用镇静药能帮助患者降低和更好地适应这种应激反应。

(一)病因学

导致危重患者焦虑的原因有很多,包括住院或入住 ICU 后,患者担心自己的个人幸福、家庭、工作受影响,以及患者缺乏自主性、无助和(或)有压抑感,担心生存问题等。其他情况也可增加患者的焦虑,如丧失能力、失眠、仪器、搬动、噪声、疼痛、物理治疗、室内温度、气管吸痰等。

患者对陌生的环境和病床感到不舒适都可能会增加患者的焦虑。术后或某些基础疾病(如心肌梗死或胰腺炎)造成的疼痛也会增加患者的焦虑。焦虑和疼痛经常相互伴随,疼痛可以加重焦虑,焦虑也会增加疼痛。焦虑常导致失眠,失眠又会加重焦虑。疼痛、焦虑、监护室噪声、室内温度过高或过低及周围光线过强等因素可造成失眠。此外,ICU的其他因素也可加重患者的焦虑、疼痛、不适及失眠等症状,如机器报警、介入治疗和对患者缺乏体谅的医务人员都是造成噪声增加的因素。噪声的增加往往又促进了患者的焦虑和疼痛,据统计,ICU中有50%的患者受到影响,外科ICU病房中有71%的患者至少发生过一次躁动。

除了上述因素外,某些心理学特性也易使患者发生焦虑。有研究发现:住院前属于紧张类型的患者,住院期间更容易出现焦虑,常需要更频繁和更大剂量地使用镇静药和阿片类药。

(二)病理生理学

研究发现,产生焦虑的解剖学基础可能位于大脑的边缘系统。在焦虑发作时期,研究者采用PET检测急性焦虑症(一种相对常见的焦虑症)患者的海马部位,发现其血流量增加。而且在发作时,焦虑患者的血清儿茶酚胺水平增高,极有可能是这些介质导了焦虑过程中伴随的生理变化。也就是说,海马部位的活动刺激了儿茶酚胺释放,而后者又引起了诸多的生理改变,如焦虑常伴随的心动过速、出汗、呼吸困难等。

此外,最近有证据显示,下丘脑和脑干的神经元也可能是应激的解剖基础。发生对抗或逃避反应时,下丘脑和脑干神经元被激活,它们又刺激和促进交感神经系统的传出活动。

γ-氨基丁酸(GABA)被认为是引起焦虑的另一种内源性生物化学介质,由中枢神经系统的上1/3突触释放。激活突触后,GABA$_A$受体增加氯离子的传导,从而引起细胞内氯离子浓度增加,快速抑制突触后电位。激活的GABA$_B$受体开放钾离子通道,钾离子通道产生慢抑制作用。因此,任何增加GABA活性的药物(如苯二氮䓬类)或反应都会导致突触后抑制,降低其兴奋性。相反,任何抑制GABA活性的药物或反应将增加神经元的兴奋性,引起焦虑加重。

未经治疗的焦虑都可能是病理性的。焦虑的程度与高血压的程度呈正相关,常伴心肌冠脉灌注血流减少。焦虑将影响睡眠,加重疼痛感觉。焦虑如不缓解,可能会出现精神病表现,发展成为ICU妄想或ICU综合征。焦虑会引起躁动,躁动又可能会导致身体损伤,这种损伤源自:①患者自行拔除监护和治疗仪器设施,如患者自己拔掉气管插管、动脉导管和中心静脉导管;②患者企图下床,增加了摔伤的发生率;③手术吻合口的损伤;④患者对治疗措施的依从性降低,如胸部物理治疗;⑤患者对氧的消耗增加。

氧的消耗增加可以导致心肌缺血伴随心源性疾病发作,如心律失常、心肌缺血或心肌梗死等。氧的供应和消耗不平衡会引起严重的后果。如果抗焦虑、镇痛或其他方法都不能达到减少氧需求的目的,可以应用神经-肌肉阻滞剂使肌肉松弛。

(三)治疗

1.非药物治疗

尽可能改善ICU环境,减少压抑程度。监护室工作人员要有意识和注意患者对护理环境的需求,给予患者更多的同情心。首先是要尽可能减少不良环境的刺激,为患者提供舒适的条件,以利于增加患者的睡眠和休息时间。将ICU的噪声程度减到最低,夜间干预(如常规胸部X线检查、抽血、胸部物理治疗)应尽量减少。夜间应尽可能为患者关上房门,以保证患者的正常夜间睡眠模式。白天,当患者睡着了或正休息时,要尽可能限制医护人员的干预操作。为使患者舒适,减少焦虑,监护人员要掌握放松技术,注意倾听患者的主诉,确保患者的焦虑症状是短暂的,这点是极其重要的。

2.药物治疗

尽管医护人员在护理上尽了最大的努力以减轻患者的焦虑和痛苦,ICU中仍然会有很多患者存在焦虑和痛苦。因此,大部分 ICU 患者还是需要用药物抗焦虑和镇痛。

(1)镇静的程度:需要镇静的程度依适应证不同而异。例如,控制癫痫持续状态需要较深的镇静,而气管插管则需要较浅的镇静;为使患者感觉舒适,现代模式的机械通气不需要深度镇静。治疗团队应当明确镇静的目的,确定想要达到的镇静程度,并有所记录。一旦确立镇静的方案,就要定期评估镇静的程度。要以制订的方案为基础,争取减少药品费用,提高镇静和镇痛质量。制订镇静方案时,应注意以下问题:①"过度镇静"可能增加患者发生医院获得性肺炎的风险;②需要频繁地定期进行神经系统评估,包括 CT 扫描;③可能延长患者的 ICU 住院时间;④可能增加患者的心理疾病发病率,如外伤后应激性疾病和抑郁。

镇静程度可以通过以下方法进行评估。①拉姆塞(Ramsay)评分标准:根据对标准化刺激反应作出判断,评分分为 6 个等级,范围从焦虑和躁动到无反应。该评分系统可信度较好,操作简单,数字评分适合于在 ICU 观察表上记录和说明。②脑电图能够提供一种脑活动的测量方法,更适合评估麻醉深度,但不适合解释脑病患者。目前已经有了新的易使用的整合脑电图设备,但在 ICU 的应用尚在探索中。③诱发电位。

镇静程度也可以通过监测痛苦体征的生理学参数来进行评估。在每天镇静药完全撤离的非用药期间,记录患者的清醒时间或所达到 Ramsay 评分的预定程度,是评估的最佳方式。

(2)理想镇静药物:目前尚无理想的镇静药物。理想的镇静药物可用于某些特定方面的镇静,如催眠、抗焦虑或遗忘,通常没必要为每位患者都提供全面镇静。理想镇静药物的作用效果包括如下方面:①催眠/睡眠;②抗焦虑;③遗忘;④抗惊厥;⑤非蓄积性的;⑥非经肝脏或肾脏代谢途径的;⑦无呼吸或心血管功能抑制;⑧费用合理;⑨起效快和作用时间短;⑩无长期影响记忆力的不良反应;⑪无长期影响心理的不良反应。

二、镇静的监测

到目前为止,监测镇静的几种主观和客观技术都不理想。ICU 医师应该熟悉 1~2 种或更多监测镇静的技术,并能应用其中一种管理需要抗焦虑治疗的患者。选择的监测方法应当简单、易于使用和记录,并能准确地描述焦虑或躁动的程度,以及要达到的镇静程度。Ramsey 评分已经应用了几十年,具有合理的可信度,但它对镇静分级能力有限。临床证明,赖克(Riker)镇静-躁动评分对 ICU 患者来说是可靠的(表 5-1)。运动活力评分标准由 Riker SAS 衍生而来,也在 ICU 患者中得到了应用。COMFORT 评分广泛用于对儿童的评估。

表 5-1　Riker SAS

分值	描述	定义
7	危险躁动	试图拔除各种导管,翻越床栏,攻击医护人员,辗转挣扎
6	非常躁动	需要行保护性束缚并反复语言提示劝阻,咬气管插管
5	躁动	焦虑或身体躁动,言语提示劝阻可安静
4	安静	合作安静,容易唤醒,服从指令
3	镇静	嗜睡,可唤醒并能服从简单指令,但又迅速入睡
2	非常镇静	对躯体刺激有反应,不能交流及服从指令,有自主运动
1	不能唤醒	对恶性刺激无或仅有轻微反应,不能交流及服从指令

注:恶性刺激指吸痰或用力按压眼眶、胸骨或甲床 5 秒。

上述评估工具都是主观的,多数 ICU 医师更喜欢使用客观的镇静测量方法。心率和血压是镇静程度的非特异或不敏感指标,不建议使用。脑电图(EEG)会受镇静药影响且费用高,也难以解释。目前已经进行了许多尝试,用计算机来分析脑电图,使监测和解释简单化。脑电双频指数(BIS)在手术室应用广泛,却罕有研究评估其在 ICU 的应用。BIS 在 ICU 的应用存在局限性,患者的 BIS 变化多端,且有研究表明其主观评分的重复性差,尤其是在镇静水平较低的情况下。或许 BIS 可以用于评估接受神经-肌肉阻滞剂治疗的患者,但未经证实。

三、ICU 常用的镇静药

(一)苯二氮䓬类药

苯二氮䓬类药是 ICU 最常用的镇静催眠药,具有镇静、催眠、抗焦虑作用,也有良好的抗惊厥作用,还有一定程度的肌肉松弛作用,可导致顺行和逆行遗忘,其逆行遗忘是可以恢复的。该药无镇痛效果,但可通过阻断预期的疼痛反应和阿片类药产生协同作用。该药不良反应少,很少发生与其他药物的相互作用。其作用机制是通过大脑边缘系统的苯二氮䓬受体起作用,该受体使 GABA 的剂量依赖性增强。因此,通过逐步提高剂量,苯二氮䓬类药物可产生从轻微镇静到昏迷的效果。产生的呼吸抑制也存在剂量依赖关系,老年、慢性阻塞性肺疾病及接受阿片类药物的患者更易发生呼吸抑制。

大部分苯二氮䓬类药物是在肝脏代谢,其代谢产物经肾脏排出。对危重患者,尤其是老年人、肝衰竭或肾衰竭者,该类药半衰期延长,药物和其代谢产物蓄积,且透析不能将其有效清除。如果药物过量将导致治疗效果扩大,引起镇静、机械通气及 ICU 停留时间的延长,更严重的后果在监护室不常见。苯二氮䓬类和阿片类药物协同产生的镇静和抑制心肺功能作用比单纯的两个药物作用相加更强。

1.地西泮

地西泮是目前了解最多、使用最多的苯二氮䓬类药,可以口服或静脉给药,广泛地用于管理机械通气患者,以及控制各种原因引起的惊厥。地西泮具有遗忘和轻微的肌肉松弛作用,大剂量会产生心脏和呼吸抑制。地西泮可引起注射血管外周血栓性静脉炎,严重者可以发生反常的意识错乱和精神激动,长期使用会出现戒断症状。地西泮清除半衰期长达 50 小时,在肝脏降解产生活性代谢产物去甲地西泮和奥沙西泮,具有长效镇静作用。

静脉给药后,地西泮的血药浓度水平由于快速地进入组织分布而迅速下降,因此初始的镇静作用很快就减退。若持续输注达到组织饱和时,药物的清除就依赖肝脏代谢。一旦饱和,即使肝功能正常,也会造成镇静效果延长。地西泮属非水溶性药物,其稀释剂中含乙醇、丙烯二醇和苯酸钠,其 pH 为 6.6 的黏稠制剂对静脉有刺激作用,频繁用药可以引起局部疼痛。常规用量是每 1～4 小时 2～5 mg 缓慢静脉注射,最好采用剂量逐渐增加的方式以达到理想效果。酗酒,尤其是同时滥用苯二氮䓬类药物的患者常需要大剂量的地西泮来镇静。控制震颤性谵妄的患者可能需要累计剂量达到 2 g。

2.咪达唑仑

咪达唑仑属短效苯二氮䓬类药物,静脉途径给药不会引起疼痛和静脉血栓形成,其药效是地西泮的 2～4 倍。咪达唑仑易再分布至组织中,快速经肝脏和肾脏清除。咪达唑仑临床疗效较短,半衰期为 1.5～3.5 小时。该药起效快,静脉或肌内给药后 1～2 分钟起效,效果好,患者通常在停止给药后迅速苏醒,适合持续输注。对合并低蛋白血症、肾功能减退或肥胖的危重患者,咪达唑仑的清除会减慢,从而导致镇静时间延长。其活性代谢产物 α-羟基-咪达唑仑也会起到延长疗效的作用。持续输注对于危重患者的短期镇静、抗焦虑和遗忘作用效果理想。初始剂量为 0.1~2.5 mg/kg,随后每 2~3 小时给药 2.5~5 mg/h,也可 1~20 mg/h 或 0.5~10 μg/(kg·min) 持续静脉给药。某些患者需要加大剂量,曾有机械通气患者安全使用过 20 mg/h 的剂量。

3.劳拉西泮

与其他苯二氮䓬类药物比较,劳拉西泮对心血管和呼吸中枢的影响弱,且因为其通过葡糖醛酸糖苷酶代谢,故与其他药物的相互作用较小。需要镇静超过 24 小时的 ICU 患者建议使用劳拉西泮,使用方法为初始间断地快速静脉注射以达到理想的镇静水平,然后以 0.5~2.0 mg/h 的剂量输注维持。过高浓度的劳拉西泮会发生沉淀,必须用葡萄糖或生理盐水配成 1 mg/mL 的浓度输注,因为 2 mg/dL 制剂的溶剂中含聚乙二醇 400 和丙二醇,使用时可能会引起急性肾小管坏死、乳酸性酸中毒和高渗状态等不良反应。口服劳拉西泮可引起腹泻。

(二)异丙酚

异丙酚又名“二异丙基酚”,是一种静脉注射的麻醉药,其化学结构与其他麻醉药不同,低剂量具有镇静和催眠的特性。该药是由美国 FDA 批准在 ICU 使用的镇静药,起效快、效果好,静脉给药,30 秒内可致人意识丧失。由于体内的再分布和在肝脏迅速代谢成无活性的代谢产物,血浆半衰期为 0.5~1.5 小时,故其作用消除也快。即使持续给药达到深度镇静剂量,一旦停止给药,30~60 分钟内患者又可完全恢复清醒。这些特性使它非常适合 ICU 患者的短期镇静或简单麻醉操作,如心脏电复律、内镜检查、气管插管及烦躁和焦虑患者的镇静;尤其适合那些希望快速从呼吸衰竭中恢复的患者,如有生命危险需要机械通气的哮喘患者。

异丙酚用于镇静时,开始剂量为 0.5~1.0 mg/kg,随后以 25~70 μg/(kg·min) 的速度输注,逐渐增加速度以达到理想的镇静水平,通常 ICU 的镇静剂量远低于麻醉所需的 6~12 mg/(kg·h) 的剂量。一般停止给药后患者 15~20 分钟苏醒。

联合使用中、小剂量的芬太尼或吗啡镇痛,可以减少异丙酚的需要量。异丙酚具有高脂溶性,在静脉给药后,将从血浆再分布到脂肪组织储存。由于再分布的速率较慢,持续输注以保持镇静的速率要低于初始镇静速率,因此建议每天以维持镇静最小的速率输注,否则停止使用异丙酚后,将造成镇静时间延长。

前瞻性临床研究表明,短期应用异丙酚和咪达唑仑的苏醒时间相似。一旦持续镇静时间超过 72 小时,异丙酚的苏醒将更快、更可靠。

注意事项:异丙酚可以引起平均动脉压降低,其原因可能是导致外周血管扩张,而不是直接抑制心肌。低血容量或因严重低血压而导致心肌损害者慎用异丙酚。有报道称使用异丙酚的患者突然因代谢性酸中毒死亡,大部分病例是儿童,也有成人停止使用异丙酚后发生肌阵挛者。异丙酚也可用于治疗癫痫状态和颅内高压。异丙酚制剂中含大量脂肪乳,在大量使用异丙酚期间,胃肠外营养的总脂肪含量必须重新调整,适当减少;长时间大量使用可能导致严重的高脂血症,因此使用期间必须每 2~3 天监测血清中甘油三酯的水平。如果甘油三酯水平增高过多,应减少异丙酚用量或停止用药。脂肪乳剂非常适合细菌生长,有报道称细菌可经表面侵入异丙酚的脂肪乳中繁殖,然后当患者接受污染的异丙酚输入时发展成败血症。因此,配制药剂时严格无菌操作非常关键,打开消毒瓶 12 小时的药品应当丢弃。

(三)丁酰苯类

在 ICU 患者中氟哌啶醇是治疗谵妄最有用的药。丁酰苯类安全性高,几乎对心率、血压无影响,也不影响通气,其作用机制还不清楚,可能与拮抗多巴胺的活动有关。丁酰苯类静脉注射或肌内注射后5～20分钟起效,15～45分钟达到作用峰值,而持续时间变化较大,为4～12小时。该药在肝脏代谢,经肾脏排泄,在血浆中的半衰期是20小时。该药较少影响血流动力学或呼吸变化。控制烦躁不安的患者时,开始给予1～2 mg静脉注射或肌内注射,之后每8小时可增加到2～5 mg。也可以每半小时增加一倍剂量直到患者安静。维持剂量有赖于个体对药物的反应,有报道称1～2小时用量高达50 mg。

氟哌啶醇可以引起锥体外系反应,帕金森病是其绝对禁忌证,其他并发症有抗精神病药的恶性综合征、低血压、癫痫发作和心律失常等。氟哌啶醇可拮抗多巴胺对肾的利尿作用。

(四)巴比妥类药

巴比妥类药是最古老的镇静催眠药之一,具有明显的心血管和呼吸抑制作用。目前在ICU,该药已大部分被苯二氮䓬类药、异丙酚、丁酰苯类药及其他较新的药代替,偶尔用于深度镇静或癫痫状态、机械通气患者的麻醉和患有颅内高压的患者。

(辛显波)

第二节 镇 痛

重症监护室患者常因基础疾病、有创操作或创伤引起疼痛和不舒服,此外,监护、治疗(如导管、引流、无创通气设备和气管插管)、常规护理(如吸痰、换衣服和翻身)和长期卧床等均会造成疼痛。

一、解剖路径和生理

对疼痛解剖学的物质基础认识要比对焦虑的认识多。疼痛最常发生于外周,通常继发于组织损伤,组织损伤又可引起如组胺、5-羟色胺和前列腺素等炎性介质水平增高,从而刺激神经末梢,导致C类和A类δ神经纤维产生神经电活动,传导至脊髓背角的轴索,使Ⅰ层的边缘层细胞和Ⅴ层的大多角运动神经元被激活,并投射至丘脑的疼痛感知区。脊髓丘脑束是主要的传导路径,其他冲动投射至网状结构、中脑、下丘脑和前脑边缘结构。冲动最终到达脑皮质,形成痛觉。位于脊髓胶状质的细胞调节节段和下行传入,并对脊髓背角的丘脑投射细胞发挥抑制作用。一些内脏疼痛可通过内脏传入神经传导。PET扫描证明,大脑前扣带皮质区的活动与不愉快的痛觉有关,提示大脑该区域起着连接焦虑和疼痛的桥梁作用。焦虑和失眠的患者感受的疼痛往往更严重,所需要的止痛药比无焦虑、休息好的患者更多。

二、病理生理学

与焦虑一样,疼痛不加控制将导致许多不良后果:一方面,疼痛会起到避免进一步损伤和保存有生能量,促进愈合的有利作用;另一方面,由于儿茶酚胺水平增高引起交感神经兴奋,疼痛会促使心排血量、血压和心脏做功增加,使得心脏及全身代谢的氧耗量提高,所有这些反应都是危重患者难以承受的负担,其相应的不良后果将是代谢亢进,发生过度分解代谢、免疫功能减退及伤口愈合延迟。疼痛使患者起床活动受限,导致深静脉血栓和肺栓塞的发生率增加。伤害刺激本身可引起恶心、呕吐,甚至肠梗阻,这些将造成不舒服和并发症的发生率提高,使患者住院时间延长,病死率增加。因此,控制焦虑和疼痛是对患者行良好医疗护理的重要组成部分。

疼痛受很多因素的影响,包括个性、疼痛经历、恐惧、对事件的理解、定向力障碍、人格缺失、年龄、组织损伤程度、慢性疾病和虚弱等。

三、对疼痛的评估

对疼痛程度和意识状态的评估是进行镇痛镇静的基础,是合理、恰当地进行镇痛镇静治疗的保证。疼痛评估应包括疼痛的部位、特点、加重及减轻因素和强度,最可靠有效的评估指标是患者的自我描述。使用各种评分方法来评估疼痛程度和治疗反应时,应该定期进行、完整记录。临床上,有以下几种疼痛评估方法:语言评分法(verbal rating scale,VRS)、视觉模拟评分(visual analogue scale,VAS)、数字评分法(numeric rating scale,NRS)、面部表情评分法(faces pain scale,FPS)和术后疼痛评分法(prince-Henry scale)(表 5-2)。语言评分法(VRS)按从疼痛最轻到最重的顺序以 0 分(不痛)至 10 分(疼痛难忍)的分值来代表不同的疼痛程度,由患者自己选择不同分值来量化疼痛程度。视觉模拟评分(VAS)用一条 100 mm 的水平直线,两端分别定为不痛及最痛,由被测试者在最接近自己疼痛程度的地方画垂线标记,以此量化其疼痛强度。VAS 已被证实是一种评价老年患者急、慢性疼痛的有效和可靠方法。NRS 是一个从 0~10 的点状标尺,0 代表不疼,10 代表疼痛难忍,由患者从上面选一个数字描述疼痛,其在评价老年患者急、慢性疼痛的有效性及可靠性方面已获得证实。FPS 由 6 种面部表情及 0~10 分(或 0~5 分)构成,程度从不痛到疼痛难忍,由患者选择图像或数字来反映最接近其疼痛的程度。FPS 与 VAS、NRS 有很好的相关性,可重复性也较好。术后疼痛评分法主要用于胸腹部手术后疼痛的测量,从 0 分到 4 分共分为 5 级,对于术后因气管切开或保留气管导管不能说话的患者,可在术前训练患者用 5 根手指来表达自己从 0~4 的选择。也可以通过下列指标判断疼痛程度:①患者反应,如果患者意识清楚,可以通过文字描述主观感觉疼痛程度;②应激状态生理学指标,如心动过速、高血压、出汗、不安。上述指标应当结合临床进行评估,如该病理生理学过程是对疼痛的反应吗?针对某指标予以镇痛能否达到预期效果?

表 5-2 术后疼痛评分法

分值	描述
0	咳嗽时无疼痛
1	咳嗽时有疼痛
2	安静时无疼痛,深呼吸时有疼痛
3	安静状态下有较轻的疼痛,可以忍受
4	安静状态下有剧烈疼痛,难以忍受

四、治疗

疼痛治疗是危重患者医疗护理中的一项重要措施。许多患者在入住 ICU 时就有疼痛,或在 ICU 期间经历了疼痛过程。疼痛将产生许多不良后果,如焦虑、失眠、谵妄恶化、促进应激反应、增加循环中儿茶酚胺水平和氧消耗量;当肺不张和痰潴留时,可引起呼吸窘迫、活动受阻、静脉和消化道淤滞。

（一）非药物治疗

疼痛的非药物治疗：①让患者信任医护人员；②提供温暖舒适的环境；③注意减轻受压部位（如规律地翻身）；④热水袋外敷；⑤恰当的肠道和膀胱护理；⑥适当补充水分改善口渴（如湿润嘴唇）；⑦气管插管让患者难以耐受时，尽早行气管切开；⑧骨折时用夹板固定治疗；⑨多种治疗方式补充治疗，如针灸、指压疗法、推拿、经表皮电神经刺激（TENS）。

（二）药物治疗

治疗、缓解疼痛的常用药物有阿片类止痛药、简单止痛药、非甾体抗炎药（新药如右美托咪定和曲马多）、局麻药、吸入药（易挥发的麻药）、氯胺酮等。

1.阿片类药物

阿片类药物仍然是 ICU 中的主要止痛药,包括吗啡及其衍生药物（如二醋吗啡、可待因）、半合成制剂和合成制剂〔如苯基哌啶衍生物（如哌替啶、芬太尼）、美沙酮衍生物（如美沙酮、右丙氧芬）、苯并吗啡烷衍生物（如喷他佐辛）、二甲氢吗啡衍生物（如丁丙诺啡）〕。

阿片类药物的作用效果是通过三个属于 G 蛋白耦联受体和具有抑制磷酸腺苷环化酶作用的主要鸦片亚型受体——μ 受体、κ 受体和 σ 受体介导的,其作用包括镇痛（棘上、脊髓和外周）、镇静、瞳孔缩小、抑制呼吸、镇咳、产生欣快感、产生烦躁不安、抑制胃肠动力及药物的依赖等。理想的阿片类药物应具有以下优点:起效快、易调控、用量少、较少的代谢产物蓄积及费用低廉。阿片类药物的不良反应主要是引起呼吸抑制、血压下降和胃肠蠕动减弱,在老年人中尤其明显。阿片类药诱导的意识抑制可干扰对重症患者的病情观察,在一些患者中还可引起幻觉、加重烦躁。

阿片类药物的治疗剂量要个体化,在 ICU 病房,阿片类药物通常是采取间歇静脉注射或持续静脉输注,逐渐增高剂量直到起效,这种给药方式可以由护士控制（nurse-control ed analgesia,NCA）或由患者自己控制（PCA）。正确的给药方法是将吗啡稀释成 1 mg/mL 后持续静脉输注,逐渐增高剂量直到患者的不适感消失。原则上应以小剂量逐渐增加,以防止血浆药物浓度波动过大,从而以较少的药物剂量达到理想的镇痛、镇静效果,而产生不良反应较少。吗啡类药物常和苯二氮䓬类药联合使用,如机械通气危重患者联合使用咪达唑仑以产生镇静、镇痛的作用。阿片类药物也可通过蛛网膜下腔、硬膜外、经皮和鼻内等多个途径给药。

危重患者应用阿片类药物需要注意如下情况:①滴注镇痛,尤其虚弱和老年患者,同样剂量个体间反应差别较大。②快速给药可以引起严重低血压,尤其是低血容量的患者。芬太尼和舒芬太尼在心血管稳定性方面优于吗啡。③对老年和肝肾功能不全的患者,由于药物及其代谢产物（如吗啡和它的主要代谢产物吗啡 3-葡糖苷酸和吗啡 6-葡糖苷酸）的蓄积,导致药物作用时间延长。应用半衰期较短的药物（如阿芬他尼）或者较少依赖肝肾代谢和排泄的药物会减少这些问题。④便秘时,要注意细节和慎用促胃肠蠕动药（如甲氧氯普胺、西沙必利）。⑤耐药时,必须增加剂量才能达到相同的效果。⑥停止用药或减量时发生的戒断症状。

戒断综合征的特点:是易怒、震颤、具攻击性、发热、出汗、立毛、瞳孔扩大、腹泻、失眠等。对于 ICU 患者,以上戒断症状要早期被清楚认识也不是轻而易举的,可能被误诊为脓毒血症或谵妄表现。治疗措施是重新给予阿片类药物,然后缓慢撤药,尤其是长期用药者。联合使用长效阿片类药物（如美沙酮）、苯二氮䓬类药物和 α_2 激动药（如可乐定）可以控制戒断症状。

当使用其他阿片类药物时,要注意药物相关的不良反应,如哌替啶和传统的单胺氧化酶抑制药间存在相互作用,大剂量使用或长期使用哌替啶可引起癫痫发作;大剂量芬太尼偶尔可以引起胸壁强直。

纳洛酮作为阿片类药物的特异性拮抗药,可以拮抗阿片类药物所致的严重低血压、呼吸抑制及不必要的镇静,而几乎不拮抗阿片类药物的其他作用。其可以通过快速拮抗阿片类药物的作用来帮助评估神经系统状况。

　　常用的阿片类药物的作用及其用法如下。

　　(1)吗啡:吗啡作为阿片受体激动药,通过作用于中枢神经系统产生镇痛作用;也会诱导镇静和欣快感。在成人,其容量分布是 3.2～3.4 L/kg,分布半衰期是 1.5 分钟,消除半衰期是 1.5 小时。在老年人,消除时间延长到 4～5 小时。该药 1～2 分钟内起效,30 分钟达作用高峰,药效持续 2～3 小时。吗啡主要是在肝脏通过与葡糖醛酸结合来代谢,通过肾小球滤过排泄,只有 10%～50% 在尿液中以原型排泄或以结合的形式通过粪便排出。

　　吗啡广泛适用于中到重度疼痛的治疗,可以通过硬膜外、鞘膜内、肌内和静脉注射等多种途径给药该药。该药也可用于镇静,尤其是伴疼痛患者的镇静,还用于心肌梗死和肺水肿的治疗。由于其肌内或皮下注射的吸收难以预料,故对危重患者首选静脉注射。初始静脉注射剂量 3～5 mg,必要时每 2～3 小时重复给药一次,直至有效剂量,维持剂量可以 1～10 mg/h 的速度持续输注。

　　吗啡通过直接作用于脑桥和延髓的呼吸中枢而引起呼吸抑制,降低了呼吸中枢对 CO_2 刺激的反应。剂量依赖的呼吸抑制在静脉注射后迅速出现,而在肌内或皮下注射时出现的时间延迟。除了偶尔心动过缓和轻微静脉扩张外,治疗剂量的吗啡很少影响心血管系统。吗啡可以引起恶心、呕吐、支气管痉挛、奥狄(Oddi)氏括约肌痉挛、便秘、尿急和尿潴留等。有肝肾功能不全或心力衰竭的患者,使用的剂量要少些,间隔时间要长些。肌内或静脉注射 0.4～2 mg 的纳洛酮能够治疗吗啡引起的呼吸抑制。

　　(2)哌替啶:哌替啶是苯基哌啶衍生物的阿片受体激动药,药效是吗啡的 1/10,起效较快,作用时间较短。在肝脏,通过脱甲基作用生成一种有活性的代谢产物去甲哌替啶,其分布半衰期 5～15 分钟,消除半衰期 3～4 小时,作用持续时间 2～4 小时。哌替啶可直接引起心肌抑制和组胺释放,并通过迷走神经作用增加心率,过量可抑制呼吸。和吗啡相比,哌替啶较少引起胆道痉挛、尿潴留和便秘。哌替啶镇痛适用于造成中、重度疼痛的短时间操作,也用于诱导镇静。

　　哌替啶是静脉注射的初始剂量是 25～50 mg,必要时每 2～3 小时重复一次。肌内注射的初始剂量为 50～200 mg,必要时每 2～3 小时重复一次。纳洛酮可以拮抗其呼吸抑制作用,不良反应有组胺释放、低血压、恶心、呕吐、幻觉、精神异常和癫痫发作。

　　(3)芬太尼:芬太尼属于高脂溶性的合成阿片受体激动药,易通过血-脑屏障,镇痛效果比吗啡高 75～125 倍。该药起效快(<30 秒),作用持续时间较短,血浆半衰期 90 分钟,消除半衰期 180～220 分钟。芬太尼先重新分布到非活性的组织(如脂肪和肌肉组织)中,最后大量在肝脏代谢,经肾脏排泄。

　　反复给药或持续静脉输注时,芬太尼将逐渐饱和,结果会延长镇痛和呼吸抑制作用的时间。芬太尼引起低血压和心肌抑制的发生率相对较低,这与其不引起组胺释放有关。该药广泛用于心脏病患者的平衡麻醉。芬太尼适用于短时间疼痛的手术操作,如矫形外科的复位术、撕裂伤修复术等。初始静脉给药剂量是 2～3 μg/kg,镇痛时,给药时间应超过 3～5 分钟,间隔时间 1～2 小时。肝肾疾病患者应减少用量,延长给药时间。

　　芬太尼的不良反应包括呼吸抑制、肌肉强直、呼吸困难和呼吸衰竭,其不良反应可用纳洛酮拮抗。

(4)舒芬太尼:舒芬太尼属芬太尼的噻吩基衍生物,对鸦片受体具有很强的亲和力,其镇痛效果是芬太尼的5～10倍。其脂溶性质决定了舒芬太尼在迅速镇痛起效的同时,可快速通过血-脑屏障。该药的作用效果因在非活跃性组织部位的快速再分配而很快停止,重复给药可以产生蓄积作用。舒芬太尼的中间消除半衰期为150分钟,且分布容积较小,在肝脏通过脱烷基作用快速代谢,代谢产物从尿和粪便中排泄。

静脉给予0.1～0.4 μg/kg剂量的舒芬太尼比同量芬太尼的镇痛时间长,而呼吸抑制作用要小。舒芬太尼可以引起心动过缓、心排血量减少及呼吸抑制延长。

(5)阿芬太尼:阿芬太尼属于高脂溶性麻醉药,比芬太尼起效快,作用时间更短,静脉给药后1～2分钟起效。由于药物的pH低,更多的非解离型药物可以有效地通过血-脑屏障。阿芬太尼进入体内后再分布到非活跃性组织,其血浆半衰期大约为30分钟,在肝脏代谢,经肾脏排泄。

阿芬太尼持续静脉输注不引起蓄积效果,也不引起组胺释放,因此不产生低血压和心肌抑制。该药适用于慢性阻塞性肺疾病或哮喘患者,大剂量可以导致呼吸抑制。

静脉注射初始剂量是10～15 μg/kg,给药时间应超过3～5分钟,必要时每30分钟给药重复一次。维持剂量需要以25～150 μg/(kg·h)的速率持续输注。肝肾功能不全者应减少剂量和延长用药时间。阿芬太尼可以引起肌肉强直和呼吸抑制等不良反应。

2.普通镇痛药

影响镇痛药和镇静药的药物代谢动力学的因素:①患者的液体容量状态;②毛细血管渗漏(导致分布容积改变);③血清蛋白水平;④肾功能;⑤肝功能;⑥肝血流量;⑦药物对携带分子结合的竞争力、代谢和排泄途径。由于以上因素的影响,使危重患者选择适当药物及合适剂量变得困难。普通镇痛药一般包括对乙酰氨基酚、水杨酸盐和非甾体抗炎药物,应用普通镇痛药来镇痛可以减少对阿片类药物的需要量。

普通镇痛药(如对乙酰氨基酚、水杨酸盐)尤其适用于骨关节疼痛、软组织疼痛、手术期间疼痛、炎性疾病。这类药物可以经口、鼻胃管或肛门途径给予危重患者,以起镇痛作用。由于必须肠内途径给药,使得上述药物的应用存在局限性,且长期或大剂量使用具有导致肝功能不全的危险。

3.非甾体抗炎药

非甾体抗炎药是一组具有解热、镇痛和减轻炎症反应作用的异构化合物。常用的非甾体抗炎药包括羧基酸类(如吲哚美辛、布洛芬、甲芬那酸)或烯醇酸类(如吡罗昔康),适用于上述普通镇痛药物的适应证。患者疼痛和发热时,可经口、鼻胃管、肛门或肌内注射等途径给药。不良反应有肾功能不全,胃肠道出血,由于抑制血小板功能引起出血倾向。

新的环氧合酶2特异性抑制药(如伐地考昔及其可供肌内注射的前体帕瑞考昔)比传统非甾体抗炎药的不良反应少得多。

4.曲马多

曲马多是一种最近被归到镇痛药范围内的药物,其作用机制一是通过μ受体途径起作用,二是通过抑制5-羟色胺和去甲肾上腺素吸收(去甲肾上腺素具有在突触前刺激5-羟色胺释放的作用),从而促进镇痛,降低疼痛系统的感觉。该药适用于术后的中、重度疼痛,成人每次50～100 mg,可以静脉注射、口服或肌内注射,每4～6小时给药一次,最大剂量600 mg/d。

(辛显波)

第六章

休 克

第一节 概 述

休克是指由于各种原因造成的有效循环血量急剧减少,导致微循环灌注不足,组织细胞缺氧与代谢异常、器官功能障碍等一系列病理生理变化的临床综合征。

一、病因与分类

休克的病因很多,分类方法也很多,以下是最常见的几种休克类型。

(一)心源性休克

最常见的是急性心肌梗死泵衰竭的极期阶段;也见于急性心肌炎、心肌病、乳头肌或腱索断裂、急性心脏压塞、夹层动脉瘤、大块肺梗死等。

(二)失血性休克

见于各种内、外大出血。

(三)过敏性休克

指人体对某些致敏源发生的变态反应所致的休克。

(四)感染性休克

亦称中毒性休克,多由革兰阴性杆菌感染后,细菌内毒素等物质入血所致。

二、临床表现

各种原因导致的休克,除原发病的表现外,休克的临床表现基本相同。

(一)按休克发展过程分期,其间无截然界限

1.休克早期

意识清楚,但烦躁、焦虑、恐惧,皮肤、黏膜苍白,口唇、甲床发绀,四肢湿冷,可出现恶心、呕吐,心率增快、呼吸深快、脉搏尚有力,血压不稳定,可正常或稍高、稍低,但脉压差小,尿量减少。此期为微循环缺血期。

2.休克中期

意识模糊、表情淡漠、反应迟钝、软弱无力、口渴、脉搏细速,表浅静脉萎陷,收缩压<10.7 kPa

(80 mmHg)，脉压＜2.7 kPa(20 mmHg)，尿量＜20 mL/h。

3.休克晚期

可发生弥散性血管内凝血(disseminated intravascular coagulation，DIC)及广泛的器官损害，可出现皮肤、黏膜及器官出血，还可发生心力衰竭、脑功能衰竭等，即多器官功能障碍综合征(multiple system organ failure，MSOF)。此期为微循环凝血期。

(二)按休克严重程度分度，其间无明显界限

1.轻度休克

意识清楚、烦躁不安、面色苍白、口渴、出汗、尿量略减、每分钟心率达100次，脉搏尚有力，收缩压降至9.3～10.7 kPa(70～80 mmHg)，脉压＜4.0 kPa(30 mmHg)。相当于有效循环血量减少20％～30％。

2.中度休克

意识尚清、面色苍白、表情淡漠、四肢发冷、肢端发绀、极度口渴、每分钟心率100～120次，收缩压降至8.0～9.3 kPa(60～70 mmHg)，脉压＜2.7 kPa(20 mmHg)，尿量明显减少。相当于有效循环血量减少30％～40％。

3.重度休克

意识模糊、反应迟钝、面色苍白、发绀、四肢厥冷，每分钟心率＞120次，心音低钝，脉搏细弱无力或稍加压后即消失，收缩压降至5.3～8.0 kPa(40～60 mmHg)，尿量明显减少或无尿。相当于有效循环血量减少40％～50％。

4.极重度休克

昏迷、呼吸浅而不规则、口唇皮肤发绀、四肢厥冷、脉搏触不到、心音低钝，收缩压＜5.3 kPa(40 mmHg)，无尿。相当于有效循环血量减少50％以上，并可有广泛的皮下、黏膜及内脏出血，并有MSOF表现。

(三)按血流动力学的变化分型

1.低排高阻型休克

低排高阻型休克也称冷休克，其特点为末梢血管痉挛，外周血管阻力增高，心排血量严重减少，伴严重的酸中毒。患者多有意识障碍，皮肤及四肢苍白、发绀、湿冷、表浅静脉萎陷，心率增快，血压下降，脉压＜2.7 kPa(20 mmHg)，少尿或无尿。

2.高排低阻型休克

高排低阻型休克也称暖休克，其特点为外周血管扩张，外周血管阻力降低，心排血量无明显减少，伴严重酸中毒。患者多意识清楚，皮肤及四肢红润、温暖、干燥，表浅静脉充盈，心率可略快，血压明显下降，脉压＞2.7 kPa(20 mmHg)，尿量略减。

三、诊断要点

凡符合下列第1项，以及第2～4项中的任2项和第5～7中的任1项者，即可诊断为休克：①有发生休克的病因。②意识异常。③每分钟脉搏≥100次，细弱或触及不到。④皮肤、黏膜、四肢湿冷，胸骨部位皮肤指压阳性(压后再充盈时间＞2秒)，皮肤花纹、黏膜苍白或发绀。⑤尿量＜30 mL/h或无尿。⑥收缩压＜10.9 kPa(80 mmHg)。⑦脉压＜2.7 kPa(20 mmHg)。⑧原有高血压者，收缩压较原有水平下降30％以上。

四、主要监控指标

由于院前急救不具备实验室检查、血流动力学监测及其他特殊检查的条件,因此在抢救休克的全过程中严密监控以下十大指标对于休克的类型及严重程度判断、病情变化掌握、抢救效果评估,以及抢救方案补充、调整与完善都是非常重要的。

(一)意识

可反映脑组织血流灌注情况。休克早期,脑血流量为明显减少,交感神经兴奋,患者可表现为烦躁、焦虑或激动;休克加重时,脑血流量减少,可由兴奋转为抑制,意识模糊、反应迟钝,甚至昏迷。

(二)脉搏

休克早期,脉搏的改变比血压的改变出现得更早,因此更有利于休克的早期判断,脉搏增快、微弱、甚至触摸不到,是提示发生休克的重要征象。

(三)血压

动脉血压是反映心脏功能、血容量、血管阻力、组织灌流量等状态的重要依据。尤其在现场急救中,越显重要,最能直接反映休克的不同阶段及救治效果等。

(四)皮肤

包括皮肤的色泽、温度、湿度。

可反映周围血管阻力的改变。皮肤苍白、湿冷表示周围血管收缩,小动脉阻力增高;皮肤红润、温暖说明周围组织微循环得到改善,小动脉阻力降低,常提示休克好转。

(五)颈静脉或周围静脉充盈度

可提示血容量情况,如静脉萎陷,提示血容量不足;如静脉充盈过度,提示心力衰竭或补液过量。

(六)甲皱微循环

甲床下有丰富的毛细血管,用手指压迫患者指甲远端则变为苍白,放松时甲床由苍白转为红润<2秒,说明甲皱微循环良好;相反,恢复较慢,或甲床由苍白转为发绀,说明机体微循环灌注不良。

(七)呼吸

呼吸深而快,多为代谢性酸中毒所致,严重时呼吸深而慢;发生急性呼吸窘迫综合征时,每分钟呼吸频率>35次;发生心力衰竭时,呼吸困难加重。

(八)尿量

尿量是反映重要器官血流灌注充足与否的最敏感的指标。应留置导尿管测定每小时尿量。补足血容量后,如仍无尿或少尿,应查明原因,积极治疗,直至尿量>20 mL/h。尿量>30 mL/h,说明肾脏血流灌注良好。

(九)休克指数

休克指数=脉率÷收缩压。

注:=0.5表示血容量大约正常,=1.0表示血容量减少20%～30%,>1.0表示血容量减少30%～50%。

(十)持续心电监护

休克极易发生各种严重心律失常,甚至心搏骤停,尤其心源性休克更需严密监控心率、心律等变化。

五、即刻处理

针对不同病因进行处理,如补足血容量、增强心肌收缩力、改善周围血管阻力及微循环、纠正酸中毒,保护重要脏器功能,积极治疗原发病。休克的现代诊断与救治均有赖于实验室及血流动力学监测的有力支持,而院前急救无此条件,医护人员更要技胜一筹。

(一)一般治疗

1.取平卧位,不用枕头

如心源性休克伴有心力衰竭而不能平卧,可取半卧位。注意保暖,保持环境安静,避免不必要的搬动。

2.保持呼吸道通畅

可采用鼻塞、鼻导管或面罩给予吸氧,5～10 L/min。必要时,可行气管内插管给氧。

(二)补足有效循环血量

任何原因引起的休克均存在不同程度的血容量绝对或相对不足,补足血容量,以保证有效的心排血量及微循环灌注,是抗休克最基本的措施。迅速采用套管针在周围大静脉建立2条或以上静脉通道。

1.液体的选择

(1)晶体液:主要用以补充细胞外液。①葡萄糖溶液:不能作为扩容剂,因为葡萄糖分子可进入细胞内,其维持渗透压的作用随其氧化而消失,而且随糖输入的水分仅5%存留在血浆中,大部分进入细胞内,因而大量输入葡萄糖可导致细胞水肿、脑水肿、肺水肿等。同时,因休克患者对胰岛素有对抗,糖的利用能力差,输入葡萄糖促成高血糖,糖可利尿和脱水。②0.9%氯化钠溶液:又称生理盐水,事实上"生理盐水"并不"生理"。生理盐水所含钠离子与氯离子各154 mmol/L,而血浆中钠离子的浓度为140 mmol/L,氯离子浓度为103 mmol/L。如果对已发生酸中毒者大量应用,可引起高氯性酸中毒,如休克患者已发生肾功能障碍,则高氯性酸中毒更加严重。因此,"生理盐水"用量大时应与1.25%碳酸氢钠按2∶1的比例输入。为避免生理盐水的不良反应,目前主张以应用乳酸钠林格液为主。③乳酸钠林格液(平衡盐溶液):每100 mL中含氯化钙0.02 g、氯化钾0.03 g、氯化钠0.6 g、乳酸钠0.31 g所含电解质浓度与细胞外液相似。此种液体可直接补充细胞外液、扩张血容量,并能抑制组织间液向血管内转移,从而更好地维持有效循环,并避免了单纯大量注入0.9%氯化钠溶液的弊端。④林格液(复方氯化钠溶液):每100 mL中含氯化钠0.82～0.90 g,氯化钾0.025～0.035 g,氯化钙0.030～0.036 g,比0.9%氯化钠溶液成分完全。⑤7.5%氯化钠溶液:本溶液是特别适用于低血容量性休克的高渗溶液,效果最佳的是7.5%氯化钠溶液,4 mL/kg静脉滴注,10分钟后即可使血压回升,并能维持30分钟,可迅速扩充血容量、改善微循环,增强心肌收缩力,使肌肉与皮肤的动、静脉收缩,不影响肺功能,用于失血性休克时还可降低颅内压,改善肺循环,仅用1/10的用量即可扩容。因此,特别适用于院前急救,更适用于大量补液有矛盾的患者。其缺点是可刺激组织、造成坏死,并可导致血栓形成,用量过大可使细胞脱水发生意识障碍,偶尔出现支气管痉挛,故只适用于大静脉输入,速度不宜过快。

(2)胶体液:主要可使组织间液回收到血管内,提高血浆渗透压;降低血液黏滞度,改善微循环,防止DIC等。可选用6%羟乙基淀粉、右旋糖酐-40、右旋糖酐-70等。

2.补液量及补液速度

应根据休克的病因及休克的程度等指标决定补液量及补液速度。如老年人或心脏病患者补液速度则不宜过快,而急性大出血所致的休克补液速度则宜快些。

(三)血管活性药物的应用

在院前急救中无血流动力学监测条件,应用血管活性药物更要掌握好用药指征。既不能单纯为了追求正常血压而滥用强烈的血管收缩剂,也不能忽视重要器官所必需的灌注压而片面强调应用血管扩张剂。血管活性药物的应用仅是抗休克综合措施之一,必须同时采取其他救治措施。其应用的基本原则如下:

(1)各种类型的休克均必须首先补足血容量,血压仍不回升或休克未见改善,方可应用血管活性药物,尤其应用血管扩张剂更须谨慎,否则只能使血压更低、加重休克。

(2)如果患者血压极低,一时难以迅速补充血容量,可在补液的同时应用血管收缩剂先将血压提高,作为应急措施以保证重要器官的血流灌注,如重度的心源性休克。

(3)血管收缩剂不可用量过大,以免引起血管过度收缩,加重重要器官及微循环灌注不足;或使外周阻力过度增高,增加心脏后负荷,恶化心脏功能。

(4)避免血压骤升骤降、波动过大。一般勿使血压高于平日水平。原无高血压者,收缩压可维持在 12.0～13.3 kPa(90～100 mmHg)为宜;原有高血压者可维持在 13.3～16.0 kPa(100～120 mmHg)为宜。

(5)在应用血管活性药物的同时,必须及时纠正酸中毒及电解质紊乱,否则血管活性药物难以发挥作用。

(6)在补足血容量、应用血管收缩剂以及纠正酸中毒后,血压仍不回升,或出现周围血管痉挛现象时,可谨慎试用血管扩张剂。

(7)应用血管扩张剂的开始,可能出现一过性血压下降,但降低以不超过 2.7 kPa(20 mmHg)为宜。此时如休克并未加重,可观察 30～60 分钟,待微循环改善后,血压多可回升。如血压仍不回升或休克加重,应减量或停药或加用血管收缩剂。

(8)应用血管扩张剂后,微循环中的大量酸性代谢产物进入体循环,应及时纠正酸中毒。

(四)纠正酸中毒

各种类型的休克均可存在不同程度的酸中毒。纠正酸中毒可提高血管活性剂的效应,可增强心肌收缩力,改善微循环,防止 DIC 的发生与发展。纠正酸中毒除应用碱性药物外,更应改善微循环灌注,尤其在应用血管扩张剂后,淤滞在微循环中的大量酸性代谢产物进入体循环,加重静脉内酸中毒。这些情况均须应用碱性药物纠正酸中毒,以缓解休克。如重度休克或休克时间持续 1 小时以上,或应用血管活性剂后而升压效果不佳,应考虑代谢酸中毒的存在,通常可先给予 5％碳酸氢钠 100～200 mL 静脉滴注。

(五)肾上腺皮质激素的应用

本类药物适用于感染性(须有强大的抗生素支持)、心源性休克、过敏性休克,以及一些顽固性休克,以早期、大量、短程应用,有利于患者渡过险关。

(六)纳洛酮的应用

休克时,血中 β-内啡肽水平增高,并通过中枢的阿片受体抑制心血管功能,使血压下降。而纳洛酮为阿片受体阻断剂,具有拮抗 β-内啡肽的作用及兴奋中枢的作用,使肾上腺髓质分泌增多,从而血中的肾上腺素及去甲肾上腺素水平增高,使血压增高;也能拮抗外周组织释放的阿片样肽的作用;具有降低迷走神经对心血管的抑制作用;还能在稳定溶酶体膜、兴奋呼吸、增加心排血量、增加组织灌注、改善休克时血流动力学等方面起到积极作用,往往能迅速逆转休克。本药不良反应少,偶有躁动、心律失常、血糖降低等。

(七)积极防治并发症

积极防治心律失常、心力衰竭、急性呼吸窘迫综合征(acute respiratory distress syndrome,ARDS)、急性肾衰竭、脑水肿、DIC,以及水、电解质及酸碱平衡紊乱等,应贯穿抢救休克的全过程。

(八)积极治疗原发病

只有在抢救休克的同时积极治疗原发病,才有可能逆转休克。但治疗原发病也应区分轻重缓急,有的必须优先处理,有的应与抗休克同治疗,有的则属院内后续治疗。如急性创伤大出血导致的失血性休克,必须当即采取有效的止血措施,而清创则属院内后续治疗;严重心律失常则必须立即得到有效的控制,休克才能逆转;而感染性休克的控制感染则属院内后续治疗。

(李　栋)

第二节　心源性休克

心源性休克指由于心肌广泛而严重受损,导致心排血量急剧减少,造成全身微循环灌注不良,出现一系列以缺血缺氧、代谢障碍及重要脏器损害为特征的临床综合征,是心泵衰竭的极期表现。虽经全力抢救,病死率仍可高达85%以上。

一、诊断要点

(一)病因

多见于急性心肌梗死范围超过40%时,还可见于急性心肌炎、心肌病、急性心脏压塞、急性肺梗死、急性左心衰竭及严重心律失常等。

(二)临床表现

休克有两大特征性表现,即周围循环障碍及血压的改变。

(1)表情淡漠、反应迟钝、烦躁不安、不同程度的神志障碍、面色灰白或发绀、口唇发绀、皮肤湿冷、静脉萎陷、无尿或少尿、脉搏细弱或触不到、心率增快、心音低钝等。

(2)收缩压低于10.7 kPa(80 mmHg)或原有高血压,血压比平日下降30%;如收缩压虽未<10.7 kPa(80 mmHg),但脉压<2.7 kPa(20 mmHg)。

二、即刻处理

原则:补充有效血容量,纠正泵衰竭,增加心排血量,改善微循环,保护重要脏器功能。休克的现代救治应具备血流动力学监测,如无此条件,则应根据具体情况灵活掌握。

(一)一般处理

(1)取平卧位,撤掉枕头,绝对卧床休息,保持环境安静。伴心力衰竭、呼吸困难者可取半卧位,体位要舒适。

(2)确保呼吸道通畅,可将头部偏向一侧,以免呕吐物或分泌物误入呼吸道而造成窒息。

(3)注意保暖,休克患者比正常人怕冷。

(4)吸氧。

(5)持续心电监护。心源性休克极易发生严重心律失常,应严密监控心率、心律,每5～10分钟测量1次血压。

(二)补充血容量

休克患者均存在不同程度的血容量不足。迅速补充有效血容量,以保证心排血量及微循环灌注量,是抗休克的主要措施之一。补液的种类、数量、速度应根据具体情况决定,必要时建立2条或以上静脉通道。

1.胶体溶液

可提高血浆胶体渗透压,增加血容量,并能改善微循环,防止弥散性血管内凝血(disseminated intravascular coagulation,DIC)。可选用右旋糖酐-40、6%羟乙基淀粉(706代血浆)等,但对心力衰竭及肾功能不全者应慎用。

2.晶体溶液

能增加血容量,可选用0.9%氯化钠溶液、复方氯化钠溶液(林格液)及各种复方平衡盐溶液等。

(三)镇痛镇静

可选用吗啡3 mg静脉注射或10 mg肌内注射,亦可选用哌替啶30～50 mg静脉注射或50 mg肌内注射。用药后如对呼吸、血压无明显影响,而胸痛仍未缓解者,可于20～30分钟后重复应用。急性心肌梗死的剧烈胸痛可诱发或加重心源性休克,故及时有效的镇痛、镇静也是抗休克手段之一。

(四)血管活性剂的应用

休克的现代救治,尤其在应用血管活性剂时,应在严格的血流动力学监测下进行,如无此条件,则须慎重,既不能单纯为了提高血压而滥用强烈的血管收缩剂,也不能忽视重要脏器所必需的灌注压而片面强调应用血管扩张剂。这两类药物的应用如下。

1.血管收缩剂

心源性休克血压极低时,一时难以迅速补足有效血容量,可在补液的同时,应用血管收缩剂先将血压提高,作为应急措施,以保证重要脏器的血流灌注量。可选用以下药物:

(1)多巴胺:100 mg加入5%葡萄糖溶液500 mL中静脉滴注。本药是去甲肾上腺素的前体,能兴奋α受体与β受体,不同的剂量可产生不同的效应。小剂量为2～5 μg/(kg·min),可兴奋肾、肠系膜血管及冠状动脉中的多巴胺受体,使血管扩张,可使肾血流量及冠状动脉血流量增加;中剂量为5～10 μg/(kg·min),直接兴奋心肌的β-受体,增强心肌收缩力,扩张冠状动脉,从而改善心脏功能;大剂量为10～15 μg/(kg·min),能兴奋α-受体,使所有的周围动、静脉均收缩,并有正性肌力作用;当15～20 μg/(kg·min),收缩周围血管及正性肌力作用更为强烈。以上各剂量均对冠状动脉及肾动脉有明显扩张作用,但当剂量>20 μg/(kg·min)时,可引起严重心律失常、加重心肌缺血等。在应用过程中,必须严密监控血压、心率、心律、呼吸、周围循环、尿量等病情变化,随时调整用量。

(2)去甲肾上腺素:1 μg/(kg·min),要有强烈的肾上腺α受体兴奋作用。

(3)间羟胺可与多巴胺合用,各100 mg加入5%葡萄糖溶液500 mL中静脉滴注。

(4)多巴酚丁胺与多巴胺联合应用,不仅能显著增加心排血量、降低全身动脉阻力、提高动血压,还能降低肺毛细血管楔压,增加肾血流量,且对心率及心律无明显影响。多巴酚丁胺可用于经应用升压药物无效时,剂量为 5～15 μg/min 静脉滴注。

2.血管扩张剂

补足血容量,并应用血管收缩剂后,血压仍不回升或出现周围血管痉挛现象,可酌情试用本类药物。另外,当收缩压升至 12.0 kPa(90 mmHg)以上后,亦可加用本类药物。因心源性休克时,周围小动脉已处于强烈收缩状态,兴奋 α 受体的药物虽可提高血压,但也使周围小动脉收缩更加强烈,使衰竭的心脏做功进一步增加,并可形成恶性循环,使心肌耗氧量下降。可根据不同情况选择不同的血管扩张剂,如发生肺淤血而无心排血量减少者,宜选用静脉扩张剂,如硝酸甘油;低心排血量,周围灌注不足而无肺淤血,表现为低排高阻型休克,宜选用动脉扩张剂,如酚妥拉明;既有肺淤血,又有周围血管痉挛,心排血量降低,即心脏前、后负荷均增高,宜选用硝普钠。血管扩张剂的应用要在严格的血流动力学监测指导下应用,若无此条件,必须谨慎。

(五)纠正酸中毒

休克时存在着不同程度的酸中毒,酸中毒可使血管活性剂不能发挥作用。在应用血管扩张剂后,淤积在微循环中的酸性代谢产物大量进入体循环,可加重静脉内酸中毒。这些情况均需及时应用碱性药物,以纠正酸中毒。选用 5%碳酸氢钠溶液 250 mL 静脉滴注,有条件时,应根据血气分析决定用量。

(六)肾上腺糖皮质激素的应用

本类药物有抗休克作用。甲泼尼龙 40 mg 静脉注射,也可选用氢化可的松 200 mg 加入 5%葡萄糖溶液 500 mL 中静脉滴注。还可选用地塞米松 10～20 mg 静脉注射。

(七)纳洛酮的应用

一般采用 0.4～1.2 mg 静脉注射,2～4 小时后可重复 0.4 mg 静脉注射,并继以 1.2 mg 加入 5%葡萄糖溶液 500 mL 中静脉滴注,应尽早应用。休克时血中 β-内啡肽水平增高,并通过中枢的阿片受体抑制心血管功能,使血压下降。而纳洛酮为阿片受体阻断剂,具有拮抗 β-内啡肽与兴奋中枢的作用,从而促进肾上腺髓质激素分泌增多,使血压增高;本药并能减弱逃走神经对心血管功能的抑制,又可拮抗外周组织释放阿片样肽的作用,还具有稳定溶酶体,兴奋呼吸,降低心肌抑制因子等作用。因此,纳洛酮具有改善休克时的血流动力学、增强心肌收缩力、增加心排血量、提高血压和增加组织灌注量的明显作用。本药对正常人并无加压作用,仅在休克时才有升压作用,故可逆转休克,有时能出现意想不到的效果,使休克者存活率明显提高,适用于各种休克的抢救。本药不良反应较少,偶可出现躁动、心律失常、血糖降低等。

(八)机械性辅助循环

指用机械的方法部分或全部代替心脏做功和泵血,以维持人体血液循环的抢救措施。如主动脉内气囊反搏、体外反搏、心室辅助泵等。此项治疗只能在有条件的医院内进行。

(九)积极防治并发症

如心律失常、心力衰竭、呼吸衰竭、急性肾衰竭、弥散性血管内凝血,以及严重水、电解质与酸碱平衡紊乱等。

(十)积极去除诱因、治疗原发病

这同样是休克能否逆转的关键之一。如急性心肌梗死进行早期溶栓治疗,急性心脏压塞立即进行心包穿刺抽出积液或积血,持续性严重心律失常得到有效控制等。

(李　栋)

第三节　失血性休克

失血性休克指由于急性内出血或外出血量超过全身总血量的 20% 时,使有效循环血量急剧减少,从而心排血量随之减少,导致各组织器官微循环灌注不良,造成组织细胞严重缺氧与代谢障碍及器官损害的临床综合征,甚至迅速死亡。

一、诊断要点

(一)病因

见于外伤出血及肝脾破裂出血或大咯血、急性上消化道出血、产科出血、出血性疾病等出血。

(二)临床表现

(1)可见表情淡漠、反应迟钝、烦躁不安或不同程度的意识障碍、面色苍白、四肢厥冷、少尿或无尿、脉搏细弱或触摸不到、心率增快、心音低钝等。大动脉破裂出血可于数分钟内死亡。

(2)收缩压低于 10.7 kPa(80 mmHg)或原有高血压者,血压比平日下降 30%。如血压虽未 <10.7 kPa(80 mmHg),但脉压 <2.7 kPa(20 mmHg)。

(3)失血量的估计:全身总血量约占自身体重的 8%,当失血量超过全身总血量的 20% 时则发生休克,超过 40% 则危及生命。一般可根据临床表现程度参考收缩压估计失血量。①按休克严重程度估计。A.轻度休克:意识清楚、烦躁不安、面色苍白、口渴、出汗、尿量略减、每分钟心率达 100 次,脉搏尚有力,收缩压降至 9.3~10.7 kPa(70~80 mmHg),脉压 <4.0 kPa(30 mmHg)。相当于有效循环血量减少 20%~30%。B.中度休克:意识尚清、面色苍白、表情淡漠、四肢发冷、肢端发绀、极度口渴、每分钟心率 100~120 次,收缩压降至 8.0~9.3 kPa(60~70 mmHg),脉压 <2.7 kPa(20 mmHg),尿量明显减少。相当于有效循环血量减少 30%~40%。C.重度休克:意识模糊、反应迟钝、面色苍白、发绀、四肢厥冷、每分钟心率 >120 次,心音低钝,脉搏细弱无力或稍加压后即消失,收缩压降至 5.3~8.0 kPa(40~60 mmHg),尿量明显减少或无尿。相当于有效循环血量减少 40%~50%。②按休克指数估计,见本章相关内容。

二、即刻处理

原则:迅速止血,补足血容量,维持有效的动脉血压,保证微循环的血流灌注,保护重要脏器功能。

(一)一般处理

(1)立即取平卧位,保持安静。

(2)确保呼吸道通畅,防止窒息。

(3)立即采用相应的有效止血措施。如外伤出血,尤其有活动性出血,应采用压迫止血、止血带止血、止血钳等方法,并予以包扎;如为咯血、呕血等内出血,应迅速应用止血药物或三腔二囊管压迫止血等措施。

(4)注意保暖。

(5)吸氧。

(二)迅速补充有效循环血量

必要时建立 2 条静脉通道。原则是失多少补多少。胶体液:晶体液＝1:3～1:2,可选用 706 代血浆(6%羟乙基淀粉)、复方氯化钠溶液(林格液)等。

(三)血管活性剂的应用

重度休克经补足血容量,又无继续出血,血压仍不回升,可选用血管收缩剂,如多巴胺 100 mg,加入 0.9%氯化钠溶液 500 mL 中静脉滴注。也可根据情况选用去甲肾上腺素等。必要时应用血管扩张剂。

(四)纳洛酮的应用

一般采用 0.4～1.2 mg 静脉注射,必要时可于 2～4 小时后重复应用 0.4 mg,继以 1.2 mg 加入 500 mL 的 0.9%氯化钠溶液中静脉滴注,本药应尽早应用。

(五)纠正酸中毒

可根据情况选用 5%碳酸氢钠溶液静脉滴注。

(六)应用抗休克裤

抗休克裤有以下优点。

1.施加周围压力

环绕腿部和腹部,施加可计量压力,最大限度地将这 2 个部位的血液输送到上躯干和头部的血液循环之中,使得体内有限的血液实现最优分配,以确保心、脑等生命重要器官的血液供应。

2.容易获取

裤裆(即接近腹沟股处)开口大,利于血管插管或血气收集。

3.容易读取

有 3 种磷光显示的读数、一个规格读数和一个减压阀读数。在光线微弱或夜间时,裤子上的读数也清晰可见。

4.使用方便

充气简单、气囊换修方便、耐用、清洗容易。

5.应用广泛

适用于院前和住院期间使用。

(七)积极防治并发症

积极防治心律失常、急性呼吸窘迫综合征、急性肾衰竭、弥散性血管内凝血等并发症。

(八)其他

积极治疗原发伤病。

三、转运条件

(1)外伤者必须进行有效止血、包扎、骨折固定等措施,无继续出血。

(2)尽量使休克症状缓解,血压在相对安全范围,无严重心律失常,无呼吸困难。

(3)患者取平卧位。

(4)吸氧。

(5)确保静脉通道通畅。

(6)持续心电监护。

（7）应根据具体病情变化灵活掌握转运时机，多数情况不宜在现场久留，经过必要的处理后，迅速送往医院。

（8）途中严密监控出血情况，尤其对疑有胸、腹腔内出血者的意识、呼吸、脉搏、心率、心律、血压、周围循环、尿量，以及原发伤病的病情变化等。

（李　栋）

第四节　过敏性休克

过敏性休克指由一般对人体无害的特异性变应原作用于过敏患者，导致急性周围循环灌注不良的全身性速发变态反应。发病急骤、凶险，可在数分钟内死亡。

一、诊断要点

（一）病因
有药物注射、昆虫螫咬或抗原吸入等变应原接触史，以青霉素过敏最常见。

（二）临床表现
（1）可迅即发生心悸、胸闷、呼吸困难、窒息感、表情淡漠、神志障碍、面色苍白、肢端湿冷、脉搏细弱或触摸不到、心率增快、皮疹等。接触变应原半小时内发病者，称为速发型过敏性休克，可迅即死亡；半小时后发病者称为缓发型过敏性休克。

（2）血压急剧下降，收缩压＜10.7 kPa（80 mmHg）或原有高血压者，血压比平日下降30％。如血压虽未＜10.7 kPa（80 mmHg），但脉压＜2.7 kPa（20 mmHg）。

二、即刻处理

原则：立即抗过敏，维持有效循环血量及有效血压，保证微循环灌注，保护重要脏器功能，积极对症处理。

（一）一般处理
（1）立即停用并清除引起过敏的物质。

（2）取平卧位，撤掉枕头，保持安静。伴呼吸困难者可取半卧位。

（3）确保呼吸道通畅。

（4）持续心电监护。

（5）注意保暖。

（6）吸氧。

（7）如发生心搏骤停，立即进行心肺复苏。

（二）立即选用肾上腺素
立即肾上腺素以0.5 mg，皮下注射或肌内注射（可在原药物注射部位肌内注射），必要时可于10～15分钟后重复应用。紧急时，可应用0.5 mg稀释后静脉注射。

（三）迅速补充有效血容量
可选用706代血浆（6％羟乙基淀粉）、林格液（复方氯化钠溶液）等。

(四)肾上腺糖皮质激素

甲泼尼龙 40～80 mg 静脉注射,也可选用氢化可的松 200 mg,加入 0.9％氯化钠溶液 500 mL 中静脉滴注。本类药物有抗过敏、抗休克作用。还可选用地塞米松 10～20 mg 静脉注射,本药半衰期较长,不推荐首选。

(五)血管活性剂的应用

可选用升压药物多巴胺 100 mg,加入 0.9％氯化钠溶液 500 mL 中静脉滴注,必要时加入间羟胺(阿拉明)50～100 mg 静脉滴注。根据情况可选用血管扩张剂。

(六)抗组胺药物的应用

可选用异丙嗪 25～50 mg 或苯海拉明 50～100 mg 肌内注射。

(七)确保呼吸道通畅

伴严重喉头水肿或痉挛者,可行环甲膜穿刺或切开。

(八)氨茶碱的应用

伴哮喘发作者,可选用氨茶碱 250 mg 肌内注射,或缓慢静脉注射。

(九)针对不同的变应原采取相应措施

如青霉素过敏,可在原注射部位肌内注射青霉素酶 80 万单位;如为链霉素过敏可选用 10％ 葡萄糖酸钙溶液 10～20 mL 静脉注射。

(李　栋)

第五节　感染性休克

感染性休克指由于各种致病微生物及其毒素作用于人体,导致一系列的病理反应,包括有效血容量明显减少,微循环灌注不良,造成组织细胞严重缺氧与代谢障碍,以及器官损害的临床综合征。近年来,人们的生活水平不断提高,医疗条件不断改善,一般感染性疾病较少发展到感染性休克的严重程度,在院前急救工作中大为少见,但仍偶有发生。

一、诊断要点

(一)病因

有严重的细菌、病毒、立克次体、真菌、原虫、衣原体、钩端螺旋体等感染病史,多为革兰阴性杆菌引起。可见于腹膜炎、胆管炎、中毒性菌痢、肺炎、重症流行性脑脊髓膜炎(流脑)败血症型、肾综合征出血热(流行性出血热)、产科感染等病,并有相应的感染性疾病与败血症或全身感染中毒的临床表现,以及实验室检查、X线检查等辅助诊断的支持。

(二)临床表现

(1)多见表情淡漠、嗜睡、谵妄、迟钝,甚至昏迷、四肢厥冷,面色和口唇及甲床苍白或发绀、皮肤瘀斑、高热或体温不升、少尿或无尿、脉搏细弱、心率增快、心音低钝。

(2)收缩压＜10.7 kPa(80 mmHg),或原有高血压者血压比平日下降30％;血压虽未＜10.7 kPa (80 mmHg),但脉压＜2.7 kPa(20 mmHg)。多数情况下,应依据临床表现观察判断是否发生休克,而不能单纯依据血压情况确诊。因在血压下降前,休克过程往往已经发生,故应早期识别,积极采取防治措施,以免休克向更加严重的阶段发展。

二、即刻处理

原则:控制感染,补充血容量,改善微循环,纠正酸中毒,增强心肌收缩力,防治并发症。力争在1～4小时内使微循环得到改善,恢复全身组织、器官的正常灌流。

(一)一般处理

(1)取平卧位,可撤掉枕头,保持环境安静。

(2)确保呼吸道通畅,防止窒息。

(3)注意保暖。

(4)吸氧。

(二)控制感染、清除感染病灶

早期、足量、联合用药,最好按药物敏感试验结果选择抗生素,根据病情,及时清除感染病灶。感染是休克的直接原因,只有有效地控制感染,才有可能逆转休克,但这一步治疗无须在现场进行。

(三)补充血容量

补液的种类、数量、速度应根据具体情况而定。可选用右旋糖酐-40、平衡盐溶液等。一般前2小时内总补液量为750～1 000 mL;12小时内总补液量2 000 mL;24小时内总补液量为3 000～4 000 mL。

(四)纠正酸中毒

按二氧化碳结合力或血pH补碱。一般补碱量可按以下公式计算:

所需碱性缓冲液(mmol)=(正常CO_2结合力-测得CO_2结合力)/L×0.3×kg。

正常人CO_2结合力为25 mmol/L。一般轻度酸中毒每天可补充5％碳酸氢钠300 mL(100 mL=60 mmol),中度酸中毒每天可补充500～900 mL。

(五)血管活性剂的应用

经积极补充血容量及纠正酸中毒等治疗,血压仍不回升,休克仍无改善,应根据具体情况选用血管活性剂,最好在血流动力学监测指导下应用。

1.高排低阻型休克

以舒张血管反射占优势,亦称暖休克。主要表现为皮肤潮红、四肢温暖、冷汗少、尿量略减等。此型休克宜选用血管收缩剂,如多巴胺、去甲肾上腺素、间羟胺等。

2.低排高阻型休克

以血管收缩、痉挛占优势,也称冷休克。主要表现为面色苍白、皮肤湿冷、眼底小动脉痉挛、少尿或无尿、心率增快等。此型休克宜选用血管扩张剂,以解除微循环痉挛,一直用到血压和尿量恢复、四肢转暖、发绀消除、休克缓解。在应用血管扩张剂的过程中,如果血压偏低或本型休克晚期常有血管麻痹性扩张,血液淤积在微循环中,此时呈低排低阻型休克且常难以逆转。这2种情况均应同时加用血管收缩剂以维持血压。血管扩张剂可选用下药物。①酚妥拉明:10～20 mg,加入0.9％氯化钠溶液500 mL中静脉滴注,0.2～0.3 mg/min。②阿托品:0.03～0.1 mg/kg静脉注射,必要时每5～30分钟重复1次。③山莨菪碱(654-2):10～30 mg静脉注射,必要时每5～30分钟重复1次。④东莨菪碱:0.01～0.04 mg/kg静脉注射,必要时每5～30分钟重复1次。⑤肾上腺糖皮质激素:在强大的抗生素的支持下,可短期(1～3天)大量应用本类药物。

(六)可试用纳洛酮

一般采用 0.4～1.2 mg 静脉注射,2～4 小时后可重复应用 0.4 mg,继续以 1.2 mg 加入 0.9% 氯化钠溶液 500 mL 中静脉滴注,应尽早应用。

(七)积极防治并发症

积极防治心律失常、心力衰竭、呼吸衰竭、急性肾衰竭、弥散性血管内凝血,以及严重的水、电解质平衡紊乱等。

(李　栋)

第七章

急性中毒

第一节 气体中毒

一、概述

气体中毒是指吸入有毒气体后引起机体一系列损害的一组急症。常见急性气体中毒包括刺激性气体中毒和窒息性气体中毒。前者包含氯、光气、氨、氮氧化物、二氧化硫、三氯化氮等;后者可分为单纯窒息性气体(甲烷、氮气、二氧化碳和惰性气体)和化学性窒息性气体(一氧化碳、硫化氢、氰化物)两大类。其中以一氧化碳和氯气中毒较常见。

不同气体种类所致中毒表现各异,即使同一种气体中毒,因各人吸入的浓度和吸入持续时间不同,其病情轻重也差别很大。轻者可只有黏膜刺激症状,重者可出现呼吸衰竭、脑水肿甚至死亡。

二、判断

要对气体中毒者进行现场急救,就必须迅速判断是否为气体中毒,迅速了解现场情况并推断为何种气体,了解中毒的人数及评估病情的轻重。

(一)气体的来源

有含碳物质不完全燃烧的证据,如冶炼、矿井放炮、合成氨气和甲醇等工业场所,日常生活中煤炉取暖或煤气泄漏,加上防护不当或通风不良易引起一氧化碳中毒;火场及其他灾难事故中常见有毒气体有一氧化碳、氯气、氨气、硫化氢、二氧化碳、二氧化硫、液化石油气、光气及氧化亚氮(笑气)等;相关的毒气泄漏则考虑该气体中毒。

(二)病情的轻重

中毒气体的种类不同、吸入毒气的浓度和时间不同,其病情轻重也就不同。

1.刺激性气体中毒

轻者可只有呼吸道炎症,吸入后立即出现黏膜刺激症状,表现为鼻炎、咽炎、声门水肿及气管、支气管炎等呼吸道症状;中度中毒者为中毒性肺炎,表现为胸闷、胸痛、刺激性呛咳、呼吸困难,有时痰中带血丝;重度中毒者为中毒性肺水肿及急性呼吸窘迫综合征(ARDS),表现为极度呼吸困难、端坐呼吸、发绀、烦躁不安、咳粉红色泡沫痰、心率快、大汗、神志障碍,部分呼吸困难进行性加重,危重者可伴发休克、代谢性酸中毒、气胸、纵隔气肿、喉水肿甚至死亡。

2.窒息性气体中毒

如一氧化碳中毒,轻者有头晕、头痛、恶心、呕吐、乏力、胸闷、心悸等,少数可有短暂的意识障碍;中度中毒者除有上述症状外,皮肤黏膜甲床可呈特征性的"樱桃红色",出现兴奋、判断力减低、运动失调、幻觉、视力下降、浅昏迷或中度昏迷;重度中毒者可出现深昏迷或去大脑皮层状态,且可并发脑水肿、休克、心肌损害、肺水肿、呼吸衰竭等表现,受压部位易发生水疱或压迫性横纹肌溶解。

三、急救

(一)现场急救原则

气体中毒与呼吸道密切相关,现场急救是否得当是该类中毒者能否脱离危险的关键。气体中毒的现场急救原则如下。

(1)立即脱离中毒环境。

(2)保持呼吸道通畅,同时吸氧及对症处理。

(3)已明确中毒气体种类者尽早给予特殊解毒治疗。

(4)尽快分诊中毒人员,按照病情的轻、重程度不同,给予不同的处理措施:对呼吸衰竭、呼吸停止者置口(鼻)咽管或气管插管进行球囊辅助呼吸或便携式呼吸机机械通气,并对中度以上中毒者应尽快转移到医院做进一步的治疗。即掌握边抢救、边运送的原则。

(二)急救措施

1.脱离中毒的环境

由于气体中毒是呼吸道吸入引起的,迅速转移中毒者到空气流通、风向上方的安全地带是避免继续中毒的重要措施,也是急救能否成功的关键。对于氯气、光气、氨气等刺激性气体应脱去中毒时衣服并用湿毛巾擦拭身体。

2.保持呼吸道通畅

立即解开中毒者衣服,同时注意保暖、卧床休息,放置口(鼻)咽管或气管插管等措施保持呼吸道通畅,给予吸痰、沙丁胺醇气雾剂或氨茶碱等解除支气管痉挛、防治喉头水肿及窒息。

3.合理氧疗

对于气体中毒者均应尽早给予氧气吸入。刺激性气体中毒轻者可只给予低浓度吸氧;有肺水肿者最好用有机硅消泡剂吸氧;重症中毒者应予面罩吸氧,甚至置口(鼻)咽管或气管插管进行球囊、呼吸机辅助呼吸。窒息性气体中毒予面罩大流量吸氧为佳,对于中、重度一氧化碳中毒应尽快送医院行高压氧治疗。

4.对症治疗

(1)有抽搐者予镇静剂,如地西泮 10~20 mg 静脉推注或肌内注射;苯巴比妥 0.1~0.2 g 肌内注射;氯丙嗪 25~50 mg 肌内注射或静脉推注;癫痫大发作或抽搐不止者可用安定持续静脉滴注。

(2)有颅内高压者给予 20% 甘露醇 125~250 mL 或呋塞米 20 mg 脱水治疗,同时给糖皮质激素,可选用地塞米松 10~30 mg/d 或氢化可的松 200~300 mg/d 或甲泼尼龙 40 mg,每天 2~3 次。

（3）高热不退者,可行物理降温,亦可用人工冬眠疗法。

（4）出现急性肺水肿、心力衰竭、休克、气胸、纵隔气肿等给予相应的抢救措施。

5.特殊处理

需针对不同气体中毒,采用对症处理措施。

（1）一氧化碳中毒者,可用脑组织赋能剂及苏醒药物,可加用细胞色素 C、辅酶 A、ATP、胞磷胆碱等药物;昏迷者可选用甲氯芬酯、醒脑静等,其他中毒有脑水肿时也可用上述药物。

（2）硫化氢中毒者,可用 5％碳酸氢钠溶液喷雾以减轻上呼吸道刺激症状;用 10％硫代硫酸钠 20～40 mL 静脉注射,或 10％亚甲蓝 20～40 mL 静脉注射,以促进硫化血红蛋白的解离;眼部损伤者,尽快用 2％碳酸氢钠溶液或生理盐水冲洗,再用 4％硼酸水洗眼,并滴入无菌橄榄油,用醋酸可的松滴眼,防治结膜炎的发生。

（3）氰化物中毒者,可立即给予解毒剂:①亚硝酸异戊酯（每支0.2 mL）1～2 支,放于手帕中折断后立即吸入,每次吸入 15 秒,每隔 2～3 分钟重复一支,直到开始静脉注射 3％亚硝酸钠为止,注意严密监测血压。②3％亚硝酸钠 10～20 mL 缓慢静脉注射（每分钟2～3 mL）,同时严密监测血压,若出现休克立即停用。③4-DMAP（4-二甲基氨基苯酚）,10％ 4-DMAP 2 mL 肌内注射,必要时 1 小时后可重复半量。该药为高效高铁血红蛋白生成剂,为避免出现高铁血红蛋白形成过度不可与亚硝酸制剂合用。可与硫代硫酸钠合用,对于低血压者尤为适用。该药目前应用广泛,并逐渐替代亚硝酸类抗氰药。④在给予 4-DMAP 或亚硝酸钠后,缓慢静脉推注 25％硫代硫酸钠 20～50 mL,每分钟不超过 5 mL,必要时 1 小时后重复全量或半量。

（4）氧化亚氮（笑气）中毒者,如有明显发绀、呼吸困难时,可给 10％亚甲蓝 20～40 mL 静脉注射。

（5）刺激性气体中毒应早期、短程、足量应用糖皮质激素,以减轻刺激性气体引起肺泡和肺泡膈毛细血管通透性增加所致肺间质和肺泡水分淤滞。可静脉用地塞米松 20～30 mg/d,氢化可的松200～300 mg/d;或甲泼尼龙 40 mg,每天 2～3 次。同时注意预防应激性溃疡及水、电解质紊乱和酸碱平衡。

四、注意

气体中毒种类繁多、病情复杂、变化较快,为呼吸道吸入中毒。这就要求施救者必须做好自我防护,了解常见中毒气体的中毒机制及临床表现,据中毒机制不同选择不同的呼吸支持方法。

（一）自我防护措施

施救者在施救前要充分评估环境的安全性,确认安全后用手帕或毛巾等捂住口鼻,必要时戴防毒面具从上风口进入;若为毒气泄漏现场应佩戴好防毒面具,进入泄漏区应着防毒衣,并在雾状水枪掩护下前进。迅速打开门窗,有条件时可打开电扇或用鼓风机加快空气流通。掌握边抢救边运送,尽快离开毒气现场的原则。

（二）常见中毒气体种类及临床表现

见表 7-1。

（三）选择适当的呼吸支持法

由二氧化碳、一氧化碳等中毒引起的化学性窒息或呼吸停止,可采用口对口人工呼吸;但有条件时,最好采用简易呼吸气囊行人工通气。

表 7-1　常见中毒气体的临床特点

毒物		中毒机制	临床表现	处理要点
刺激性气体	氨、氯、光气、二氧化碳、二氧化氮等	1.吸入后与水作用,生成氯化氢、硝酸等强酸型物质,刺激和腐蚀呼吸道黏膜 2.氮氧化物吸收入血后可形成硝酸盐和亚硝酸盐,扩张血管,并与血红蛋白作用产生高铁血红蛋白血症	眼部及上呼吸道刺激症状,中毒性肺炎及肺水肿,高铁血红蛋白血症等,危重者可伴发休克、代谢性酸中毒、纵隔气肿、气胸等。查体双肺可闻及干湿啰鸣	1.迅速脱离有毒环境,保持气道通畅,吸氧,缓解支气管痉挛 2.治疗中毒性肺炎、肺水肿:糖皮质激素,消泡沫剂,必要时气管切开 3.高铁血红蛋白血症应用小剂量亚甲蓝
窒息性气体	一氧化碳	因一氧化碳与血红蛋白亲和力比氧与血红蛋白的亲和力大240倍,而解离速度仅为氧合血红蛋白的1/3 600,碳氧血红蛋白还影响氧合血红蛋白的解离,而引起组织缺氧;一氧化碳还损害线粒体功能,抑制组织呼吸	轻者可有头晕、头痛、乏力胸闷等;较重者可见皮肤、黏膜、甲床呈樱桃红色,浅至中度昏迷;严重者出现深昏迷或去大脑皮层状态,并发脑水肿、休克、肺肿、呼吸衰竭等	1.迅速打开门进行通风换气,断绝一氧化碳来源;迅速将中毒者转移至安全地带 2.保持气道通畅,给予面罩大流量吸氧,后迅速送到医院行高压氧治疗 3.呼吸停止者立即予人工呼吸,甚或气管插管或气管切开行机械同时和加压供氧
窒息性气体	硫化氢	1.选择性作用于呼吸链中细胞色素氧化酶,阻断电子传递,抑制细胞呼吸 2.抑制中枢神经系统,引起呼吸中枢麻痹 3.局部刺激和腐蚀作用	眼部和呼吸道刺激症状,发绀、呼吸困难等缺氧症状,中枢神经系统抑制症状,极高浓度吸入时可引起"闪电型"死亡	1.立即脱离环境并清除毒物 2.吸氧,对症治疗,呼吸心脏骤停者立即行心肺复苏 3.解毒药的应用:亚硝酸钠、亚甲蓝等
窒息性气体	氰化物	与硫化氢毒理类似	呼出气有苦杏仁味,极度呼吸困难,昏迷、抽搐、角弓反张,呼吸、心跳迅速停止而死亡	1.立即脱离环境并清除毒物 2.吸氧,呼吸心脏骤停者立即行心肺复苏 3.特效解毒药治疗:4-二甲基氨基苯酚、亚硝酸钠、硫代硫酸钠等治疗

　　由氨气、二氧化硫、二氯化碳、二氧化氮等有毒气体刺激呼吸道引起水肿而致的机械性窒息,一般不采取口对口人工呼吸,特别是压胸式呼吸法。而是以吸氧、减轻呼吸道水肿、强心、利尿、注射呼吸中枢兴奋剂等为处理原则。

（李　栋）

第二节　药　物　中　毒

一、概述

　　药物中毒是指进入人体的药物达到中毒剂量,产生组织和器官损害的急性综合征。最常见的药物中毒品种是镇静催眠药,分为苯二氮䓬类、巴比妥类、非巴比妥非苯二氮䓬类。其中以苯二氮䓬类(如地西泮)中毒最多见,次之为解热镇痛药和抗精神病药等。一般药源性中毒多是药物用法不当,如药物过量或滥用药物所致。

不同类型的药物中毒,其中毒特点与机制也各异。

(1)镇静催眠药及抗精神病药中毒严重时,可导致呼吸抑制、休克、昏迷。口服巴比妥类药物 2～5 倍催眠剂量可致中毒,10～20 倍可致深昏迷、呼吸抑制。苯二氮䓬类药物一次剂量达 0.05～1 g 可致中毒甚或致死。抗精神病药中,吩噻嗪类药物 2～4 g 可有急性中毒反应。三环类抗抑郁药中毒,易致恶性心律失常,1.5～3.0 g 可致严重中毒而死亡。对氯丙嗪类敏感者可能发生剥脱性皮炎、粒细胞缺乏症、胆汁淤积性肝炎。

(2)解热镇痛药中毒可致粒细胞减少、肾损害、出血倾向、胃肠道损害甚至出现消化道应激性溃疡出血,其中对乙酰氨基酚中毒可致明显肝功能损害。

(3)心血管系统用药中毒易致心律失常、低血压,其中洋地黄类中毒可致恶心、呕吐等胃肠道症状及室性期前收缩、室性心动过速和心动过缓等严重心律失常。胺碘酮中毒可致房室传导阻滞、室性心动过速等恶性心律失常及肺纤维化。降压药中毒可致严重低血压。抗胆碱药阿托品中毒可致口干、瞳孔扩大、心动过速甚至惊厥、昏迷。

二、判断

药物中毒判断要点如下。

(一)判断是否为药物中毒及药物种类

(1)由知情者提供药物接触史,是目前重要的诊断依据。

(2)通过典型症状判断,如嗜睡、昏迷者考虑镇静催眠药或抗精神病药中毒;惊厥者考虑中枢兴奋药过量;瞳孔扩大者怀疑为阿托品、麻黄碱等中毒。

(3)实验室检查:胃液、尿液、血液中药物浓度测定对诊断有参考意义。

(二)判断病情的轻重

大致分为轻、重两种程度,注意初期表现为轻症者病情可能会随着药物吸收发生进展,药物毒性、摄入量及药物半衰期对病情影响较大。

1.轻度中毒

无意识障碍或轻度意识障碍,呼吸、循环、氧合等重要生命体征及生理指标稳定。

2.重度中毒

出现严重意识障碍、呼吸抑制、呼吸衰竭、循环衰竭、心律失常等,或伴发严重并发症,或有严重生理功能紊乱及脏器功能不全。

三、急救

药物中毒需要及时进行现场急救,病情属于重度者或判断药物摄入量偏大者应送往医院做进一步救治。

(一)现场急救

重点在于维持呼吸、循环功能及清除摄入药物。

1.维护呼吸功能

药物中毒常可导致意识障碍及呼吸抑制,所以应重视对呼吸衰竭的防治。

(1)保持气道通畅:有意识障碍或呼吸抑制者取平卧位,头偏向一侧,及时清除气道分泌物及呕吐物,避免误吸,必要时使用舌钳或置口咽管避免舌后坠。

(2)予吸氧治疗。

(3)建立人工气道:对深昏迷、气道分泌物多或已出现呼吸衰竭者,尽早行气管插管、人工通气。

2.监测循环功能

(1)监测血压水平,休克者可取平卧位或头低脚高位,以增加回心血量及改善脑供血。

(2)给予心脏监护,警惕发生恶性心律失常。

(3)尽快建立静脉通道,以便及时输液维持血容量,救治呼吸、循环衰竭,使用解毒剂。

3.清除摄入药物

(1)催吐:适用于口服中毒后神志清楚且生命体征稳定者。

(2)洗胃:对服药量大者及时洗胃,药物中毒后胃排空可能延迟,不可拘泥于常规洗胃时间,对中毒较久者仍应考虑洗胃。

(3)导泻:予50%硫酸镁或硫酸钠导泻以利药物尽快排出。

(4)药用炭吸附:有条件可于催吐、洗胃时使用或之后服用。

(二)药物治疗

重点在于稳定呼吸、循环功能及使用特效解毒剂。

1.稳定呼吸循环功能

在保持呼吸道通畅的基础上,可使用呼吸兴奋剂;呼吸衰竭者及时行气管插管、人工通气。血压低者,可补充血容量,必要时使用血管活性药物如多巴胺 $10\sim20~\mu g/(kg \cdot min)$ 和(或)去甲肾上腺素 $0.05\sim1.5~\mu g/(kg \cdot min)$ 维持血压;注意吩噻嗪类及三环类抗精神病药物中毒,可通过对 α 肾上腺素能阻滞作用导致血管扩张及血压下降,不宜使用多巴胺,可用 α 受体兴奋剂,如重酒石酸间羟胺、去甲肾上腺素维持血压。心律失常者给予针对性处理。

2.使用特效解毒剂

(1)镇静与催眠药中毒:应立即予纳洛酮 $1\sim2~mg$,静脉注射,$2\sim5$ 分钟重复,总量可用到 $20~mg$,可缩短昏迷时间。

(2)苯二氮䓬类药物中毒:可用氟马西尼拮抗,先静脉注射 $0.2~mg$,此后可每 15 分钟重复用一次,总量可达 $2.0~mg/d$。

(3)吩噻嗪类药物中毒:可用盐酸哌甲酯(利他林)$40\sim100~mg$,肌内注射,并可重复使用。

(4)三环类抗抑郁药中毒:所致室性心律失常,可用利多卡因控制,静脉注射 $50\sim75~mg$ 后以 $1\sim4~mg/min$ 维持静脉滴注。

(5)洋地黄类、胺碘酮等抗心律失常药所致心动过缓、房室传导阻滞,可予阿托品、异丙肾上腺素控制。

(6)对乙酰氨基酚中毒:可用乙酰半胱氨酸减轻肝脏损害,具体用法为第一次口服 140 mg/kg,之后每 4 小时口服 70 mg/kg,共服 17 次。

(7)阿托品中毒:可用新斯的明拮抗,每次 $0.5\sim1~mg$,肌内注射,每 $3\sim4$ 小时重复。

3.加速药物排泄

可考虑在补液基础上碱化尿液、利尿。

4.对症支持疗法

中毒性脑病有脑水肿者可用甘露醇、地塞米松脱水;高热者物理降温;另注意防治肺部感染,维持内环境稳定,维护肝、肾等重要脏器功能。

5.特殊治疗

重症可考虑行血液透析、血液灌流、血浆置换等血液净化治疗。

四、注意

药物中毒初步急救中应注意以下要点。

(一)预防工作

加强镇静催眠药处方、使用、保管的管理,临床要慎重用药,规范用药。

(二)急救重点

1.初期

(1)注意对呼吸、循环衰竭的防治。

(2)尽量清除药物,减少后续吸收。

(3)使用拮抗剂。

2.后期

(1)加强对症支持疗法。

(2)注意并发症的防治。

（李　栋）

第三节　农　药　中　毒

一、急性有机磷农药中毒

急性有机磷农药中毒(acute organophosphorus pesticides poisoning,AOPP)主要是有机磷农药通过抑制体内胆碱酯酶(ChE)活性,失去分解乙酰胆碱(ACh)能力,引起体内生理效应部位ACh大量蓄积,使胆碱能神经持续过度兴奋,导致先兴奋后衰竭的一系列毒蕈碱样、烟碱样和中枢神经系统等中毒症状和体征。严重者,常死于呼吸衰竭。

(一)诊断要点

1.有机磷农药接触史

有机磷农药接触史是确诊AOPP的主要依据,尤其是对无典型中毒症状或体征者更为重要。在日常生活中的急性中毒主要是由于误服、自服或饮用被农药污染的水源或食入污染的食品;也有因滥用农药治疗皮肤病或驱虫而发生中毒的。常见的有机磷农药如下。①剧毒类:$LD_{50} < 10$ mg/kg,如对硫磷、内吸磷、甲拌磷、速灭磷和特普等;②高毒类:LD_{50} 10～100 mg/kg,如甲基对硫磷、甲胺磷、氧乐果、敌敌畏、磷胺、久效磷等;③中度毒类:LD_{50} 100～1 000 mg/kg,如乐果、倍硫磷、除线磷、敌百虫等;④低毒类:LD_{50} 1 000～5 000 mg/kg,如马拉硫磷、肟硫磷(辛硫磷)、碘硫磷等。我国为保护粮食、蔬菜和水果等农产品的质量安全,已停止使用对硫磷、甲基对硫磷、甲胺磷、磷胺和久效磷5种高毒有机磷农药。

2.临床表现特点

经皮肤吸收中毒,一般在接触2～6小时发病,口服中毒在10分钟至2小时出现症状。一旦中毒症状(急性胆碱能危象)出现后,病情迅速发展。其典型症状和体征:流涎、大汗、瞳孔缩小和肌颤(肉跳)。一般当出现上述症状或体征和有农药接触史,可诊断为 AOPP;如 4 个症状或体征中仅出现 3 个,也应考虑为 AOPP。

(1)急性胆碱能危象:①毒蕈碱样症状,又称 M 样症状,主要是副交感神经末梢过度兴奋,产生类似毒蕈碱样作用,表现为平滑肌痉挛和腺体分泌增加。先有恶心、呕吐、腹痛、多汗,尚有流泪、流涕、流涎、腹泻、尿频、大小便失禁、心跳减慢和瞳孔缩小;支气管痉挛和分泌物增加、咳嗽、气促,严重者出现肺水肿。②烟碱样症状,又称 N 样症状,ACh 在横纹肌神经-肌肉接头处过多蓄积和刺激,使面、眼睑、舌、四肢和全身横纹肌发生肌纤维颤动,甚至全身肌肉强直性痉挛、全身紧缩和压迫感,而后发生肌力减退和瘫痪。呼吸肌麻痹引起周围性呼吸衰竭。交感神经节受 ACh 刺激,其节后交感神经纤维末梢释放儿茶酚胺,表现为血压升高和心律失常。③中枢神经系统症状由过多 ACh 刺激导致,表现为头晕、头痛、疲乏、共济失调、烦躁不安、谵妄、抽搐和昏迷;有的发生呼吸、循环衰竭死亡。

(2)中间型综合征:多发生于重度 AOPP(甲胺磷、乐果、敌敌畏、久效磷等)中毒后 24～96 小时,在胆碱能危象和迟发性多发性神经病之间,故称中间型综合征,但并非每个中毒者均发生。发病时胆碱能危象多已控制,表现以肌无力最为突出。涉及颈肌、肢体近端肌、脑神经第Ⅲ～Ⅶ对和第Ⅹ对所支配的肌肉,重者累及呼吸肌。表现:抬头困难、肩外展受限;眼外展及眼球活动受限,眼睑下垂,睁眼困难,复视;颜面肌、咀嚼肌无力、声音嘶哑和吞咽困难;呼吸肌麻痹则有呼吸困难、频率减慢、胸廓运动幅度逐渐变浅,进行性缺氧致意识障碍、昏迷以至死亡。ChE 活性明显低于正常。一般维持 2～20 天,个别可长达 1 个月。其发病机制与 ChE 长期受抑制,影响神经肌肉接头处突触后功能有关。

(3)迟发性多发性神经病:AOPP 患者症状消失后 2～3 周出现迟发性神经损害,表现为感觉、运动型多发性神经病变,主要累及肢体末端,发生下肢瘫痪、四肢肌肉萎缩等。全血 ChE 活性正常,神经-肌电图检查提示神经源性损害。目前认为此种病变不是 ChE 受抑制引起,可能是由于有机磷农药抑制神经靶酯酶(NTE)使其老化所致。多发生于甲胺磷、敌敌畏、乐果和敌百虫等有机磷农药重、中度中毒的患者。

3.实验室检查

(1)全血胆碱酯酶活力测定:ChE 活性测定不仅是诊断 AOPP 的一项可靠检查,而且是判断中毒程度、指导用药、观察疗效和判断预后的重要参考指标。

(2)有机磷农药的鉴定:当中毒者使用或服用的农药或毒物种类不清时,可对其剩余物进行鉴定。

(3)尿中有机磷农药分解产物测定:如对硫磷中毒尿中测到对硝基酚,敌百虫中毒尿中三氯乙醇增加。

4.急性中毒程度分级

(1)轻度中毒:仅有 M 样症状,全血 ChE 活力为 50%～70%。

(2)中度中毒:M 样症状加重,出现 N 样症状,ChE 活力为 30%～50%。

(3)重度中毒:除 M、N 样症状外,合并肺水肿、抽搐、意识障碍,呼吸肌麻痹和脑水肿,ChE 活力<30%。

(二)治疗要点

1.迅速清除毒物

将中毒者移离染毒环境,脱去污染衣物,用清水彻底清洗染毒的皮肤、指甲下和毛发。经口中毒者尽早洗胃,原则是宜用粗胃管反复洗胃,持续引流,即首次洗胃后保留胃管,间隔3~4小时重复洗胃,洗至引出液清澈、无味为止,洗胃液总量一般需要10 L左右。洗胃液可用清水、2%碳酸氢钠溶液(敌百虫忌用)或1:5 000高锰酸钾溶液(对硫磷忌用)。应待病情好转、ChE活力基本恢复正常方可拔掉胃管。洗胃后注入20%甘露醇250 mL或50%硫酸钠60~100 mL导泻。如因喉头水肿或痉挛,不能插入胃管,或饱食后胃管阻塞,可胃造瘘洗胃。

2.特效解毒剂的应用

在清除毒物过程中,应同时使用胆碱酯酶重活化剂和抗胆碱药治疗。用药原则:根据病情早期、足量、联合和重复应用解毒药,并且选用合理用药途径及择期停药。

(1)ChE复能药:国内常用的有氯解磷定和碘解磷定,前者为首选。氯解磷定的首次用量:轻度中毒0.5~1.0 g,中度中毒1.0~2.0 g,重度中毒2.0~3.0 g,肌内注射或静脉注射。碘解磷定的剂量按氯解磷定剂量折算,1 g氯解磷定相当于1.5 g碘解磷定,本品只能静脉应用。碘解磷定的首次用量:轻度中毒0.4~0.8 g,中度中毒0.8~1.2 g,重度中毒1.2~1.6 g。首次给药要足量,旨在使解毒剂短时间内尽快达到有效血药浓度。应用ChE复能药后,N样症状如肌颤等消失和全血ChE活性恢复至50%以上时,显示ChE复能药用药剂量足,可暂停给药。如未出现上述指标,应尽快补充用药,再给首次半量。如洗胃彻底,轻度中毒无须重复用药;中度中毒首次足量给药后一般重复1~2次即可;重度中毒首次给药后30~60分钟未出现药物足量指征时应重复用药。

对AOPP中间综合征致呼吸衰竭患者,推荐用突击量氯解磷定静脉注射或肌内注射:1 g每小时1次,连用3次;接着2小时1次,连用3次;以后每4小时1次,直到24小时;24小时后,每4小时1次,用2~3天为1个疗程;以后按4~6小时1次,时间视病情而定。胆碱酯酶活力达到50%~60%时停药。

ChE复能药对甲拌磷、对硫磷、内吸磷、甲胺磷、碘依可酯和肟硫磷等中毒疗效好,对敌敌畏、敌百虫中毒疗效差,对乐果和马拉硫磷中毒疗效不明显。对中毒24~48小时后已老化的ChE无复活作用。对ChE复能药疗效不佳者,以抗胆碱药和对症治疗为主。

(2)抗胆碱药。①外周性抗胆碱药:主要作用于外周M受体,能缓解M样症状,对N受体无明显作用。常用阿托品,首次用量:轻度中毒2.0~4.0 mg,中度中毒5.0~10.0 mg,重度中毒10.0~20.0 mg,依病情每10~30分钟或1~2小时给药1次,直至患者M样症状消失或出现"阿托品化"。阿托品化指征为口干、皮肤干燥、心率稍快(90~100次/分)、瞳孔较前扩大和肺湿啰音消失,显示抗胆碱药用量足,此时,可暂停给药或给予维持量。如未出现上述指标,应尽快补充用药至出现上述指标为止。当中毒晚期ChE已"老化"或其活性低于50%时,应给予适量抗胆碱药维持"阿托品化",直至全血ChE活性恢复至50%~60%以上为止。如出现瞳孔明显扩大、神志模糊、烦躁不安、抽搐、昏迷和尿潴留等为阿托品中毒,立即停用阿托品。②中枢性抗胆碱药:如东莨菪碱、苯那辛、苯扎托品等,对中枢M和N受体作用强,对外周M受体作用弱。东莨菪碱首次用量:轻度中毒0.3~0.5 mg,中度中毒0.5~1.0 mg,重度中毒2.0~4.0 mg。盐酸戊乙奎醚(长托宁)对外周M受体和中枢M、N受体均有作用,但选择性作用于M_1、M_3受体亚型,对M_2受体作用极弱,对心率无明显影响;较阿托品作用强,有效剂量小,作用时间(半衰期6~8小时)长,不良反应少。首次用量:轻度中毒1.0~2.0 mg,中度中毒2.0~4.0 mg,重度中毒4.0~6.0 mg。首次用药需与氯解磷定合用。

当中毒患者经急救治疗后,主要的中毒症状基本消失,全血ChE活性恢复至50%以上时,可停药观察;如停药 12～24 小时,其 ChE 活性仍保持在 60％以上时,可出院。但重度中毒患者通常观察 3～7 天再出院。

3.对症支持治疗

对症支持治疗手段:①保持呼吸道通畅,吸除气道分泌物,给氧;对昏迷患者,须气管插管,呼吸衰竭时进行人工通气。②维持循环功能,包括抗休克治疗、纠正心律失常等。③镇静抗惊,早期使用地西泮,能间接抑制中枢乙酰胆碱的释放,并通过阻滞钙通道抑制神经末梢发放异常冲动,保护神经-肌肉接头。AOPP 使用地西泮可起到镇静、抗焦虑、肌肉松弛、抗惊厥和保护心肌的作用。可用于经解毒治疗后仍有烦躁不安、抽搐的患者,用法为 10～20 mg 肌内注射或静脉注射,必要时可重复。④防治脑水肿,抗感染,维持水、电解质、酸碱平衡等。

4.血液净化疗法

对重度中毒,尤其是就医较迟、洗胃不彻底、吸收毒物较多者,可行血液灌流或血浆置换治疗。

二、拟除虫菊酯类农药中毒

(一)诊断要点

1.病史

有短期密切接触较大剂量或口服拟除虫菊酯类农药史,如溴氰菊酯(敌杀死)、氰戊菊酯(速灭杀丁)、氯氰菊酯(灭百可)等。

2.临床表现特点

(1)生产性中毒:潜伏期短者 1 小时,长者可达 24 小时,平均 6 小时。田间施药中毒多在4～6 小时起病,主要表现为皮肤黏膜刺激症状,体表污染区感觉异常(颜面、四肢裸露部位及阴囊等处),包括麻木、烧灼感、瘙痒、针刺和蚁行感等,是周围神经兴奋性增高的表现,停止接触数小时即可消失。常有面红、流泪和结膜充血,部分病例局部有红色丘疹样皮损。眼内污染立即引起眼痛、畏光、流泪、眼睑红肿和球结膜充血。呼吸道吸收可刺激鼻黏膜引发喷嚏、流涕,并有咳嗽和咽充血。全身中毒症状相对较轻(最迟 48 小时后出现),多为头晕、头痛、乏力、肌束震颤及恶心、呕吐等一般神经和消化道症状,但严重者也有流涎、肌肉抽动甚至抽搐,伴意识障碍和昏迷。

(2)口服中毒:多在 10 分钟至 1 小时出现中毒症状,先为上腹部灼痛、恶心、呕吐等消化道症状,可发生糜烂性胃炎。继而食欲缺乏、精神萎靡或肌束震颤,部分患者口腔分泌物增多,尚可有胸闷、肢端发麻、心慌、视物模糊、多汗等。重度中毒者出现阵发性抽搐,类似癫痫大发作,抽搐时上肢屈曲痉挛、下肢挺直、角弓反张,伴意识丧失,持续 0.5～2.0 分钟,抽搐频繁者每天发作可多达 10～30 次,各种镇静、止痉剂不能明显奏效,可持续 10～20 天。也有无抽搐即意识障碍直至昏迷者。对心血管的作用一般是先抑制后兴奋,开始心率减慢,血压偏低,其后可转为心率增快和血压升高,部分病例尚伴其他心律失常。个别病例有中毒性肺水肿。

3.实验室检查

(1)毒物检测:拟除虫菊酯原形物质排泄迅速,停止接触 12 小时后在接触人员的尿中就难以测出。但其代谢物可检测出的时间较长(2～5 天)。有条件时可做毒物或其代谢产物检测。

(2)全血 ChE 活性:无明显变化,有助于与急性有机磷农药中毒(AOPP)鉴别。

(3)心电图检查:少数中毒患者 ST 段下降及 T 波低平,窦性心动过缓或过速,室性期前收缩或房室传导阻滞等。

4.急性中毒分级

(1)轻度中毒:常有头晕、头痛、恶心、呕吐、食欲缺乏、乏力、流涎、心慌、视物模糊、精神萎靡等,但体检无阳性发现。口服中毒者消化道症状更明显,可有上腹部灼痛及腹泻等。

(2)中度中毒:除上述症状外,尚有嗜睡、胸闷、四肢肌肉震颤、心律失常、肺部啰音等。

(3)重度中毒:有呼吸增快、呼吸困难、心悸、脉搏增快、血压下降、阵发性抽搐或惊厥、角弓反张、发绀、肺水肿和昏迷等。病情迁延多日,危重者可致死亡。

5.鉴别诊断

需要鉴别的疾病有中暑、上呼吸道感染、食物中毒、脑卒中、原发性癫痫或其他急性农药中毒等。因本品的气味与有机磷相似,尤其应与 AOPP 相鉴别,除依据接触史外,本品中毒全血 ChE 活性大多正常,且多数不能耐受 5 mg 以上阿托品治疗,一般预后较好,毒物检测有助于鉴别。

(二)治疗要点

1.清除毒物

生产性中毒者,应立即脱离现场,将患者移至空气新鲜处,脱去染毒的衣物。口服中毒者用肥皂水或 2%～4%碳酸氢钠溶液彻底洗胃,然后用 50%硫酸钠 40～60 mL 导泻,并经胃管灌入活性炭 50～100 g 吸附残余毒物。对有频繁抽搐、意识障碍或昏迷、中毒性肺水肿等表现的严重中毒病例,应尽早做血液灌流或血液透析治疗。

2.控制抽搐

常用地西泮或巴比妥类肌内注射或静脉注射。抽搐未发生前可预防性使用,控制后应维持用药防治再抽搐。抽搐发作时,可用地西泮 10～20 mg 或异戊巴比妥钠(阿米妥)0.1～0.3 g 静脉注射。亦可用苯妥英钠 0.1～0.2 g 肌内注射或静脉注射,本品尚可诱导肝微粒体酶系,有利于加速拟除虫菊酯类农药的代谢解毒。

3.解毒治疗

无特效解毒剂,下述药物可试用。

(1)中枢性肌松剂:美索巴莫(舒筋灵)0.5 g 肌内注射,或贝克洛芬 10 mg 肌内注射,每天 2 次,连用 3 天。

(2)中药葛根素和丹参:对试验中毒动物有保护和治疗作用,已试用于临床,对控制症状和缩短疗程有一定的疗效。葛根素静脉滴注 5 mg/kg,2～4 小时重复 1 次,24 小时用量不宜大于 20 mg/kg,症状改善后改为每天 1～2 次,直至症状消失。亦可用复方丹参注射液治疗。

(3)阿托品:只能用于控制流涎和出汗等症状,0.5～1.0 mg 肌内注射,发生肺水肿时可增大至每次 1～2 mg,但总量不宜过大,达到控制症状即可。切不可企图用阿托品来做解毒治疗,否则将加重抽搐,甚至促进死亡。

4.其他

对症支持治疗。

三、百草枯中毒

百草枯(paraquat,PQ)又名克芜踪、对草快,是目前最常用的除草剂。可经消化道、呼吸道和皮肤黏膜吸收,常因防护不当或误服致中毒。人口服致死量 1～3 g。中毒死亡率高达 30%～50%。

(一)诊断要点

1.临床表现特点

百草枯中毒的特征是多脏器损伤和衰竭,最常见者为肾、肝和肺损伤,死亡主要原因是呼吸衰竭。①消化系统:经口中毒者有口腔烧灼感,口腔、食管黏膜糜烂溃疡、恶心、呕吐、腹痛、腹泻,甚至呕血、便血等。严重者发生中毒性肝病,表现为肝区疼痛、肝大、黄疸和肝功能异常、肝衰竭等。②中枢神经系统:表现为头晕、头痛、四肢麻木、肌肉痉挛、烦躁、抽搐、幻觉、恐惧、昏迷等。③肾脏:表现为肾区叩痛,尿蛋白阳性,血 BUN、Cr 升高。严重者发生急性肾衰竭。④肺脏:肺损伤是最突出和最严重的改变,表现为胸痛、发绀、呼吸困难,早期多为刺激性咳嗽,呼吸音减低,两肺可闻及干湿啰音。大量口服者,24 小时内可出现肺水肿、出血,常在 1~3 天因 ARDS 而死亡。非大量摄入或经皮缓慢吸收者多呈亚急性经过,服药后有一个相对无症状期,于 3~5 天出现胸闷、憋气,2~3 周呼吸困难达高峰,患者往往在此期死于肺功能衰竭。少数患者可发生气胸、纵隔气肿等并发症。胸部 X 线显示病变局限或弥漫,口服达致死量者 X 线多呈弥漫性改变,中毒早期(3 天至 1 周),主要为肺纹理增多,肺野呈磨玻璃样改变,严重者两肺广泛高密度影,形成"白肺",同时出现肺实变,部分小囊肿;中毒中期(1~2 周),肺大片实变,肺泡结节,同时出现部分肺纤维化。中毒后期(2 周后)呈局限或弥漫性网状纤维化。动脉血气分析呈低氧血症。⑤皮肤、黏膜:接触浓缩液可以引起皮肤的刺激、烧灼,1~3 天逐渐出现皮肤烧伤,表现为红斑、水疱、溃疡等。高浓度百草枯接触指甲后,可使指甲出现白点,甚至横断、脱落。眼结膜、角膜接触百草枯后,可引起严重的炎性改变,24 小时后逐渐加重,形成溃疡,甚至继发虹膜炎,影响视力,另外可有鼻、喉刺激,鼻出血等。

2.临床分型

(1)轻型:百草枯摄入量<20 mg/kg,患者除胃肠道症状外,其他症状不明显,多数患者能够完全恢复。

(2)中到重型:摄入量 20~40 mg/kg,患者除胃肠道症状外可出现多系统受累表现,1~4 天内出现肾功能、肝功能损伤,数天至 2 周出现肺部损伤,多数于 2~3 周死于肺功能衰竭。

(3)暴发型:摄入量>40 mg/kg,严重的胃肠道症状,4 天内死于多脏器功能衰竭。

(二)治疗要点

百草枯中毒无特效解毒剂,治疗以减少毒物吸收、促进体内毒物清除和对症支持为主。

1.阻止毒物继续吸收

彻底清洗被污染的皮肤、黏膜和眼睛。经口中毒者,立即催吐,尽早彻底洗胃,可用清水或 2%碳酸氢钠溶液。洗毕后用 30%漂白土、皂土或活性炭 60 g 灌胃,以吸附胃肠内的百草枯,再予以硫酸镁、硫酸钠或 20%甘露醇导泻,重复应用,直至粪便中出现吸附剂。

2.清除已吸收的毒物

尽早行血液净化治疗,以血液灌流效果最好,每天 1 次,持续 1 周左右。也可采用血浆置换,每天或隔天 1 次,直至病情缓解。

3.防治毒物损伤

及早应用自由基清除剂,如维生素 C、维生素 E、维生素 A,还原型谷胱甘肽、乙酰半胱氨酸等。早期应用糖皮质激素和免疫抑制剂可能对患者有效,可选用甲泼尼龙、地塞米松、硫唑嘌呤、环磷酰胺等。丹参、川芎、银杏叶提取物等能对抗自由基、抑制纤维化,可以试用。

4.对症支持治疗

包括保护胃黏膜、防治感染、防治肾损伤、呼吸支持治疗等。

5.其他

避免高浓度氧吸入,以免加重肺损伤,除非 PaO₂<5.3 kPa(40 mmHg)或发生 ARDS 时可吸入>21%氧气或用 PEEP 机械通气。

(李　栋)

第四节　有机毒物中毒

一、急性乙醇中毒

急性乙醇(酒精)中毒,俗称酒醉,是因一次饮入过量乙醇(酒精)或酒类饮料引起的中枢神经系统由兴奋转为抑制的状态,严重者出现昏迷、呼吸抑制及休克。成人饮用乙醇的中毒剂量有个体差异,一般为 70~80 g,而致死剂量为 250~500 g。小儿的耐受性较低,致死量婴儿 6~10 g,儿童约 25 g。

(一)诊断要点

1.急性中毒

(1)饮酒史:有过量饮酒史,应询问饮酒的种类和饮用量、平素酒量、饮酒的具体时间,有无服用其他药物。

(2)临床表现特点:症状轻重与饮酒量、个体的敏感性有关。临床上大致分 3 期,各期界限不很明显。①兴奋期:当饮酒后,血中乙醇达 500 mg/L 时患者可有恶心、呕吐、结膜充血、颜面潮红或苍白、头晕、欣快感、语言增多,有时粗鲁无礼,易感情用事,喜怒无常,也有安静入睡者。②共济失调期:乙醇浓度达 500~1 500 mg/L,即可出现共济失调,表现为动作笨拙、步态蹒跚、语无伦次且言语含糊不清。③昏睡期:乙醇达 2 500 mg/L 以上时,即转入昏睡状态,面色苍白或潮红,皮肤湿冷、口唇轻度发绀,心跳加快,呈休克状态。瞳孔散大,呼吸缓慢带鼾声,严重者大小便失禁、抽搐、昏迷,最后发生呼吸麻痹直至死亡。

过量饮酒可诱发消化道出血、胰腺炎、发作性心律失常、脑梗死、脑出血及蛛网膜下腔出血,个别可引起急性乙醇中毒性肌病(肌痛、肌无力、肌肉肿胀,横纹肌溶解而导致急性肾衰竭)。

(3)实验室检查:依病情查血电解质、血糖、淀粉酶、肌酸磷酸激酶、血气分析等。

2.戒断综合征

长期酗酒者在突然停止饮酒或减少酒量后,可发生下列 4 种类型戒断综合征的反应。①单纯性戒断反应:在减少饮酒后 6~24 小时发病。出现震颤、焦虑不安、兴奋、失眠、心动过速、血压升高、大量出汗、恶心、呕吐。多在 2~5 天缓解自愈。②酒精性幻觉:幻觉以幻听为主,也可见幻视、错觉及视物变形。多为被害妄想,一般可持续 3~4 周。③戒断性惊厥反应:常与单纯性戒断反应同时发生,也可在其后发生癫痫大发作。多数只发作 1~2 次,每次数分钟。也可数天内多次发作。④震颤谵妄反应:在停止饮酒 24~72 小时后,也可在 7~10 小时后发生。患者精神错乱,全身肌肉出现粗大震颤。谵妄是在意识模糊的情况下出现生动、恐惧的幻视,可有大量出汗、心动过速、血压升高等交感神经兴奋的表现。

3.诊断注意事项

(1)需检查患者有无摔倒或碰撞致外伤,尤其是颅脑外伤致颅内出血引起意识障碍。

(2)下列情况需行颅脑 CT 检查:经治疗意识未恢复或意识状态发生改变、出现定位体征、饮酒量与临床表现不符、癫痫发作、有外伤史。

(3)急性中毒主要与引起昏迷的疾病相鉴别,如镇静催眠药中毒、一氧化碳中毒、急性脑血管病、糖尿病昏迷、颅脑外伤等。

(4)戒断综合征主要与精神病、癫痫、窒息性气体中毒、低血糖症等相鉴别。

(二)治疗要点

1.急性中毒的治疗

急性中毒的轻型患者,一般无须特殊治疗。可使其卧床休息、保暖、饮浓茶或咖啡,即可逐渐恢复。但对重症患者应迅速采取下述措施。

(1)清除毒物:由于乙醇吸收快,一般洗胃意义不大;如在 2 小时内的重度中毒患者,可考虑应用 1%碳酸氢钠或生理盐水洗胃。对长期昏迷、呼吸抑制、休克的严重病例,或同时服用甲醇或其他可疑药物时,应尽早行血液透析治疗,可成功挽救患者生命。

(2)纳洛酮的应用:纳洛酮对乙醇中毒所致的意识障碍、呼吸抑制、休克有较好的疗效。用法:0.4～0.8 mg 加入 25%葡萄糖溶液 20 mL 中静脉注射,必要时 15～30 分钟重复 1 次;或用 1.2～2 mg 加入 5%～10%葡萄糖溶液中持续静脉滴注,直至达到满意效果。

亦可选用醒脑静脉注射液和胞磷胆碱治疗重度乙醇中毒。成人为醒脑静脉注射液 20 mL 加入 5%～10%葡萄糖溶液 250 mL 中静脉滴注;胞磷胆碱 0.5～1.0 g 加入 5%～10%葡萄糖溶液 500 mL 中静脉滴注。

(3)促进乙醇氧化代谢:可给 50%葡萄糖溶液 100 mL,同时肌内注射维生素 B_1、维生素 B_6 和烟酸各 100 mg,以加速乙醇在体内氧化代谢。

(4)迅速纠治低血糖:部分病例可出现低血糖昏迷,应注意与乙醇直接作用所致的昏迷鉴别。故急性中毒的重症患者应检测血糖,如有低血糖,应立即静脉注射高渗葡萄糖溶液。

(5)对症支持疗法。

2.戒断综合征的治疗

患者应安静休息,保证睡眠。加强营养,给予维生素 B_1、维生素 B_2。有低血糖时静脉注射高渗葡萄糖溶液。重症患者宜选用短效镇静药控制症状,常选用地西泮,依病情每 1～2 小时口服 5～10 mg,症状稳定后可给予维持镇静的剂量,8～12 小时 1 次。有癫痫病史者可用苯妥英钠。

二、甲醇中毒

工业生产中急性中毒主要由吸入甲醇蒸气所致,较少见。工业用乙醇中含有较多的甲醇,若误用此类乙醇配制成白酒饮用,则导致急性中毒。人经口中毒的个体差异较大,一般 5～10 mL 即可引起严重中毒,最低 7～8 mL 即可引起失明,致死量 30 mL 左右。

(一)诊断要点

1.病史

有甲醇吸入史,误服甲醇或含有甲醇的毒酒史。

2.临床表现特点

主要引起以中枢神经系统损害、眼部损害和代谢性酸中毒为特点的中毒症状。无论吸入或经口中毒,均有一定的潜伏期,通常为8～36小时,同时饮酒者则潜伏期可更长。症状轻者仅感头痛、头晕、视物模糊、乏力、兴奋、失眠、眼球疼痛,颇似乙醇中毒。中度中毒可出现步态不稳、呕吐、呃逆、共济失调,腹痛、腰痛、视力障碍、眼前有跳动性黑点、飞雪或闪光感,复视甚至视觉丧失,表情淡漠、四肢湿冷。重度中毒有剧烈头痛、恶心、呕吐、意识蒙眬、谵妄、抽搐、失明、瞳孔散大、光反射消失等表现。同时,患者有明显的酸中毒,甚至休克、昏迷,最后可出现中枢性呼吸衰竭而致死。少数病例可出现精神症状。眼底检查见视盘充血、出血或眼底静脉扩张、视网膜水肿,或见视神经萎缩。也有病例眼损害症状出现于全身中毒症状改善之后,由此可于中毒后数月出现迟发性视力损害。

3.辅助检查

血气分析有 HCO_3^- 及 pH 降低,BE 为负值。血 CO_2CP 降低。血和尿中酮体可阳性,尿呈酸性,可能有肝功能异常及蛋白尿。血和尿中可测得甲醇、甲酸。血甲醇＞50 mg/L 或甲酸＞76 mg/L,尿中甲酸＞2 000 mg/L,有诊断意义。CT 检查发现脑壳核梗死,同样有助于诊断。

(二)治疗要点

1.尽早清除毒物

口服中毒者应及时用1％碳酸氢钠或温水、肥皂水洗胃,口服硫酸钠30 g 导泻。已吸收入血液者,不论患者有无症状,均可用腹膜或血液透析加以清除,因甲醇属于可透析清除的毒物。早期透析可减轻症状、挽救生命和减少后遗症。血液透析的指征:①血液甲醇＞15.6 mmol/L 或甲酸＞4.34 mmol/L;②严重代谢性酸中毒;③视力严重障碍或视盘、视网膜水肿。吸入性中毒应脱离有毒环境,吸氧。

2.乙醇作抗毒治疗

由于乙醇对醇脱氢酶的亲和力比甲醇大 20 倍,由此可阻断甲醇代谢增毒,并促进排出,故理论上可用乙醇作抗毒治疗。方法是医用 95％乙醇按 1 mL/kg 稀释于 5％葡萄糖溶液或生理盐水中,配制成 10％的乙醇溶液,30 分钟内静脉滴注完,然后再按 0.166 mL/kg 同样稀释后静脉滴注维持;也可先用 50％乙醇按 1.5 mL/kg 稀释至不大于 5％的浓度,首次口服或经胃管注入,其后按 0.5～1.0 mL/kg 口服,每 2 小时 1 次维持。也可口服白酒 30 mL,以后每 4 小时口服 15 mL。务使血中甲醇浓度降至 0.5 g/L 以下,停止使用乙醇后不再发生酸中毒为止,一般需 4～7 天或更长。若患者已有明显抑制者不宜用乙醇治疗。尚可给予叶酸,以促进已经形成的甲酸加速分解成二氧化碳,剂量为每 4 小时 50 mg 静脉滴注,共给数天。

4-甲基吡唑是对醇脱氢酶有更强、更特异的抑制剂,且毒性低。按 15 mg/kg 口服 1 次,12 小时后给 5 mg/kg,再 12 小时给 10 mg/kg,直至血中检测不出甲醇为止。

3.纠正酸中毒

早期应用碱性药物有肯定的疗效。可用 5％碳酸氢钠静脉滴注,用量可根据血 CO_2CP 或血气分析结果调整。

4.高压氧治疗

重度中毒和有双目失明者,应尽早行高压氧治疗,可使双目失明好转。

5.眼科治疗

不论患者视力如何,急性期均宜避免光线刺激,双眼应用纱布覆盖保护。皮质激素可减轻脑水肿和视神经损害,可用地塞米松 10～20 mg 或氢化可的松 200～500 mg 静脉滴注,每天 1 次。

6.对症支持疗法

给予高蛋白、高碳水化合物饮食。应用大剂量维生素及促进神经系统恢复的药物。

三、苯中毒

急性中毒多由于生产过程或意外事件中吸入高浓度苯蒸气所引起。一般吸入含苯浓度 4～5 g/m³ 的空气,则会发生严重中毒。偶尔亦可因误服而中毒,口服 2 mL 即可迅速发生昏迷,10～15 mL 可致死。

(一)诊断要点

1.病史

有毒物接触史。由于吸入的苯部分以原形由呼吸道排出,中毒者气息中有浓郁的苯的芳香味,对无明确接触史者,有参考诊断价值。除苯的中毒外,口服中毒者,尚需注意服入作为溶剂的苯之外,是否尚有作为溶质的其他毒物进入体内,招致“双重中毒”的可能性。

2.临床表现特点

急性中毒主要为中枢神经系统抑制症状。轻者有头痛、头晕、耳鸣、乏力、步如醉汉、幻觉和精神障碍;重者有意识障碍、昏迷、肌肉痉挛或抽搐、呼吸困难、血压下降、瞳孔散大、光反射消失,可因呼吸麻痹而死亡。苯对局部有刺激性,因而可侵入眼睛而致眼部炎症,流泪、畏光、结合膜充血、视物模糊等;吸入时可产生呛咳、咽痛、气管分泌物增多,甚至喉头水肿、痉挛或窒息,急性期过后易合并肺炎;口服者可有明显消化道刺激症状如腹部不适、腹痛、恶心、呕吐、腹泻等。

慢性中毒除神经系统外,还影响造血系统。神经系统早期为神经衰弱和自主神经功能紊乱综合征;个别晚期病例可有感觉障碍和不全麻痹;也可引起多发性神经炎、脊髓炎、视神经炎、癫痫和精神病等。造血系统异常表现是慢性苯中毒的主要特征,以白细胞及血小板减少最常见,严重者表现为再生障碍性贫血;甚至发生苯中毒白血病,以急性粒细胞白血病为多,其次为急性淋巴细胞白血病和急性红白血病。

(二)治疗要点

1.清除毒物

吸入中毒者,迅速脱离有毒环境,换去被污染的衣物,温肥皂水(忌用热水)清洗皮肤。口服中毒者,以 0.5％活性炭或 2％碳酸氢钠溶液洗胃,随后注入硫酸钠 30 g 导泻,忌催吐。

2.维持呼吸功能

呼吸节律不规则、呼吸表浅或有缺氧表现者,吸氧,必要时行气管插管或气管切开术行气管内加压吸氧,应用呼吸兴奋剂。有条件者,宜选用高压氧舱治疗,可加速苯从呼吸道排出。

3.解毒剂

葡萄糖醛酸可与体内苯的代谢产物酚类结合,生成苯基葡萄糖醛酸酯而起解毒作用。用法:葡醛内酯(肝泰乐)100～200 mg,肌内注射或静脉滴注,轻症可口服,每天 2～3 次。同时可加用较大剂量维生素 C、B 族维生素等。

4.其他

对症支持处理。

四、家用清洁剂中毒

家用清洁剂主要有阴离子型、阳离子型、非离子型(非离子型清洁剂一般无毒性)及碱类或聚磷酸盐类,误服中毒主要引起消化道和黏膜的刺激症状。

(一)阴离子型清洁剂中毒

此类主要包括肥皂、洗衣粉、洗洁精和洗发香波等。对儿童最大安全量为 0.1～1.0 g/kg。急性中毒主要是误服所致,表现为恶心、呕吐、腹泻、腹痛、腹胀和消化道烧灼感等。严重者可导致低血钙而发生手足搐搦和惊厥。进入眼中可引起流泪、畏光、肿痛等眼刺激症状。长时间接触高浓度清洁剂可致皮肤黏膜刺激症状。偶有过敏而致哮喘。治疗要点:①误服者洗胃后口服牛奶、豆浆、双面体蒙脱石(思密达)等保护消化道黏膜。②有低血钙时静脉应用钙剂。③皮肤黏膜或眼中接触后用大量清水或生理盐水冲洗。

(二)阳离子型清洁剂中毒

阳离子型清洁剂主要成分是阳离子型表面活性剂,如十六烷基三甲基铵氯化物或溴化物、氯化苯甲羟胺和六氯酚等。阳离子型清洁剂的浓缩液易于吸收,1%的浓度对黏膜有损伤性,肥皂可迅速使其丧失作用。10%的浓度对食管黏膜有腐蚀性,20%的浓度可致消化道穿孔和腹膜炎。食入致死量为 1～3 g。急性中毒主要是误服所致,主要症状是恶心、呕吐、食管腐蚀性损伤、虚脱、血压下降、惊厥、昏迷,常在 1～4 小时内死亡。治疗要点:①误服者洗胃后口服牛奶、豆浆、双面体蒙脱石(思密达)等保护消化道黏膜。如有食管损伤,不可催吐和洗胃。对未吸收的阳离子型清洁剂,普通肥皂即可为有效的解毒剂。②对症支持治疗。有高铁血红蛋白血症可给予小剂量亚甲蓝和大剂量维生素 C。

(三)碱类或聚磷酸盐类清洁剂中毒

此类清洁剂以强碱(去油污)和聚磷酸盐类(水软化剂)为主要成分,主要用于厨房灶具、水池、桌面、玻璃门窗、墙壁、地面、家具、厕所和一些机器等洗涤清洁。

五、其他有机毒物中毒

(一)汽油中毒

1.诊断要点

(1)有毒物接触或误服史(一般口服致死量 7.5 g/kg)。

(2)典型临床表现。①轻度中毒:头晕、头痛、乏力、恶心、呕吐、酒醉样步态、精神恍惚、兴奋状态。②重度中毒:昏迷型表现为迅速昏迷、抽搐、瞳孔扩大、脉细弱、呼吸不规则、血压下降或中枢性高热。中毒性精神病型表现为躁动不安、癔症样发作、哭笑无常、乱说乱动等。③吸入性肺炎:剧烈咳嗽、咯血痰、胸痛、发绀、肺啰音等。④误服时有剧烈的上腹痛、恶心、呕吐。

2.治疗要点

(1)吸入中毒速将患者移至新鲜空气处。口服者,一般不用催吐或洗胃,以免将汽油吸入肺内。如口服量大洗胃时先注入 150～200 mL 液体石蜡或花生油或橄榄油于胃中使之溶解,然后将油吸出,再用温水洗胃。活性炭 50～100 g 灌服,硫酸钠导泻。

(2)对症、支持治疗:抗感染、抗休克。重症患者应尽早高压氧疗。

(二)煤油中毒

1.诊断要点

(1)有毒物接触或误服史。

(2)经口中毒:恶心、呕吐、腹痛、腹泻等。

(3)吸入中毒:咳嗽、呼吸困难、胸痛、吸入性肺炎等。

(4)全身症状:乏力、酒醉状态、精神恍惚、烦躁、抽搐、昏迷。

2.治疗要点

同汽油中毒。

(三)酚类中毒

酚类中有多种制剂,为外用药,如苯酚(酚、石炭酸、羟基苯)、甲酚(煤酚、甲苯酚)、甲酚皂溶液(来苏尔)、煤焦油、间苯二酚、三氯苯酚等。甲酚皂溶液口服致死量为 3 g;石炭酸口服致死量为 8～15 g。

1.诊断要点

(1)有毒物吸入、口服史。

(2)局部表现:皮肤接触致皮炎;口服者,口腔、咽喉、食管与胃部灼热感,口渴、恶心、呕吐,腹痛、腹泻、血便。眼部溅入酚,致结膜炎、角膜炎、失明。

(3)全身中毒表现:头痛、眩晕、胸闷、乏力、呼吸减慢、体温、血压下降,抽搐、昏迷,呼吸、循环衰竭。

(4)24 小时尿酚＞20 mg 有助于诊断。

2.治疗要点

(1)口服者,应尽早洗胃,可用牛奶、生蛋清或植物油灌洗。植物油能溶解苯酚,而不使其吸收,忌用矿物油洗胃。反复洗胃至酚味消失,并留牛奶、生蛋清、米汤等,保护胃黏膜。有重度食管损伤者禁止洗胃。吸入者,脱离现场,清洗皮肤,吸氧。

(2)对症支持疗法,包括静脉输液、利尿等。

(四)碘中毒

碘制剂如碘酒、复方碘溶液和其他碘化物为医疗或家庭常备消毒剂,常因误服或用量过大致中毒。碘的成人中毒量约为 1.0 g,口服致死量 2～3 g,小儿服 3～4 mL 碘酊可致死。

1.诊断要点

(1)有误服或使用本药史。

(2)口服者,局部黏膜被染成棕色,呼吸有碘味。口腔、食管和胃有烧灼感、疼痛。恶心、呕吐、腹痛、腹泻等。严重者四肢震颤、发绀、惊厥、休克、昏迷等。吸入碘蒸气有明显呼吸道刺激症状。

2.治疗要点

(1)口服者,立即淀粉液洗胃。也可在洗前给大量淀粉食物如藕粉、米汤、面粉糊等(因淀粉可与碘结合而成无毒物),再探咽催吐,反复进行,直至呕吐物不出现蓝色为止。洗胃后用硫酸钠导泻。口服豆浆、米汤牛乳或生蛋清保持胃黏膜。吸入者,移至新鲜空气处,吸氧。

(2)可口服硫代硫酸钠每次 5 g,重症可将 10%硫代硫酸钠 10 mL 稀释成 3%溶液静脉注射,3～4 小时 1 次或每天 1～2 次,使游离碘成为毒性低的碘化物。

(3)内服大量液体和生理盐水,或每天口服氯化钠 6～12 g,重症者每天静脉滴注生理盐水 1 000 mL。

(4)对症支持疗法。

(五)甲醛中毒

甲醛又名蚁醛,其 35%～40%水溶液又称福尔马林,是一种防腐剂,具有强烈的刺激气味。常因误服或吸入甲醛蒸气致中毒。工业用甲醛常混有甲醇,故可同时有甲醇中毒反应。甲醛在体内代谢而成甲酸,促使发生代谢性酸中毒;甲醛对中枢神经系统有抑制作用。成人口服致死量为 10~20 mL。

1.诊断要点

(1)有毒物吸入或口服史。

(2)口服者,口腔黏膜糜烂、上腹痛、呕血、休克;吸入者,致鼻炎、结膜炎、支气管炎;皮肤接触者有皮炎。

(3)神经系统症状:头痛、眩晕、乏力、恐慌不安、步态不稳、惊厥、昏迷等。

(4)可伴有肝、肾功能损害。

(5)过敏患者可有面部水肿、支气管哮喘等。

2.治疗要点

(1)口服者,立即用 0.1% 氨水洗胃(因氨可与甲醛结合成毒性小的六次甲基四胺)。活性炭 50~100 g 灌服,硫酸钠导泻。口服豆浆、牛乳或蛋清保持胃黏膜。吸入者,移至新鲜空气处,吸氧。皮肤接触者用水或肥皂水冲洗。

(2)对症支持疗法,包括防治酸中毒、抗过敏等。

(六)甲紫中毒

甲紫又称龙胆紫,其 1%~2% 溶液俗称"紫药水",常因内服剂量过大致中毒。轻度中毒有恶心、呕吐、腹痛、头痛、头晕等;重度中毒可形成高铁血红蛋白血症,患者可出现休克或呼吸衰竭。尿呈玫瑰紫色。

口服者清水洗胃,盐类泻药导泻。紫药水流入眼内要立即用自来水冲洗。高铁血红蛋白血症可用小剂量(1~2 mg/kg)亚甲蓝。对症支持治疗。

(七)松节油中毒

松节油是萜烯类混合物,主要由 α 和 β 松油精组成,可由口服、吸入或皮肤接触而发生中毒。中毒量:内服 8 mL 左右,小儿口服 15 mL 即可致死,成人口服 150 mL 即可产生致死性中毒反应。中毒主要表现为消化道刺激症状(口腔及食管灼痛、恶心、呕吐、腹痛、腹泻等)、肾脏损害(蛋白尿、血尿、肾功能不全等)及神经系统刺激症状(头痛、眩晕、兴奋、谵妄、共济失调、抽搐等)。吸入中毒表现为眼、鼻及呼吸道刺激症状。皮肤接触中毒可致过敏性皮炎。

吸入中毒者,迅速移离现场;皮肤接触者可用肥皂水或清水冲洗。口服中毒者,给予液状石蜡 100~200 mL 口服后再彻底洗胃,硫酸钠导泻。洗胃后给予润滑剂如鸡蛋清、米糊、豆浆等,勿给油类。对症支持治疗。

(八)四氯化碳中毒

1.诊断要点

(1)有毒物吸入或口服史。

(2)蒸气吸入有眼、鼻、咽、喉及呼吸道黏膜刺激症状;口服者,以消化道症状明显:恶心、呕吐、腹痛、腹泻。严重者出现神经系统症状:头痛、眩晕、精神恍惚、抽搐、意识障碍等。

(3)也可发生急性重型肝炎、急性肾衰竭、中毒性心肌损害、中毒性肺水肿。

(4)血、尿或呼气中四氯化碳浓度增高。

2.治疗要点

(1)脱离中毒环境,吸氧、保暖。误服者用 2% 碳酸氢钠溶液或 1∶5 000 高锰酸钾溶液洗胃,用硫酸镁导泻。

(2)解毒剂:乙酰半胱氨酸。

(3)对症与支持疗法,如保肝、营养心肌等。

(九)三氯甲烷(氯仿)中毒

1.诊断要点

(1)有毒物吸入或口服史。

(2)吸入中毒初期,患者兴奋激动,随即头痛、头晕,之后呈抑制状态、昏迷、呼吸麻痹。

(3)口服者,口腔、食管与胃部黏膜均有烧灼感,恶心、呕吐、腹痛、腹泻。随后出现昏迷,又可引起周围循环衰竭或肝脏损害而死亡。

2.治疗要点

(1)口服者,立即洗胃及导泻;吸入者,立即撤离中毒环境,吸氧,必要时人工呼吸和应用呼吸兴奋剂。忌用吗啡与肾上腺素。

(2)对症、支持疗法。

(十)乙醚中毒

1.诊断要点

(1)有毒物吸入或口服史。

(2)吸入高浓度呈"醚醉"现象:眩晕、癔症样发作、精神错乱、嗜睡、昏迷、瞳孔散大、脉搏细弱、血压下降、呼吸抑制。

(3)可伴有恶心、呕吐、多汗、流涎、流泪、咳嗽等。

2.治疗要点

(1)迅速脱离现场,吸氧、保暖。口服者洗胃。

(2)防治呼吸、循环衰竭。

(3)对症与支持疗法。

(十一)甲苯中毒

1.诊断要点

(1)有毒物接触史。

(2)黏膜刺激症状:流泪、咳嗽、胸闷、结膜充血等。

(3)中枢神经症状:头痛、乏力、步态蹒跚、意识障碍。

(4)可有吸入性肺炎、肺水肿,血尿、蛋白尿。

2.治疗要点

同苯中毒。

（李　栋）

第八章

呼吸系统急危重症

第一节　慢性支气管炎急性发作

一、概述

慢性支气管炎(简称慢支)是指气管、支气管黏膜及其周围组织的慢性非特异性炎症。临床上表现为因感染、过敏及其他理化因素刺激导致的咳嗽、咳痰、或伴有喘息的症状,以及反复发作的慢性过程。它是一种严重危害人民健康的常见病,尤以老年人多见。按病情进展分为3期:急性发作期、慢性迁延期、临床缓解期。

二、致病微生物

感染与慢支的发生、发展关系密切,但尚无足够证据说明感染是慢支的首发病因,一般认为感染是慢支加剧病变发展的重要因素。主要致病微生物为病毒和细菌。病毒包括鼻病毒、流感病毒、副流感病毒、腺病毒和呼吸道合胞病毒等。常见细菌有肺炎链球菌、流感嗜血杆菌、甲型链球菌和奈瑟菌。病毒感染所造成的呼吸道上皮损伤有利于细菌的继发感染,引起该病的发生和发作。慢性阻塞性肺疾病与慢性支气管炎密切相关,当慢性支气管炎患者出现不可逆的气流受限时可诊断为慢性阻塞性肺疾病。慢性阻塞性肺疾病急性加重期,轻度(不需住院)患者主要的致病菌为流感嗜血杆菌、肺炎链球菌、卡他莫拉菌、衣原体、病毒。中度至重度(需要住院)的患者,除上述致病菌外,常有肠杆菌属(肺炎克雷伯杆菌、大肠埃希菌、变形杆菌等)、铜绿假单胞菌。

三、临床表现

慢性支气管炎多见于中年以上,起病多潜隐缓慢,也有少数患者于急性上呼吸道感染后症状迁延不愈而起病。病程漫长,反复急性发作,逐渐加重。主要症状为慢性咳嗽、咳痰,部分患者可有喘息。长期、反复、逐渐加重的咳嗽是慢支的一个主要特点。疾病初起时咳嗽呈间歇性,尤其是清晨醒后较剧,随着病情发展早晚或整日均可有咳嗽。痰一般为白色黏液或浆液泡沫状痰,合并感染急性发作时,痰液转为黏液脓性或黄色脓痰,且咳嗽加重,痰量随之明显增多,偶带血。可有微热与全身不适。部分患者有支气管痉挛,可引起喘息,常伴哮鸣音,早期常无气短;反复发作,并发慢性阻塞性肺疾病时,可伴有轻重程度不等的气短。该病早期多无异常体征。在急性发作期多在背部及肺底部闻及散在干、湿啰音,咳嗽后可减少或消失,啰音多少和部位不固定。喘息性慢性支气管炎发作时可听到广泛的哮鸣音。并发肺气肿者可有肺气肿体征。出现气流受限而发生慢性阻塞性肺疾病者听诊呼气期延长,一般气道阻塞越严重,呼气期越长。

四、实验室及辅助检查

(一)X线检查

早期往往阴性。随病变进展,支气管壁增厚,细支气管或肺泡间质炎性细胞浸润或纤维化,可见两肺纹理增粗,呈网状或条索状、斑点状阴影,或出现双轨影和袖套征,以双下肺野较明显。这些征象不是特异性的,且与临床症状不尽一致。并发肺气肿时,可见两肺透过度增加,两膈低平。

(二)呼吸功能检查

早期无异常。如有小气道阻塞时,最大呼气流速-容量曲线(MEFV曲线)在75%和50%容量时流量明显降低,闭合气量和闭合容量明显增高。随病情进展,出现典型慢性阻塞性肺疾病、肺功能变化及弥散功能减低等。

(三)血液检查

慢支急性发作期可见白细胞计数及中性粒细胞增多。喘息型患者可见嗜酸性粒细胞增多。

(四)痰液检查

痰涂片及培养,可见肺炎链球菌、流感嗜血杆菌、甲型链球菌和奈瑟球菌等。近年来革兰阴性菌感染有明显增多趋势,特别是多见于院内感染的老年患者。痰涂片中可见大量中性粒细胞,喘息型者可见较多嗜酸性粒细胞。

五、诊断与鉴别诊断

(一)诊断依据

诊断主要依据病史和症状。根据咳嗽、咳痰或伴喘息,每年发病持续3个月并连续2年以上,排除其他心、肺疾病(如肺结核、尘肺、支气管哮喘、支气管扩张、肺癌、肺脓肿、心功能不全等)之后,即可作出慢支诊断。如每年发病持续时间虽不足3个月,但有明确的客观检查依据(如X线检查)支持,亦可诊断。患者在1周内出现脓性或黏液脓性痰,痰量明显增加,或伴有发热、白细胞计数增高等炎症表现,可诊断慢支急性发作。

(二)鉴别诊断

1.支气管哮喘

常于早年突然发病(通常在儿童期),一般无慢性咳嗽、咳痰史,喘息呈发作性,发作时两肺满布哮鸣音,缓解期可毫无症状,常有个人或家族变应性疾病史。与单纯型慢支易于鉴别。但支气管哮喘在发展到具有不可逆性气道狭窄后难与喘息型慢支相鉴别,有人认为喘息型慢支就是慢支合并哮喘,二者无须再鉴别,且此二者治疗上有很多相同之处。咳嗽变异型支气管哮喘与慢支的鉴别点:前者多为阵发性干咳、无痰、夜间症状较重,X线胸片无异常改变,支气管激发试验阳性。

2.支气管扩张(简称支扩)

湿性支扩也有慢性反复咳嗽、咳痰,但痰量常较慢支多,多为脓性痰,合并感染时可有发热、大量脓痰,常反复咯血。肺部听诊为与病灶位置相吻合的固定性粗湿啰音。病程长者可见消瘦、杵状指(趾)。严重者X线检查可见卷发状或蜂窝状病变,受累肺叶常见容积缩小,易合并肺炎,胸部高分辨率薄层CT多可以明确诊断。

3.肺结核

所有年龄均可发病,活动性肺结核患者多有发热、乏力、盗汗、消瘦、咯血、精神萎靡、食欲减退等结核中毒症状,支气管内膜结核表现为阵发性刺激性咳嗽,有时很难制止,常有哮鸣音,痰中带血,经痰结核菌检查及胸部影像学、支气管镜检查可明确诊断。

4.间质性肺疾病

该病临床表现无特异性,需详细询问病史和职业史,早期可只有咳嗽、咳痰,偶感气短。部分患者肺部听诊可闻及Velero啰音,出现杵状指,肺功能呈限制性通气功能障碍,动脉血氧分压降低;X线胸片和胸部CT可见间质性结节影和(或)间质性网格影等,均有助于鉴别。

5.癌性淋巴管炎

肺癌起病隐袭,发病也多在中年以上,早期没有特异性临床表现,患者可有慢性吸烟史,可有吼哮样刺激性咳嗽,常持续咯血痰,色鲜红或带褐红色,典型影像学改变为串珠样。对已明确诊断为慢支的患者,如咳嗽性质发生改变,或胸部X线检查发现有块状阴影或结节状阴影,或经抗感染治疗后阴影未完全消散,应提高警惕,进一步行胸部CT、纤维支气管镜、痰脱落细胞学检查等明确。

6.充血性心力衰竭

患者多有器质性心脏病史,如冠心病、心肌病、心脏瓣膜病等,可表现为气急、咳嗽、咳痰、咯血,甚至发病甚急的喘息,伴咳粉红色泡沫状痰。听诊肺基底部可闻及细啰音,胸部X线片示心脏扩大、肺水肿,肺功能测定示限制性通气功能障碍。心脏超声左室射线分数减低及无其他原因解释的心房尿钠肽(BNP)升高可作为诊断依据。

六、治疗

(一)治疗原则

慢性支气管炎急性发作期主要以减少呼吸功、减轻气道炎症、降低下呼吸道细菌负荷和治疗可能伴随的低氧血症等措施解除症状,预防一过性肺功能损害加重,促进康复。

(1)伴痰量增加、脓性痰和气急加重等提示可能存在细菌感染的患者,可应用抗菌药物。

(2)应选用能覆盖流感嗜血杆菌、肺炎链球菌、卡他莫拉菌、肺炎支原体、肺炎衣原体及肺炎克雷伯菌等革兰阴性杆菌的抗菌药物。肺功能严重受损患者,应覆盖铜绿假单胞菌、鲍曼不动杆菌等非发酵菌,尤其是长期间断不规范应用抗菌药物患者。广谱、长期抗菌药物和糖皮质激素应用患者,应警惕曲霉菌感染。

(3)对疗效不佳的患者可根据痰液培养和药敏试验结果调整用药。

(4)轻症患者给予口服药,病情较重者可用注射剂。

(二)一般治疗

消除诱发因素,避免烟雾、粉尘及刺激性气体对气道的影响,吸烟者须戒烟,气候骤变及寒冷季节注意保暖,适当休息,清淡饮食,必要时吸氧,注意痰液引流,保持气道通畅等。

(三)药物治疗

急性发作期的治疗以控制感染、止咳祛痰、解痉平喘、雾化治疗等为主。

1.抗菌药物

抗生素的选择一般根据临床经验和本地区或该病区病原菌耐药性流行病学监测结果,同时积极进行痰病原菌培养和药敏试验。常用药物有青霉素类、大环内酯类、氟喹诺酮类和头孢菌素类等抗生素。见表8-1。

表 8-1　慢性支气管炎急性发作的病原治疗

病原	宜选药物	可选药物	备注
流感嗜血杆菌	氨苄西林、阿莫西林	复方磺胺甲噁唑,第一、第二代口服头孢菌素,氟喹诺酮类	10%～40%菌株产酶
肺炎链球菌 青霉素敏感 青霉素中介及耐药	青霉素 第三代头孢菌素	阿莫西林、氨苄西林 氟喹诺酮类	青霉素耐药率(中介及耐药)在10%～40%
卡他莫拉菌	复方磺胺甲噁唑,第一、第二代口服头孢菌素	氟喹诺酮类,阿莫西林、氨苄西林	约90%菌株产酶
肺炎支原体	大环内酯类	多西环素,氟喹诺酮类	
肺炎衣原体	大环内酯类	多西环素,氟喹诺酮类	
肺炎克雷伯菌等肠菌科细菌	第二代或第三代头孢菌素	氟喹诺酮类	

2.止咳祛痰药

对急性发作期患者在抗感染治疗的同时,可酌情选用溴己新、乙酰半胱氨酸、稀化黏素(桃金娘油)、盐酸氨溴索等。临床上经常使用复方止咳祛痰药,其成分不仅有止咳药、祛痰药,也适当加上支气管扩张剂或抗组胺药等,如复方甲氧那敏胶囊、复方可待因溶液、美敏伪麻溶液等。对于年老体弱无力咳痰或痰量多且黏稠者,应以祛痰为主,不宜选用强镇咳剂。

3.解痉平喘药

对于喘息型慢支者,常选用解痉平喘药。包括 β_2 受体激动剂(特布他林、沙丁胺醇、沙美特罗、福莫特罗)、抗胆碱能药物(异丙托溴铵、噻托溴铵)、茶碱类药物(氨茶碱、多索茶碱)。

4.雾化治疗

常选用祛痰药、支气管扩张药等进行雾化吸入治疗,以加强局部稀释痰液的作用。

(四)抗菌治疗评价与处理

经验性治疗 72 小时后应对病情和诊断进行评价。观察临床症状及体征并复查血常规、红细胞沉降率(ESR)、C 反应蛋白(CRP)等炎性指标,只要上述指标好转,无论痰细菌学检查结果如何,一般均应维持原治疗方案不变。如经验性治疗 72 小时后症状无改善或炎性指标无下降,则应对临床资料进行分析,调整治疗方案,并进行相应的检查以明确病原学诊断,必要时考虑采用侵入性检查手段。对于重症患者强调早期有效抗菌药物治疗,初始治疗方案应覆盖最常见的前4 位病原菌。

七、注意事项

慢性支气管炎多见于中年以上患者,老年人居多,由于老年人组织器官呈生理性退行性变,免疫功能也见减退,一旦罹患感染,在应用抗菌药物时需注意以下事项。

(1)老年人肾功能呈生理性减退,按一般常用量接受主要经肾排出的抗菌药物时,由于药物自肾排出减少,导致在体内积蓄,血药浓度增高,容易有药物不良反应的发生。因此老年患者,尤其是高龄患者接受主要自肾排出的抗菌药物时,应按轻度肾功能减退情况减量给药,可用正常治疗量的 1/2～2/3 或根据肌酐清除率给药。青霉素类、头孢菌素类和其他 β-内酰胺类的大多数品种即属此类情况。

(2)老年患者宜选用毒性低并具杀菌作用的抗菌药物,青霉素类、头孢菌素类等 β-内酰胺类为常用药物,毒性大的氨基糖苷类、万古霉素、去甲万古霉素等药物应尽可能避免应用,有明确应用指征时在严密观察下慎用,同时应进行血药浓度监测,据此调整剂量,使给药方案个体化,以达到用药安全、有效的目的。

(3)抗菌治疗应规范,按每种药物的 PK/PD 特点并结合患者基础肝功能、肾功能、合并用药情况制订合理用药方案,保证足剂量、足疗程用药。

(张喜霞)

第二节 慢性阻塞性肺疾病急性加重

慢性阻塞性肺疾病(chronic obstructive pulmonary disease,COPD)是一种具有气流受限特征的肺部疾病,气流受限不完全可逆,呈进行性发展。COPD 急性发作是指患者咳嗽、咳痰、呼吸困难症状比平时加重或痰量增多,需要改变用药方案的情况。

一、病因

COPD 急性加重常见原因有支气管-肺部感染、大气污染、肺栓塞、肺不张、胸腔积液、气胸、左心功能不全等,另外还有 30% 左右无明显诱因。其中,支气管-肺部感染为最常见的诱因。50% 的 COPD 患者在稳定期下呼吸道就存在着细菌定植,并且这种细菌定植与急性加重有关。

二、病理生理

COPD 慢性炎症反应累及全肺:中央气道(内径>2 mm)杯状细胞和鳞状细胞化生、黏液腺分泌增加、纤毛功能障碍;外周气道(内径<2 mm)管腔狭窄、气道阻力增大,造成患者呼气不畅、功能残气量增加;肺实质组织(呼吸性细支气管、肺泡、肺毛细血管)广泛破坏,肺弹性回缩力下降,呼出气流的驱动压降低,造成呼气气流缓慢。以上因素导致患者呼气受限,在呼气时间内肺内气体不能完全呼出,形成动态肺过度充气(dynamic pulmonary hyperinflation,DPH)。DPH 时呼气末肺泡内残留的气体过多,呼气末肺泡内呈正压(内源性呼气末正压,intrinsic positive end-expiratory pressure,PEEPi)。患者必须产生足够的吸气压力以克服 PEEPi 才能使肺内压低于大气压而产生吸气气流,增大吸气负荷。另外肺容积增大造成胸廓过度扩张,并压迫膈肌使其处于低平位,造成曲率半径增大,膈肌收缩效率降低,促使辅助呼吸肌参与呼吸,容易发生疲劳,同时增加氧耗量。慢性阻塞性肺疾病急性加重(acute exacerbation of chronic obstructive pulmonary disease,AECOPD)时,以上呼吸力学异常进一步加重,氧耗量和呼吸负荷显著增加,

超过呼吸肌自身的代偿能力,不能维持有效的肺泡通气,从而造成缺氧及高碳酸血症,发生呼吸衰竭。

三、诊断要点

(一)临床特点

(1)咳嗽、咳痰较稳定期加重,咳嗽频繁,痰量增多、痰液变得黏稠不易咳出、黄脓痰。

(2)呼吸困难,呼吸急促且伴有肺部哮鸣音增多,严重者可出现胸腹矛盾运动或三凹征。

(3)出现心功能不全表现,不能平卧,活动耐量较稳定期明显下降,心率增快,听诊可有心音明显低钝,或出现奔马律,部分患者还可出现血压下降。

(4)可有头痛、嗜睡、神志恍惚等不典型症状,提示患者可能出现Ⅱ型呼吸衰竭。

(5)平时服药剂量不能有效控制咳喘症状。

(二)实验室和辅助检查

1.肺功能测定

对 COPD 的诊断、严重度评价等有重要意义,适用于稳定期患者,大多数急性加重期患者常不能配合完成肺功能检查。

2.动脉血气分析

AECOPD 患者的重要评价指标,能指导合理氧疗和机械通气,需参考稳定期的水平。大多数患者表现为不同程度的Ⅱ型呼吸衰竭与呼吸性酸中毒,部分患者亦可出现Ⅰ型呼吸衰竭。

3.胸部影像学

X 线胸片或 CT 有助于发现 AECOPD 的诱因,以及与其他具有类似症状疾病的鉴别诊断。

4.其他检查

血常规红细胞计数及血细胞比容有助于了解有无红细胞增多症或出血,白细胞计数增高及中性粒细胞核左移提示气道感染,部分患者白细胞计数可无明显改变。ECG 对心律失常、心肌缺血及右心室肥厚的诊断有帮助。超声心动图有利于了解是否合并肺动脉高压或右心功能不全。严重 AECOPD 患者出现难治性低氧血症时,应考虑肺栓塞的可能性,血浆 D-二聚体检测在排除 AECOPD 合并肺栓塞时有重要作用,如临床上高度怀疑合并肺栓塞,应进一步行螺旋 CT 肺动脉造影。有脓性痰者,在给予抗生素治疗前应进行痰涂片及培养。

四、鉴别要点

(一)支气管哮喘

大多数哮喘患者气流受限具有明显可逆性,合理使用糖皮质激素、β₂受体激动剂等药物可以有效控制病情。当然部分哮喘患者随着病程延长,可出现较明显的气道重构,导致与 COPD 难以鉴别。

(二)心功能衰竭

心功能衰竭与 COPD 急性加重的原因相似,多种诱因如感染、肺栓塞等病因可导致心力衰竭,而此类患者往往心功能障碍表现较呼吸功能障碍明显,且部分患者并无 COPD 病史,详细询问病史及肺功能检查、血气分析等有助于鉴别诊断。

五、治疗要点

AECOPD 的治疗目标是减少当前急性加重的临床表现和预防以后急性加重的发生。

（一）药物治疗

1.支气管扩张剂

通常在急性加重时优先选择单一吸入短效 β_2 受体激动剂，或短效 β_2 受体激动剂和短效抗胆碱能药物联合吸入，以尽快缓解症状。常用的药物有沙丁胺醇、特布他林及异丙托溴铵等，雾化吸入适合于较重的患者，可联合雾化吸入皮质激素布地奈德。对于应用短效支气管扩张剂效果不好的患者，可考虑静脉滴注茶碱类药物，但茶碱类药物血药浓度个体差异较大，治疗窗较窄，监测血清茶碱浓度对于评估疗效和避免不良反应的发生有一定意义。

2.全身糖皮质激素

对呼吸困难、喘息症状明显者，全身应用糖皮质激素可使症状缓解，病情改善，并能够缩短康复时间，降低早期复发的危险性。推荐口服泼尼松 30～40 mg/d，使用 10～14 天，或者静脉给予甲泼尼龙 40 mg，每天 1 次，3～5 天后改为口服。延长给药时间或加大激素用量并不能增加疗效，反而会使不良反应增加。

3.抗生素

由于细菌感染是 COPD 急性加重的常见原因，故当患者出现呼吸困难加重，咳嗽伴有痰量增多及脓性痰，以及病情危重需要机械通气的患者，均应及时加用抗菌药物，对其预后至关重要。抗菌药物类型应根据患者临床情况、痰液性质、当地病原菌流行趋势及细菌耐药情况选用，除非病原菌明确，否则选择药物的抗菌谱不宜太窄。如对初始治疗方案反应欠佳，应及时根据痰培养及药敏试验结果调整抗生素。推荐治疗疗程为 5～7 天。

（二）呼吸支持治疗

1.氧疗

氧疗是 AECOPD 患者住院期间的重要治疗，氧疗原则为最低吸氧浓度维持最基本的氧合 [PaO_2>8.0 kPa(60 mmHg)或 SaO_2>90%]。吸入氧浓度过高，可能发生潜在的二氧化碳潴留及呼吸性酸中毒。给氧途径包括鼻导管或文丘里面罩（高流量装置），其中文丘里面罩能更精确地调节吸入氧浓度。氧疗 30～60 分钟后应复查动脉血气，以确认氧合满意，且未引起二氧化碳潴留和（或）呼吸性酸中毒。

2.机械通气

可根据病情需要给予无创或有创机械通气，一般首选无创性机械通气（NIPPV）。机械通气，无论是无创或有创都只是一种生命支持方式，在此条件下，通过药物治疗尽快消除 COPD 急性加重的原因，使急性呼吸衰竭得到逆转。

（1）无创正压通气（NIPPV）：AECOPD 患者应用 NIPPV 可增加潮气量，改善缺氧，提高 PaO_2，降低 $PaCO_2$，降低呼吸频率，减轻呼吸困难，从而减少气管插管和有创机械通气的使用，缩短住院天数，降低患者病死率。

NIPPV 的适应证（至少符合以下一项）：①呼吸性酸中毒，即动脉血 pH≤7.35 和（或）$PaCO_2$>6.0 kPa(45 mmHg)，尤其是动脉血 pH 在 7.25～7.35，没有禁忌证，对于严重呼吸性酸中毒（pH<7.25）可以在严密观察的前提下短时间（1～2 小时）试用，有改善者继续应用，无改善者及时改为有创通气。②严重呼吸困难合并临床症状，提示呼吸肌疲劳。③呼吸功增加，如应用辅助呼吸肌呼吸，出现胸腹矛盾运动，或者肋间隙肌群收缩。

NIPPV 的禁忌证（符合下列条件之一）：①呼吸抑制或停止。②心血管系统功能不稳定，如出现低血压、心律失常、心肌梗死等。③嗜睡、神志障碍及不合作者。④易误吸者（吞咽反射异常,严重上消化道出血)。⑤痰液黏稠或有大量气道分泌物,不易自行排出者。⑥近期曾行面部或胃食管手术者。⑦头面部外伤,固有的鼻咽部异常。⑧极度肥胖。⑨严重的胃肠胀气。

AECOPD 患者使用 NIPPV 要注意掌握合理的操作方法,提高患者依从性,避免管路漏气,从低压力开始逐渐增加辅助吸气压和采用有利于降低 $PaCO_2$ 的方法,从而提高 NIPPV 的效果。NIPPV 治疗 AECOPD 临床操作要点有以下几方面。①呼吸机的选择:要求能提供双水平正压通气(BiPAP)模式,提供的吸气相气道压力(IPAP)可达 20～30 cmH_2O,能满足患者吸气需求的高流量气体(>100 L/min)。②通气模式:BiPAP 和持续气道正压通气(CPAP)是常用的两种通气模式,前者最为常用,后者虽可降低吸气功耗,但改善通气作用有限,当存在高碳酸血症或呼吸困难不缓解时应使用 BiPAP。③参数调节:采取适应性调节方式,吸气相压力(IPAP)、呼气相压力(EPAP)均从较低水平开始,EPAP 从 2～4 cmH_2O 开始,IPAP 从 4～8 cmH_2O 开始,患者耐受后再逐渐上调,直至达到满意的通气和氧合水平。一般参数设置 IPAP 10～25 cmH_2O,EPAP 3～5 cmH_2O,吸气时间 0.8～1.2 秒,后备控制通气频率(T 模式)10～20 次/分。④应用过程中要注意观察患者的意识、配合能力、呼吸状态、咳痰能力和血流动力学状态等情况,若出现病情明显恶化应及时改为有创通气;初期应持续监测 SpO_2 以指导调节吸入氧浓度/流量,使 SpO_2 维持在 90% 左右;在 NIPPV 1～2 小时后进行血气分析是判断 NIPPV 疗效比较确切的指标,若血气无明显改善,需进一步调整参数或检查漏气情况,4～6 小时后再次复查血气,若仍无改善,则须考虑停止 NIPPV 并改用有创通气。

NIPPV 常见不良反应主要有胃肠胀气、误吸、口鼻咽干燥、鼻面部皮肤压伤、幽闭症及气压伤等,可采取相应的措施进行防治。

(2)有创正压通气(IPPV):在积极药物和 NIPPV 治疗后,患者呼吸衰竭仍进行性恶化,出现危及生命的酸碱失衡和(或)神志改变时宜用 IPPV 治疗。

IPPV 的应用指征:①不能耐受 NIPPV 或 NIPPV 治疗失败(或不适合 NIPPV)。②危及生命的低氧血症[PaO_2<6.7 kPa(50 mmHg)或 PaO_2/FiO_2<200]。③$PaCO_2$ 重度升高伴严重的呼吸性酸中毒(pH≤7.20)。④呼吸或心脏暂停。⑤严重的意识障碍(如昏睡、昏迷或谵妄)。⑥严重的血流动力学不稳定,对液体疗法和血管活性药物无反应。⑦严重的呼吸窘迫症状(如呼吸频率>40 次/分、矛盾呼吸等)或呼吸抑制(如呼吸频率<8 次/分)。⑧气道分泌物多且存在引流障碍,气道保护功能丧失。

IPPV 通气模式选择:常用的三种通气模式为辅助/控制通气(A/C)、同步间歇指令通气(SIMV)与 PSV 联合模式(SIMV+PSV)、压力支持通气(PSV)。在 AECOPD 患者通气早期,为了使呼吸肌得到良好的休息,使用控制通气较为合适,但需尽量减少控制通气时间,以避免大量镇静剂的使用和肺不张、通气/血流比例失调及呼吸肌失用性萎缩的发生。一旦患者自主呼吸恢复,宜尽早采用辅助通气模式,保留患者的自主呼吸,使患者的通气能力得到锻炼和恢复,为撤机做好准备。

IPPV 通气参数的调节。①潮气量:定容型呼吸机可直接调节,定压型则通过通气压力间接调节。初始通气时,应给予较小的潮气量(如 6～10 mL/kg)或较低的压力支持(如 10～15 cmH_2O)为宜,呼吸频率可稍快;待患者适应后,随着 DPH 的减轻逐渐改为深慢呼吸。原则上平台压不超过 30 cmH_2O,气道峰压不超过 40 cmH_2O,以避免气压伤的发生。②呼吸频率:需与潮气量配合保证基本的分钟通气量,但应注意过高的频率可能会加重 DPH,一般为 10～16 次/分。③吸气流速:以保障合适的吸呼比为原则,一般选择较高的峰流速(如 40～60 L/min),

使吸呼比≤1∶2,以延长呼气时间。若呼气时间过短,将导致呼气不足和 DPH 加重,流速波形一般选用递减波。④PEEP:因 COPD 患者广泛存在 PEEPi,为减少因 PEEPi 所致吸气功耗增加和人机不协调情况,可常规加用一适度水平的外源性呼气末正压(PEEPe)。PEEPi 可直接测量,PEEPi 的70%~80%常作为 PEEPe 水平的选择标准,也可通过逐渐提高 PEEPe 水平,观察机械通气因变量的变化,确定最佳 PEEPe 水平。在定容型模式,增加 PEEPe 后气道峰压和平台压不变或略有降低,达一定水平后开始升高,则升高前的 PEEPe 为最佳 PEEPe;在定压型模式,增加 PEEPe 后潮气量开始稳定或略有增加,达一定水平后潮气量开始减小,则减小前的 PEEPe 为最佳 PEEPe。⑤FiO$_2$:通常情况下,AECOPD 患者只需要低水平的吸氧浓度就能维持基本的氧合。若需要高水平氧浓度维持基本氧合,则提示存在并发症,如肺炎、肺不张、肺栓塞、心功能不全等。

需要注意的是,动脉血 pH 较 PaCO$_2$ 的绝对水平对于通气量的调节更重要,应根据 pH 是否在正常水平判断通气量是否合适。部分 COPD 患者已存在较长时间的二氧化碳潴留,机体已逐渐适应高碳酸血症状态,并通过肾脏等的调节来维持正常或接近正常的 pH,当使用较大通气量,二氧化碳迅速排出,PaCO$_2$ 迅速下降,形成碱中毒,其中脑脊液碱中毒的程度更严重,缓解的速度也更缓慢,对机体造成严重影响。因此,对于呼吸性酸中毒明显代偿或合并碱中毒的患者,应逐渐增加通气量,使 PaCO$_2$ 逐渐下降,pH 维持在正常或略高于正常的水平。另外,通气的最终目标不是使 PaCO$_2$ 正常,而是达到或接近本次发病前的水平,基础 PaCO$_2$ 水平较高者 PaCO$_2$ 不必也不应降到正常生理范围,若通气过程中,强行使 PaCO$_2$ 恢复正常,将导致通气量超过通气需求,从而抑制自主呼吸能力,一旦停机将导致呼吸肌疲劳、PaCO$_2$ 上升和呼吸性酸中毒;与碱中毒相反,此时脑脊液酸中毒更明显,导致呼吸驱动增强和呼吸困难,最终导致撤机困难和呼吸机依赖。

IPPV 的撤离。当患者满足以下条件时,可考虑进行撤机:①呼吸衰竭的诱发因素得到有效控制。②神志清楚。③自主呼吸能力有所恢复。④通气及氧合功能良好:氧合指数 PaO$_2$/FiO$_2$ >33.3 kPa(250 mmHg),PEEP<8 cmH$_2$O,pH>7.35,PaCO$_2$ 达缓解期水平。⑤血流动力学稳定:无活动性心肌缺血,未使用升压药治疗或升压药剂量较小。当满足上述条件后,可逐渐降低部分通气支持模式的支持力度,直至过渡到完全自主呼吸。通常的部分通气支持模式有 SIMV+PSV 和 PSV 模式。在使用 SIMV+PSV 模式撤机时,可逐渐降低 SIMV 的指令频率,当调至2~4次/分后不再下调,然后降低压力支持水平,直至能克服气管插管阻力的压力水平(5~7 cmH$_2$O),稳定 4~6 小时后可脱机。单独使用 PSV 模式撤机时,压力支持水平的调节可采取类似方法。自主呼吸试验(SBT)是指导撤机的常用方法,但对于部分 SBT 成功的 AECOPD 患者,尤其是长期机械通气患者,在拔管后48小时内仍需重新气管插管,故 SBT 仅作为 AECOPD 撤机前的参考。

撤机困难:部分 AECOPD 患者存在撤机困难,主要原因是呼吸泵功能和呼吸负荷之间不平衡,表现为撤机过程中呼吸肌肌力下降、中枢驱动增强、PEEPi 和气道阻力增加等,亦可由于营养不良、心功能不全和呼吸机依赖等因素所致,应积极寻找原因并进行相应处理。

(3)有创-无创序贯机械通气:接受 IPPV 的急性呼吸衰竭患者在初始阶段,通过建立人工气道,维持稳定的通气和有效的引流,当病情明显改善,尚未满足拔管和撤机的情况下,脱离 IPPV,提前改用 NIPPV,使呼吸道的创伤迅速恢复,减少并发症的发生。国内外多项 RCT 证实其能显著提高 AECOPD 患者的撤机成功率,缩短 IPPV 和 ICU 住院时间,降低 VAP 发生率等。

其成功实施在于以下几个方面。①对病情的正确评估:首先需具备 NIPPV 的基本条件,另外对于基础肺功能很差又需要较高呼吸支持水平患者不适合。②切换点的把握:AECOPD 多数是由于支气管-肺部感染引起,当患者建立有创人工气道有效引流痰液并合理应用抗生素后,在 IPPV 5～7 天支气管肺部感染多可得到控制,临床上表现为痰液减少、性状好转、体温下降、白细胞计数降低等,影像学上感染消退,这一肺部感染控制阶段称为"肺部感染控制窗"(pulmonary infection control window,PIC 窗)。出现 PIC 窗时,患者痰液引流已不是主要问题,而呼吸肌疲劳仍较明显,需要一定水平的通气支持,此时撤离 IPPV,继之 NIPPV,既可缓解呼吸肌疲劳,改善通气,又可有效减少 VAP 的发生,改善预后。③NIPPV 的规范操作:由于患者提前拔管后常合并较明显的呼吸肌疲劳和呼吸功能不全,往往需要较长时间使用 NIPPV,规范的操作能保证患者获得最佳的呼吸支持。

(三)其他治疗

在严密监测液体出入量和血电解质的情况下,适当补充液体和电解质,注意维持液体和电解质平衡;注意补充营养,对不能进食者需经胃肠补充要素饮食或给予静脉高营养;对卧床、红细胞增多症或脱水的患者,无论是否有血栓栓塞性疾病史,均需考虑使用肝素或低分子肝素,预防深静脉血栓形成和肺栓塞;注意痰液引流,采用物理方法排痰和应用化痰的药物,积极排痰治疗;识别并治疗冠心病、糖尿病、高血压等伴随疾病和其他并发症,如休克、弥散性血管内凝血、上消化道出血、胃肠功能不全等。

(张喜霞)

第三节 重 症 哮 喘

支气管哮喘(简称哮喘)是常见的慢性呼吸道疾病之一,近年来其患病率在全球范围内有逐年增加的趋势,参照全球哮喘防治创议(GINA)和我国版支气管哮喘防治指南,将定义重新修订为哮喘是由多种细胞包括气道的炎性细胞和结构细胞(如嗜酸性粒细胞、肥大细胞、T 淋巴细胞、中性粒细胞、平滑肌细胞、气道上皮细胞等)和细胞组分参与的气道慢性炎症性疾病。这种慢性炎症导致气道高反应性,通常出现广泛多变的可逆性气流受限,并引起反复发作性的喘息、气急、胸闷或咳嗽等症状,常在夜间和(或)清晨发作、加剧,多数患者可自行缓解或经治疗缓解。如果哮喘急性发作,虽经积极吸入糖皮质激素(≤1 000 μg/d)和应用长效 β₂ 受体激动药或茶碱类药物治疗数小时,病情不缓解或继续恶化;或哮喘呈暴发性发作,哮喘发作后短时间内即进入危重状态,则称为重症哮喘。如病情不能得到有效控制,可迅速发展为呼吸衰竭而危及生命,故需住院治疗。

一、病因和发病机制

(一)病因

哮喘的病因还不十分清楚,目前认为同时受遗传因素和环境因素的双重影响。

(二)发病机制

哮喘的发病机制不完全清楚,可能是免疫-炎症反应、神经机制和气道高反应性及其之间的相互作用。重症哮喘目前已经基本明确的发病因素主要有以下几种。

1.诱发因素的持续存在

诱发因素的持续存在使机体持续地产生抗原-抗体反应,发生气道炎症、气道高反应性和支气管痉挛,在此基础上,支气管黏膜充血水肿、大量黏液分泌并形成黏液栓,阻塞气道。

2.呼吸道感染

细菌、病毒及支原体等的感染可引起支气管黏膜充血肿胀及分泌物增加,加重气道阻塞;某些微生物及其代谢产物还可以作为抗原引起免疫-炎症反应,使气道高反应性加重。

3.糖皮质激素使用不当

长期使用糖皮质激素常常伴有下丘脑-垂体-肾上腺皮质轴功能抑制,突然减量或停用,可造成体内糖皮质激素水平的突然降低,造成哮喘的恶化。

4.脱水、痰液黏稠、电解质紊乱

哮喘急性发作时,呼吸道丢失水分增加、多汗造成机体脱水,痰液黏稠不易咳出而阻塞大小气道,加重呼吸困难,同时由于低氧血症可使无氧酵解增加,酸性代谢产物增加,合并代谢性酸中毒,使病情进一步加重。

5.心理因素

许多学者提出心理社会因素通过对中枢神经、内分泌和免疫系统的作用而导致哮喘发作,是使支气管哮喘发病率和死亡率升高的一个重要因素。

二、病理生理

重症哮喘的支气管黏膜充血水肿、分泌物增多甚至形成黏液栓及气道平滑肌的痉挛导致呼吸道阻力在吸气和呼气时均明显升高,小气道阻塞,肺泡过度充气,肺内残气量增加,加重吸气肌肉的负荷,降低肺的顺应性,内源性呼气末正压(PEEPi)增大,导致吸气功耗增大。小气道阻塞,肺泡过度充气,相应区域毛细血管的灌注减低,引起肺泡通气/血流(V/Q)比例的失调,患者常出现低氧血症,多数患者表现为过度通气,通常 $PaCO_2$ 降低,若 $PaCO_2$ 正常或升高,应警惕呼吸衰竭的可能性或是否已经发生了呼吸衰竭。重症哮喘患者,若气道阻塞不迅速解除,潮气量将进行性下降,最终将会发生呼吸衰竭。哮喘发作持续不缓解,也可能出现血液循环的紊乱。

三、临床表现

(一)症状

重症哮喘患者常出现极度严重的呼气性呼吸困难,被迫采取坐位或端坐呼吸,干咳或咳大量白色泡沫痰,不能讲话,紧张、焦虑、恐惧、大汗淋漓。

(二)体征

患者常出现呼吸浅快,呼吸频率>30 次/分,可有三凹征,呼气期两肺满布哮鸣音,也可哮鸣音不出现,即所谓的“寂静胸”,心率增快(>120 次/分),可有血压下降,部分患者出现奇脉、胸腹反常运动、意识障碍,甚至昏迷。

四、实验室检查和其他检查

(一)痰液检查

哮喘患者痰涂片显微镜下可见到较多嗜酸性粒细胞、脱落的上皮细胞。

(二)呼吸功能检查

哮喘发作时,呼气流速指标均显著下降,第 1 秒用力呼气容积(FEV_1)、第 1 秒用力呼气容积占用力肺活量比值($FEV_1/FVC\%$,即 1 秒率)及呼气峰值流速(PEF)均减少。肺容量指标可见用力肺活量减少、残气量增加、功能残气量和肺总量增加,残气占肺总量百分比增高。大多数成人哮喘患者呼气峰值流速<50%预计值则提示重症发作,呼气峰值流速<33%预计值提示危重或致命性发作,需做血气分析检查以监测病情。

(三)血气分析

由于气道阻塞且通气分布不均,通气/血流比例失衡,大多数重症哮喘患者有低氧血症,PaO_2<8.0 kPa(60 mmHg),少数患者 PaO_2<6.0 kPa(45 mmHg),过度通气可使 $PaCO_2$ 降低,pH 上升,表现为呼吸性碱中毒;若病情进一步发展,气道阻塞严重,可有缺氧及二氧化碳潴留,$PaCO_2$ 上升,血 pH 下降,出现呼吸性酸中毒;若缺氧明显,可合并代谢性酸中毒。$PaCO_2$ 正常往往是哮喘恶化的指标,高碳酸血症是哮喘危重的表现,需给予足够的重视。

(四)胸部 X 线检查

早期哮喘发作时可见两肺透亮度增强,呈过度充气状态,并发呼吸道感染时可见肺纹理增加及炎性浸润阴影。重症哮喘要注意气胸、纵隔气肿及肺不张等并发症的存在。

(五)心电图检查

重症哮喘患者心电图常表现为窦性心动过速、电轴右偏,偶见肺性 P 波。

五、诊断

(一)哮喘的诊断标准

(1)反复发作喘息、气急、胸闷或咳嗽,多与接触变应原、冷空气、物理或化学性刺激及病毒性上呼吸道感染、运动等有关。

(2)发作时双肺可闻及散在或弥漫性,以呼气相为主的哮鸣音,呼气相延长。

(3)上述症状和体征可经治疗缓解或自行缓解。

(4)除外其他疾病所引起的喘息、气急、胸闷和咳嗽。

(5)临床表现不典型者(如无明显喘息或体征),应至少具备以下 1 项试验阳性:①支气管激发试验或运动激发试验阳性。②支气管舒张试验阳性,第 1 秒用力呼气容积增加≥12%,且第 1 秒用力呼气容积增加绝对值≥200 mL。③呼气峰值流速日内(或 2 周)变异率≥20%。

符合(1)~(4)条或(4)~(5)条者,可以诊断为哮喘。

(二)哮喘的分期及分级

根据临床表现,哮喘可分为急性发作期、慢性持续期和临床缓解期。急性发作是指喘息、气促、咳嗽、胸闷等症状突然发生,或原有症状急剧加重,常有呼吸困难,以呼气流量降低为其特征,常因接触变应原、刺激物或呼吸道感染诱发。哮喘急性发作时病情严重程度可分为轻度、中度、重度、危重四级(表 8-2)。

六、鉴别诊断

(一)左侧心力衰竭引起的喘息样呼吸困难

(1)患者多有高血压、冠状动脉粥样硬化性心脏病、风湿性心脏病和二尖瓣狭窄等病史和体征。

表 8-2　哮喘急性发作时病情严重程度的分级

临床特点	轻度	中度	重度	危重
气短	步行、上楼时	稍事活动	休息时	
体位	可平卧	喜坐位	端坐呼吸	
谈话方式	连续成句	常有中断	仅能说字和词	不能说话
精神状态	可有焦虑或尚安静	时有焦虑或烦躁	常有焦虑、烦躁	嗜睡、意识模糊
出汗	无	有	大汗淋漓	
呼吸频率(/分)	轻度增加	增加	>30	
辅助呼吸肌活动及三凹征	常无	可有	常有	胸腹矛盾运动
哮鸣音	散在,呼气末期	响亮、弥漫	响亮、弥漫	减弱,甚至消失
脉率(/分)	<100	100~120	>120	脉率变慢或不规则
奇脉(深吸气时收缩压下降,mmHg)	无,<10	可有,10~25	常有,>25	无
使用 β_2 受体激动药后呼气峰值流速占预计值或个人最佳值%	>80%	60%~80%	<60%或<100 L/min 或作用时间<2 小时	
PaO_2(吸空气,mmHg)	正常	≥60	<60	<60
$PaCO_2$(mmHg)	<45	≤45	>45	>45
SaO_2(吸空气,%)	>95	91~95	≤90	≤90
pH				降低

注:1 mmHg=0.133 kPa。

(2)阵发性咳嗽,咳大量粉红色泡沫痰,两肺可闻及广泛的湿啰音和哮鸣音,左心界扩大,心率增快,心尖部可闻及奔马律。

(3)胸部 X 线及心电图检查符合左心病变。

(4)鉴别困难时,可雾化吸入 β_2 受体激动药或静脉注射氨茶碱缓解症状后进一步检查,忌用肾上腺素或吗啡,以免造成危险。

(二)慢性阻塞性肺疾病

(1)中老年人多见,起病缓慢、病程较长,多有长期吸烟或接触有害气体的病史。

(2)慢性咳嗽、咳痰,晨间咳嗽明显,气短或呼吸困难逐渐加重。有肺气肿体征,两肺可闻及湿啰音。

(3)慢性阻塞性肺疾病急性加重期和哮喘区分有时十分困难,用支气管扩张药和口服或吸入激素做治疗性试验可能有所帮助。慢性阻塞性肺疾病也可与哮喘合并同时存在。

(三)上气道阻塞

(1)呼吸道异物者有异物吸入史。

(2)中央型支气管肺癌、气管支气管结核、复发性多软骨炎等气道疾病,多有相应的临床病史。

(3)上气道阻塞一般出现吸气性呼吸困难。

(4)胸部 X 线摄片、CT、痰液细胞学或支气管镜检查有助于诊断。

(5)平喘药物治疗效果不佳。

此外,应和变态反应性肺浸润、自发性气胸等相鉴别。

七、急诊处理

哮喘急性发作的治疗取决于发作的严重程度及对治疗的反应。对于具有哮喘相关死亡高危因素的患者,应给予高度重视。高危患者:①曾经有过气管插管和机械通气的濒于致死性哮喘的病史。②在过去1年中因为哮喘而住院或看急诊。③正在使用或最近刚刚停用口服糖皮质激素。④目前未使用吸入糖皮质激素。⑤过分依赖速效 β_2 受体激动药,特别是每月使用沙丁胺醇(或等效药物)超过1支的患者。⑥有心理疾病或社会心理问题,包括使用镇静药。⑦有对哮喘治疗不依从的历史。

(一)轻度和部分中度急性发作哮喘患者可在家庭中或社区中治疗

治疗措施主要为重复吸入速效 β_2 受体激动药,在第1小时每次吸入沙丁胺醇 $100\sim200\ \mu g$ 或特布他林 $250\sim500\ \mu g$,必要时每20分钟重复1次,随后根据治疗反应,轻度调整为 $3\sim4$ 小时再用 $2\sim4$ 喷,中度 $1\sim2$ 小时用 $6\sim10$ 喷。如果对吸入性 β_2 受体激动药反应良好(呼吸困难显著缓解,呼气峰值流速占预计值>80%或个人最佳值,且疗效维持 $3\sim4$ 小时),通常不需要使用其他药物。如果治疗反应不完全,尤其是在控制性治疗的基础上发生的急性发作,应尽早口服糖皮质激素(泼尼龙 $0.5\sim1.0\ mg/kg$ 或等效剂量的其他激素),必要时到医院就诊。

(二)部分中度和所有重度急性发作患者均应到医院治疗

1.联合雾化吸入 β_2 受体激动药和抗胆碱能药物

β_2 受体激动药通过对气道平滑肌和肥大细胞等细胞膜表面的 β_2 受体的作用,舒张气道平滑肌、减少肥大细胞脱颗粒和介质的释放等,缓解哮喘症状。重症哮喘时应重复使用速效 β_2 受体激动药,推荐初始治疗时连续雾化给药,随后根据需要间断给药(6次/天)。雾化吸入抗胆碱药物,如溴化异丙托品(常用剂量为 $50\sim125\ \mu g$, $3\sim4$ 次/天)、溴化氧托品等可阻断节后迷走神经传出支,通过降低迷走神经张力而舒张支气管,与 β_2 受体激动药联合使用具有协同、互补作用,能够取得更好的支气管舒张作用。

2.静脉使用糖皮质激素

糖皮质激素是最有效的控制气道炎症的药物,重度哮喘发作时应尽早静脉使用糖皮质激素,特别是对吸入速效 β_2 受体激动药初始治疗反应不完全或疗效不能维持者。如静脉及时给予琥珀酸氢化可的松($400\sim1\ 000\ mg/d$)或甲泼尼龙($80\sim160\ mg/d$),分次给药,待病情得到控制和缓解后,改为口服给药(如静脉使用激素 $2\sim3$ 天,继之以口服激素 $3\sim5$ 天),静脉给药和口服给药的序贯疗法有可能减少激素用量和不良反应。

3.静脉使用茶碱类药物

茶碱具有舒张支气管平滑肌作用,并具有强心、利尿、扩张冠状动脉、兴奋呼吸中枢和呼吸肌等作用。临床上在治疗重症哮喘时静脉使用茶碱作为症状缓解药,静脉注射氨茶碱[首次剂量为 $4\sim6\ mg/kg$,注射速度不宜超过 $0.25\ mg/(kg \cdot min)$,静脉滴注维持剂量为 $0.6\sim0.8\ mg/(kg \cdot h)$],茶碱可引起心律失常、血压下降,甚至死亡,其有效、安全的血药浓度范围应在 $6\sim15\ \mu g/mL$,在有条件的情况下应监测其血药浓度,及时调整浓度和滴速。发热、妊娠、抗结核治疗可以降低茶碱的血药浓度;而肝疾病、充血性心力衰竭,以及合用西咪替丁(甲氰咪胍)、喹诺酮类、大环内酯类药物等可影响茶碱代谢而使其排泄减慢,增加茶碱的毒性作用,应引起重视,并酌情调整剂量。

4.静脉使用 β_2 受体激动药

平喘作用较为迅速,但因全身不良反应的发生率较高,国内较少使用。

5.氧疗

使 $SaO_2 \geqslant 90\%$,吸氧浓度一般30%左右,必要时增加至50%,如有严重的呼吸性酸中毒和肺性脑病,吸氧浓度应控制在30%以下。

6.气管插管机械通气

重度和危重哮喘急性发作经过氧疗、全身应用糖皮质激素、β_2 受体激动药等治疗,临床症状和肺功能无改善,甚至继续恶化,应及时给予机械通气治疗,其指征主要包括意识改变、呼吸肌疲劳、$PaCO_2 \geqslant 6.0$ kPa(45 mmHg)等。可先采用经鼻(面)罩无创机械通气,若无效应及早行气管插管机械通气。哮喘急性发作机械通气需要较高的吸气压,可使用适当水平的呼气末正压治疗。如果需要过高的气道峰压和平台压才能维持正常通气容积,可试用允许性高碳酸血症通气策略以减少呼吸机相关肺损伤。

(张喜霞)

第四节　重　症　肺　炎

肺炎是指终末气道、肺泡和肺间质的炎症,可由病原微生物、理化因素、免疫损伤、过敏及药物所致。细菌性肺炎是最常见的肺炎,也是最常见的感染性疾病之一。

目前肺炎按患病环境分成社区获得性肺炎(community-acquired pneumonia,CAP)和医院获得性肺炎(hospital-acquired pneumonia,HAP),CAP 是指在医院外罹患的感染性肺实质炎症,包括具有明确潜伏期的病原体感染而在入院后平均潜伏期内发病的肺炎。HAP 亦称医院内肺炎(nosocomial pneumonia,NP),是指患者入院时不存在,也不处于潜伏期,而于入院 48 小时后在医院(包括老年护理院、康复院等)内发生的肺炎。HAP 还包括呼吸机相关性肺炎(ventilator associated pneumonia,VAP)和卫生保健相关性肺炎(healthcare associated pneumonia,HCAP)。CAP 和 HAP 年发病率分别约为12/1 000 人口和 5/1 000~10/1 000 住院患者,近年发病率有增加的趋势。肺炎病死率,门诊肺炎患者为1%~5%,住院患者平均为 12%,入住重症监护病房(ICU)者约 40%。发病率和病死率高的原因与社会人口老龄化、吸烟、伴有基础疾病和免疫功能低下有关,如慢性阻塞性肺病、心力衰竭、肿瘤、糖尿病、尿毒症、神经疾病、药瘾、嗜酒、艾滋病、久病体衰、大型手术、应用免疫抑制剂和器官移植等。此外,亦与病原体变迁、耐药菌增加、HAP 发病率增加、病原学诊断困难、不合理使用抗生素等有关。

重症肺炎至今仍无普遍认同的定义,需入住 ICU 者可认为是重症肺炎。目前一般认为,如果肺炎患者的病情严重到需要通气支持(急性呼吸衰竭、严重气体交换障碍伴高碳酸血症或持续低氧血症)、循环支持(血流动力学障碍、外周低灌注)及加强监护治疗(肺炎引起的脓毒症或基础疾病所致的其他器官功能障碍)时可称为重症肺炎。

一、病因和发病机制

正常的呼吸道免疫防御机制(支气管内黏液-纤毛运载系统、肺泡巨噬细胞等细胞防御的完整性等)使气管隆凸以下的呼吸道保持无菌。是否发生肺炎取决于两个因素:病原体和宿主因素。如果病原体数量多,毒力强和(或)宿主呼吸道局部和全身免疫防御系统损害,即可发生肺炎。病原体可通过下列途径引起社区获得性肺炎:①空气吸入。②血行播散。③邻近感染部位蔓延。④上呼吸道定植菌的误吸。医院获得性肺炎还可通过误吸胃肠道的定植菌(胃食管反流)和通过人工气道吸入环境中的致病菌引起。病原体直接抵达下呼吸道后,滋生繁殖,引起肺泡毛细血管充血、水肿,肺泡内纤维蛋白渗出及细胞浸润。

二、诊断

(一)临床表现特点

1.社区获得性肺炎

(1)新近出现的咳嗽、咳痰或原有呼吸道疾病症状加重,并出现脓性痰,伴或不伴胸痛。

(2)发热。

(3)肺实变体征和(或)闻及湿性啰音。

(4)白细胞计数$>10\times10^9$/L 或$<4\times10^9$/L,伴或不伴细胞核左移。

(5)胸部 X 线检查显示片状、斑片状浸润性阴影或间质性改变,伴或不伴胸腔积液。

以上 1～4 项中任何 1 项加第 5 项,除外非感染性疾病可作出诊断。CAP 常见病原体为肺炎链球菌、支原体、衣原体、流感嗜血杆菌和呼吸病毒(甲、乙型流感病毒,腺病毒,呼吸道合胞病毒和副流感病毒)等。

2.医院获得性肺炎

住院患者 X 线检查出现新的或进展的肺部浸润影,加上下列 3 个临床症候中的 2 个或以上可以诊断为肺炎:①发热超过 38 ℃。②血白细胞计数增多或减少。③脓性气道分泌物。

HAP 的临床表现、实验室和影像学检查特异性低,应注意与肺不张、心力衰竭和肺水肿、基础疾病肺侵犯、药物性肺损伤、肺栓塞和急性呼吸窘迫综合征等相鉴别。无感染高危因素患者的常见病原体依次为肺炎链球菌、流感嗜血杆菌、金黄色葡萄球菌、大肠埃希菌、肺炎克雷伯杆菌等;有感染高危因素患者为金黄色葡萄球菌、铜绿假单胞菌、肠杆菌属、肺炎克雷伯杆菌等。

(二)重症肺炎的诊断标准

不同国家制定的重症肺炎的诊断标准有所不同,各有优缺点,但一般均注重对客观生命体征、肺部病变范围、器官灌注和氧合状态的评估,临床医师可根据具体情况选用。以下列出目前常用的几项诊断标准。

1.中华医学会呼吸病学分会的重症肺炎诊断标准

(1)意识障碍。

(2)呼吸频率≥30 次/分。

(3)$PaO_2<8.0$ kPa(60 mmHg)、氧合指数(PaO_2/FiO_2)<40.0 kPa(300 mmHg),需行机械通气治疗。

(4)动脉收缩压<12.0 kPa(90 mmHg)。

(5)并发脓毒性休克。

(6)X 线胸片显示双侧或多肺叶受累,或入院 48 小时内病变扩大≥50%。

(7)少尿:尿量<20 mL/h,或<80 mL/4 h,或急性肾衰竭需要透析治疗。

符合1项或以上者可诊断为重症肺炎。

2.美国感染病学会(IDSA)和美国胸科学会(ATS)修订的诊断标准

具有1项主要标准或3项或以上次要标准可认为是重症肺炎,需要入住ICU。

(1)主要标准:①需要有创通气治疗。②脓毒性休克需要血管收缩剂。

(2)次要标准:①呼吸频率≥30次/分。②PaO_2/FiO_2≤250。③多叶肺浸润。④意识障碍/定向障碍。⑤尿毒症(BUN≥7.14 mmol/L)。⑥白细胞减少(白细胞计数<4×10^9/L)。⑦血小板减少(血小板计数<10×10^9/L)。⑧低体温(<36 ℃)。⑨低血压,需要紧急的液体复苏。

说明:①其他指标也可认为是次要标准,包括低血糖(非糖尿病患者)、急性乙醇中毒/酒精戒断、低钠血症、不能解释的代谢性酸中毒或乳酸升高、肝硬化或无脾。②需要无创通气也可等同于次要标准的前2项。③白细胞减少仅由感染引起。

(三)严重度评价

评价肺炎病情的严重程度对于决定在门诊或入院治疗甚或ICU治疗至关重要。肺炎临床的严重性决定于3个主要因素:局部炎症程度,肺部炎症的播散和全身炎症反应。除此之外,患者如有下列其他危险因素会增加肺炎的严重度和死亡危险。

1.病史

年龄>65岁;存在基础疾病或相关因素,如慢性阻塞性肺疾病(COPD)、糖尿病、充血性心力衰竭、慢性肾功能不全、慢性肝病、一年内住过院、疑有误吸、神志异常、脾切除术后状态、长期嗜酒或营养不良。

2.体征

呼吸频率>30次/分;脉搏≥120次/分;血压<12.0/8.0 kPa(90/60 mmHg);体温≥40 ℃或≤35 ℃;意识障碍;存在肺外感染病灶,如败血症、脑膜炎。

3.实验室和影像学异常

白细胞计数>20×10^9/L或<4×10^9/L,或中性粒细胞计数<1×10^9/L;呼吸空气时PaO_2<8.0 kPa(60 mmHg)、PaO_2/FiO_2<40.0 kPa(300 mmHg),或$PaCO_2$>6.7 kPa(50 mmHg);血肌酐>106 μmol/L或BUN>7.1 mmol/L;血红蛋白含量<90 g/L或血细胞比容<30%;血浆清蛋白含量<25 g/L;败血症或弥散性血管内凝血(DIC)的证据,如血培养阳性、代谢性酸中毒、凝血酶原时间和部分凝血活酶时间延长、血小板减少;X线胸片病变累及一个肺叶以上、出现空洞、病灶迅速扩散或出现胸腔积液。

为使临床医师更精确地做出入院或门诊治疗的决策,近几年用评分方法作为定量的方法在临床上得到了广泛的应用。PORT(肺炎患者预后研究小组,pneumonia outcomes research team)评分系统(表8-3)是目前常用的评价社区获得性肺炎(community acquired pneumonia,CAP)严重度,以及判断是否必须住院的评价方法,其也可用于预测CAP患者的病死率。其预测死亡风险分级如下:1~2级,≤70分,病死率0.1%~0.6%;3级,71~90分,病死率0.9%;4级,91~130分,病死率9.3%;5级,>130分,病死率27.0%。PORT评分系统因可以避免过度评价肺炎的严重度而被推荐使用,即其可保证一些没必要住院的患者在院外治疗。

为避免评价CAP肺炎患者的严重度不足,可使用改良的BTS重症肺炎标准:呼吸频率≥30次/分,舒张压≤8.0 kPa(60 mmHg),BUN>6.8 mmol/L,意识障碍。四个因素中存在两个可确定患者的死亡风险更高。此标准因简单易用,且能较准确地确定 CAP 的预后而被广泛应用。

表 8-3　PORT 评分系统

患者特征	分值	患者特征	分值	患者特征	分值
年龄		脑血管疾病	10	实验室和放射学检查	
男性	−10	肾脏疾病	10	pH<7.35	30
女性	+10	体格检查		BUN>11 mmol/L(>30 mg/dL)	20
住护理院		神志改变	20	Na⁺<130 mmol/L	20
并存疾病		呼吸频率>30 次/分	20	葡萄糖>14 mmol/L(>250 mg/dL)	10
肿瘤性疾病	30	收缩血压<12.0 kPa(90 mmHg)	20	血细胞比容<30%	10
肝脏疾病	20	体温<35 ℃或>40 ℃	15	PaO₂<8.0 kPa(60 mmHg)	10
充血性心力衰竭	10	脉率>12 次/分	10	胸腔积液	10

临床肺部感染积分(clinical pulmonary infection score,CPIS)(表 8-4)则主要用于医院获得性肺炎(hospital acquired pneumonia,HAP)包括呼吸机相关性肺炎(ventilator-associated pneumonia,VAP)的诊断和严重度判断,也可用于监测治疗效果。此积分范围 0~12 分,积分 6 分时一般认为有肺炎。

表 8-4　临床肺部感染积分评分表

参数	标准	分值
体温	≥36.5 ℃,≤38.4 ℃	0
	38.5~38.9 ℃	1
	≥39 ℃,或≤36 ℃	2
白细胞计数(×10⁹)	≥4.0,≤11.0	0
	<4.0,>11.0	1
	杆状核白细胞	2
气管分泌物	<14+吸引	0
	≥14+吸引	1
	脓性分泌物	2
氧合指数(PaO₂/FiO₂)	>240 或急性呼吸窘迫综合征	0
	≤240	2
胸部 X 线	无渗出	0
	弥漫性渗出	1
	局部渗出	2
半定量气管吸出物培养 (0,1+,2+,3+)	病原菌≤1+或无生长	0
	病原菌≥1+	1
	革兰染色发现与培养相同的病原菌	2

三、治疗

（一）临床监测

1.体征监测

监测重症肺炎的体征是一项简单、易行和有效的方法，患者往往有呼吸频率和心率加快、发绀、肺部病变部位湿啰音等。目前多数指南都把呼吸频率加快（≥30 次/分）作为重症肺炎诊断的主要或次要标准。意识状态也是监测的重点，神志模糊、意识不清或昏迷提示重症肺炎可能性。

2.氧合状态和代谢监测

PaO_2、PaO_2/FiO_2、pH、混合静脉血氧分压、胃张力测定、血乳酸测定等都可对患者的氧合状态进行评估。单次的动脉血气分析一般仅反映患者瞬间的氧合情况；重症患者或有病情明显变化者应进行系列血气分析或持续动脉血气监测。

3.胸部影像学监测

重症肺炎患者应进行系列 X 线胸片监测，主要目的是及时了解患者的肺部病变是进展还是好转，是否合并有胸腔积液、气胸，是否发展为肺脓肿、急性呼吸窘迫综合征（acute respiratory distress syndrome，ARDS）等。检查的频度应根据患者的病情而定，如要了解病变短期内是否增大，一般每 48 小时进行一次检查评价；如患者临床情况突然恶化（呼吸窘迫、严重低氧血症等），在不能除外合并气胸或进展至 ARDS 时，应短期内复查；而当患者病情明显好转及稳定时，一般可 10～14 天后复查。

4.血流动力学监测

重症肺炎患者常伴有脓毒症，可引起血流动力学的改变，故应密切监测患者的血压和尿量。这 2 项指标监测比较简单、易行，且非常可靠，应作为常规监测的指标。中心静脉压的监测可用于指导临床补液量和补液速度。部分重症肺炎患者可并发中毒性心肌炎或 ARDS，如临床上难于区分时应考虑行漂浮导管检查。

5.器官功能监测

包括脑功能、心功能、肾功能、胃肠功能、血液系统功能等，进行相应的血液生化和功能检查。一旦发现异常，要积极处理，注意防止多器官功能障碍综合征（multiple organ dysfunction syndrome，MODS）的发生。

6.血液监测

包括外周血白细胞计数、C 反应蛋白、降钙素原、血培养等。

（二）抗生素治疗

经验性联合应用抗生素治疗重症肺炎的理论依据是联合应用能够覆盖可能的微生物并预防耐药的发生。对于铜绿假单胞菌肺炎，联用 β 内酰胺类和氨基糖苷类具有潜在的协同作用，优于单药治疗；然而氨基糖苷类抗生素的抗菌谱窄，毒性大，特别是对于老年患者，其肾损害的发生率比较高。临床应用氨基糖苷类时要注意其为浓度依赖性抗生素，一般要用足够剂量、提高峰药浓度以提高疗效，同时也应避免与毒性相关的谷浓度的升高。在监测药物的峰浓度时，庆大霉素和妥布霉素 $>7\ \mu g/mL$，或阿米卡星 $>28\ \mu g/mL$ 的效果较好。氨基糖苷类的另一个不足是对支气管分泌物的渗透性较差，仅能达到血药浓度的 40%。此外，肺炎患者的支气管分泌物 pH 较低，在这种环境下许多抗生素活性都降低。因此，有时联合应用氨基糖苷类抗生素并不能增加疗效，反而增加了肾毒性。

目前对于重症肺炎,抗生素的单药治疗也已得到临床医师的重视。新的头孢菌素、碳青霉烯类、其他β内酰胺类和氟喹诺酮类抗生素由于抗菌效力强、广谱,并且耐细菌β内酰胺酶,故可用于单药治疗。即使对于重症HAP,只要不是耐多药的病原体,如铜绿假单胞菌、不动杆菌和耐甲氧西林金黄色葡萄球菌(MRSA)等,仍可考虑抗生素的单药治疗。对重症VAP有效的抗生素一般包括亚胺培南、美罗培南、头孢吡肟和哌拉西林/他唑巴坦。对于重症肺炎患者来说,临床上的初始治疗常联用多种抗生素,在获得细菌培养结果后,如果没有高度耐药的病原体就可以考虑转为针对性的单药治疗。

临床上一般认为不适合单药治疗的情况包括:①可能感染革兰阳性、革兰阴性菌和非典型病原体的重症CAP。②怀疑铜绿假单胞菌或肺炎克雷伯杆菌的菌血症。③可能是金黄色葡萄球菌和铜绿假单胞菌感染的HAP。三代头孢菌素不应用于单药治疗,因其在治疗中易诱导肠杆菌属细菌产生β内酰胺酶而导致耐药发生。

对于重症VAP患者,如果为高度耐药病原体所致的感染则联合治疗是必要的。目前有3种联合用药方案。①β内酰胺类联合氨基糖苷类:在抗铜绿假单胞菌上有协同作用,但也应注意前面提到的氨基糖苷类的毒性作用。②2个β内酰胺类联合使用:因这种用法会诱导出对两种药同时耐药的细菌,故虽然有过成功治疗的报道,仍不推荐使用。③β内酰胺类联合氟喹诺酮类:虽然没有抗菌协同作用,但也没有潜在的拮抗作用;氟喹诺酮类对呼吸道分泌物穿透性很好,对其疗效有潜在的正面影响。

对于铜绿假单胞菌所致的重症肺炎,联合治疗往往是必要的。抗假单胞菌的β内酰胺类抗生素包括青霉素类的哌拉西林、阿洛西林、氨苄西林、替卡西林、阿莫西林;第三代头孢菌素类的头孢他啶、头孢哌酮;第四代头孢菌素类的头孢吡肟;碳青霉烯类的亚胺培南、美罗培南;单酰胺类的氨曲南(可用于青霉素类过敏的患者);β内酰胺类/β内酰胺酶抑制剂复合剂的替卡西林/克拉维酸钾、哌拉西林/他唑巴坦。其他的抗假单胞菌抗生素还有氟喹诺酮类和氨基糖苷类。

1.重症CAP的抗生素治疗

重症CAP患者的初始治疗应针对肺炎链球菌(包括耐药肺炎链球菌)、流感嗜血杆菌、军团菌和其他非典型病原体,某些有危险因素的患者还有可能为肠道革兰阴性菌属包括铜绿假单胞菌的感染。无铜绿假单胞菌感染危险因素的CAP患者可使用β内酰胺类联合大环内酯类或氟喹诺酮类(如左氧氟沙星、加替沙星、莫西沙星等)。因目前为止还没有确立单药治疗重症CAP的方法,所以很难确定其安全性、有效性(特别是并发脑膜炎的肺炎)或用药剂量。可用于重症CAP并经验性覆盖耐药肺炎链球菌的β内酰胺类抗生素有头孢曲松、头孢噻肟、亚胺培南、美罗培南、头孢吡肟、氨苄西林/舒巴坦或哌拉西林/他唑巴坦。目前高达40%的肺炎链球菌对青霉素或其他抗生素耐药,其机制不是β内酰胺酶介导而是青霉素结合蛋白的改变。虽然不少β内酰胺类和氟喹诺酮类抗生素对这些病原体有效,但对耐药肺炎链球菌肺炎并发脑膜炎的患者应使用万古霉素治疗。如果患者有假单胞菌感染的危险因素(如支气管扩张、长期使用抗生素、长期使用糖皮质激素)应联合使用抗假单胞菌抗生素并应覆盖非典型病原体,如环丙沙星加抗假单胞菌β内酰胺类,或抗假单胞菌β内酰胺类加氨基糖苷类加大环内酯类或氟喹诺酮类。

临床上选取任何治疗方案都应根据当地抗生素耐药的情况、流行病学和细菌培养及实验室结果进行调整。关于抗生素的治疗疗程目前也很少有资料可供参考,应考虑感染的严重程度,菌血症、多器官功能衰竭、持续性全身炎症反应和损伤等。一般来说,根据疾病的严重程度和宿主免疫抑制的状态,肺炎链球菌肺炎疗程为7～10天,军团菌肺炎的疗程需要14～21天。ICU的大多数治疗都是通过静脉途径的,但近期的研究表明只要病情稳定、没有发热,即使危重患者3天静脉给药后亦可转为口服治疗,即序贯或转换治疗。转换为口服治疗的药物可选择氟喹诺酮类,因其生物利用度高,口服治疗也可达到同静脉给药一样的血药浓度。

由于嗜肺军团菌在重症CAP的相对重要性,应特别注意其的治疗方案。虽然目前有很多体外有抗军团菌活性的药物,但在治疗效果上仍缺少前瞻性和随机对照研究的资料。回顾性的资料和长期临床经验支持使用红霉素4 g/d治疗住院的军团菌肺炎患者。多肺叶病变、器官功能衰竭或严重免疫抑制的患者,在治疗的前3～5天应加用利福平。其他大环内酯类(克拉霉素和阿奇霉素)也有效。除上述之外,可供选择的药物有氟喹诺酮类(环丙沙星、左氧氟沙星、加替沙星、莫西沙星)或多西环素。氟喹诺酮类在治疗军团菌肺炎的动物模型中特别有效。

2.重症HAP的抗生素治疗

HAP应根据患者的情况和最可能的病原体而采取个体化治疗。对于早发的(住院4天内起病者)重症肺炎患者而没有特殊病原体感染危险因素者,应针对“常见病原体”治疗。这些病原体包括肺炎链球菌、流感嗜血杆菌、甲氧西林敏感的金黄色葡萄球菌和非耐药的革兰阴性细菌。抗生素可选择第二代、第三代、第四代头孢菌素、β内酰胺类/β内酰胺酶抑制剂复合剂、氟喹诺酮类或联用克林霉素和氨曲南。

对于任何时间起病、有特殊病原体感染危险因素的轻中症肺炎患者,有感染“常见病原体”和其他病原体危险者,应评估危险因素来指导治疗:如果有近期腹部手术或明确的误吸史,应注意厌氧菌,可在主要抗生素基础上加用克林霉素或单用β内酰胺类/β内酰胺酶抑制剂复合剂;如果患者有昏迷或有头部创伤、肾衰竭或糖尿病史,应注意金黄色葡萄球菌感染,需针对性选择有效的抗生素;如果患者起病前使用过大剂量的糖皮质激素,或近期有抗生素使用史,或长期ICU住院史,即使患者的HAP并不严重,也应经验性治疗耐药病原体。治疗方法是联用两种抗假单胞菌抗生素,如果气管抽吸物革兰染色见阳性球菌,还需加用万古霉素(或可使用利奈唑胺或奎奴普丁/达福普汀)。所有的患者,特别是气管插管的ICU患者,经验性用药必须持续到痰培养结果出来之后。如果无铜绿假单胞菌或其他耐药革兰阴性细菌感染,则可根据药敏情况使用单一药物治疗。非耐药病原体的重症HAP患者可用任何以下单一药物治疗:亚胺培南、美罗培南、哌拉西林/他唑巴坦或头孢吡肟。

ICU中HAP的治疗也应根据当地抗生素敏感情况,以及当地经验和对某些抗生素的偏爱而调整。每个ICU都有它自己的微生物药敏情况,而且这种情况随时间而变化,因而有必要经常更新经验用药的策略。经验用药中另一个需要考虑的是“抗生素轮换”策略,它是指标准经验治疗过程中有意更改抗生素,使细菌暴露于不同的抗生素从而减少抗生素耐药的选择性压力,达到减少耐药病原体感染发生率的目的。“抗生素轮换”策略目前仍在研究之中,还有不少问题未能明确,包括每个用药循环应该持续多久,应用什么药物进行循环,这种方法在内科和外科患者的治疗中有效性分别有多高,循环药物是否应该针对革兰阳性细菌同时也针对革兰阴性细菌等。

在某些患者中,雾化吸入这种局部治疗可用以弥补全身用药的不足。氨基糖苷类雾化吸入可能有一定的益处,但只用于革兰阴性细菌肺炎全身治疗无效者。多黏菌素雾化吸入也可用于耐药铜绿假单胞菌的感染。

对于初始经验治疗失败的患者,应该考虑其他感染性或非感染性的诊断,包括肺曲霉感染。对持续发热并有持续或进展性肺部浸润的患者,可经验性使用两性霉素B。虽然传统上应使用开放肺活检来确定其最终诊断,但临床上是否活检仍应个体化。临床上还应注意其他的非感染性肺部浸润的可能性。

(三)支持治疗

支持治疗主要包括液体补充、血流动力学、通气和营养支持,起到稳定患者状态的作用,而更直接的治疗仍需要针对患者的基础病因。流行病学证据显示,营养不良影响肺炎的发病和危重患者的预后。同样,临床资料也支持肠内营养可以预防肺炎的发生,特别是对于创伤的患者。对于严重脓毒症和多器官功能衰竭的分解代谢旺盛的重症肺炎患者,在起病48小时后应开始经肠内途径进行营养支持,一般把导管插入到空肠进行喂养以避免误吸;如果使用胃内喂养,最好是维持患者半卧体位,以减少误吸的风险。

(四)胸部理疗

拍背、体位引流和振动可以促进黏痰排出的效果尚未被证实。胸部理疗广泛应用的局限在于:①其有效性未被证实,特别是不能减少患者的住院时间。②费用高,需要专人使用。③有时引起 PaO_2 的下降。目前的经验是胸部理疗对于脓痰过多(>30 mL/d)或严重呼吸肌疲劳不能有效咳嗽的患者是最为有用的,如对囊性纤维化、COPD 和支气管扩张的患者。

使用自动化病床的侧翻疗法,有时加以振动叩击,是一种有效地预防外科创伤及内科患者肺炎的方法,但其地位仍不确切。

(五)促进痰液排出

雾化和湿化可降低痰的黏度,因而可改善不能有效咳嗽患者的排痰,然而雾化产生的大多水蒸气都沉积在上呼吸道并引起咳嗽,一般并不影响痰的流体特性。目前很少有数据支持湿化能特异性地促进细菌清除或肺炎吸收的观点。乙酰半胱氨酸能破坏痰液的二硫键,有时也用于肺炎患者的治疗,但由于其刺激性,因而在临床应用上受到一定限制。痰中的 DNA 增加了痰液黏度,重组的 DNA 酶能裂解 DNA,已证实在囊性纤维化患者中有助于改善症状和肺功能,但对肺炎患者其价值尚未被证实。支气管舒张药也能促进黏液排出和纤毛运动频率,对 COPD 合并肺炎的患者有效。

（张喜霞）

第五节　急性呼吸窘迫综合征

一、病因

临床上可将急性呼吸窘迫综合征(ARDS)相关危险因素分为 9 类,见表 8-5。其中部分诱因易持续存在或者很难控制,是引起治疗效果不好,甚至患者死亡的重要原因。严重感染、DIC、胰腺炎等是难治性 ARDS 的常见原因。

二、发病机制

(一)炎症细胞、炎症介质及其作用

1.中性粒细胞

中性粒细胞是 ARDS 发病过程中重要的效应细胞,其在肺泡内大量募集是发病早期的组织

学特征。中性粒细胞可通过许多机制介导肺损伤,包括释放活性氮、活性氧、细胞因子、生长因子等放大炎症反应。此外中性粒细胞还能大量释放蛋白水解酶,尤其是弹性蛋白酶,损伤肺组织。其他升高的蛋白酶包括胶原酶和明胶酶A、B,同时也可检测到高水平的内源性金属酶抑制剂,如 TIMP,说明蛋白酶/抗蛋白酶平衡在中性粒细胞诱发的蛋白溶解性损伤中具有重要作用。

表 8-5　ARDS 的相关危险因素

1.感染	秋水仙碱
细菌(多为革兰阴性需氧菌和金黄色葡萄球菌)	三环类抗抑郁药
真菌和肺孢子菌	5.弥散性血管内凝血(DIC)
病毒	血栓性血小板减少性紫癜(TTP)
分枝杆菌	溶血性尿毒症综合征
立克次体	其他血管炎性综合征
2.误吸	热射病
胃酸	6.胰腺炎
溺水	7.吸入
碳氢化合物和腐蚀性液体	来自易燃物的烟雾
3.创伤(通常伴有休克或多次输血)	气体(NO_2、NH_3、Cl_2、镉、光气、氧气)
软组织撕裂	8.代谢性疾病
烧伤	酮症酸中毒
头部创伤	尿毒症
肺挫伤	9.其他
脂肪栓塞	羊水栓塞
4.药物和化学品	妊娠物滞留体内
阿片制剂	子痫
水杨酸盐	蛛网膜或颅内出血
百草枯(除草剂)	白细胞凝集反应
三聚乙醛(副醛,催眠药)	反复输血
氯乙基戊烯炔醇(镇静药)	心肺分流

2.细胞因子

ARDS 患者体液中有多种细胞因子的水平升高,并有研究发现细胞因子之间的平衡是炎症反应程度和持续时间的决定因素。患者体内的细胞因子反应相当复杂,包括促炎因子、抗炎因子以及促炎因子内源性抑制剂等相互作用。在 ARDS 患者 BALF 中,炎症因子(如 IL-Iβ、TNF-α)在肺损伤发生前后均有升高,但相关的内源性抑制剂如 IL-Iβ 受体拮抗剂及可溶性 TNF-α 受体升高更为显著,提示在 ARDS 发病早期既有显著的抗炎反应。

虽然一些临床研究提示 ARDS 患者 BALF 中细胞群 NF-κB 的活性升高,但是后者的活化水平似乎与 BALF 中性粒细胞数量、IL-8 水平及病死率等临床指标并无相关性。而另一项对 15 例败血症患者外周血单核细胞核提取物中 NF-κB 活性的研究表明,NF-κB 的结合活性与 APACHE-Ⅱ 评分类似,可以作为评价 ARDS 预后的精确指标。虽然该试验结果提示总 NF-κB 活性水平可能是决定 ARDS 预后的指标,但仍需要大量的研究证实。

3.氧化/抗氧化平衡

ARDS患者肺部的氧气和抗氧化反应严重失衡。正常情况下,活性氧、活性氮被复杂的抗氧化系统拮抗,如抗氧化酶(超氧化物歧化酶、过氧化氢酶)、低分子清除剂(维生素E、维生素C和谷酰胺),清除或修复氧化损伤的分子(多种DNA的蛋白质分子)。研究发现,ARDS患者体内氧化剂增加和抗氧化剂降低几乎同时发生。

内源性抗氧化剂水平改变会影响ARDS的患病风险,如慢性饮酒者在遭受刺激事件如严重创伤、胃内容物误吸后易诱发ARDS。但易患ARDS风险增加的内在机制尚不明确。近来有研究报道慢性饮酒者BALF中谷胱甘肽水平约比健康正常人低7倍而氧化谷酰胺比例增高,提示体内抗氧化剂如谷胱甘肽水平发生改变的个体可能在特定临床条件下更易发生ARDS。

4.凝血机制

ARDS患者凝血因子异常导致凝血与抗凝失衡,最终造成肺泡内纤维蛋白沉积。ARDS的高危人群及ARDS患者BALF中凝血活性增强,组织因子(外源性凝血途径中血栓形成的启动因子)水平显著升高。ARDS发生3天后凝血活性达到高峰,之后开始下降,同时伴随抗凝活性下降。ARDS患者BALF中促进纤维蛋白溶解的纤溶酶原抑制剂-1水平降低。败血症患者中内源性抗凝剂如抗凝血酶Ⅲ和蛋白C含量降低,其低水平与较差的预后相关。

恢复凝血/抗凝平衡可能对ARDS有一定的治疗作用。给予严重败血症患者活化蛋白C,其病死率从30.8%下降至24.7%,其主要不良反应是出血。活化蛋白C还能使ARDS患者血浆IL-6水平降低,说明它除了抗凝效果外还具有抗炎效应。但活性蛋白C是否对各种原因引起的ARDS均有效尚待进一步研究。

(二)肺泡毛细血管膜损害

1.肺毛细血管内皮细胞

肺毛细血管内皮细胞损伤是ARDS发病过程中的一个重要环节,对其超微结构的变化特征也早有研究。同时测量肺泡渗出液及血浆中的蛋白含量能够反映毛细血管通透性增高的程度,早期ARDS中水肿液/血浆蛋白比>0.75,相反压力性肺水肿患者的水肿液/血浆蛋白比<0.65。ARDS患者肺毛细血管的通透性较压力性肺水肿患者高,并且上皮细胞间形成了可逆的细胞间隙。

2.肺泡上皮细胞

肺泡上皮细胞损伤在ARDS的形成过程中发挥了重要作用。正常肺组织中,肺泡上皮细胞是防止肺水肿的屏障。ARDS发病早期,由于上皮细胞自身的受损、坏死及由其损伤造成的肺间质压力增高可破坏该屏障。肺泡Ⅱ型上皮细胞可产生合成表面活性物质的蛋白和脂质成分。ARDS患者表面活性物质减少、成分改变及其功能抑制将导致肺泡萎陷及低氧血症。肺泡Ⅱ型上皮细胞的损伤造成表面活性物质生成减少及细胞代谢障碍。此外,肺泡渗出液中存在的蛋白酶和血浆蛋白通过破坏肺泡腔中的表面活性物质使其失活。

肺泡上皮细胞在肺水肿时有主动转运肺泡腔中水、盐的作用。肺泡Ⅱ型上皮细胞通过Na^+的主动运输来驱动液体的转运。大多数早期ARDS患者肺泡液体主动清除能力下降,且与预后呈负相关。在肺移植后肺再灌注损伤患者中也存在类似的现象。虽然ARDS患者肺泡液主动清除能力下降的确切机制尚不明了,但推测其可能与肺泡上皮细胞间紧密连接或肺泡Ⅱ型上皮细胞受损的程度有关。

三、诊断

Ashbaugh 等首次报告 ARDS,北美呼吸病-欧洲危重病学会专家联席评审会议发表了 ARDS 的诊断标准(AECC 标准),但其可靠性和准确性备受争议。后来修订的 ARDS 诊断标准(柏林标准)将 ARDS 定义为:①7 天内起病,出现高危肺损伤、新发或加重的呼吸系统症状。②胸部 X 线片或 CT 示双肺透亮度下降且难以完全由胸腔积液、肺(叶)不张或结节解释。③肺水肿原因难以完全由心力衰竭或容量过负荷来解释,如果不存在危险因素,则需要进行客观评估(如超声心动图),以排除静水压增高型水肿。④依据至少 0.49 kPa 呼气末正压机械通气(positive end expiratory pressure,PEEP)下的氧合指数对 ARDS 进行分级,即轻度(氧合指数为 200~300)、中度(氧合指数为 100~200)和重度(氧合指数为≤100)。

中华医学会呼吸病分会也提出了类似的急性肺损伤(ALI/ARDS)的诊断标准(草案)。

(1)有发病的高危因素。

(2)急性起病、呼吸频数和(或)呼吸窘迫。

(3)低氧血症,ALI 时动脉血氧分压(PaO_2)/吸氧浓度(FiO_2)≤40.0 kPa(300 mmHg);ARDS 时 PaO_2/FiO_2≤26.7 kPa(200 mmHg)。

(4)胸部 X 线检查两肺浸润阴影。

(5)肺毛细血管楔压(PCWP)≤2.4 kPa(18 mmHg)或临床上能除外心源性肺水肿。

凡符合以上五项可以诊断为 ALI 或 ARDS。

四、治疗的基本原则

ARDS 治疗的关键在于控制原发病及其病因,如处理各种创伤,尽早找到感染灶,针对病原菌应用敏感的抗生素,制止严重反应进一步对肺的损伤;更紧迫的是要及时改善患者的严重缺氧,避免发生或加重多脏器功能损害。

五、治疗策略

(一)原发病治疗

全身性感染、创伤、休克、烧伤、急性重症胰腺炎等是导致 ALI/ARDS 的常见病因。严重感染患者有 25%～50% 发生 ALI/ARDS,而且在感染、创伤等导致的多器官功能障碍综合征(MODS)中,肺往往也是最早发生衰竭的器官。目前认为,感染、创伤后的全身炎症反应是导致 ARDS 的根本原因。控制原发病,遏制其诱导的全身失控性炎症反应,是预防和治疗ALI/ARDS 的必要措施。

推荐意见 1:积极控制原发病是遏制 ALI/ARDS 发展的必要措施(推荐级别:E 级)。

(二)呼吸支持治疗

1.氧疗

ALI/ARDS 患者吸氧治疗的目的是改善低氧血症,使动脉血氧分压(PaO_2)达到 8.0～10.7 kPa(60~80 mmHg)。可根据低氧血症改善的程度和治疗反应调整氧疗方式,首先使用鼻导管,当需要较高的吸氧浓度时,可采用可调节吸氧浓度的文丘里面罩或带贮氧袋的非重吸式氧气面罩。ARDS 患者往往低氧血症严重,大多数患者一旦诊断明确,常规的氧疗常常难以奏效,机械通气仍然是最主要的呼吸支持手段。

推荐意见2:氧疗是纠正ALI/ARDS患者低氧血症的基本手段(推荐级别:E级)。

2.无创机械通气

无创机械通气(NIV)可以避免气管插管和气管切开引起的并发症,近年来得到了广泛的推广应用。尽管随机对照试验(RCT)证实NIV治疗COPD和心源性肺水肿导致的急性呼吸衰竭的疗效肯定,但是NIV在急性低氧性呼吸衰竭中的应用却存在很多争议。迄今为止,尚无足够的资料显示NIV可以作为ALI/ARDS导致的急性低氧性呼吸衰竭的常规治疗方法。

不同研究中NIV对急性低氧性呼吸衰竭的治疗效果差异较大,可能与导致低氧性呼吸衰竭的病因不同有关。曾经一项荟萃分析显示,在不包括COPD和心源性肺水肿的急性低氧性呼吸衰竭患者中,与标准氧疗相比,NIV可明显降低气管插管率,并有降低ICU住院时间及住院病死率的趋势。但分层分析显示NIV对ALI/ARDS的疗效并不明确。最近NIV治疗54例ALI/ARDS患者的临床研究显示,70%的患者应用NIV治疗无效。逐步回归分析显示,休克、严重低氧血症和代谢性酸中毒是ARDS患者NIV治疗失败的预测指标。一项RCT研究显示,与标准氧疗比较,NIV虽然在应用第1小时明显改善ALI/ARDS患者的氧合,但不能降低气管插管率,也不改善患者预后。可见,ALI/ARDS患者应慎用NIV。

推荐意见3:预计病情能够短期缓解的早期ALI/ARDS患者可考虑应用无创机械通气(推荐级别:C级)。

推荐意见4:合并免疫功能低下的ALI/ARDS患者早期可首先试用无创机械通气(推荐级别:C级)。

推荐意见5:应用无创机械通气治疗ALI/ARDS应严密监测患者的生命体征及治疗反应。神志不清、休克、气道自洁能力障碍的ALI/ARDS患者不宜应用无创机械通气(推荐级别:C级)。

3.有创机械通气

(1)机械通气的时机选择:ARDS患者经高浓度吸氧仍不能改善低氧血症时,应气管插管进行有创机械通气。ARDS患者呼吸功明显增加,表现为严重的呼吸困难,早期气管插管机械通气可降低呼吸功,改善呼吸困难。虽然目前缺乏RCT研究评估早期气管插管对ARDS的治疗意义,但一般认为,气管插管和有创机械通气能更有效地改善低氧血症,降低呼吸功,缓解呼吸窘迫,并能够更有效地改善全身缺氧,防止肺外器官功能损害。

推荐意见6:ARDS患者应积极进行机械通气治疗(推荐级别:E级)。

(2)肺保护性通气:由于ARDS患者大量肺泡塌陷,肺容积明显减少,常规或大潮气量通气易导致肺泡过度膨胀和气道平台压过高,加重肺及肺外器官的损伤。

推荐意见7:对ARDS患者实施机械通气时应采用肺保护性通气策略,气道平台压不应超过$30\sim35$ cmH$_2$O(推荐级别:B级)。

(3)肺复张:充分复张ARDS塌陷肺泡是纠正低氧血症和保证PEEP效应的重要手段。为限制气道平台压而被迫采取的小潮气量通气往往不利于ARDS塌陷肺泡的膨胀,而PEEP维持肺复张的效应依赖于吸气期肺泡的膨胀程度。目前临床常用的肺复张手法包括控制性肺膨胀、PEEP递增法及压力控制法(PCV法)。其中实施控制性肺膨胀采用恒压通气方式,推荐吸气压为$30\sim45$ cmH$_2$O,持续时间为$30\sim40$秒。

推荐意见8:可采用肺复张手法促进ARDS患者的塌陷肺泡复张,改善氧合(推荐级别:E级)。

（4）PEEP 的选择：ARDS 广泛肺泡塌陷不但可导致顽固的低氧血症，而且部分可复张的肺泡周期性塌陷开放而产生剪切力，会导致或加重呼吸机相关性肺损伤。充分复张塌陷肺泡后应用适当水平的 PEEP 防止呼气末肺泡塌陷，改善低氧血症，并避免剪切力，防治呼吸机相关性肺损伤。因此，ARDS 应采用能防止肺泡塌陷的最低 PEEP。

推荐意见 9：应使用能防止肺泡塌陷的最低 PEEP，有条件的情况下，应根据静态 P-V 曲线低位转折点压力＋2 cmH$_2$O 来确定 PEEP（推荐级别：C 级）。

（5）自主呼吸：自主呼吸过程中膈肌主动收缩可增加 ARDS 患者肺重力依赖区的通气，改善通气血流比例失调，改善氧合。一项前瞻对照研究显示，与控制通气相比，保留自主呼吸的患者镇静剂使用量、机械通气时间和 ICU 住院时间均明显减少。因此，在循环功能稳定、人机协调性较好的情况下，ARDS 患者机械通气时有必要保留自主呼吸。

推荐意见 10：ARDS 患者机械通气时应尽量保留自主呼吸（推荐级别：C 级）。

（6）半卧位：ARDS 患者合并 VAP 往往使肺损伤进一步恶化，预防 VAP 具有重要的临床意义。机械通气患者平卧位易发生 VAP。研究表明，由于气管插管或气管切开导致声门的关闭功能丧失，机械通气患者胃肠内容物易反流误吸进入下呼吸道，导致 VAP。＜30°的平卧位是院内获得性肺炎的独立危险因素。

推荐意见 11：若无禁忌证，机械通气的 ARDS 患者应采用 30°～45°半卧位（推荐级别：B 级）。

（7）俯卧位通气：俯卧位通气通过降低胸腔内压力梯度、促进分泌物引流和促进肺内液体移动，明显改善氧合。

推荐意见 12：常规机械通气治疗无效的重度 ARDS 患者，若无禁忌证，可考虑采用俯卧位通气（推荐级别：D 级）。

（8）镇静镇痛与肌松：机械通气患者应考虑使用镇静镇痛剂，以缓解焦虑、躁动、疼痛，减少过度的氧耗。合适的镇静状态、适当的镇痛是保证患者安全和舒适的基本环节。

推荐意见 13：对机械通气的 ARDS 患者，应制订镇静方案（镇静目标和评估）（推荐级别：B 级）。

推荐意见 14：对机械通气的 ARDS 患者，不推荐常规使用肌松剂（推荐级别：E 级）。

4.液体通气

部分液体通气是在常规机械通气的基础上经气管插管向肺内注入相当于功能残气量的全氟碳化合物，以降低肺泡表面张力，促进肺重力依赖区塌陷肺泡复张。

5.体外膜氧合技术（ECMO）

建立体外循环后可减轻肺负担，有利于肺功能恢复。

（三）ALI/ARDS 药物治疗

1.液体管理

高通透性肺水肿是 ALI/ARDS 的病理生理特征，肺水肿的程度与 ALI/ARDS 的预后呈正相关。因此，通过积极的液体管理，改善 ALI/ARDS 患者的肺水肿具有重要的临床意义。

研究显示，液体负平衡与感染性休克患者病死率的降低显著相关，且对于创伤导致的 ALI/ARDS 患者，液体正平衡使患者的病死率明显增加。应用利尿药减轻肺水肿可能改善肺部病理情况，缩短机械通气时间，进而减少呼吸机相关性肺炎等并发症的发生。但是利尿减轻肺水肿的过程可能会导致心排血量下降，器官灌注不足。因此，ALI/ARDS 患者的液体管理必须考虑两者的平衡，必须在保证脏器灌注的前提下进行。

推荐意见15:在保证组织器官灌注的前提下,应实施限制性的液体管理,有助于改善ALI/ARDS患者的氧合和肺损伤(推荐级别:B级)。

推荐意见16:存在低蛋白血症的ARDS患者,可通过补充清蛋白等胶体溶液和应用利尿药,有助于实现液体负平衡,并改善氧合(推荐级别:C级)。

2.糖皮质激素

全身和局部的炎症反应是ALI/ARDS发生和发展的重要机制,研究显示血浆和肺泡灌洗液中的炎症因子浓度升高与ARDS的病死率呈正相关。长期以来,大量的研究试图应用糖皮质激素控制炎症反应,预防和治疗ARDS。早期的三项多中心RCT研究观察了大剂量糖皮质激素对ARDS的预防和早期治疗作用,结果糖皮质激素既不能预防ARDS的发生,对早期ARDS也没有治疗作用。但对于变应原因导致的ARDS患者,早期应用糖皮质激素经验性治疗可能有效。此外感染性休克并发ARDS的患者,如合并有肾上腺皮质功能不全,可考虑应用替代剂量的糖皮质激素。

推荐意见17:不推荐常规应用糖皮质激素预防和治疗ARDS(推荐级别:B级)。

3.一氧化氮(NO)吸入

NO吸入可选择性地扩张肺血管,而且NO分布于肺内通气良好的区域,可扩张该区域的肺血管,显著降低肺动脉压,减少肺内分流,改善通气血流比例失调,并且可减少肺水肿形成。临床研究显示,NO吸入可使约60%的ARDS患者氧合改善,同时肺动脉压、肺内分流明显下降,但对平均动脉压和心排血量无明显影响。但是氧合改善效果也仅限于开始NO吸入治疗的24~48小时内。两个RCT研究证实NO吸入并不能改善ARDS的病死率。因此,吸入NO不宜作为ARDS的常规治疗手段,仅在一般治疗无效的严重低氧血症时可考虑应用。

推荐意见18:不推荐吸入NO作为ARDS的常规治疗(推荐级别:A级)。

4.肺泡表面活性物质

ARDS患者存在肺泡表面活性物质减少或功能丧失,易引起肺泡塌陷。肺泡表面活性物质能降低肺泡表面张力,减轻肺炎症反应,阻止氧自由基对细胞膜的氧化损伤。目前肺泡表面活性物质的应用仍存在许多尚未解决的问题,如最佳用药剂量、具体给药时间、给药间隔和药物来源等。因此,尽管早期补充肺表面活性物质有助于改善氧合,还不能将其作为ARDS的常规治疗手段。有必要进一步研究,明确其对ARDS预后的影响。

5.前列腺素 E_1

前列腺素 E_1(PGE$_1$)不仅是血管活性药物,还具有免疫调节作用,可抑制巨噬细胞和中性粒细胞的活性,发挥抗炎作用。但是PGE$_1$没有组织特异性,静脉注射PGE$_1$会引起全身血管舒张,导致低血压。静脉注射PGE$_1$用于治疗ALI/ARDS目前已经完成了多个RCT研究,但无论是持续静脉注射PGE$_1$,还是间断静脉注射脂质体PGE$_1$,与安慰剂组相比,PGE$_1$组在28天的病死率、机械通气时间和氧合等方面并无益处。有研究报道吸入型PGE$_1$可以改善氧合,但这需要进一步的RCT来研究证实。因此,只有在ALI/ARDS患者低氧血症难以纠正时,可以考虑吸入PGE$_1$治疗。

6.N-乙酰半胱氨酸和丙半胱氨酸

抗氧化剂N-乙酰半胱氨酸(NAC)和丙半胱氨酸通过提供合成谷胱甘肽(GSH)的前体物质半胱氨酸,提高细胞内GSH水平,依靠GSH氧化还原反应来清除体内氧自由基,从而减轻肺损伤。静脉注射NAC对ALI患者可以显著改善全身氧合和缩短机械通气时间。而近期在ARDS

患者中进行的Ⅱ临床试验证实,NAC有缩短肺损伤病程和阻止肺外器官衰竭的趋势,不能减少机械通气时间和降低病死率。丙半胱氨酸的Ⅱ、Ⅲ期临床试验也证实不能改善ARDS患者预后。因此,尚无足够证据支持NAC等抗氧化剂用于治疗ARDS。

7.环氧化酶抑制剂

布洛芬等环氧化酶抑制剂可抑制ALI/ARDS患者血栓素A_2的合成,对炎症反应有强烈的抑制作用。小规模临床研究发现布洛芬可改善全身性感染患者的氧合与呼吸力学。对严重感染的临床研究也发现布洛芬可以降低体温、减慢心率和减轻酸中毒,但是亚组分析(ARDS患者130例)显示,布洛芬既不能降低危重ARDS患者的患病率,也不能改善ARDS患者的30天生存率。因此,布洛芬等环氧化酶抑制剂尚不能用于ALI/ARDS的常规治疗。

8.细胞因子单克隆抗体或拮抗剂

炎症性细胞因子在ALI/ARDS发病中具有重要作用。动物试验应用单克隆抗体或拮抗剂中和肿瘤坏死因子(TNF)、白细胞介素(IL)-1和IL-8等细胞因子可明显减轻肺损伤,但多数临床试验获得阴性结果。细胞因子单克隆抗体或拮抗剂是否能够用于ALI/ARDS的治疗,目前尚缺乏临床研究证据。因此,不推荐抗细胞因子单克隆抗体或拮抗剂用于ARDS治疗。

9.己酮可可碱及其衍化物利索茶碱

己酮可可碱及其衍化物利索茶碱均可抑制中性粒细胞的趋化和激活,减少促炎因子TNFA、IL-1和IL-6等释放,利索茶碱还可抑制氧自由基释放。但目前尚无RCT试验证实己酮可可碱对ALI/ARDS的疗效。因此,己酮可可碱或利索茶碱不推荐用于ARDS的治疗。

10.重组人活化蛋白C

重组人活化蛋白C(rhAPC)具有抗血栓、抗炎和纤溶特性,已被试用于治疗严重感染。Ⅲ期临床试验证实,持续静脉注射rhAPC 24 $\mu g/(kg \cdot h) \times 96$小时可以显著改善重度严重感染患者(APACHE Ⅱ>25)的预后。基于ARDS的本质是全身性炎症反应,且凝血功能障碍在ARDS发生中具有重要地位,rhAPC有可能成为ARDS的治疗手段。但目前尚无证据表明rhAPC可用于ARDS治疗,当然在严重感染导致的重度ARDS患者,如果没有禁忌证,可考虑应用rhAPC。rhAPC高昂的治疗费用也限制了它的临床应用。

11.酮康唑

酮康唑是一种抗真菌药,但可抑制白三烯和血栓素A_2合成,同时还可抑制肺泡巨噬细胞释放促炎因子,有可能用于ARDS的治疗。但是目前没有证据支持酮康唑可用于ARDS的常规治疗,同时为避免耐药,对于酮康唑的预防性应用也应慎重。

12.鱼油

鱼油富含ω-3脂肪酸,如二十二碳六烯酸(DHA)、二十碳五烯酸(EPA)等,也具有免疫调节作用,可抑制二十烷花生酸样促炎因子释放,并促进PGE_1生成。研究显示,通过肠道为ARDS患者补充EPA、γ-亚油酸和抗氧化剂,可使患者肺泡灌洗液内中性粒细胞减少,IL-8释放受到抑制,病死率降低。对机械通气的ALI患者的研究也显示,肠内补充EPA和γ-亚油酸可以显著改善氧合和肺顺应性,明显缩短机械通气时间,但对生存率没有影响。

推荐意见19:补充EPA和γ-亚油酸有助于改善ALI/ARDS患者氧合,缩短机械通气时间(推荐级别:C级)。

(张喜霞)

第六节 急性呼吸衰竭

一、病因和发病机制

急性呼吸衰竭(acute respiratory failure,ARF)简称急性呼吸衰竭,是指患者既往无呼吸系统疾病,由于突发因素,在数秒或数小时内迅速发生呼吸抑制或呼吸功能突然衰竭,在海平面大气压、静息状态下呼吸空气时,由于通气和(或)换气功能障碍,导致缺氧伴或不伴二氧化碳潴留,产生一系列病理生理改变的紧急综合征。

病情危重时,因机体难以得到代偿,如不及时诊断,尽早抢救,会发生多器官功能损害,乃至危及生命。必须注意在实际临床工作中,经常会遇到在慢性呼吸衰竭的基础上,由于某些诱发因素而发生急性呼吸衰竭。

(一)急性呼吸衰竭分类

一般呼吸衰竭分为通气和换气功能衰竭 2 类,亦有人分为 3 类,即再加上一个混合型呼吸衰竭。其标准如下。

换气功能衰竭(Ⅰ型呼吸衰竭)以低氧血症为主,$PaO_2 < 8.0$ kPa(60 mmHg),$PaCO_2 < 6.7$ kPa(50 mmHg),$P_{(A-a)}O_2 > 3.3$ kPa(25 mmHg),$PaO_2/PAO_2 < 0.6$。

通气功能衰竭(Ⅱ型呼吸衰竭)以高碳酸血症为主,$PaCO_2 > 6.7$ kPa(50 mmHg),PaO_2 正常,$P_{(A-a)}O_2 < 3.3$ kPa(25 mmHg),$PaO_2/PAO_2 > 0.6$。

混合性呼吸衰竭(Ⅲ型呼吸衰竭):$PaCO_2 < 8.0$ kPa(60 mmHg),$PaCO_2 > 6.7$ kPa(50 mmHg),$P_{(A-a)}O_2 > 3.3$ kPa(25 mmHg)。

急性肺损伤和急性呼吸窘迫综合征属于Ⅰ型呼吸衰竭。

(二)急性呼吸衰竭的病因

可以引起急性呼吸衰竭的疾病很多,多数是呼吸系统的疾病。

1.各种导致气道阻塞的疾病

急性病毒或细菌性感染,或烧伤等物理化学性因子所引起的黏膜充血、水肿,造成上气道(指隆突以上至鼻的呼吸道)急性梗阻。异物阻塞也可以引起急性呼吸衰竭。

2.引起肺实质病变的疾病

感染性因子引起的肺炎为此类常见疾病,误吸胃内容物,淹溺或化学毒性物质及某些药物、高浓度长时间吸氧也可引起吸入性肺损伤而发生急性呼吸衰竭。

3.肺水肿

(1)各种严重心脏病、心力衰竭引起的心源性肺水肿。

(2)非心源性肺水肿,有人称之为通透性肺水肿,如急性高山病、复张性肺水肿。急性呼吸窘迫综合征(ARDS)为此种肺水肿的代表。此类疾病可造成严重低氧血症。

4.肺血管疾病

肺血栓栓塞是可引起急性呼吸衰竭的一种重要病因,还包括脂肪栓塞、气体栓塞等。

5.胸部疾病

如胸壁外伤、连枷胸、自发性气胸或创伤性气胸、大量胸腔积液等影响胸廓运动,从而导致通气减少或吸入气体分布不均,均有可能引起急性呼吸衰竭。

6.脑损伤

镇静药和对脑有毒性的药物、电解质平衡紊乱及酸、碱中毒、脑和脑膜感染、脑肿瘤、脑外伤等均可导致急性呼吸衰竭。

7.神经肌肉系统疾病

即便是气体交换的肺本身并无病变,因神经或肌肉系统疾病造成肺泡通气不足也可发生呼吸衰竭。如安眠药物或一氧化碳、有机磷等中毒,颈椎骨折损伤脊髓等直接或间接抑制呼吸中枢。也可因多发性神经炎、脊髓灰质炎等周围神经性病变,多发性肌炎、重症肌无力等肌肉系统疾病,造成肺泡通气不足而呼吸衰竭。

8.睡眠呼吸障碍

睡眠呼吸障碍表现为睡眠中呼吸暂停,频繁发生并且暂停时间显著延长,可引起肺泡通气量降低,导致缺氧和二氧化碳潴留。

二、病理生理

(一)肺泡通气不足

正常成人在静息时有效通气量约为 4 L/min,若单位时间内到达肺泡的新鲜空气量减少到正常值以下,则为肺泡通气不足。

由于每分钟肺泡通气量(VA)的下降,引起缺氧和二氧化碳潴留,PaO_2 下降,$PaCO_2$ 升高。同时,根据肺泡气公式:$PaO_2 = (PB - PH_2O) \cdot FiO_2 - PaCO_2/R$($PaO_2$,PB 和 PH_2O 分别表示肺泡气氧分压、大气压和水蒸气压力,FiO_2 代表吸入气氧浓度,R 代表呼吸商),由已测得的 $PaCO_2$ 值,就可推算出理论的肺泡气氧分压理论值。如 $PaCO_2$ 为 9.3 kPa(70 mmHg),PB 为 101.1 kPa(760 mmHg),37 ℃时 PH_2O 为6.3 kPa(47 mmHg),R 一般为 0.8,则 PaO_2 理论值为 7.2 kPa(54 mmHg)。假若 $PaCO_2$ 的升高单纯因 VA 下降引起,不存在影响气体交换肺实质病变的因素,则说明肺泡气与动脉血的氧分压差[$P_{(A-a)}O_2$]应该在正常范围,一般为 0.4~0.7 kPa(3~5 mmHg),均在 1.3 kPa(10 mmHg)以内。所以,当 $PaCO_2$ 为9.3 kPa(70 mmHg)时,PaO_2 为 7.2 kPa(54 mmHg),动脉血氧分压应当在 6.7 kPa(50 mmHg)左右,则为高碳酸血症型的呼吸衰竭。

通气功能障碍分为阻塞性和限制性功能障碍。阻塞性通气功能障碍多由气道炎症、黏膜充血水肿等因素引起的气道狭窄导致。由于气道阻力与管径大小呈负相关,故管径越小,阻力越大,肺泡通气量越小,此为阻塞性通气功能障碍缺氧和二氧化碳潴留的主要机制。而限制性通气功能障碍主要机制则是胸廓或肺的顺应性降低导致的肺泡通气不足,进而导致缺氧或合并二氧化碳潴留。

(二)通气/血流灌流(V/Q)失调

肺泡的通气与其灌注周围的毛细血管血流的比例必须协调,才能保证有效的气体交换。正常肺泡每分通气量为 4 L,肺毛细血管血流量是 5 L,两者之比是 0.8。如肺泡通气量与血流量的比率>0.8,示肺泡灌注不足,形成无效腔,此种无效腔效应多见于肺泡通气功能正常或增加,而肺血流减少的疾病(如换气功能障碍或肺血管疾病等),临床以缺氧为主。肺泡通气量与血流量的比率<0.8,使肺动脉的混合静脉血未经充分氧合进入肺静脉,则形成肺内静脉样分流,多见于通气功能障碍,肺泡通气不足,临床以缺氧或伴二氧化碳潴留为主。通气/血流比例失调,是引起低氧血症最常见的病理生理学改变。

(三)肺内分流量增加(右到左的肺内分流)

在肺部疾病如肺水肿、急性呼吸窘迫综合征(ARDS)中,肺泡无气所致肺毛细血管混合静脉血未经气体交换,流入肺静脉引起右至左的分流增加。动-静脉分流使静脉血失去在肺泡内进行气体交换的机会,故 PaO_2 可明显降低,但不伴有 $PaCO_2$ 的升高,甚至因过度通气反而降低,至病程晚期才出现二氧化碳蓄积。另外用提高吸入氧气浓度的办法(氧疗)不能有效地纠正此种低氧血症。

(四)弥散功能障碍

肺在肺泡-毛细血管膜完成气体交换。它由六层组织构成,由内向外依次为:肺泡表面活性物质、肺泡上皮细胞、肺泡上皮细胞基膜、肺间质、毛细血管内皮细胞基膜和毛细血管内皮细胞。弥散面积减少(肺气肿、肺实变、肺不张)和弥散膜增厚(肺间质纤维化、肺水肿)是引起弥散量降低的最常见原因。因氧的弥散能力仅为二氧化碳的 1/20,故弥散功能障碍只产生单纯缺氧。由于正常人肺泡毛细血管膜的面积大约为 70 m^2,相当于人体表面积的 40 倍,故人体弥散功能的储备巨大,虽是发生呼吸衰竭病理生理改变的原因之一,但常需与其他 3 种主要的病理生理学变化同时发生、参与作用使低氧血症出现。吸氧可使 PaO_2 升高,提高肺泡膜两侧的氧分压时,弥散量随之增加,可以改善低氧血症。

(五)氧耗量增加

氧耗量增加是加重缺氧的原因之一,发热、寒战、呼吸困难和抽搐均将增加氧耗量。寒战耗氧量可达 500 mL,健康者耗氧量为 250 mL/min。氧耗量增加,肺泡氧分压下降,健康者借助增加肺泡通气量代偿缺氧。氧耗量增加的通气功能障碍患者,肺泡氧分压得不到提高,故缺氧也难以缓解。

总之,不同的疾病发生呼吸衰竭的途径不全相同,经常是一种以上的病理生理学改变的综合作用。

(六)缺氧、二氧化碳潴留对机体的影响

1.对中枢神经的影响

脑组织耗氧量占全身耗量的 1/5～1/4。中枢皮质神经元细胞对缺氧最为敏感,缺氧程度和发生的急缓对中枢神经的影响也不同。如突然中断供氧,改吸纯氮 20 秒可出现深昏迷和全身抽搐。逐渐降低吸氧的浓度,症状出现缓慢,轻度缺氧可引起注意力不集中、智力减退、定向障碍;随缺氧加重,PaO_2 低于6.7 kPa(50 mmHg)可致烦躁不安、意识恍惚、谵妄;低于 4.0 kPa(30 mmHg)时,会使意识消失、昏迷;低于 2.7 kPa(20 mmHg)则会发生不可逆转的脑细胞损伤。

二氧化碳潴留使脑脊液氢离子浓度增加,影响脑细胞代谢,降低脑细胞兴奋性,抑制皮质活动;随着二氧化碳的增加,对皮质下层刺激加强,引起皮质兴奋;若二氧化碳继续升高,皮质下层受抑制,使中枢神经处于麻醉状态。在出现麻醉前的患者,往往有失眠、精神兴奋、烦躁不安的先兆兴奋症状。

缺氧和二氧化碳潴留均会使脑血管扩张,血流阻力减小,血流量增加以代偿之。严重缺氧会发生脑细胞内水肿,血管通透性增加,引起脑间质水肿,导致颅内压增高,挤压脑组织,压迫血管,

进而加重脑组织缺氧,形成恶性循环。

2.对心脏、循环的影响

缺氧可刺激心脏,使心率加快和心搏量增加,血压上升。冠状动脉血流量在缺氧时明显增加,心脏的血流量远超过脑和其他脏器。心肌对缺氧非常敏感,早期轻度缺氧即在心电图上有变化,急性严重缺氧可导致心室颤动或心脏骤停。缺氧和二氧化碳潴留均能引起肺动脉小血管收缩而增加肺循环阻力,导致肺动脉高压和增加右心负荷。

吸入气中二氧化碳浓度增加,可使心率加快,心搏量增加,使脑、冠状血管舒张,皮下浅表毛细血管和静脉扩张,而使脾和肌肉的血管收缩,再加心搏量增加,故血压仍升高。

3.对呼吸影响

缺氧对呼吸的影响远较二氧化碳潴留的影响为小。缺氧主要通过颈动脉窦和主动脉体化学感受器的反射作用刺激通气,如缺氧程度逐渐加重,这种反射迟钝。

二氧化碳是强有力的呼吸中枢兴奋剂,吸入二氧化碳浓度增加,通气量成倍增加,急性二氧化碳潴留出现深大快速的呼吸;但当吸入二氧化碳浓度超过12%时,通气量不再增加,呼吸中枢处于被抑制状态。而慢性高碳酸血症,并无通气量相应增加,反而有所下降,这与呼吸中枢反应性迟钝;通过肾脏对碳酸氢盐再吸收和 H^+ 排出,使血 pH 无明显下降;还与患者气道阻力增加、肺组织损害严重、胸廓运动的通气功能减退有关。

4.对肝、肾和造血系统的影响

缺氧可直接或间接损害肝功能使谷丙转氨酶上升,但随着缺氧的纠正,肝功能逐渐恢复正常。动脉血氧降低时,肾血流量、肾小球滤过量、尿排出量和钠的排出量均有增加;但当 PaO_2 <5.3 kPa(40 mmHg)时,肾血流量减少,肾功能受到抑制。

组织低氧分压可增加红细胞生成素促使红细胞增生。肾脏和肝脏产生一种酶,将血液中非活性红细胞生成素的前身物质激活成生成素,刺激骨髓引起继发性红细胞增多。有利于增加血液携氧量,但亦增加血液黏稠度,加重肺循环和右心负担。

轻度二氧化碳潴留会扩张肾血管,增加肾血流量,尿量增加;当 $PaCO_2$ 超过 8.7 kPa(65 mmHg),血 pH 明显下降,则肾血管痉挛,血流减少,HCO_3^- 和 Na^+ 再吸收增加,尿量减少。

5.对酸碱平衡和电解质的影响

严重缺氧可抑制细胞能量代谢的中间过程,如三羧酸循环、氧化磷酸化作用和有关酶的活动。这不但降低产生能量效率,还因产生乳酸和无机磷引起代谢性酸中毒。由于能量不足,体内离子转运的钠泵遭损害,使细胞内钾离子转移至血液,而 Na^+ 和 H^+ 进入细胞内,造成细胞内酸中毒和高钾血症。代谢性酸中毒产生的固定酸与缓冲系统中碳酸氢盐起作用,产生碳酸,使组织二氧化碳分压增高。

pH 取决于碳酸氢盐与碳酸的比值,前者靠肾脏调节(1～3 天),而碳酸调节靠肺(数小时)。健康人每天由肺排出碳酸达 15 000 mmol 之多,故急性呼吸衰竭二氧化碳潴留对 pH 影响十分迅速,往往与代谢性酸中毒同时存在时,因严重酸中毒引起血压下降,心律失常,乃至心脏停搏。而慢性呼吸衰竭因二氧化碳潴留发展缓慢,肾碳酸氢根排出减少,不致使 pH 明显降低。因血中主要阴离子 HCO_3^- 和 Cl^- 之和为一常数,当 HCO_3^- 增加,则 Cl^- 相应降低,产生低氯血症。

三、临床表现

因低氧血症和高碳酸血症所引起的症状和体征是急性呼吸衰竭时最主要的临床表现。由于造成呼吸衰竭的基础病因不同,各种基础疾病的临床表现自然十分重要,需要注意。

(一)呼吸困难

呼吸困难是呼吸衰竭最早出现的症状,可表现为频率、节律和幅度的改变。早期表现为呼吸困难,呼吸频率可增加,深大呼吸、鼻翼翕动,进而辅助呼吸肌肉运动增强,呼吸节律紊乱,失去正常规则的节律。呼吸频率增加(30～40 次/分)。中枢性呼吸衰竭,可使呼吸频率改变,如潮式呼吸、比奥呼吸等。

(二)低氧血症

当动脉血氧饱和度低于 90%,PaO_2 低于 6.7 kPa(50 mmHg)时,可在口唇或指甲出现发绀,这是缺氧的典型表现。但患者的发绀程度与体内血红蛋白含量、皮肤色素和心脏功能相关,所以发绀是一项可靠但不特异的诊断体征。因神经与心肌组织对缺氧均十分敏感,在机体出现低氧血症时常出现中枢神经系统和心血管系统功能异常的临床征象。如判断力障碍、运动功能失常、烦躁不安等中枢神经系统症状。缺氧严重时,可表现为谵妄、癫痫样抽搐、意志丧失,以致昏迷、死亡。肺泡缺氧时,肺血管收缩,肺动脉压升高,使肺循环阻力增加,右心负荷增加,乃是低氧血症时血流动力学的一项重要变化。在心血管方面常表现为心率增快、血压升高。缺氧严重时则可出现各种类型的心律失常,进而心率减慢,周围循环衰竭,甚至心搏停止。

(三)高碳酸血症

由于急性呼吸衰竭时,二氧化碳蓄积进展很快,因此产生严重的中枢神经系统和心血管功能障碍。高碳酸血症出现中枢抑制之前的兴奋状态,如失眠,躁动,但禁忌给予镇静或安眠药。严重者可出现肺性脑病("二氧化碳麻醉"),临床表现为头痛、反应迟钝、嗜睡,以至神志不清、昏迷。急性高碳酸血症主要通过降低脑脊液 pH 而抑制中枢神经系统的活动。扑翼样震颤也是二氧化碳蓄积的一项体征。二氧化碳蓄积引起的心血管系统的临床表现因血管扩张或收缩程度而异。如多汗、球结膜充血水肿、颈静脉充盈、周围血压下降等。

(四)其他重要脏器的功能障碍

严重的缺氧和二氧化碳蓄积损伤肝、肾功能,出现血清转氨酶增高,碳酸酐酶活性增加,胃壁细胞分泌增多,出现消化道溃疡、出血。当 $PaO_2 < 5.3$ kPa(40 mmHg)时,肾血流减少,肾功能抑制,尿中可出现蛋白、血细胞或管型,血液中尿素氮、肌酐含量增高。

(五)水、电解质和酸碱平衡的失调

严重低氧血症和高碳酸血症常有酸碱平衡的失调,如缺氧而通气过度可发生急性呼吸性碱中毒;急性二氧化碳潴留可表现为呼吸性酸中毒。严重缺氧时无氧代谢引起乳酸堆积,肾脏功能障碍使酸性物质不能排出体外,二者均可导致代谢性酸中毒。代谢性和呼吸性酸碱失衡又可同时存在,表现为混合性酸碱失衡。

酸碱平衡失调的同时,将会发生体液和电解质的代谢障碍。酸中毒时钾从细胞内逸出,导致高血钾,pH 每降低 0.1 血清钾大约升高 0.7 mmol/L。酸中毒时发生高血钾,如同时伴有肾衰(代谢性酸中毒),易发生致命性高血钾症。在诊断和处理急性呼吸衰竭时均应予以足够的重视。

又如当测得的 PaO_2 的下降明显超过理论上因肺泡通气不足所引起的结果时,则应考虑存着除肺泡通气不足以外的其他病理生理学变化,因在实际临床工作中,单纯因肺泡通气不足引起呼吸衰竭并不多见。

四、诊断

一般说来,根据急慢性呼吸衰竭基础病史,如胸部外伤或手术后、严重肺部感染或重症革兰

阴性杆菌败血症等,结合其呼吸、循环和中枢神经系统的有关体征,及时做出呼吸衰竭的诊断是可能的。但对某些急性呼吸衰竭早期的患者或缺氧、二氧化碳蓄积程度不十分严重时,单依据上述临床表现做出诊断有一定困难。动脉血气分析的结果直接提供动脉血氧和二氧化碳分压水平,可作为诊断呼吸衰竭的直接依据。而且,它还有助于我们了解呼吸衰竭的性质和程度,指导氧疗,呼吸兴奋剂和机械通气的参数调节,以及纠正电解质、酸碱平衡失调有重要价值故血气分析在呼吸衰竭诊断和治疗上具有重要地位。

急性呼吸衰竭患者,只要动脉血气证实 $PaO_2 < 8.0$ kPa(60 mmHg),常伴 $PaCO_2$ 正常或 < 4.7 kPa(35 mmHg),则诊断为 I 型呼吸衰竭,若伴 $PaCO_2 > 6.7$ kPa(50 mmHg),即可诊断为 II 型呼吸衰竭。若缺氧程度超过肺泡通气不足所致的高碳酸血症,则诊断为混合型或 III 型呼吸衰竭。

应当强调的是不但要诊断呼吸衰竭的存在与否,尚需要判断呼吸衰竭的性质,是急性呼吸衰竭还是慢性呼吸衰竭基础上的急性加重,更应当判别产生呼吸衰竭的病理生理学过程,明确为 I 型或 II 型呼吸衰竭,以利采取恰当的抢救措施。

此外还应注意在诊治过程中,应当尽快去除产生呼吸衰竭的基础病因,否则患者经氧疗或机械通气后因得到足够的通气量维持氧和二氧化碳分压在相对正常的水平后可再次发生呼吸衰竭。

五、治疗

急性呼吸衰竭是需要抢救的急症。对它的处理要求迅速、果断。数小时或更短时间的犹豫、观望或拖延,可以造成脑、肾、心、肝等重要脏器因严重缺氧发生不可逆性的损害。同时及时、合宜的抢救和处置才有可能为祛除或治疗诱发呼吸衰竭的基础病因争取到必要的时间。治疗措施集中于立即纠正低氧血症,急诊插管或辅助通气、足够的循环支持。

(一)氧疗

通过鼻导管或面罩吸氧,提高肺泡氧分压,增加肺泡膜两侧氧分压差,增加氧弥散能力,以提高动脉氧分压和血氧饱和度,是纠正低氧血症的一种有效措施。氧疗作为一种治疗手段使用时,要选择适宜的吸入氧流量,应以脉搏血氧饱和度 > 90% 为标准,并了解机体对氧的摄取与代谢以及它在体内的分布,注意可能产生的氧毒性作用。

由于高浓度($FiO_2 > 21\%$)氧的吸入可以使肺泡气氧分压提高。若因 PaO_2 降低造成低氧血症或主因通气/血流失调引起的 PaO_2 下降,氧疗可以改善。氧疗可以治疗低氧血症,降低呼吸功和减少心血管系统低氧血症。

根据肺泡通气和 PaO_2 的关系曲线,在低肺泡通气量时,吸入低浓度的氧气,即可显著提高 PaO_2,纠正缺氧。所以通气与血流比例失调的患者吸低浓度氧气就能纠正缺氧。

弥散功能障碍患者,因二氧化碳的弥散能力为氧的弥散能力 20 倍,需要更大的肺泡膜分压差才足以增强氧的弥散能力,所以应吸入更高浓度的氧(>35%)才能改善缺氧。

由肺内静脉分流增加的疾病导致的缺氧,因肺泡内充满水肿液,肺萎陷,尤在肺炎症血流增多的患者,肺内分流更多,所以需要增加外源性呼气末正压(PEEP),才可使萎陷肺泡复张,增加功能残气量和气体交换面积,提高 PaO_2、SaO_2,改善低氧血症。

(二)保持呼吸道通畅

进行各种呼吸支持治疗的首要条件是通畅呼吸道。呼吸道黏膜水肿、充血,以及胃内容物误吸或异物吸入都可使呼吸道梗阻。保证呼吸道的畅通才能保证正常通气,所以是急性呼吸衰竭处理的第一步。

1.开放呼吸道

首先要注意清除口咽部分泌物或胃内反流物,预防呕吐物反流至气管,使呼吸衰竭加重。口咽部护理和鼓励患者咳痰很重要,可用多孔导管经鼻孔或经口腔负压吸引法,清除口咽部潴留物。吸引前短时间给患者吸高浓度氧,吸引后立即重新通气。无论是直接吸引或是经人工气道吸引均需注意操作技术,管径应适当选择,尽量避免损伤气管黏膜,在气道内一次负压吸引时间不宜超过 15 秒,以免引起低氧血症、心律失常或肺不张等因负压吸引造成的并发症。此法亦能刺激咳嗽,有利于气道内痰液的咳出。对于痰多、黏稠难咳出者,要经常鼓励患者咳痰,多翻身拍背,协助痰液排出;给予祛痰药使痰液稀释。对于有严重排痰障碍者可考虑用纤支镜吸痰,同时应重视无菌操作,使用一次性吸引管,或更换灭菌后的吸引管。吸痰时可同时作深部痰培养以分离病原菌。

2.建立人工气道

当以上措施仍不能使呼吸道通畅时,则需建立人工气道。所谓人工气道就是进行气管插管,于是吸入气体就可通过导管直接抵达下呼吸道,进入肺泡。其目的是为了解除上呼吸道梗阻,保护无正常咽喉反射患者不致误吸,和进行充分有效的气管内吸引,以及为了提供机械通气时必要的通道。临床上常用的人工气道为气管插管和气管造口术后置入气管导管两种。

气管插管有经口和经鼻插管两种。前者借喉镜直视下经声门插入气管,容易成功,较为安全。后者分盲插或借喉镜、纤维支气管镜等的帮助,经鼻沿后鼻道插入气管。与经口插管比较需要一定的技巧,但经鼻插管容易固定,负压吸引较为满意,与机械通气等装置衔接比较可靠,给患者带来的不适也较经口者轻,神志清醒患者常也能耐受。唯需注意勿压伤鼻翼组织或堵塞咽鼓管、鼻窦开口等,造成急性中耳炎或鼻窦炎等并发症。

近年来,已有许多组织相容性较理想的高分子材料制成的导管与插管,为密封气道用的气囊也有低压、大容量的气囊问世,鼻插管可保留的时间也在延长。具体对人工气道方法的选择,各单位常有不同意见,应当根据病情的需要,手术医师和护理条件的可能,以及人工气道的材料性能来考虑。肯定在 3 天(72 小时)以内可以拔管时,应选用鼻或口插管,需要超过 3 周时当行气管造口置入气管导管,3～21 天的情况则当酌情灵活掌握。

使用人工气道后,气道的正常防御机制被破坏,细菌可直接进入下呼吸道;声门由于插管或因气流根本不通过声门而影响咳嗽动作的完成,不能正常排痰,必须依赖气管负压吸引来清除气道内的分泌物;由于不能发音,失去语言交流的功能,影响患者的心理精神状态;再加上人工气道本身存在着可能发生的并发症。因此人工气道的建立常是抢救急性呼吸衰竭所不可少的,但必须充分认识其弊端,慎重选择,尽力避免可能的并发症,及时撤管。

3.气道湿化

无论是经过患者自身气道或通过人工气道进行氧化治疗或机械通气,均必须充分注意到呼吸道黏膜的湿化。因为过分干燥的气体长期吸入将损伤呼吸道上皮细胞和支气管表面的黏液层,使黏膜纤毛清除能力下降,痰液不易咳出,肺不张,容易发生呼吸道或肺部感染。

保证患者足够液体摄入是保持呼吸道湿化最有效的措施。目前已有多种提供气道湿化用的温化器或雾化器装置,可以直接使用或与机械通气机连接应用。

湿化是否充分最好的标志,就是观察痰液是否容易咳出或吸出。应用湿化装置后应当记录每天通过湿化器消耗的液体量,以免湿化过量。

(三)改善二氧化碳的潴留

高碳酸血症主要是由于肺泡通气不足引起,只有增加通气量才能更好地排出二氧化碳,改善高碳酸血症。现多采用呼吸兴奋剂和机械通气支持,以改善通气功能。

1.呼吸兴奋剂的合理应用

呼吸兴奋剂能刺激呼吸中枢或周围化学感受器,增强呼吸驱动、呼吸频率,潮气量,改善通气,同时氧耗量和二氧化碳的产出也随之增加。故临床上应用呼吸兴奋剂时要严格掌握适应证。

常用的药物有尼可刹米和洛贝林,用量过大可引起不良反应,近年来在西方国家几乎被淘汰。取而代之的有多沙普仑,对末梢化学感受器和延脑呼吸中枢均有作用,增加呼吸驱动和通气,对原发性肺泡低通气、肥胖低通气综合征有良好疗效,可防止 COPD 呼吸衰竭氧疗不当所致的二氧化碳麻醉。其治疗量和中毒量有较大差距故安全性大,一般用 $0.5\sim2.0$ mg/kg 静脉滴注,开始滴速 1.5 mg/min,以后酌情加快,其可致心律失常,长期用有肝毒性及并发消化性溃疡。都可喜通过刺激颈动脉体和主动脉体的化学感受器兴奋呼吸,无中枢兴奋作用,对肺泡通气不良部位的血流重新分配而改善 PaO_2,都可喜不用于哺乳、孕妇和严重肝病,也不主张长期应用以防止发生外周神经病变。

COPD 并意识障碍的呼吸衰竭患者 临床常见大多数 COPD 患者的呼吸衰竭与意识障碍程度呈正相关,患者意识障碍后自主翻身、咳痰动作、对呼吸兴奋剂的反应均迟钝,并易于吸入感染,对此种病情,可明显改善通气外,并有改善中枢神经兴奋和神志作用,因而患者的防御功能增强,呼吸衰竭的病情亦随之好转。

间质性肺疾病、肺水肿、ARDS 等疾病 无气道阻塞但有呼吸中枢驱动增强,这种患者 PaO_2、$PaCO_2$ 常均降低,由于患者呼吸功能已增强,故无应用呼吸兴奋剂的指征,且呼吸兴奋剂可加重呼吸性碱中毒的程度而影响组织获氧,故主要应给予氧疗。

COPD 并膈肌疲劳、无心功能不全、无心律失常,心率≤100 次/分的呼吸衰竭,可选用氨茶碱,其有舒张支气管、改善小气道通气、减少闭合气量、抑制炎性介质、增强膈肌、提高潮气量的作用,已观察到血药浓度达 13 mg/L 时对膈神经刺激则膈肌力量明显增强,且可加速膈肌疲劳的恢复。以上的茶碱综合作用使呼吸功减少、呼吸困难程度减轻,同时由于呼吸肌能力的提高对咳嗽、排痰等气道清除功能加强,还有助于药物吸入治疗,以及对呼吸机撤离的辅助作用;剂量以 5 mg/kg 于 30 分钟静脉滴注使达有效血浓度,继以 $0.5\sim0.6$ mg/(kg·h)静脉滴注维持有效剂量,在应用中注意对心率、心律的影响,及时酌情减量和停用。

COPD、肺心病呼吸衰竭合并左心功能不全、肺水肿的患者,应先用强心利尿剂使肺水肿消退以改善肺顺应性,用抗生素控制感染以改善气道阻力,再使用呼吸兴奋剂才可取得改善呼吸功能的较好疗效。否则,呼吸兴奋剂虽可兴奋呼吸,但增加 PaO_2 有限,且呼吸功耗氧和生成二氧化碳量增多,反使呼吸衰竭加重。此种患者亦应不用增加心率和影响心律的茶碱类和较大剂量的都可喜,小剂量都可喜(<1.5 mg/kg)静脉滴注后即可达血药峰值,增强通气不好部位的缺氧性肺血管收缩,和增加通气好的部位肺血流,从而改善换气使 PaO_2 增高,且此种剂量很少发生不良反应,但剂量大于 1.5 mg/kg 可致全部肺血管收缩,且使肺动脉压增高、右心负荷增大。

不宜使用呼吸兴奋剂的情况。①使用肌肉松弛剂维持机械通气者:如破伤风肌强直时、有意识打掉自主呼吸者。②周围性呼吸肌麻痹者:多发性神经根神经炎、严重重症肌无力、高颈髓损伤所致呼吸肌无力、全脊髓麻痹等。③自主呼吸频率＞20次/分,而潮气量不足者:呼吸频率能够增快,说明呼吸中枢对缺氧或二氧化碳潴留的反应性较强,若使用呼吸兴奋剂不但效果不佳,而且加速呼吸肌疲劳。④中枢性呼吸衰竭的早期:如安眠药中毒早期。⑤患者精神兴奋、癫痫频发者。⑥呼吸兴奋剂慎用于缺血性心脏病、哮喘状态、严重高血压及甲亢患者。

2.机械通气

符合下述条件应实施机械通气:①经积极治疗后病情仍继续恶化。②意识障碍。③呼吸形式严重异常,如呼吸频率＞35～40次/分或＜6～8次/分,或呼吸节律异常,或自主呼吸微弱或消失。④血气分析提示严重通气和(或)氧合障碍:PaO_2＜6.7 kPa(50 mmHg),尤其是充分氧疗后仍＜6.7 kPa(50 mmHg)。⑤$PaCO_2$进行性升高,pH动态下降。

机械通气初始阶段,可给高FiO_2(100%)以迅速纠正严重缺氧,然后依据目标PaO_2、PEEP水平、平均动脉压水平和血流动力学状态,酌情降低FiO_2至50%以下。设法维持SaO_2＞90%,若不能达到上述目标,即可加用PEEP、增加平均气道压,应用镇静剂或肌松剂。若适当PEEP和平均动脉压可以使SaO_2＞90%,应保持最低的FiO_2。

正压通气相关的并发症包括呼吸机相关肺损伤、呼吸机相关肺炎、氧中毒和呼吸机相关的膈肌功能不全。

(四)抗感染治疗

呼吸道感染是呼吸衰竭最常见的诱因。建立人工气道机械通气和免疫功能低下的患者易反复发生感染。如呼吸道分泌物引流通畅,可根据痰细菌培养和药物敏感试验结果,选择有效的抗生素进行治疗。

(五)营养支持

呼吸衰竭患者因摄入能量不足、呼吸做功增加、发热等因素,机体处于负代谢,出现低蛋白血症,降低机体的免疫功能,使感染不宜控制,呼吸肌易疲劳不易恢复。可常规给予高蛋白、高脂肪和低碳水化合物,以及多种维生素和微量元素,必要时静脉内高营养治疗。

(辛显波)

第七节　慢性呼吸衰竭

一、病因

慢性呼吸衰竭最常见的病因是支气管、肺疾病,如COPD、重症肺结核、肺间质纤维化等,此外还有胸廓、神经-肌肉病变及肺血管疾病,如胸廓、脊椎畸形,广泛胸膜肥厚粘连、肺血管炎等。

二、发病机制和病理生理

(一)缺氧和二氧化碳潴留的发生机制

1.肺通气不足

在COPD时,细支气管慢性炎症所致管腔狭窄的基础上,感染使气道炎性分泌物增多,阻塞呼吸道造成阻塞性通气不足,肺泡通气量减少,肺泡氧分压下降,二氧化碳排出障碍,最终导致

PaO_2 下降,$PaCO_2$ 升高。

2.通气/血流比例失调

正常情况下肺泡通气量为 4 L/min,肺血流量 5 L/min,通气/血流比值为 0.8。病理状态下,如慢性阻塞性肺气肿,由于肺内病变分布不均,有些区域有通气,但无血流或血流量不足,使通气/血流>0.8,吸入的气体不能与血液进行有效的交换,形成无效腔效应。在另一部分区域,虽有血流灌注,但因气道阻塞,肺泡通气不足,使通气/血流<0.8,静脉血不能充分氧合,形成动脉-静脉样分流。通气/血流比例失调的结果主要是缺氧,而不伴二氧化碳潴留。

3.弥散障碍

由于氧和二氧化碳通透肺泡膜的能力相差很大,氧的弥散力仅为二氧化碳的1/20。病理状态下,弥散障碍主要影响氧交换产生以缺氧为主的呼吸衰竭。

4.氧耗量增加

发热、寒战、呼吸困难和抽搐等均增加氧耗,正常人此时借助增加通气量以防止缺氧的发生。而 COPD 患者在通气功能障碍基础上,如出现氧耗量增加的因素时,则可出现严重的缺氧。

(二)缺氧对机体的影响

1.对中枢神经系统的影响

缺氧对中枢神经系统影响的程度随缺氧的程度和急缓而不同。轻度缺氧仅有注意力不集中、智力减退、定向力障碍等。随着缺氧的加重可出现烦躁不安、神志恍惚、谵妄,甚至昏迷。各部分脑组织对缺氧的敏感性不一样,以皮质神经元最为敏感,因此临床上缺氧的最早期表现是精神症状。严重缺氧可使血管通透性增加,引起脑间质和脑细胞水肿,颅内压急剧升高,进而加重脑组织缺氧,形成恶性循环。

2.对心脏、循环的影响

缺氧可使心率增加、血压升高、冠状动脉血流量增加以维持心肌活动所必需的氧。心肌对缺氧十分敏感,早期轻度缺氧心电图即有变化,急性严重缺氧可导致心室颤动或心搏骤停。长期慢性缺氧可使心肌纤维化、硬化。肺小动脉可因缺氧收缩而增加肺循环阻力,引起肺动脉高压、右心肥厚,最终导致肺源性心脏病、右心衰竭。

3.对呼吸的影响

轻度缺氧可通过颈动脉窦和主动脉体化学感受器的反射作用刺激通气。但缺氧程度缓慢加重时,这种反射变得迟钝。

4.缺氧对肝、肾功能和造血系统的影响

缺氧直接或间接损害肝细胞,使丙氨酸氨基转移酶升高,缺氧纠正后肝功能可恢复正常。缺氧可使肾血流量减少,肾功能受到抑制。慢性缺氧可引起继发性红细胞增多,有利于增加血液携氧量的同时,亦增加了血液黏稠度,甚至可加重肺循环阻力和右心负荷。

5.对细胞代谢、酸碱平衡和电解质的影响

严重缺氧使细胞能量代谢的中间过程受到抑制,同时产生大量乳酸和无机磷的积蓄引起代谢性酸中毒。因能量的不足,体内离子转运钠泵受到损害,使钾离子由细胞内转移到血液和组织间液,钠和氢离子进入细胞内,造成细胞内酸中毒及高钾血症。

(三)二氧化碳潴留对人体的影响

1.对中枢神经的影响

轻度二氧化碳潴留,可间接兴奋皮质,引起失眠、精神兴奋、烦躁不安等兴奋症状;随着二氧化碳潴留的加重,皮质下层受到抑制,使中枢神经处于麻醉状态,表现为嗜睡、昏睡,甚至昏迷。二氧化碳潴留可扩张脑血管,严重时引起脑水肿。

2.对心脏和循环的影响

二氧化碳潴留可使心率加快,心排血量增加,脑血管、冠状动脉、皮下浅表毛细血管及静脉扩张,而部分内脏血管收缩,早期引起血压升高,严重时导致血压下降。

3.对呼吸的影响

二氧化碳是强有力的呼吸中枢兴奋剂,随着吸入二氧化碳浓度的增加,通气量逐渐增加。但当其浓度持续升高至12%时通气量不再增加,呼吸中枢处于抑制状态。临床上Ⅱ型呼吸衰竭患者并无通气量的增加原因在于存在气道阻力增高、肺组织严重损害和胸廓运动受限等多种因素。

4.对肾脏的影响

轻度二氧化碳潴留可使肾血管扩张,肾血流量增加,尿量增加。严重二氧化碳潴留时,由于pH的下降,使肾血管痉挛,血流量减少,尿量随之减少。

5.对酸碱平衡的影响

二氧化碳潴留可导致呼吸性酸中毒,血pH取决于碳酸氢盐和碳酸的比值,碳酸排出量的调节靠呼吸,故呼吸在维持酸碱平衡中起着十分重要的作用。慢性呼吸衰竭二氧化碳潴留发展较慢,由于肾脏的调节使血pH维持正常称为代偿性呼吸性酸中毒。急性呼吸衰竭或慢性呼吸衰竭的失代偿期,肾脏尚未发生代偿或代偿不完全,使pH下降称为失代偿性呼吸性酸中毒。若同时有缺氧、摄入不足、感染性休克和肾功能不全等因素使酸性代谢产物增加,pH下降,则与代谢性酸中毒同时存在,即呼吸性酸中毒合并代谢性酸中毒。如在呼吸性酸中毒的基础上大量应用利尿剂,而氯化钾补充不足,则导致低钾低氯性碱中毒,即呼吸性酸中毒合并代谢性碱中毒,此型在呼吸衰竭中很常见。

三、临床表现

除引起慢性呼吸衰竭原发病的症状体征外,主要是缺氧和二氧化碳潴留引起的呼吸衰竭和多脏器功能紊乱的表现。

(一)呼吸困难

呼吸困难是临床最早出现的症状,主要表现在呼吸节律、频率和幅度的改变。COPD所致的呼吸衰竭,开始只表现为呼吸费力伴呼气延长,严重时则为浅快呼吸,因辅助呼吸肌的参与可表现为点头或提肩样呼吸。并发肺性脑病,二氧化碳麻醉时,则出现呼吸浅表、缓慢,甚至呼吸停止。

(二)发绀

发绀是缺氧的典型症状。由于缺氧使血红蛋白不能充分氧合,当动脉血氧饱和度<90%时,可在口唇、指端、耳垂、口腔黏膜等血流量较大的部位出现发绀。但因发绀主要取决于血液中还原血红蛋白的含量,故贫血患者即使血氧饱和度明显降低,也可无发绀表现,而COPD患者由于继发红细胞增多,即使血氧饱和度轻度减低也会有发绀出现。此外发绀还受皮肤色素及心功能的影响。

(三)神经精神症状

缺氧和二氧化碳潴留均可引起精神症状。但因缺氧及二氧化碳潴留的程度、发生急缓及机体代偿能力的不同而表现不同。慢性缺氧多表现为记忆力减退，智力或定向力的障碍。急性严重缺氧可出现精神错乱、躁狂、昏迷、抽搐等症状。轻度二氧化碳潴留可表现为兴奋症状，如失眠、烦躁、夜间失眠而白天嗜睡，即昼睡夜醒；严重二氧化碳潴留可导致肺性脑病的发生，表现为神志淡漠、肌肉震颤、抽搐、昏睡，甚至昏迷。肺性脑病是典型二氧化碳潴留的表现，在肺性脑病前期，即发生二氧化碳麻醉状态之前，切忌使用镇静、催眠药，以免加重二氧化碳潴留，诱发肺性脑病。

（四）血液循环系统

严重缺氧、酸中毒可引起心律失常、心肌损害、周围循环衰竭、血压下降。二氧化碳潴留可使外周浅表静脉充盈、皮肤红润、潮湿、多汗、血压升高，因脑血管扩张可产生搏动性头痛。COPD因长期缺氧、二氧化碳潴留，可导致肺动脉高压、右心衰竭。严重缺氧可导致循环淤滞，诱发弥散性血管内凝血（DIC）。

（五）消化和泌尿系统

由于缺氧使胃肠道黏膜充血水肿、糜烂渗血，严重者可发生应激性溃疡引起上消化道出血。严重呼吸衰竭可引起肝、肾功能异常，出现丙氨酸氨基转移酶、血尿素氮升高。

四、诊断

根据患者有慢性肺部疾病史或其他导致呼吸功能障碍的疾病，如COPD、严重肺结核等，新近呼吸道感染史及缺氧、二氧化碳潴留的临床表现，结合动脉血气分析，不难做出诊断。

血气分析在呼吸衰竭的诊断及治疗中是必不可少的检查项目，不仅可以明确呼吸衰竭的诊断，并有助于了解呼吸衰竭的性质、程度，判断治疗效果，对指导氧疗、机械通气各种参数的调节，纠正酸碱失衡和电解质紊乱均有重要意义。常用血气分析指标如下。

（一）动脉血氧分压（PaO_2）

PaO_2是物理溶解于血液中的氧分子所产生的分压力，是决定血氧饱和度的重要因素，反映机体氧合状态的重要指标。正常值为$12.7 \sim 13.3$ kPa（$95 \sim 100$ mmHg）。随着年龄增长PaO_2逐渐降低。当$PaO_2 < 8.0$ kPa（60 mmHg）可诊断为呼吸衰竭。

（二）动脉血氧饱和度（SaO_2）

SaO_2是动脉血中血红蛋白实际结合的氧量与所能结合的最大氧量之比，即血红蛋白含氧的百分数，正常值为$96\% \pm 3\%$。SaO_2作为缺氧指标不如PaO_2灵敏。

（三）pH

pH是反映体液氢离子浓度的指标。动脉血pH是酸碱平衡中最重要的指标，它可反映血液的酸碱度，正常值为$7.35 \sim 7.45$。pH低于7.35为失代偿性酸中毒，大于7.45为失代偿性碱中毒。但pH的异常并不能说明酸碱失衡的性质，即是代谢性还是呼吸性；pH在正常范围，不能说明没有酸碱失衡。

（四）动脉血二氧化碳分压（$PaCO_2$）

动脉血$PaCO_2$是物理溶解于血液中的二氧化碳气体的分压力。它是判断呼吸性酸碱失衡的重要指标，亦是衡量肺泡通气的可靠指标。正常值为$4.7 \sim 6.0$ kPa（$35 \sim 45$ mmHg），平均5.3 kPa（40 mmHg）。$PaCO_2 > 6.0$ kPa（45 mmHg），提示通气不足。如是原发性的，为呼吸性酸中毒；如是继发性的，可以是由于代偿代谢性碱中毒而引起的改变。如$PaCO_2 < 4.7$ kPa（35 mmHg），提示通气过度，可以是原发性呼吸性碱中毒，也可以是为了代偿代谢性酸中毒而引

起的继发性改变。当 $PaCO_2 > 6.7$ kPa(50 mmHg)时,可结合 $PaO_2 < 8.0$ kPa(60 mmHg)诊断为呼吸衰竭(Ⅱ型呼吸衰竭)。

(五)碳酸氢离子(HCO_3^-)

HCO_3^- 是反映代谢方面的指标,但也受呼吸因素的影响,$PaCO_2$ 增加时 HCO_3^- 也略有增加。正常值 22～27 mmol/L,平均值 24 mmol/L。

(六)剩余碱(BE)

只反映代谢的改变,不受呼吸因素影响。正常值为 -3～+3 mmol/L。血液偏碱时为正值,偏酸时为负值,BE > +3 mmol/L 为代谢性碱中毒,BE < -3 mmol/L 为代谢性酸中毒。

(七)缓冲碱(BB)

指 1 L 全血(以 BBb 表示)或 1 L 血浆(以 BBp 表示)中所有具缓冲作用的阴离子总和,正常值:42(40～44) mmol/L。

五、治疗

(一)保持气道通畅

保持气道通畅是纠正呼吸衰竭的重要措施。

1.清除气道分泌物

鼓励患者咳嗽,对于无力咳痰或意识障碍者应加强呼吸道护理,帮助翻身拍背。

2.稀释痰液、化痰祛痰

痰液黏稠不易咳出者给予口服化痰祛痰药(如羧甲司坦片 1.0 每天三次或盐酸氨溴索 15 mg,必要时用)或雾化吸入药物治疗。

3.解痉平喘

对有气道痉挛者,可雾化吸入 β_2 受体激动剂或溴化异丙托品,口服氨茶碱(或静脉滴注)、沙丁胺醇、特布他林等。

4.建立人工气道

经以上处理无效或病情危重者,应采用气管插管或气管切开,并给予机械通气辅助呼吸。机械通气的适应证:①意识障碍,呼吸不规则。②气道分泌物多而黏稠,不易排出。③严重低氧血症和(或)二氧化碳潴留,危及生命[如 $PaO_2 \leq 6.0$ kPa(45 mmHg),$PaCO_2 \geq 9.3$ kPa(70 mmHg)]。④合并多器官功能障碍。在机械通气治疗过程中应密切观察病情,监测血压、心率,加强护理,随时吸痰,根据血气分析结果随时调整呼吸机治疗参数,预防并发症的发生。

(二)氧疗

吸氧是治疗呼吸衰竭必需的措施。

1.吸氧浓度

对于Ⅰ型呼吸衰竭,以缺氧为主,不伴有二氧化碳潴留,应吸入较高浓度(>35%)的氧,使 PaO_2 提高到8.0 kPa(60 mmHg)或 SaO_2 在 90% 以上。对于既有缺氧又有二氧化碳潴留的Ⅱ型呼吸衰竭,则应持续低浓度吸氧(小于 35%)。因慢性呼吸衰竭失代偿者缺氧伴二氧化碳潴留是通气不足造成的,由于二氧化碳潴留,其呼吸中枢化学感受器对二氧化碳反应性差,呼吸的维持主要靠低氧血症对颈动脉窦、主动脉体化学感受器的驱动作用。若吸入高浓度氧,首先 PaO_2 迅速上升,使外周化学感受器丧失低氧血症的刺激,解除了低氧性呼吸驱动从而抑制呼吸中枢。患者的呼吸变浅变慢,$PaCO_2$ 随之上升,严重时可陷入二氧化碳麻醉状态。

2.吸氧的装置

一般使用双腔鼻管、鼻导管或鼻塞吸氧,吸氧浓度%＝21＋4×吸入氧流量(L/min)。对于慢性Ⅱ型呼吸衰竭患者,长期家庭氧疗(1～2 L/min,每天16小时以上),有利于降低肺动脉压,改善呼吸困难和睡眠,增强活动能力和耐力,提高生活质量,延长患者的寿命。

(三)增加通气量、减少二氧化碳潴留

除治疗原发病、积极控制感染、通畅气道等治疗外,增加肺泡通气量是有效排出二氧化碳的关键。根据患者的具体情况,若有明显嗜睡,可给予呼吸兴奋剂,常用药物有尼可刹米与洛贝林[如5%或10%葡萄糖液300 mL＋尼可刹米0.375×(3～5)支,静脉滴注,每天1～2次]。通过刺激呼吸中枢和外周化学感受器,增加呼吸频率和潮气量以改善通气。需注意必须在气道通畅的基础上应用,且患者的呼吸肌功能基本正常,否则治疗无效并可增加氧耗量和呼吸功,对脑缺氧、脑水肿、有频繁抽搐者慎用。主要适用于以中枢抑制为主、通气量不足引起的呼吸衰竭,对以肺炎、弥散性肺病变等以肺换气障碍为主的呼吸衰竭患者不宜应用。近年来尼可刹米与洛贝林这两种药物在西方国家几乎被多沙普仑取代,此药对镇静催眠药过量引起的呼吸抑制和COPD并发急性呼吸衰竭有显著的呼吸兴奋作用,对于慢性呼吸衰竭患者可口服呼吸兴奋剂,都可喜50～100 mg,每天2次,该药通过刺激颈动脉体和主动脉体的化学感受器而兴奋呼吸中枢,从而增加通气量。

(四)水、电解质紊乱和酸碱失衡的处理

多种因素均可导致慢性呼吸衰竭患者发生水、电解质紊乱和酸碱失衡。

(1)应根据患者心功能状态酌情补液。

(2)未经治疗的慢性呼吸衰竭失代偿的患者,常表现为单纯性呼酸或呼酸合并代谢性酸中毒,此时治疗的关键是改善通气,增加通气量,促进二氧化碳的排出,同时积极治疗代酸的病因,补碱不必太积极。如pH过低,可适当补碱,先一次给予5%碳酸氢钠100～150 mL静脉滴注,使pH升至7.25左右即可。因补碱过量有可能加重二氧化碳潴留。

(3)如经利尿剂、糖皮质激素等药物治疗,又未及时补钾、补氯,则易发生呼酸合并代谢性碱中毒,此时除积极改善通气外,应注意补氯化钾,必要时(血pH明显增高)可补盐酸精氨酸(10%葡萄糖液500 mL＋盐酸精氨酸10～20 g),并根据血气分析结果决定是否重复应用。

(五)治疗原发病

呼吸道感染是呼吸衰竭最常见的诱因,故病因治疗首先是根据敏感致病菌选用有效抗生素,积极控制感染。

六、预防

首先应加强慢性胸肺疾病的防治,防止肺功能逐渐恶化和呼吸衰竭的发生。已有慢性呼吸衰竭的患者应注意预防呼吸道感染。

七、预后

取决于慢性呼吸衰竭患者原发病的严重程度及肺功能状态。

(辛显波)

第八节 肺 性 脑 病

一、诊疗流程

见图 8-1。

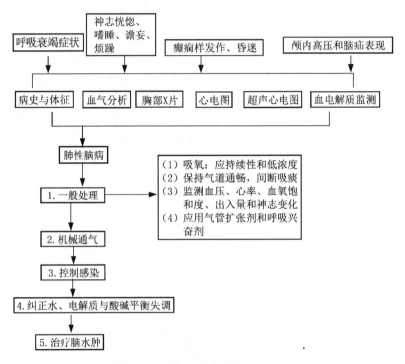

图 8-1 肺性脑病的诊疗流程

二、病因及发病机制

肺性脑病是以中枢神经系统障碍为主要表现的一种临床综合征,由呼吸衰竭发展到机体严重二氧化碳潴留和缺氧所引起。

肺性脑病通常由下述因素诱发:①急性呼吸道感染、严重支气管痉挛、呼吸道痰液阻塞等使肺通气及换气功能进一步减低。②治疗不当:镇静剂使用不当,如应用吗啡、苯巴比妥钠、氯丙嗪、异丙嗪、地西泮等引起呼吸中枢抑制;其次是供氧不当,如吸入高浓度氧,降低了颈动脉体对缺氧的敏感性,导致呼吸中枢抑制。③右心衰竭使脑血流减少和淤积,加重脑的二氧化碳潴留和缺氧。④其他:如利尿后、上消化道出血、休克等因素。

肺性脑病的发病机制:主要系由于高碳酸血症和低氧血症所引起的脑水肿之故。①高碳酸血症:一般认为肺性脑病的发生与否主要取决于 $PaCO_2$ 升高和 pH 降低的程度。当 $PaCO_2$ 显著升高超过8.0 kPa(60 mmHg),pH 低于 7.30 时即可使脑血管扩张充血,引起脑循环障碍,毛细血管通透性增加,因而发生细胞间质水肿为主的脑水肿;另外,肺性脑病的发生还取决于二氧化碳潴留速度的急缓和体内碱代偿能力的强弱。当二氧化碳急剧潴留时,因肾脏代偿作用尚未充分发挥,pH可在数分钟内急剧下降,临床上即可出现一系列神经精神症状;如缓慢的二氧化碳潴留,由于肾脏的代偿作用可充分发挥,使HCO_3^-成比例增加,因而pH改变不大。尽管$PaCO_2$已明显增高,但因pH无显著下降,神经精神症状则不一定出现。此外,肺性脑病的发生还与脑组织pH下降密切相关。脑内pH和$PaCO_2$的高低,主要取决于H^+和HCO_3^-通过血-脑屏障的速度和脑组织本身酸性代谢产物蓄积的程度。正常脑脊液的缓冲能力比血为低,故其pH亦较低(7.33～7.40),但脑内$PaCO_2$却比血高1.1 kPa(8 mmHg)。因此,当$PaCO_2$升高后,由于碳酸酐酶的作用,脑内pH下降则更为明显,从而引起酸中毒。此时细胞内K^+外移,而细胞外Na^+、H^+则移入细胞内,便加重了细胞内酸中毒,引起细胞坏死和自溶。由于Na^+进入细胞内,细胞内Na^+含量增多,从而加重脑水肿的程度。②低氧血症:严重脑缺氧时,正常有氧代谢无法进行,血中乳酸堆积使pH下降。此外,脑内三磷酸腺苷(ATP)迅速耗竭,中枢神经失去能量供应,因而"钠泵"运转失灵。Na^+不能从细胞内外移,Cl^-便进入膜内与Na^+结合形成NaCl,从而提高了膜内渗透压,水便进入细胞内,引起了以细胞内水肿为主的脑水肿。

三、临床表现及特征

(一)临床表现

除呼吸衰竭症状外,并有精神症状、体征,如神志恍惚、嗜睡、多言、谵妄、烦躁、四肢搐搦、癫痫样发作、扑翼样震颤、昏迷等;皮肤表现:血管扩张,多汗;眼部表现:眼球微突,球结膜充血、水肿,眼底静脉迂曲、扩张,视盘水肿;脑膜刺激征,颅内高压和脑疝表现。

(二)血气及电解质改变

pH<7.35,$PaCO_2$升高>8.6 kPa(65 mmHg),HCO_3^-增高,血K^+增高,血Cl^-下降。通常当$PaCO_2$>8.6 kPa(65 mmHg)表现嗜睡,>10.0 kPa(75 mmHg)表现恍惚,>12.6 kPa(95 mmHg)表现昏迷,但可因个体反应不同表现有异,有的患者$PaCO_2$13.3 kPa(100 mmHg)而神志清醒,但也有的9.3 kPa(70 mmHg)而出现肺性脑病征象,急性二氧化碳潴留,则症状明显。

四、诊断及鉴别诊断

根据存在有肺性脑病的诱发因素,再结合临床表现、血气及电解质改变,基层单位可依据CO_2CP增高,血K^+增高,血Cl^-下降和结合临床表现作出诊断。

肺源性心脏病(简称肺心病)表现神经、精神症状,除肺脑外,尚有10%～37%的病例可因其他原因引起,如脑血管意外、糖尿病酮症酸中毒、低血糖昏迷、严重电解质紊乱(低Cl^-、低Na^+、低K^+、低Mg^{2+})、碱中毒、尿毒症、肝性脑病、感染中毒性脑病、DIC、药物等,临床上须注意鉴别。

五、急救处理

强调早期预防;早期诊断、早期治疗。一旦发现肺心病者有意识障碍的初兆,应立即采取措施,可使肺脑的发生率下降。强调综合性治疗,首要保证有充分通气量,包括有效控制呼吸道感染,防止痰液阻塞气道,应用支气管扩张剂、机械通气。适当吸氧使用利尿剂、脱水剂、呼吸兴奋剂、慎用镇静剂、及时治疗并发症、建立肺心病监护室,由专人负责观察、护理,可使肺性脑病的死亡率下降。

(一)吸氧

应持续性和低浓度(25%～30%)吸氧,流量 1～2 L/min,疗效期望达到 PaO_2 7.3～8.0 kPa (55～60 mmHg),SaO_2>85%～90%的安全水平。在供氧同时,积极控制感染,排痰,并使用气管扩张剂和呼吸兴奋剂,效果较好。吸氧方法,可用鼻导管、鼻塞,其效果大致相同,用 Venti-mask 通气面罩,其优点是供氧浓度稳定,可按供氧流速 2 L/min、4 L/min、8 L/min,分别达到氧浓度 24%、28%、34%。如经上述积极治疗,患者仍处于明显缺氧状态,究其原因,主要是通气道阻塞和肺泡弥散功能障碍,应考虑面罩、气管插管或气管切开和机械通气加压供氧。

(二)气管插管和气管切开

对嗜睡、昏迷、痰多而无力咳嗽,或有肺部感染而无力咳嗽患者,在经上述各项积极治疗 1～6 天,血 pH<7.30,$PaCO_2$>9.3 kPa(70 mmHg),PaO_2<6.7 kPa(50 mmHg)者,应考虑气管插管或切开。昏迷患者宜争取在 3 小时内执行。气管插管,操作简单方便,但只能停留 2～3 天,如改用低压气囊插管,则可放置较久,且清醒患者亦易耐受。气管切开,可减少解剖无效腔 100 mL,并有利于气管内滴药、吸痰和连接机械呼吸器,并可长期停留套管,但也带来术后护理和不能多次重复切开等问题。对肺功能严重受损,反复感染,反复发生肺脑者,宜长期保留气道内套管,可避免反复插管和切开。对气管插管或切开,吸痰、滴药等应注意无菌操作,每天淌入气管内的水分为 150～250 mL(每半小时约 4.5 mL),吸痰的口腔用管和气管内用管要分开,应多次更换消毒吸管,每次吸痰时不超过 15 秒。

(三)机械通气

使用机械通气,对肺性脑患者改善通气有十分重要的作用。对重症肺心患者,$PaCO_2$ >9.3 kPa(70 mmHg),经一般治疗无效而神志清醒者,应及早用密封面罩连接呼吸器,加压同步通气,时间每日数次,每次 1～2 小时,可以预防肺性脑病的发生;对咳嗽、咳痰功能尚可,有自主呼吸的肺脑早期患者,亦可用上述方法进行机械通气,时间可按病情而定,此可使 PaO_2 增加,$PaCO_2$ 下降而可避免气管插管或切开。危重肺脑患者、痰阻气道和无效咳嗽者,宜行气管插管或切开,进行机械通气。国内多选用定容型呼吸器,此型能保证有效通气量;定时型和定压型则具有同步性能和雾化效果好的优点。肺心病患者通常有肺部感染和支气管痉挛,为保证有恒定的通气量,如选用定压型呼吸器,则宜将吸气相压力调高达 0.3～0.4 kPa(30～40 cmH_2O)。呼吸频率宜慢,以 14～16 次/分为宜,潮气量 10～12 mL/kg,吸呼比为 1∶2～1∶3,供氧浓度 25%～40%。一般选用间歇正压呼吸(IPPV),可满足临床需要,对肺顺应性减低,肺泡萎陷患者,宜选用呼气终末正压呼吸(PEEP),此可改善血流比例,减少肺内分流,提高 PaO_2,但可使气道内压上升,易致气胸和血压下降。

(四)呼吸兴奋剂

应用呼吸兴奋剂要达到较好的效果,则需要呼吸道保持通畅。反之,只兴奋呼吸肌,徒耗氧量。因此必须配合吸氧、应用抗生素、支气管扩张剂和积极排痰等措施。

(1)尼可刹米:为呼吸中枢兴奋剂,每 2～4 小时,静脉注射 0.25～0.375 g;重症患者用 5～10 支(每支 0.25～0.375 g)溶于 10%葡萄糖液 500 mL 中静脉滴注。

(2)山莨菪碱:兴奋颈化学感受器,反射性兴奋呼吸中枢,每支 3 mg,皮下或静脉注射,每2～4 小时 1 次,可与尼可刹米交替应用。

(3)二甲弗林:为强大呼吸中枢兴奋剂,8～16 mg,肌内注射或静脉注射,可隔半小时再注射。

(4)呱醋甲酯:作用缓和,每次 20～40 mg,肌内注射或静脉注射。应用醒脑合剂治疗肺脑病者,有一定疗效。其成分为 10% 葡萄糖 250～500 mL,加尼可刹米 3～5 支、氨茶碱 0.25～0.5 mg、地塞米松 5～10 mg,静脉滴注,每天 1～2 次,病情严重者,夜间加用 1 次,同时加大供氧量 2 L/min 以上。

(五)支气管解痉剂

使用最广泛的为交感胺类和茶碱类。β_2 受体兴奋剂有特布他林,每天 3 次,每次2.5 mg,口服;0.25 mg,皮下注射;0.5 mg,雾化吸入。沙丁胺醇2 mg,每天 3 次、口服;雾化吸入,每次喷射吸入 1～2 次,每次含药 0.1 mg。上述药物对支气管平滑肌松弛作用强,对心血管作用弱,但长期反复应用,可使席 β_2 受体处于兴奋状态,对外来或内生的肾上腺素能神经介质形成交叉抗药性而增加死亡率,故用药次数及剂量宜偏少。

茶碱类:氨茶碱 0.25 g,静脉缓注 15 分钟,或 0.5 g 加入 500 mL,静脉滴注,因茶碱的临床有效量和血中中毒浓度接近,有引起惊厥而死亡的报告,近来国外已采用监测茶碱血浓度法,保证安全使用。此外解痉药可选用地塞米松、氢化可的松等。

(六)抗生素

呼吸道感染是肺性脑病的主要诱因。感染的临床表现可为咳嗽、气喘、发绀加重,脓痰增多、肺部啰音出现或范围增多,周围血白细胞数增多或正常,核左移,发热或无热。致病菌多为肺炎链球菌、流感杆菌、甲型链球菌、金黄色葡萄球菌、铜绿假单胞菌、奈瑟菌、真菌。近年革兰阴性杆菌有增多趋势,特别是大肠埃希菌和铜绿假单胞菌。用药前宜常规做痰培养及药敏试验,作为以后选用药物的依据。

(七)纠正酸碱、电解质紊乱

(1)呼吸性酸中毒失代偿期:血 pH 下降 0.1,血 K^+ 增加 0.6 mmol/L(mEq/L)(0.4～1.2 mmol/L),此时宜重点治疗酸中毒,如 pH 恢复正常,血 K^+ 亦随之正常,一般不需要补碱,(除非pH<7.20)。

(2)慢性呼吸性酸中毒代偿期:血 HCO_3^- 呈代偿性增加,致血 Cl^- 下降,血浆 Cl^- 进入细胞内和从尿中排出,血 Cl^- 减少,此时血 K^+ 虽在正常值内,亦宜口服氯化钾,预防低 K^+、低 Cl^- 血症。

(3)呼吸性酸中毒合并代谢性碱中毒:其诱因多为长期应用排 K^+、排 Cl^- 利尿剂或糖皮质激素,尿排 K^+ 增多,血 K^+ 下降,尿排 H^+ 增多,HCO_3^- 回收增多,致 pH 增高;或应用机械通气,$PaCO_2$ 过快而迅速下降,致使血 HCO_3^- 仍处于高水平值内。血气,电解质改变:pH≥7.40,$PaCO_2$ 增高,血 K^+、血 Cl^- 下降,血 HCO_3^- 明显增高,血 Ca^{2+} 下降。呼吸性酸中毒合并代谢性碱中毒的神态改变以兴奋型多见,当呼吸性酸中毒患者在治疗过程中,好转后又出现兴奋、手足搐搦,血 K^+、血 Cl^- 下降、血 HCO_3^- 显著增高(>45 mmol/L或高于代偿预计值)符合呼吸性酸中毒合并代谢性碱中毒诊断,此时应补充 K^+、Cl^- 和(或)Ca^{2+},同时作诱因的处理。

(4)慢性呼吸性酸中毒合并代谢性酸中毒:通常呼吸性酸中毒时,血 HCO_3^- 是呈代偿性增加,反之,如发现 HCO_3^- 下降,血 K^+ 增高,pH 明显下降,则符合慢性呼吸性酸中毒合并代谢性酸中毒诊断,应作代谢性酸中毒相应检查;如 pH<7.20,应补碱。

(八)脑水肿的治疗

肺脑患者神志有进行性恶化、头痛、血压突然升高达 4.0 kPa(30 mmHg)、脉搏变慢、呼吸节律紊乱、眼球外突、眼球张力增加、球结膜充血和水肿、瞳孔缩小、扩大或一侧扩大等变化,宜及时使用利尿剂和脱水剂,如在出现脑疝后应用脱水剂,效果较差。应用利尿剂、脱水剂,宜采用轻度或中度脱水,以缓泻为主,在利尿出现后,宜及时补充氯化钾,每天 3 g,对低血 K⁺ 患者,宜静脉补充,并注意其他电解质变化,及时纠正。控制水分输入量,一般 24 小时输入量为少于总尿量 500～1 000 mL。

1.渗透性脱水剂

(1)50％葡萄糖 50～100 mL,静脉推注,每 4～6 小时 1 次,高渗葡萄糖有利尿脱水作用,但可透过脑屏障,引起颅内压反跳回升现象,降压效果差,一般不单独应用,通常与甘露醇交替合用,安排在两次甘露醇之间应用。

(2)20％甘露醇(25％山梨醇),50～100 mL,每天 2～3 次,静脉注射,以小剂显使用为宜,尿量达到每天 700～1 000 mL 即可,常与皮质激素合用,如地塞米松 5～10 mg,每天 2 次。

2.利尿剂

呋塞米 20 mg 加于 50％葡萄糖 20 mL 中静脉注射,每天 1～2 次,或呋塞米 20 mg(或氢氯噻嗪)和氨苯蝶啶 50 mg,交替应用,可减少肾排 K⁺ 量,避免低 K⁺ 血症。

3.肾上腺皮质激素

有下述作用:①非特异性抗炎、抗气管痉挛,改善通气和换气功能。②降低毛细血管通透性,减轻脑水肿。③增加肾血流量和肾小球滤过率,促进利尿,作用持久,不引起颅内压反跳回升现象,通常与利尿剂共用治疗脑水肿。地塞米松 10 mg,每天 2～4 次,或氢化可的松 300～500 mg,每天静脉滴注 1 次。皮质激素宜短期内应用,在症状好转后减药或停药。如长期应用,注意可引起消化道出血、穿孔、感染扩散、电解质紊乱和代谢性碱中毒。应用时宜适当配用抗酸剂,如西咪替丁,每天 3 次,0.4 g,睡前服;雷尼替丁,150 mg,每天 2 次;或其他制酸剂。

4.右旋糖酐-40

本品可扩张血容量,解除红细胞聚集,降低血液黏稠度,改善脑部血循环,有利尿脱水作用,减轻脑水肿。降低颅内压,对因缺氧和血液浓缩,引起弥散性血管内凝血,右旋糖酐-40 有疏通微循环作用。本品对肺性脑病,尤以对伴有明显继发性红细胞增多,红细胞数＞5×10¹²/L(500 万/mL)患者,有较好疗效。右旋糖酐-40,每次 500 mL,静脉滴注,每天 1～2 次。

(张喜霞)

第九章

循环系统急危重症

第一节　主动脉夹层

主动脉夹层指主动脉腔内的血液通过内膜的破口进入主动脉壁中层而形成的血肿。急性主动脉夹层是一种不常见、但有潜在生命危险的疾病，如不予以治疗，早期病死率很高。及时进行适当的药物和(或)手术治疗，可明显提高生存率。

一、病因与发病机制

任何破坏中层弹性或肌肉成分完整性的疾病都可使主动脉易患夹层分离。中层胶原及弹性硬蛋白变性所致的中层退行性变是首要的易患因素。囊性中层退行病变是多种遗传性结缔组织缺陷(马方综合征和 Ehlers Danlos 综合征)的内在特点。年龄增长和高血压可能是中层退行病变两个重要因素。主动脉夹层的好发年龄为 60～70 岁，男性为女性发病率的 2 倍。某些其他先天性心血管畸形，如主动脉瓣单瓣畸形和主动脉缩窄也易并发主动脉夹层。

主动脉夹层开始于主动脉内膜撕裂，血液穿透病变中层，将中层平面一分为二，主动脉壁即出现夹层。由于管腔压力不断推动，分离过程沿主动脉壁推进，典型的为顺行推进，即被主动脉血流向前的力推动，有时也可见从内膜撕裂处逆向推进。主动脉壁分离层之间被血液充盈的空间成为一个假腔，剪切力可能导致内膜进一步撕裂，为假腔内的血流提供出口或额外的进口。

二、分类

绝大多数主动脉夹层起源于升主动脉和(或)降主动脉。主动脉夹层有三种主要的分类方法，对累及的主动脉的部位及范围进行定义(表 9-1、图 9-1)。考虑预后及治疗的不同，所有这三种分类方法都是基于主动脉夹层是否累及升主动脉而定。一般而言，夹层分离累及升主动脉有外科手术指征，而对那些未累及升主动脉的夹层分离可考虑药物保留治疗。

表 9-1　常用的主动脉夹层分类方法

分类	起源和累及的主动脉范围
DeBakey 分类法	
Ⅰ型	起源于升主动脉,扩展至主动脉弓或其远端
Ⅱ型	起源并局限于升主动脉
Ⅲ型	起源于降主动脉沿主动脉向远端扩展
Stanford 分类法	
A 型	所有累及升主动脉的夹层分离
B 型	所有不累及升主动脉的夹层分离
解剖描述分类法	
近端	包括 DeBakey Ⅰ 型和Ⅱ型,Stanford 法 A 型
远端	包括 DeBakeyⅢ型,Stanford 法 B 型

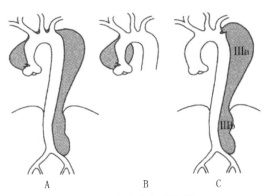

图 9-1　主动脉夹层分类

A.DeBakeyⅠ型/StanfordA 型;B.DeBakeyⅡ型/StanfordA 型;C.DeBakeyⅢ型/StanfordB 型

三、诊断

(一)临床表现特点

1.症状

急性主动脉夹层最常见的症状是剧烈疼痛,而慢性夹层分离多数可能并无疼痛。典型的疼痛突然发生,开始时即为剧痛。患者主诉疼痛呈撕裂、撕扯或刀刺样。当夹层分离沿主动脉伸展时,疼痛可沿着夹层分离的走向逐步向其他部位转移。疼痛部位对判断主动脉夹层的部位有帮助,因为局部的症状通常反应累及的主动脉。如胸痛只在前胸部,或最痛之处在前胸部,提示夹层绝大多数累及升主动脉。如胸痛只在肩胛之间,或最痛之处在肩胛之间,则绝大部分累及降主动脉。颈、喉、颌、面部的疼痛强烈提示夹层累及升主动脉。另外,疼痛在背部的任何部位,或腹部和下肢,强烈提示累及降主动脉。

其他一些不常见情况包括充血性心力衰竭、晕厥、脑血管意外、缺血性周围神经病变、截瘫、猝死等。急性充血性心力衰竭几乎均由近端主动脉夹层所致的严重主动脉瓣反流引起。无神经定位体征的晕厥占主动脉夹层的 4%～5%,一般需紧急外科手术。

2.体征

在一些病例中,单纯的体检结果就足以提示诊断,而在另外一些情况下,即使存在广泛的主动脉夹层,相应的体征也不明显。远端主动脉夹层患者80%～90%存在高血压,但在近端主动脉夹层患者中高血压较少见。近端主动脉夹层患者与远端主动脉夹层患者相比更易发生低血压。低血压通常是由于心脏压塞、胸腔或腹腔内动脉破裂所致。与主动脉夹层相关的最典型体征如脉搏短缺、主动脉反流杂音、神经系统表现更多见于近端夹层分离。急性胸痛伴脉搏短缺(减弱或缺如)强烈提示主动脉夹层。近端主动脉夹层分离中约50%有脉搏短缺,而远端主动脉夹层中只占15%。

主动脉瓣反流是近端主动脉夹层的重要并发症,一些病例可听到主动脉瓣反流杂音。与近端主动脉夹层相关的主动脉瓣膜反流杂音常呈乐音样,胸骨右缘比胸骨左缘听诊更清晰。根据反流的严重程度不同,可能存在其他主动脉瓣关闭不全的周围血管征象,如水冲脉和脉压增宽。

许多疾病的表现可酷似主动脉夹层,包括急性心肌梗死或严重心肌缺血,非主动脉夹层引起的急性主动脉反流,非夹层分离引起的胸主动脉瘤、腹主动脉瘤、心包炎、肌肉骨骼痛或纵隔肿瘤。

(二)实验室和其他辅助检查特点

临床上,一旦诊断上已怀疑主动脉夹层,必须迅速并准确地确定诊断。目前可用的诊断方法包括主动脉造影、造影增强 CT 扫描、磁共振成像(MRI)、经胸或经食管的心脏超声。

1.胸部 X 线检查

最常见的异常是主动脉影变宽,占病例的80%～90%,局限性的膨出往往出现于病变起源部位。一些病例可出现上纵隔影变宽。如见主动脉内膜钙化影,则可估测主动脉壁的厚度,正常为2～3 mm,如主动脉壁厚度增加到 10 mm 以上,高度提示主动脉夹层(图 9-2)。虽然绝大多数患者有一种或多种胸片的异常表现,但相当部分患者胸片改变不明显。因此,正常的胸部X线检查绝不能排除主动脉夹层。

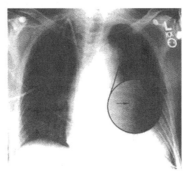

图 9-2 主动脉夹层,胸部 X 线检查可见主动脉内膜

钙化影与主动脉影外侧缘相距 10 mm 以上

2.主动脉造影

逆行主动脉造影是主动脉夹层的最可靠诊断技术,如考虑行手术治疗或血管内支架治疗,术前须行主动脉造影。血管造影诊断主动脉夹层的直接征象包括主动脉双腔或分离内膜片,提示夹层分离的间接征象包括主动脉腔变形、主动脉壁变厚、分支血管异常,以及主动脉瓣反流。主动脉造影的主要优点在于能明确主动脉夹层和累及的分支血管范围,也能显示主动脉夹层的一些主要并发症,如假腔内血栓和主动脉瓣反流。

3.计算机体层摄影(CT)

增强 CT 扫描时,如发现内膜片分割或以造影剂密度差来区分的两个明显的主动脉腔时即可诊断主动脉夹层。与主动脉造影不同,CT 扫描的优点在于它是无创的,但需要使用静脉内造影剂。CT 还有助于识别假腔内的血栓,发现心包积液。但 CT 扫描不能可靠地发现有无主动脉瓣反流和分支血管病变。

4.磁共振成像(MRI)

MRI 特别适用于诊断主动脉夹层,能显示主动脉夹层的真假腔、内膜的撕裂位置、剥离的内膜片和可能存在的血栓等。MRI 是无创性检查,也不需要使用静脉内造影剂从而避免了离子辐射。虽然 MRI 以其高度的准确性成为目前无创性诊断主动脉夹层的主要标准,但它存在一些缺点,如对已植入起搏器、血管夹、人工金属心脏瓣膜和人工关节患者禁忌。MRI 也仅提供有限的分支血管图像,不能可靠地识别主动脉瓣反流的存在。另外,由于显影所需时间较长,急性主动脉夹层患者行 MRI 有风险。

5.超声心动图(UCG)

对诊断升主动脉夹层具有重要意义,且易识别并发症(如心包积血、主动脉瓣关闭不全和胸腔积血等)。在 M 型超声中可见主动脉根部扩大,夹层分离处主动脉壁由正常的单条回声带变成两条分离的回声带。在二维超声中可见主动内分离的内膜片呈内膜摆动征,主动脉夹层形成主动脉真假双腔征。有时可见心包或胸腔积液。多普勒超声不仅能检出主动脉夹层管壁双重回声之间的异常血流,而且对主动脉夹层的分型、破口定位及主动脉瓣反流的定量分析都具有重要的诊断价值。经食管超声心动图(TEE)克服了经胸廓 UCG 的一些局限性。它可以采用更高频率的超声检查,从而提供更好的解剖细节。

几种影像方法都各有其特定的优缺点。在选择时,必须考虑各种检查的准确性、安全性和可行性(表 9-2)。

表 9-2　几种影像学方法诊断主动脉夹层的性能

诊断性能	ANGIO	CT	MRI	TEE
敏感性	++	++	+++	+++
特异性	+++	+++	+++	++/+++
内膜撕裂部位	++	+	+++	+
有无血栓	+++	++	+++	+
有无主动脉关闭不全	+++	−	+	+++
心包积液	−	++	+++	+++
分支血管累积	+++	+	++	+
冠状动脉累及	++	−	−	++

注:+++极好,++好,+一般,−无法检测。ANGIO:主动脉造影;CT:计算机体层摄影;MRI:磁共振成像;TEE:经食管超声心动图。

四、治疗

治疗主动脉夹层的主要目的在于阻止夹层分离的进展。那些致命的并发症并不是内膜撕裂本身,而是随之而来的主动脉夹层的并发症,如分离主动脉破裂、急性主动脉瓣关闭不全、急性心脏压塞等。如果不进行及时、适当的治疗,主动脉夹层有很高的病死率。

(一)紧急内科处理

所有高度怀疑有急性主动脉夹层的患者必须予以监护。首要的治疗目的在于解除疼痛并将收缩压降至 13.3~14.7 kPa(100~110 mmHg)[平均动脉压为 8.0~9.3 kPa(60~70 mmHg)]。无论是否存在疼痛和高血压,均应使用 β 受体阻滞剂以降低 dp/dt。对可能要进行手术的患者要避免使用长效降压药物,以免使术中血压控制变得复杂。疼痛本身可以加重高血压和心动过速,可静脉注射吗啡以缓解疼痛。

硝普钠对紧急降低动脉血压十分有效。开始滴速 20 μg/min,然后根据血压反应调整滴速,最高可达 800 μg/min。当单独使用时,硝普钠可能升高 dp/dt,这一作用可能潜在地促进夹层分离的扩展。因此,同时使用足够剂量的 β 受体阻滞剂十分必要。

为了迅速降低 dp/dt,应静脉内剂量递增地使用 β 受体阻滞剂,直至出现满意的 β 受体阻滞效应(心率 60~70 次/分)。超短效 β 受体阻滞剂艾司洛尔对动脉血压不稳定准备行手术治疗的患者十分有用,因为如果需要可随时停用。当存在使用 β 受体阻滞剂的禁忌证,如窦性心动过缓、二度或三度房室传导阻滞、充血性心力衰竭、气管痉挛,应当考虑使用其他降低动脉压和 dp/dt 的药物,如钙通道阻滞剂。

当分离的内膜片损害一侧或双侧肾动脉时,可引起肾素大量释放,导致顽固性高血压。在这种情况下可静脉内注射血管紧张素转化酶(ACE)抑制剂。

如果患者血压正常而非高血压,可单独使用 β 受体阻滞剂降低 dp/dt,如果存在禁忌证,可选择使用非二氢吡啶类钙阻滞剂,如地尔硫䓬或维拉帕米。

如果可疑主动脉夹层的患者表现为严重低血压,提示可能存在心脏压塞或主动脉破裂,应快速扩容。如果迫切需要升压药治疗顽固性低血压,可使用去甲肾上腺素。

治疗后一旦患者情况稳定,应立即进行诊断检查。如果病情不稳定,优先使用 TEE,因为它能在急诊室或重症监护病房床边操作而不需要停止监护和治疗。如果一个高度可疑夹层分离的患者病情变得极不稳定,很可能发生了主动脉破裂或心脏压塞,患者应立即送往手术室而不是进行影像学诊断。在这种情况下可使用术中 TEE 确定诊断,同时指导手术修补。

(二)心脏压塞的处理

急性近端主动脉夹层经常伴有心脏压塞,这是患者死亡的最常见原因之一。心脏压塞往往是主动脉夹层患者低血压的常见原因。在这种情况下,在等待外科手术修补时通常应进行心包穿刺以稳定病情。

(三)外科手术治疗

主动脉夹层的手术指征见表 9-3。应该尽可能在患者就诊之初决定是否手术,因为这将帮助选择何种诊断检查方法。手术目的包括切除最严重的主动脉病变节段,切除内膜撕裂部分,通过缝合夹层分离动脉的近端和远端以闭塞假腔的入口。下列因素增加患者的手术风险:高龄、伴随其他严重疾病(特别是肺气肿)、动脉瘤破裂、心脏压塞、休克、心肌梗死、脑血管意外等。

(四)血管内支架技术

使用血管内介入技术可治疗主动脉夹层的高危患者。例如,夹层分离累及肾动脉或内脏动脉时手术死亡率超过 50%,血管内支架置入可降低死亡率。带膜支架植入血管隔绝术主要适用于 stanford B 型夹层。

表 9-3　主动脉夹层外科手术和药物治疗的指征

手术指征	药物治疗指征
1.急性近端夹层分离	1.无并发症的远端夹层分离
2.急性远端夹层分离伴下列情况之一	2.稳定的孤立的主动脉弓夹层分离
·重要脏器进行性损害	3.稳定的慢性夹层分离
·主动脉破裂或接近破裂	
·主动脉瓣反流	
·夹层逆行进展至升主动脉	
·马方综合征并发夹层分离	

五、长期治疗和随访

主动脉夹层患者晚期并发症包括主动脉反流、夹层分离复发、动脉瘤形成或破裂。无论住院期间采用手术还是药物治疗,长期药物治疗以控制血压和 dp/dt 对所有主动脉夹层存活患者都适用。主动脉夹层患者随访评估包括反复认真的体格检查,定期胸部 X 线检查和一系列影像学检查包括 TEE、CT 扫描或 MRI。患者刚出院的 2 年内危险性最高,后危险性逐步降低。因此,早期经常的随访十分重要。

(刘　泉)

第二节　急性冠状动脉综合征

急性冠状动脉综合征(acute coronary syndrome,ACS)简称急性冠脉综合征,是冠状动脉内存在不稳定的斑块,继而发生斑块破裂和血栓形成,或发生斑块内出血、血管痉挛等,导致完全或不完全性冠状动脉闭塞,以引起心肌缺血、坏死为主要表现的一组临床综合征。ACS 是临床常见的致死性心血管疾病之一。按心电图 ST 段抬高与否,分为 ST 段抬高的 ACS 非 ST 段抬高的 ACS。ST 段抬高的 ACS 主要演变为 Q 波型急性心肌梗死,非 ST 段抬高的 ACS 包括非 ST 段抬高型心肌梗死和不稳定型心绞痛。

一、病因和发病机制

(一)病因

ACS 的基本病因是动脉粥样硬化,其共同病理基础是在冠状动脉内有不稳定动脉粥样硬化斑块的存在,偶为炎症、先天畸形、痉挛或其他原因,导致冠状动脉狭窄、不完全性或完全性冠状动脉闭塞,从而造成不同程度的心肌缺血,根据缺血的严重程度和持续时间不同而出现相应的临床表现。

(二)发病机制

1.易损斑块破裂、糜烂和钙化

美国心脏病学会根据动脉粥样硬化斑块进展过程将其分为 6 型,早期的粥样硬化病变,即所谓的脂肪条纹或Ⅲ型病变,在脂蛋白摄入和排出失衡时,演变为不稳定的Ⅳ型病变和容易破裂的Va型病变,主要是由富含脂质的柔软粥状物质与覆盖其上的纤维帽组成。由于斑块内脂类物质含量高,病变部位比较软,容易破裂,导致血栓形成或成为Ⅵ型。ACS便是Ⅳ和Ⅴ型斑块病变进展的结果,而斑块破裂、斑块糜烂和斑块钙化则是引起冠状动脉管腔闭塞的重要前提。

稳定斑块的纤维帽较厚,无脂质坏死核心或较小,平滑肌细胞多而炎症细胞少,胶原含量占70%以上,不易破裂。不稳定斑块发生破裂是多种因素相互作用的结果:①泡沫细胞凋亡后,在金属蛋白酶的作用下胶原降解产生脂质核心;②在蛋白水解酶的作用下,巨噬细胞削弱纤维帽,斑块破裂的进程被激活;③在血压波动、血流冲击、血管收缩等物理因素作用下,易损斑块即在其纤维帽最薄弱点发生破裂。除斑块破裂之外,斑块糜烂也是ACS发病的重要原因之一,在心肌梗死病例中有25%存在斑块糜烂,而在冠心病猝死的患者中,斑块糜烂的检出率更高,且女性患者检出率高于男性,斑块糜烂发生后,在局部的炎症和血栓等因素作用下,粥样斑块发生迅速迁移和体积增大,最终导致ACS的发生。在血栓相关的猝死病例中,斑块钙化结节占冠脉病理类型的2%~7%,虽然远低于斑块破裂、斑块糜烂的比例(分别为60%、30%~35%),但仍被认为是冠脉闭塞形成的重要机制,动脉粥样硬化斑块钙化早在亚临床的早期就可以产生,并能检测到骨相关蛋白的表达,而当脂纹形成时,组织学上就已可以检测到钙化的存在。

2.急性血栓形成

ACS急性血栓形成是在一定的病理基础上继发形成的,血栓形成的速度和血栓体积大小主要取决于斑块破裂的严重程度和机体的凝血纤溶状况。当斑块破裂时,大量暴露的脂质、胶原除可通过细胞因子介导促进大量血栓的形成外,还能激活血浆组织因子,启动外源性凝血系统而导致血栓形成;加之动脉粥样硬化导致的内皮功能障碍,使内皮细胞的抗血栓作用也减弱。此外,高胆固醇血症、吸烟、纤维蛋白原增加、纤溶能力减退、感染、外科手术,高交感活性等局部或全身因素均可能触发高凝状态,促进血栓形成。

通常情况下,血栓在斑块破裂处或糜烂处形成,引起血管狭窄程度加重,或导致血管完全或不完全性闭塞。在斑块破裂处形成的白色血栓在血流的冲击下可分裂成极小碎片,随血流漂移而造成下游小动脉及毛细血管的堵塞,引起小面积心肌坏死(极小的心肌梗死、微梗死),临床表现为不稳定型心绞痛或非ST段抬高型心肌梗死。如果斑块破裂范围大,机体处于高凝状态,血栓形成速度快,形成巨大红色血栓或混合性血栓,冠状动脉完全闭塞,则导致较大面积的心肌梗死,临床常表现为ST段抬高型心肌梗死。

3.血管收缩

冠状动脉收缩在ACS的发生中具有重要作用。严重的动脉粥样硬化导致血管内皮功能发生障碍,生理性缩血管物质释放增多,舒血管物质和(或)抗凝及纤溶物质的释放减少,容易导致血管收缩,甚至血栓形成;引起缺血发作的血管收缩或痉挛,可能是病变血管对内皮功能低下和较重动脉损伤或斑块破裂的一种反应。在ACS患者,病变血管对缩血管物质的反应性增强,血管壁张力增高,特别是在动脉粥样硬化病变严重的部位,其周围正常的动脉壁中平滑肌细胞可发生机械收缩,引起血管收缩甚至痉挛,使血管腔明显变窄,血流通过受阻。

(三)诱因

促使斑块破裂出血和血栓形成的常见诱因如下。

(1)晨起6~12时交感神经活性增高,机体应激反应性增强,心肌收缩力、心率、血压增高,冠状动脉张力亦增高。

（2）饱餐后特别是进食大量高脂饮食后，血脂增高，血黏度增高。

（3）重体力活动、情绪激动、血压大幅波动或用力大便时，致左心室负荷明显加重。

（4）脱水、休克、出血、外科手术或严重心律失常，导致心排血量下降，冠状动脉灌注锐减。

二、病理生理

ACS 的共同病理基础是冠状动脉内的易损斑块发生斑块内出血、斑块破裂和血栓形成，导致冠状动脉管腔狭窄或阻塞，引起不同程度的心肌缺血；此外，由于斑块多为偏心性，因此病变血管只要轻度收缩，即可致血管中度以上狭窄，冠状动脉血流受阻。心肌缺血一方面导致左心室扩张，左心室充盈压与室壁张力增加；另一方面机体儿茶酚胺释放增加，血压上升与心率加快；两者均使心肌需氧量增加。心率增加时，心室舒张期缩短，冠状动脉灌注进一步减少，形成恶性循环。

斑块破裂后早期形成的血小板血栓在血流冲击下，可栓塞下游小动脉，引起局部心肌暂时性缺血、室性心律失常及 CK 或 CK-MB 的轻度升高；在不稳定型心绞痛患者，即使脂质斑块有极小裂隙或纤维斑块偶有溃烂，也可导致斑块结构急剧变化，冠脉血流减少，使心绞痛加重。同时血小板释放的血管活性物质（5-羟色胺、血栓素 A_2）、凝血酶等的缩血管作用及血管内皮舒张功能障碍，可进一步减少冠状动脉血流。在非 ST 段抬高型心肌梗死患者，斑块破坏更严重，血栓阻塞更持久，可达半小时以上，如发生血栓自溶，血管舒张及侧支循环的建立可限制心肌缺血时间的延长。在急性 ST 段抬高型心肌梗死患者，比较大的斑块破裂导致巨大的红色血栓形成，致使冠状动脉血流灌注完全而持久的中断，从而出现心肌透壁性缺血坏死；一旦发生心肌透壁性缺血坏死，将出现心肌收缩力减弱、顺应性降低、心肌收缩不协调，左心室压力曲线最大上升速度（dp/dt）减低，左心室舒张末压升高，射血分数降低，心排血量降低，血压下降，或伴有心律失常；严重者动脉血氧含量降低；大面积心肌梗死者可发生泵衰竭出现急性肺水肿甚至心源性休克；右心室心肌梗死患者可出现右心衰竭，右房压升高，心排血量下降，血压降低；心肌梗死后出现的心室重塑，包括心腔增大、形状改变、梗死节段心肌变薄、非梗死节段心肌增厚等，将对心室的收缩功能和电活动产生持续影响，在心肌梗死急性期后的治疗中应注重对心室重塑的干预。

三、临床表现

（一）不稳定型心绞痛和非 ST 段抬高型心肌梗死

不稳定型心绞痛和非 ST 段抬高型心肌梗死临床表现相似但程度不同，主要的不同表现在缺血的严重程度及是否导致心肌损害。

1.症状

不稳定型心绞痛胸部不适的性质与典型的劳力性心绞痛相似，但通常程度更重，持续时间更长，可持续长达 30 分钟，可休息时发生。不稳定型心绞痛临床有三种表现形式：①静息型心绞痛，休息时发作，持续时间通常大于 20 分钟。②初发型心绞痛，新近发生（1～2 个月内）的心绞痛，通常很轻的体力活动即可诱发。③恶化型心绞痛，原有稳定型心绞痛近期内发生变化，如发作更频繁、程度更严重、时间延长，轻微活动甚至休息时发作。变异型心绞痛是心绞痛的特殊类型，常静息时发作，伴有心电图一过性 ST 段抬高，其机制多为冠状动脉痉挛。

患者的症状如出现下述特点，均提示发生了不稳定型心绞痛：①诱发心绞痛的体力活动阈值突然和持久的降低；②心绞痛发生频率、严重程度和持续时间增加；③出现静息型或夜间型心绞痛；④胸痛放射至附近或新的部位；⑤发作时伴有新的相关特征如出汗、恶心、呕吐、心悸或呼吸困难。常用的静息方法和舌下含服硝酸甘油的治疗方法能控制慢性稳定型心绞痛,而对于不稳定型心绞痛通常只能起暂时或不完全性的缓解作用。

2.体征

体格检查一般无特异体征。体检的主要目的是寻找诱发不稳定心绞痛的原因,如未控制的高血压、低血压、心律失常、肥厚型心肌病、贫血、发热、甲亢、肺部疾病等,并确定心绞痛对患者血流动力学的影响,如生命体征、心功能、乳头肌功能或二尖瓣功能等,以提示患者预后。心前区反常搏动、短暂的舒张期附加音(第三心音和第四心音)常提示左心功能障碍。缺血发生期间或其后,也可有急性乳头肌功能不全的表现,如一过性心尖部收缩期杂音、喀喇音等。这些体征均为非特异性,因为它们也可出现于慢性稳定型心绞痛或急性心肌梗死患者。如疼痛发作时伴有急性充血性心力衰竭或体循环血压过低的体征,则提示预后不良。体格检查对胸痛患者的鉴别诊断至关重要,如背痛、胸痛、心脏听诊主动脉瓣关闭不全的杂音,提示主动脉夹层;心包摩擦音提示急性心包炎;奇脉提示心脏压塞;气胸表现为气管移位、急性呼吸困难、胸痛和呼吸音改变等。

3.危险度分层

不稳定型心绞痛和非 ST 段抬高型心肌梗死由于冠状动脉病变的严重程度和范围不同,同时形成急性血栓(进展为 STEMI)的危险性不同,因此进行危险分层评估,有助于尽早确定个体化的治疗方案(表 9-4)。

表 9-4　不稳定型心绞痛的临床危险度分层

分组	心绞痛类型	发作时 ST 段下降幅度(mm)	持续时间(min)	TnI
低危组	初发、恶化劳累型,无静息时发作	≤1	<20	正常
中危组	A:1 个月内出现的静息心绞痛,但 48 小时内无发作 B:心梗后心绞痛	>1	<20	正常或轻度升高
高危组	A:48 小时内心绞痛反复发作 B:心梗后心绞痛	>1	>20	升高

注:(1)陈旧性心肌梗死患者其危险度上调一级,若心绞痛由非梗死区缺血所致,视为高危。

(2)LVEF<40%,视为高危组。

(3)若心绞痛发作时并发左心功能不全、二尖瓣反流、严重心律失常或低血压,视为高危组。

(4)若横向指标不一致时,按危险度高的指标分类,如心绞痛类型为低危组,但心绞痛发作时间大于 20 分钟,应归为高危组。

(二)急性 ST 段抬高型心肌梗死

1.先兆症状

急性心肌梗死约 2/3 的患者发病前数天有先兆症状,最常见为心绞痛,其次是上腹疼痛、胸闷憋气、上肢麻木、头晕、心慌、气急、烦躁等。其中 50% 的心绞痛为初发型心绞痛,其余 50% 原有心绞痛,突然发作频繁或疼痛程度加重、持续时间延长,诱因不明显,硝酸甘油疗效差,心绞痛发作时伴有恶心、呕吐、大汗、心动过速、急性心功能不全、严重心律失常或血压有较大波动,同时心电图示 ST 段一过性抬高或压低,T 波倒置或增高,应警惕近期内发生心肌梗死的可能。发现先兆,及时积极治疗,有可能使部分患者避免发生心肌梗死。

2.急性心肌梗死临床症状

(1)疼痛:是急性心肌梗死中最先出现和最突出的症状,典型的部位为胸骨后直到咽部或在心前区,向左肩、左臂放射。疼痛有时在上腹部或剑突处,同时胸骨下段后部常憋闷不适,或伴有恶心、呕吐,常见于下壁心肌梗死。不典型部位有右胸、下颌、颈部、牙齿、罕见头部、下肢大腿甚至脚趾疼痛。疼痛性质为绞榨样或压迫性疼痛,或为紧缩感、烧灼样疼痛,常伴有烦躁不安、出汗、恐惧,或有濒死感。持续时间常大于 30 分钟,甚至长达数小时或更长,休息和含服硝酸甘油一般不能缓解。少数急性心肌梗死患者无疼痛,而是以心功能不全、休克、猝死及心律失常等为首发症状。无疼痛症状也可见于以下情况:①伴有糖尿病的患者;②老年人;③手术麻醉恢复后发作急性心肌梗死者;④伴有脑血管病的患者;⑤脱水、酸中毒的患者。

(2)全身症状:主要是发热,伴有心动过速、白细胞增高和红细胞沉降率增快等,由于坏死物质吸收所引起。一般在疼痛发生后 24～48 小时出现,程度与梗死范围常呈正相关,体温一般在38 ℃左右,很少超过 39 ℃,可持续 1 周左右。

(3)胃肠道症状:疼痛剧烈时常伴有频繁的恶心、呕吐和上腹胀痛,与迷走神经受坏死心肌刺激和心排血量降低、组织灌注不足等有关。肠胀气亦不少见,重症者可发生呃逆。

(4)心律失常:见于 75%～95% 的患者,多发生在起病 2 周内,而以 72 小时尤其 24 小时内最多见,可伴乏力、头晕、昏厥等症状。室性心律失常最多见,尤其是室性期前收缩,若室性期前收缩频发(5 次/分以上),成对出现或呈短阵室性心动过速,多源性或落在前一心搏的易损期(R-on-T)时,常预示即将发生室性心动过速或心室颤动。

(5)低血压和休克:疼痛期常见血压下降,若无微循环衰竭的表现则称之为低血压状态。如疼痛缓解而收缩压仍低于 10.6 kPa(80 mmHg),患者烦躁不安、面色苍白、皮肤湿冷、脉细而快、大汗淋漓、尿量减少(<20 mL/h)、神志淡漠,甚至昏厥者则为休克的表现。休克多在起病后数小时至 1 周内发作,见于 20% 的患者,主要是心源性,为心肌广泛(40% 以上)坏死,心排血量急剧下降所致,神经反射引起的周围血管扩张为次要因素,有些患者尚有血容量不足的因素参与。严重的休克可在数小时内死亡,一般持续数小时至数天,可反复出现。

(6)心力衰竭:发生率为 30%～40%,此时一般左心室梗死范围已>20%,为梗死后心肌收缩力明显减弱,心室顺应性降低和心肌收缩不协调所致。主要是急性左心衰竭,可在发病最初数天内发生或在疼痛、休克好转阶段出现,也可突然发生肺水肿。患者出现胸闷、窒息性呼吸困难、端坐呼吸、咳嗽、咳白色或粉红色泡沫痰、出汗、发绀、烦躁等,严重者可引起颈静脉怒张、肝大、水肿、浆膜腔积液等右心衰竭的表现。右心室心肌梗死者可一开始即出现右心衰竭表现,伴血压下降。临床常采用 Killip 分级法评估心功能:Ⅰ级,无明显的心力衰竭;Ⅱ级,有左心衰竭,肺部啰音范围<50% 肺野,奔马律,窦性心动过速或其他心律失常,肺静脉压升高,肺淤血的 X 线表现;Ⅲ级,肺部啰音范围>50% 肺野,可出现急性肺水肿;Ⅳ级,心源性休克,有不同阶段和程度的血流动力学障碍。

3.急性心肌梗死的体征

体征根据梗死大小和有无并发症而差异很大。梗死范围不大无并发症者常无异常体征,而左心室心肌细胞不可逆性损伤>40% 的患者常发生严重左心衰竭、急性肺水肿和心源性休克。

(1)生命体征。①神志:小范围心肌梗死或无痛型心肌梗死患者,神志可清晰;剧痛者有烦躁不安,恐惧等;并发休克的患者神志可迟钝,甚至昏厥;并发肺梗死者可出现意识模糊、嗜睡、谵妄;并发脑血管意外或心搏骤停者,可出现昏迷。②血压:发病后半小时内,患者呈现自主神经失调,前壁梗死多表现为交感神经亢进,心率增快至 100 次/分,血压可升高到21.3/13.3 kPa(160/100 mmHg);心排血量明显降低者,则血压明显降低。下壁梗死多为副交感神经亢进,可出现心率减慢(<60次/分),血压降低[收缩压<13.3 kPa(100 mmHg)]。以后随着心肌广泛坏死和(或)血管扩张药的应用,几乎所有患者均有血压降低。伴有心动过缓、心动过速、心源性休克或右心室梗死及同时合并脑血管意外者,血压会降得更低。这种血压降低以后多不能再恢复到梗死前水平。③体温:梗死后多数患者出现低热(38 ℃左右)。此为心肌坏死物质吸收所致的全身反应,多持续3～4天,一般在1周内自行消退,如1周后体温仍高则可能发生再梗死或并发感染。④呼吸:急性心肌梗死患者多数呼吸较快,主要是由于疼痛、焦虑和紧张刺激交感神经活动亢进所致。急性左心衰竭伴肺水肿或心肌梗死并发急性肺栓塞、休克时,呼吸可达40～50次/分;并发脑血管意外可见潮式呼吸或比奥呼吸。应用吗啡、哌替啶时可出现呼吸抑制。⑤脉搏:心肌梗死患者脉搏可正常、增快或减慢,节律多整齐,严重左心衰竭时可出现交替脉,期前收缩时可有间歇脉,休克时脉搏细速触不到,出现心室扑动、心室颤动或电-机械分离时,脉搏消失。

(2)心脏体征:主要取决于心肌梗死范围及有无并发症。梗死范围不大,无并发症时可无阳性体征;望诊见心前区饱满时,提示有大量的心包积液;颈静脉间歇性巨大搏动波提示一度或三度房室传导阻滞;如梗死范围大,有心力衰竭、既往高血压心脏病者,心界可向左扩大,心尖冲动弥散,常可触到收缩期前充盈波(A波),与听诊第四心音时间一致,早期左心室舒张期快速充盈波,与第三心音时间一致,常不能触到;范围较大的前壁透壁性梗死常在心尖冲动最明显的上内侧触到早期、中期或晚期收缩期搏动,此动力异常区域如持续至梗死发病后8周,表明可能存在心尖前部室壁瘤;若触及胸骨左缘新近出现的收缩期震颤,提示室间隔破裂穿孔,触及心前区摩擦感,提示心包炎。叩诊心界可正常或轻到中度扩大。

(3)肺部体征:最初观察时即应注意两肺有无湿性啰音。有些老年人或有慢性支气管炎的患者平时即有湿性啰音,在病程中密切观察对比,以便及时发现病情的变化。心功能不全时,肺部出现湿性啰音,继发于肺静脉压增高,漏出液进入肺间质或肺泡内,随体位而改变,侧卧时肺底侧啰音增多,向上的一侧肺啰音减少或消失。若单侧肺部局限性湿性啰音或双肺湿性啰音不对称,且不随体位的改变而变化,但因咳嗽而改变,则提示可能是由感染原因引起。

4.并发症

(1)乳头肌功能失调或断裂总发生率可高达50%。造成不同程度的二尖瓣脱垂并关闭不全,引起心力衰竭。重症者可在数天内死亡。

(2)心脏破裂:少见,常在起病1周内出现,多为心室游离壁破裂,造成猝死。偶为心室间隔破裂造成穿孔,可因引起心力衰竭和休克而在数天内死亡。心脏破裂也可为亚急性,患者能存活数月。

(3)栓塞:发生率为1%～6%,见于起病后1～2周,可为左心室附壁血栓脱落所致,引起脑、肾、脾或四肢等动脉栓塞。也可因下肢静脉血栓形成部分脱落所致,则产生肺动脉栓塞。

(4)心室壁瘤:主要见于左心室,发生率为5%～20%。瘤内可发生附壁血栓而导致栓塞。

(5)心肌梗死后综合征:发生率约为10%。于急性心肌梗死后数周至数月内出现,可反复发生,表现为心包炎、胸膜炎或肺炎,有发热、胸痛等症状,为机体对坏死物质的变态反应。

四、实验室和辅助检查

(一)实验室检查

1.血常规

不稳定型心绞痛和非ST段抬高型心肌梗死血常规检查可无变化,急性ST段抬高型心肌梗死起病 48 小时后白细胞数可增至(10~20)×10⁹/L,中性粒细胞增多,嗜酸性粒细胞减少,红细胞沉降率增快,C 反应蛋白(CRP)增高,可持续 1~3 周,起病 2 天内血中游离脂肪酸水平增高。

2.血清心肌生物学指标

中、高危组不稳定型心绞痛血浆肌钙蛋白 cTnI 水平可升高,但不超过正常值上限 2 倍;急性心肌梗死心肌损伤标志物均会出现明显的升高,且其增高水平与心肌梗死范围及预后明显相关,①在心肌梗死后 1.5~2 小时即可增高,12 小时达高峰,24~48 小时恢复正常。②肌钙蛋白 I(cTnI)或 T(cTnT),起病 3~4 小时后升高,cTnI 于 11~24 小时达高峰,7~10 天降至正常,cTnT 于 24~48 小时达高峰,10~14 天降至正常。肌钙蛋白增高是诊断心肌梗死的敏感指标。肌酸激酶同工酶(CK-MB),起病后 4 小时内增高,16~24 小时达高峰,3~4 天恢复正常。

对心肌坏死标志物测定结果应进行综合评价,如肌红蛋白在急性心肌梗死后出现最早,敏感性高,但特异性低;cTnI 和 cTnT 出现稍延迟,但特异性很高,在胸痛症状出现 6 小时以内测定为阴性者,6 小时后应再次测定,其缺点是持续时间长达 10~14 天,对在此期间出现胸痛,判断是否有新的梗死不太有利。CK-MB 虽不如 TnT、TnI 敏感,但对早期(小于 4 小时)急性心肌梗死的诊断有重要价值。

既往沿用多年的心肌酶谱测定,包括肌酸激酶及其同工酶、谷草转氨酶、乳酸脱氢酶等,因其特异性及敏感性均不如上述心肌损伤标志物,目前已不作为用于诊断急性心肌梗死的常规检测项目,但在特定情况下仍有一定参考价值。

(二)辅助检查

1.心电图

UAP 患者中,常有伴随症状而出现的短暂 ST 段改变伴或不伴有 T 波改变,若变化持续超过 12 小时可能提示非 ST 段抬高型心肌梗死。另外,冠状 T 波高度提示急性心肌缺血,可能为前降支狭窄所致。需警惕心电图"假性正常化"。

非 ST 段抬高型心肌梗死是指心电图上无病理性 Q 波,仅有 ST-T 演变的急性心肌梗死,根据急性期心电图特征可分为 2 种类型。①ST 段压低型:无病理性 Q 波,发作时 ST 段呈水平型或下斜型压低≥1 mm,但 aVR 导联(偶见于 V₁ 导联)ST 段抬高,可伴有对称性 T 波倒置,ST 段和 T 波常在数天至数周后恢复。②T 波倒置型:发作时 T 波对称性深倒置,无病理性 Q 波,也无明显 ST 段移位,T 波改变在1~6 个月恢复。

急性 ST 段抬高型心肌梗死心电图 ST 段弓背向上呈墓碑状,在面向坏死区周围心肌损伤区的导联上出现 ST 段抬高(肢体导联抬高≥2 mm,V₁~V₄ 导联抬高≥3 mm);在面向透壁心肌坏死区的导联上出现宽而深的 Q 波(病理性 Q 波);在面向损伤区周围心肌缺血区的导联上出现 T 波倒置;在背向心肌梗死区的导联则出现相反的改变,即 R 波增高、ST 段压低和 T 波直立并增高。ST 段抬高型心肌梗死心电图常出现动态性改变,在起病数小时内,心电图可无异常或出现巨大高耸的 T 波或斜升 ST 段;数小时后,ST 段明显抬高,呈弓背向上,与 T 波前支相连形成单向曲线,数小时至 48 小时出现病理性 Q 波,R 波振幅降低,是为急性期改变,Q 波在 3~4 天稳定不变,70%~80%的病理性 Q 波在心梗恢复后永久存在。心梗早期如不进行治疗干预,ST 段抬高持续数天至 2 周,逐渐回到基线,T 波变为平坦或倒置,是为亚急性期改变;数周或数月后,T 波对称性倒置,波谷尖锐,可永久存在,亦可在数月至数年内逐渐恢复,是为慢性期改变。

2.放射性核素检查

(1)²⁰¹Tl 心肌显像及负荷试验:²⁰¹Tl 随冠状动脉血流很快被正常心肌细胞摄取,静息状态下的灌注缺损区主要见于心肌梗死后的瘢痕区,可用于诊断慢性期或陈旧性心肌梗死、冠状动脉供血不足部位的心肌,则明显的灌注缺损仅见于运动后缺血区、不能运动的患者,可用腺苷或多巴酚丁胺做负荷试验,变异型心绞痛发作时缺血区常显示明显的灌注缺损。利用坏死心肌细胞中的钙离子能结合放射性锝焦磷酸盐或坏死心肌细胞中的肌凝蛋白可与其特异性抗体结合的特点,静脉注射^{99m}Tc-焦磷酸盐或^{111}In-抗肌凝蛋白单克隆抗体,进行心肌热点扫描或照相,可显示心肌梗死的范围,急性心肌梗死后 12 小时,坏死心肌开始摄取并持续 7 天左右,故一般用于诊断急性心肌梗死。

(2)心血池显像:是利用核素标记的蛋白或红细胞等从静脉注入,因其短期内不透过血管壁,均匀地分布在心腔与大血管内,通过闪烁照相可显示心脏房室腔的形态、大小、心室壁与室间隔的厚度、大血管形态及其功能状态、左室射血分数,以及显示室壁局部运动障碍等,常用的有两种方法。①门电路血池扫描:利用电脑装置的心电图门电路技术,将 R-R(心电图 R 波)间期分为若干部分,获得心动周期各个阶段的心室容积,可以计算出心脏射血分数(代表心脏收缩功能)和观察区域性室壁运动,并可以做运动试验,观察运动前后的变化。在心脏正常时,运动后射血分数增加,心肌同步收缩,不产生室壁运动异常。冠心病患者运动后射血分数下降,多数可见区域性室壁运动障碍。②首次通过技术:放射性核素首次通过心脏时,用高敏的多晶体 γ 照相可获得清晰的血池显像。心血池显像目前主要用来测定心脏功能。

(3)正电子发射心肌断层现象(PET):利用发射正电子的核素示踪剂^{18}F、^{11}C、^{13}N 等进行心肌显像,通过对心肌灌注、代谢显像匹配分析可准确评估心肌细胞的活力。

3.超声心动图

切面和 M 型超声心动图也有助于了解心室壁的运动和左心室功能,诊断室壁瘤和乳头及功能失调等。

4.冠状动脉造影

冠状动脉造影的主要目的是评价冠状动脉血管的解剖、数量和畸形,冠状动脉病变的有无、严重程度和病变范围,评价冠状动脉功能性的改变,包括冠状动脉的痉挛和侧支循环的有无,同时可以兼顾左心功能评价。在此基础上,可以根据冠状动脉病变程度和范围进行介入治疗,评价冠状动脉搭桥术和介入治疗后的效果,并可以进行长期随访和预后评价。UAP 有以下情况时为冠状动脉造影的适应证:①近期心绞痛反复发作,持续时间较长,药物治疗效果不满意。②原有劳力性心绞痛近期内突然出现休息时频繁发作者。③近期活动耐量明显减低。④梗死后心绞痛。⑤原有陈旧性心肌梗死,近期出现由非梗死区缺血所致的劳力性心绞痛。⑥严重心律失常、LVEF<40%或充血性心力衰竭。急性心肌梗死拟行冠状动脉介入治疗或冠状动脉搭桥手术者需行冠状动脉造影。冠状动脉造影一度被视为冠心病诊断的"金标准",冠状动脉造影血管腔狭窄程度 50%以上冠心病即可确诊,75%以上的狭窄即可出现症状。

5.螺旋 CT 血管造影(CTA)

CTA 对冠状动脉狭窄病变、桥血管、开口畸形、支架管腔、斑块形态均显影良好,对钙化病变诊断率优于冠状动脉造影,但阴性者不能排除冠心病,阳性者应进一步行冠状动脉造影检查。CTA 可作为冠心病高危人群无创性筛查及冠状动脉支架术后随访手段。

6.血管内超声(intravenous ultrasound,IVUS)

IVUS 可以准确掌握血管的管壁形态及狭窄程度,尤其是在冠心病的介入性诊疗中有很高的指导价值。血管内超声是利用导管将一高频微型超声探头导入血管腔内进行探测,再经电子成像系统来显示心血管组织结构和几何形态的微细解剖信息。因此,血管内超声不仅可准确测量管腔及粥样斑块或纤维斑块的大小,更重要的是它可提供粥样斑块的大体组织信息,在显示因介入治疗所致的复杂的病变形态时明显优于造影(图9-3)。

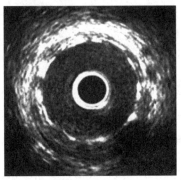

图9-3 冠状动脉 IVUS 影像图

在冠心病介入性治疗中,IVUS可用于指导确立最合适的治疗方案,正确选择器具的大小,确定介入性治疗的终点,确定网状支架的位置及扩张效果,预测术后再狭窄的发生等。

7.光学相干断层显像术(optical coherence tomography,OCT)

OCT 是 IVUS 的光学同类技术,但与 IVUS 相比,高分辨率的 OCT 可在近似于组织学水平上诊断和评价冠状动脉斑块,从而更好地了解冠状动脉疾病的病理学特点,并针对不同患者的自身特点进行个体化治疗。OCT 采用近红外光进行成像,其优势在于具有非常高的分辨率。OCT 的轴向和横向分辨率分别为 10 μm 和 20 μm,是 IVUS 的 10 倍。与 IVUS 相比,OCT 可提供有关冠状动脉管壁更加细微和清晰的信息。在评价斑块纤维厚度、脂核大小、钙化存在及其面积,以及确定血栓的存在和性质等方面,OCT 具有非常明显的优势。临床可用于分析斑块特性、识别易损斑块,指导介入治疗。随着 OCT 成像技术的进一步完善,OCT 将对心血管疾病的诊断和治疗起到重要作用(图9-4)。

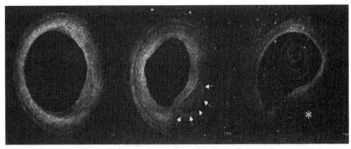

图9-4 OCT 呈现的动脉粥样硬化斑块

左图为纤维性斑块,中图为纤维钙化(箭头所示)斑块,右图为脂质(* 所示)斑块

五、诊断和鉴别诊断

结合患者既往合并的冠心病危险因素、典型的临床表现、心电图检查、血清心肌生物学指标的检测,绝大多数 ACS 的诊断并不困难,部分患者因发病年龄小、临床心绞痛症状不典型或发作时很短心电图难以捕捉有意义的变化,则需进行动态心电图、运动心电图、核素显像,甚至冠状动脉造影方能确诊。

（一）不稳定型心绞痛及非 ST 段抬高型心肌梗死的诊断

不稳定型心绞痛和非 ST 段抬高型心肌梗死是病因和临床表现相似但严重程度不同的密切相关的临床情况,其主要不同表现在缺血是否严重到有足够量的心肌损害,以至于能够检测到心肌损害的标志物,肌钙蛋白 I(cTnI)、肌钙蛋白 T(cTnT)或 CK-MB。一旦确定没有心肌坏死的标志物释放(至少间隔 6 小时以上采集 2 次以上血标本),就可以将 ACS 患者诊断为不稳定型心绞痛。而标志物浓度超过正常值上限 2 倍以上则诊断非 ST 段抬高型心肌梗死。缺血性胸痛症状发作后数小时,可以在血液中检测到心肌损伤的标志物,借此可以鉴别不稳定型心绞痛和非 ST 段抬高型心肌梗死。

（二）急性 ST 段抬高性心肌梗死的诊断

(1)持续时间至少半小时以上的胸痛,疼痛符合冠心病心绞痛特点。

(2)心电图相邻的两个或两个以上导联 ST 段抬高呈弓背向上,继之出现病理性 Q 波,T 波倒置,心电图呈典型的动态演变且持续时间较长往往超过 24 小时(一过性心肌缺血发作的 ST-T 改变常在数小时恢复)。

(3)血清心肌生物学指标的改变符合心梗的变化规律和(或)血清肌钙蛋白 T 或 I 升高≥正常值的 2 倍以上。

如有以上(1)或(2)和(3)两条即可诊断为 ST 段抬高的心梗;仅有胸痛发作而无(2)、(3)改变者不能确立心梗的诊断,高度怀疑者应在 6 小时后复查血清心肌生物学指标;具有典型的急性 ST 段抬高型心肌梗死的心电图改变及其演变规律者可直接确诊;既无胸痛发作,又无典型的心电图改变者,如血清心肌生物学指标的改变达标,仍应诊断急性心肌梗死。

对于胸痛合并的血流动力学不稳定,存在一过性昏厥、一过性心电图房室传导阻滞、一过性束支特别是左束支传导阻滞,要高度怀疑 ACS 的可能,应多次复查心电图并行血清心肌生物学指标检测,必要时行冠状动脉造影确诊。

（三）鉴别诊断

1.稳定型劳累性心绞痛

其病理基础是冠状动脉血管内斑块稳定,管腔呈固定狭窄,心绞痛程度较轻,持续时间较短,舌下含服硝酸甘油有效,心绞痛发作的频度和诱发心绞痛的体力活动和情绪激动的程度长期保持稳定,血压多无升高,全身症状少,发作时 ST 段一过性压低,血清心肌生物学指标检测无异常。

2.急性心包炎

疼痛与发热同时出现,呼吸、咳嗽时加重,早期即有心包摩擦音,心电图除 aVR 导联外,其余导联均为 ST 段弓背向下的抬高,无异常 Q 波。

3.急性肺动脉栓塞

常表现为突发呼吸困难,可伴胸痛、咯血、严重低氧血症,以右心衰竭为主,心电图呈 I 导联 S 波深,Ⅲ导联 Q 波显著,胸导联过渡区左移,右胸导联 T 波倒置等可资鉴别,D-二聚体监测和胸部 CT 检查帮助进一步明确诊断。

4.急腹症

急性胰腺炎、消化性溃疡及穿孔、急性胆囊炎、胆石症等,亦可出现上腹部疼痛,并伴有休克,通过详细询问病史,体格检查,心电图、肌钙蛋白和心肌酶检测可鉴别。

5.主动脉夹层

胸痛一开始即达高峰,为严重撕裂样疼痛伴有呼吸困难或昏厥,常放射到背、肋、腹、腰及下肢,两上肢的血压和脉搏可有明显差别。可有下肢一过性瘫痪,偏瘫、主动脉瓣关闭不全表现等有助于鉴别,急性起病的升主动脉夹层撕裂可累及左、右冠状动脉近段及大分支,导致冠状动脉急性严重缺血,可出现类似急性心肌梗死的心电图改变,血清心肌生物学指标检测亦可明显升高,部分患者还可出现心包积液,需仔细鉴别诊断,必要时行二维超声心动图、CT、MRI 检查甚至主动脉血管造影等有助于明确诊断。

六、治疗

(一)非 ST 段抬高型 ACS 的治疗

1.治疗原则

不稳定型心绞痛和非 ST 段抬高型心肌梗死是具有潜在危险的严重疾病,治疗原则:①改善心肌缺血。②防止心肌梗死、再梗死及死亡等不良后果的发生。③根据患者的具体临床情况,结合危险度分层进行血运重建治疗。

2.一般治疗

(1)休息:患者应卧床休息 1～3 天,并进行 24 小时心电监护。

(2)吸氧:有呼吸困难、发绀者应给以氧气吸入,维持血氧饱和度 90% 以上。

(3)镇静止痛:烦躁不安、疼痛剧烈者可给予吗啡 5～10 mg 皮下注射。

(4)积极处理并发症:肺部感染、发热、低血压或高血压、心力衰竭、心律失常、贫血等均可能导致心肌耗氧量增加,需给予相应的处理。

(5)进行心肌损伤标志物检测,以帮助判断病情进展和临床预后。

3.抗缺血治疗

(1)硝酸酯类药物:通过扩张静脉血管,减少回心血量,降低左心室舒张末压、降低前负荷,降低心肌氧耗,并改善左心室功能,硝酸酯类药物还能通过扩张冠状动脉改善心肌血供。心绞痛发作时可舌下含服硝酸甘油 0.5 mg,必要时可 3～5 分钟重复一次,连续 3 次无效者可静脉给予硝酸甘油或硝酸异山梨酯,症状消失后改口服制剂,常用的口服药物包括硝酸异山梨酯和单硝酸异山梨酯。用药过程中应注意硝酸酯类药物的耐药性和不良反应。

(2)β 受体阻滞剂:通过作用于心脏 $β_1$ 受体,减慢心率、降低心肌收缩力、降低心室壁张力,缓解心肌缺血,对改善冠心病患者的近、远期预后均有重要作用。无禁忌证的 ACS 患者应尽早应用 β 受体阻滞剂,目前常用选择性 β 受体阻滞剂(如美托洛尔、比索洛尔),治疗剂量应个体化,以将患者静息心率控制在 55～60 次/分为宜。对于已经使用硝酸酯类药物和钙通道阻滞剂疗效不佳的患者,可联合应用 β 受体阻滞剂。

(3)钙通道阻滞剂:钙通道阻滞剂用于左心功能尚好的不稳定型心绞痛和非 ST 段抬高型心肌梗死患者,从发病 24～72 小时开始应用,可显著降低再发心梗和心梗后心绞痛的发生率。钙通道阻滞剂对血管痉挛性心绞痛有特效,长效硝酸酯类药物和钙通道阻滞剂合用缓解症状的效果和单一药物治疗一样,且不能降低死亡率。二氢吡啶类钙通道阻滞剂不宜联合应用,以免对心肌收缩功能和传导功能产生严重的抑制作用而导致不良后果的发生。

4.抗血小板治疗

冠状动脉斑块破裂后血栓形成和血栓栓塞是导致 ACS 的主要病理生理学机制,而血小板活化是血栓形成和血栓栓塞过程中起决定性作用的关键环节,抗血小板治疗可降低 ACS 患者血栓事件的发生率,改善预后。目前临床上将阿司匹林、氯吡格雷双联抗血小板治疗方案作为 ACS

抗血小板治疗的基础,阿司匹林是目前临床应用最广泛的抗血小板药物,是冠心病抗血小板治疗的基石,长期应用可降低冠心病缺血事件的发生率,目前多数指南推荐阿司匹林负荷剂量160～325 mg(水溶剂),维持剂量100 mg/d,所有ACS患者均应在使用阿司匹林的基础上加用氯吡格雷,急性期患者或拟接受PCI的患者,应给予300～600 mg的负荷量,继以75 mg/d维持,目前推荐PCI术后双联抗血小板治疗至少维持12个月,12个月后如患者情况稳定,可考虑停用氯吡格雷。

在中、高危的ACS患者,尤其存在肌钙蛋白升高或糖尿病患者,可在双联抗血小板治疗的基础上加用血小板膜糖蛋白受体阻滞剂(GPⅡb/Ⅲa受体阻滞剂),GPⅡb/Ⅲa受体阻滞剂还能使接受PCI的患者缺血、死亡事件的发生降低,且该类患者获益最大。临床常用的GPⅡb/Ⅲa受体阻滞剂包括阿昔单抗、依替巴肽、替罗非班等,前者为ACS接受PCI患者的首选。

此外,选择性磷酸二酯酶抑制药西洛他唑具有抗血小板聚集、扩血管、抗平滑肌细胞增生、改善内皮功能的作用,在阿司匹林或氯吡格雷存在禁忌的患者可考虑用于替代治疗,常用剂量50～100 mg,每天2次。

近年新研制的ADP、P2Y12抑制药类抗血小板药物还包括普拉格雷、替格雷洛,坎格雷洛等,也被逐渐用于临床。其中普拉格雷为新型噻吩吡啶类药物,抗血小板作用强于氯吡格雷,常用负荷剂量为60 mg,维持量10 mg/d。

5.抗凝治疗

目前临床常用的抗凝药有两大类,一类为间接凝血酶抑制药,包括肝素、低分子肝素,黄达肝葵钠为人工合成的选择性Xa因子抑制药;另一类为直接凝血酶抑制药,包括水蛭素、比伐芦定、来匹芦定、阿加曲班等,对凝血酶激活因子Ⅴ、Ⅷ、Ⅻ及凝血酶诱导的血小板聚集均有抑制作用。无论患者是否接受PCI和支架植入治疗,所有的非ST段抬高型ACS患者的急性期,在抗血小板治疗的同时,应尽快启动抗凝治疗,低分子肝素、黄达肝葵钠的抗凝治疗效果优于普通肝素,两者均不宜与普通肝素交叉应用。黄达肝葵钠被推荐为在抗凝治疗方面具有最好的疗效与安全性,常用剂量2.5 mg/d,皮下注射,也可用低分子肝素5 000 U,每天2次皮下注射,连用8天后停药。

6.调脂治疗

在冠心病的现代防治策略中,调脂治疗已成为不可或缺的重要策略之一,调脂治疗既是一种治疗选择,又是二级预防的重要干预措施。目前,国内外血脂异常管理指南均明确指出低密度脂蛋白胆固醇(LDL-C)是调脂治疗干预的首要目标,主张将冠心病患者LDL-C降至2.6 mmol/L作为调脂治疗的目标值。常用药物包括辛伐他汀、洛伐他汀、普伐他汀、阿托伐他汀、瑞舒伐他汀等。在应用调脂药物方面有三点是必须要明确的:①要正确选择调脂药物,凡以胆固醇和LDL-C为主的血脂异常,首选他汀类调脂药;以甘油三酯为主的血脂异常,首选贝特类调脂药;混合型血脂异常根据血脂增高的具体情况选择调脂药,必要时可两者联合应用。②要做到个体化和长期用药,依据血脂水平和心血管病状况决定药物选择和起始剂量,首次用药1～2个月后复查安全性指标和血脂水平,适当进行调整,以后每3～6个月复查一次。只要没有严重不良反应,调脂药物就要坚持服用,不要随意停药。③要将药物治疗与生活方式调理密切结合起来,在冠心病九大危险因素中,可控制的因素占一半多,这些可控制因素大都与生活方式有关,如吸烟、酗酒、肥胖、过多脂肪和缺乏蔬菜及缺乏运动等,纠正这些不良生活方式,并与药物治疗相结合,方能取得理想效果。

7.冠状动脉血运重建

(1)介入治疗:急性期选择保守治疗的患者,在病情稳定后根据患者的临床情况及危险度分层进行综合分析,在合理应用抗血小板药物、抗凝药、β受体阻滞剂、硝酸酯类药物、非二氢吡啶类钙通道阻滞剂的基础之上,根据患者临床情况决定是否选择介入治疗。尽早介入治疗的指征:①在药物治疗的情况下,出现反复发作的静息性心绞痛或低活动量下的心绞痛;②CK-MB和(或)cTnT升高;③新出现的ST段压低;④复发性心绞痛伴心功能不全(射血分数<40%)或低血压<12.0/8.0 kPa(90/60 mmHg);⑤低运动量下的运动试验阳性;⑥持续性室速;⑦6个月前接受过PCI或CABG治疗。

(2)冠状动脉旁路移植术:顽固性心绞痛,冠状动脉造影为左主干病变、多支血管病变,合并糖尿病、心功能不全,不宜行PCI或PCI治疗不成功的患者,可考虑行冠状动脉旁路移植术,可使患者获益。

(二)急性ST段抬高型心肌梗死的治疗

1.治疗原则

治疗原则:①改善心肌缺血,挽救濒死心肌。②缩小梗死范围,维持心脏功能。③防治并发症,挽救患者生命。④尽早进行冠状动脉血运重建。⑤控制危险因素,提高生活质量。

2.院前急救

随120出诊的急诊科医师应充分熟悉ACS的院前急救流程:①吸氧、建立静脉通道、心电监护。②生命体征,包括血压、心率、心律、呼吸的监测。③测定氧分压。④18导联心电图的动态观察。⑤询问病史、体格检查。⑥急诊医师应树立时间就是生命,时间就是心肌的观念,一旦急性ST段抬高型心肌梗死诊断确立,应充分做好转运前准备,并通知有介入治疗资质的心血管中心,及时开通急性心肌梗死急救绿色通道,命导管室做好手术准备,同时给予患者阿司匹林,氯吡格雷口服,如预计转运过程超过2小时,应于30分钟钟内给予尿激酶或rt-PA静脉溶栓治疗一次;疼痛剧烈者可予吗啡5~10 mg静脉注射或哌替啶50~100 mg肌内注射;如患者于院前出现恶性致命性室性心律失常应立即给予电除颤,同时经静脉给予利多卡因、胺碘酮等抗心律失常药物;出现严重缓慢性心律失常者应给予阿托品1~2 mg静脉注射,有条件者可于当地医院植入临时心脏起搏器,以保证转运安全,并为下一步介入治疗拯救患者生命赢得机会。

3.急诊科处理措施

患者到达急诊科处理措施:①吸氧、建立静脉通道、心电监护。②坐命体征,包括血压、心率、心律、呼吸的监测。③测定氧分压。④18导联心电图的动态观察。⑤询问病史、体格检查。⑥血液生化检查,包括心肌酶谱、肌钙蛋白、电解质、凝血系列、血常规、血糖及肝功能、肾功能等。⑦对于急性ST段抬高型心肌梗死患者,在有条件行急诊冠脉介入治疗的医疗单位,应立即经急性心肌梗死急救绿色通道,由急诊科直接进入导管室行介入治疗;急诊科处理应快速、高效,尽量节省时间,缩短就诊—球囊开通冠状动脉时间,以达到最大限度地挽救患者心肌的目的。

4.急诊治疗

(1)一般治疗:①卧床休息,有利于减轻心脏负荷,减轻心肌的缺氧。②给氧,通过吸氧改善症状。③口含硝酸甘油,随后则静脉滴注硝酸甘油。④充分的止痛治疗,可应用吗啡皮下注射或静脉注射3~5 mg或哌替啶(哌替啶)50~100 mg肌内注射,并同时选用硝酸甘油和β受体阻滞剂。⑤嚼服阿司匹林,常规应用300 mg。同时口服他汀类药物及氯吡格雷。⑥抗凝治疗,应用低分子肝素皮下注射或静脉应用肝素。⑦防治心律失常,由于可出现各种心律失常,可根据患者的临床特点,进行评估并采取相应治疗措施;通过积极的紧急救治,可达到最大限度挽救濒死心肌、防治并发症、提高生存率、改善患者的预后的目的。

(2)再灌注治疗:再灌注治疗是急性ST段抬高型心肌梗死早期最重要的治疗措施,起病3~6小时使闭塞的冠状动脉再通,心肌得到再灌注,可挽救濒死心肌,缩小梗死范围,有利于心室重塑,能明显改善患者预后。

介入治疗(PCI):①能在患者住院90分钟内施行PCI;②心导管室每年施行PCI手术100例以上并有心外科待命;③术者每年独立施行PCI超过30例;④急性心肌梗死直接PTCA成功率超过90%;⑤在所有送到导管室的患者中,能完成PCI者达85%以上。在患者到达急诊科明确诊断后,在进行常规治疗的同时,做好术前准备,直接将患者送导管室。起病超过6小时,甚至72小时以内,如患者经治疗仍有反复发作的明显胸痛,仍可以考虑行PCI。非ST段抬高的ACS,可根据患者的具体情况择期行介入治疗。

溶栓治疗:对于急性ST段抬高型心肌梗死急性心梗发作6小时以内的患者,如无条件行介入治疗,应予尿激酶、链激酶或rt-PA溶栓治疗,常用尿激酶1 500 000~2 000 000 U 30分钟内静脉滴注;链激酶1 500 000 U 60分钟内静脉滴注,由于链激酶有变态反应发生,目前临床已基本不用;rt-PA 100 mg 90分钟内静脉给予:先静脉注入15 mg,随后30分钟内静脉滴注50 mg,其后60分钟内再静脉滴注35 mg,用rt-PA前需先用肝素5 000 U 静脉注射,用药后继续以每小时肝素700~1 000 U持续静脉滴注48分钟。使用尿激酶或链激酶溶栓治疗的患者,在用药6分钟后开始监测APTT或ACT,在其下降到正常对照值2倍以内时开始给予肝素治疗。溶栓治疗前应仔细权衡治疗效果与潜在的危险性,以下患者禁用:①活动性内出血;②出血性脑卒中病史及6个月内的缺血性脑卒中;③新近(2个月内)颅脑或脊柱的手术及外伤史;④颅内肿瘤、动静脉畸形或动脉瘤;⑤已知的出血体质;⑥严重的未控制的高血压,判断溶栓治疗成功与否,对于决定下一步的治疗策略有重要的意义,溶栓治疗成功的标准包括:2小时内胸痛症状消失或明显缓解;2小时内每半小时前后对照,心电图ST段下降超过50%;再灌注心律失常,常见室性期前收缩、短阵室性心动过速、心室颤动、一过性房室传导阻滞或束支传导阻滞;CK-MB峰值前移(14小时内)。冠脉造影达TIMI血流3级。

急诊冠脉搭桥手术:介入治疗失败或溶栓治疗无效有手术指征者,应争取在6~8小时施行主动脉-冠状动脉旁路移植术。

5.急性期的治疗

(1)消除心律失常:ACS特别是急性心肌梗死的患者,可出现各种类型的心律失常,快速性室性心律失常常发生于前壁心肌梗死的患者,下壁心肌梗死常出现心动过缓、房室传导阻滞等缓慢性心律失常,及时消除心律失常,可避免演变为严重心律失常甚至猝死。①发生心室颤动或持续性多形性室性心动过速,应尽快采用非同步直流电除颤,室性心动过速药物治疗效果不佳时也应尽早同步直流电复律。②对于室性期前收缩或室性心动过速,立即用利多卡因50~100 mg静脉注射,5~10分钟重复一次,直至心律失常消失或总量已达300 mg,继以1~3 mg/min的速度维持;经治疗室性心律失常仍反复发作可用胺碘酮。③缓慢性心律失常可用阿托品0.5~1.0 mg,肌内注射或静脉注射。④并发二度Ⅱ型或三度房室传导阻滞,且血流动力学不稳定或患者出现昏厥、阿-斯综合征发作,宜尽快经静脉植入临时心脏起搏器,待传导阻滞恢复后撤出。⑤室上性快速性心律失常发作,可用美托洛尔、洋地黄、胺碘酮、普罗帕酮,如无心功能不全亦可用维拉帕米、地尔硫草等,药物治疗无效,可行同步直流电转复。

(2)纠正心力衰竭:缺血或濒死心肌得到及时再灌注,是改善心功能最有效的措施,缺血或梗死面积过大,未能及时再灌注或再灌注失败,常导致心力衰竭的发生。纠正心力衰竭主要是治疗急性左心衰竭,以应用吗啡(哌替啶)和利尿药为主,亦可使用血管扩张药扩张冠状动脉,减轻心肌负荷,必要时可考虑使用多巴酚丁胺 10 μg/(kg·min)静脉滴注或使用小剂量血管紧张素转化酶抑制剂,洋地黄类药物在急性心肌梗死早期(24 小时内)疗效欠佳,且容易诱发室性心律失常,应尽量避免使用。药物治疗无效的急性左心衰竭,在有条件的医院应行主动脉内球囊反搏治疗,以帮助患者度过危险期。有右心室心梗的患者,应慎用利尿药。

(3)控制休克。①补充血容量:对血容量不足,中心静脉压或肺动脉楔压低者,用右旋糖酐-40 或 5%～10%葡萄糖液静脉滴注,维持中心静脉压＞1.8 kPa(18 cmH$_2$O),肺小动脉楔压＞2.0 kPa(15 mmHg);右心室心梗时,中心静脉压升高并非是补充血容量的禁忌,此时应适当增加补液量,以维持右心室足够的前负荷,提高心排血量。②应用升压药:补充血容量后血压不升,而肺动脉楔压(PCWP)和心排血量正常时,提示周围动脉张力不足,可给予升压药物,常用多巴胺,起始剂量 3～5 μg/(kg·min)或去甲肾上腺素 2～8 μg/(kg·min);亦可用多巴酚丁胺,起始剂量3～10 μg/(kg·min)静脉滴注。③应用血管扩张药:经上述处理血压仍不升,而肺动脉楔压增高,心排血量低或周围血管收缩、四肢厥冷、发绀,用硝普钠 15 μg/min 开始静脉滴注,每5 分钟增加剂量直至 PCWP 降至 2.0～2.4 kPa(15～18 mmHg);亦可用硝酸甘油 10～20 μg/min 开始静脉滴注,每5～10 分钟增加剂量5～10 μg/min 直至左心室充盈压下降。④维持水、电解质、酸碱平衡,保护重要脏器功能;有条件的医院可行主动脉内球囊反搏进行循环支持,同时进行冠状动脉造影及 PCI,可能挽救部分危重患者的生命。

6.常规药物治疗

(1)抗血小板治疗:抗血小板治疗方案同 UA/NSTENI 患者。

(2)调脂治疗:调脂治疗方案同 UA/NSTENI 患者。

(3)其他治疗。①β受体阻滞剂和钙通道阻滞剂:急性 ST 段抬高型心肌梗死早期,如无禁忌证,均应尽早使用β受体阻滞剂,尤其前壁心肌梗死伴交感神经活性亢进或快速性心律失常者,可防止梗死范围扩大,减少恶性心律失常的发生,改善近、远期预后。β受体阻滞剂如有禁忌而无明显心功能不全者,可考虑使用地尔硫草等钙通道阻滞剂,可能达到类似效果。②血管紧张素转化酶抑制剂治疗:血管紧张素转化酶抑制剂能够逆转急性心肌梗死患者心室重塑,降低心力衰竭的发生率,改善血管内皮功能,特别适用于 ACS 合并高血压的患者;除非有禁忌,所有患者均应使用。一般从小剂量开始,如能耐受,24～48 小时逐渐增加到目标剂量。血管紧张素转化酶抑制剂不能耐受者可用血管紧张素Ⅱ受体阻滞剂替代。③抗凝治疗:急性 ST 段抬高型心肌梗死的患者,如接受溶栓治疗,其肝素的使用见前述,肝素治疗 48 小时后改用低分子肝素或黄达肝葵钠,连用 8 天后停药;对于接受 PCI 治疗的患者,如术前 12 小时内已使用低分子肝素皮下注射,则 PCI 手术过程中不需要再交叉使用普通肝素,而用黄达肝葵钠抗凝治疗的患者,PCI 手术过程中需要使用普通肝素85 U/kg,或 60 U/kg 联合 GP Ⅱb/Ⅲa 受体阻滞剂;直接凝血酶抑制药与凝血酶发生不可逆结合而将凝血酶灭活,对凝血酶诱导的血小板聚集有抑制作用,但不影响血小板功能,不引起外周血中血小板数减少,可用于血小板数减少又需要抗凝治疗的患者。急性心肌梗死的后期,下列情况需口服抗凝剂治疗:超声心动图提示心腔内活动性血栓,口服华法林2～6 个月,合并心房颤动者,长期口服华法林,维持 INR 2～3,并在早期重叠使用肝素或低分子肝素,直到华法林充分显效。④极化液治疗:氯化钾 1.5 g,胰岛素 10 U 加入 10%葡萄糖液

500 mL中,静脉滴注,每天1～2次,疗程7～14天。可促进心肌摄取和代谢葡萄糖,使钾离子进入细胞内,恢复细胞极化状态,有利于减少心律失常,保证心脏正常收缩,并使心电图上抬高的ST段回到等电位线。

　　7.右心室心肌梗死的治疗

　　右心室心肌梗死常引起右心衰竭伴低血压,可无明显左心功能不全,此时宜扩张血容量。在血流动力学监测下静脉输液,直到低血压纠正或PCWP达2.0～2.4 kPa(15～18 mmHg)。如输液1～2 L低血压仍未纠正者可用正性肌力药物,首选多巴酚丁胺。不宜使用利尿药。伴有严重心动过缓或房室传导阻滞者可予临时心脏起搏。

七、预防

　　正常人群预防动脉粥样硬化和冠心病,属一级预防,一级预防的主要措施在于控制危险因素。①戒烟。②控制体重至理想体重。③坚持有计划的适量运动。④进食低盐、低脂、低糖饮食。⑤控制血压。⑥治疗糖尿病。⑦控制血脂水平,使LDL达标(<2.6 mmol/L)。已有冠心病患者预防再梗死和其他心血管事件的发生,属二级预防。为便于记忆,可归纳为ABCDE五个方面。

　　(1)Aspirin抗血小板治疗(或氯吡格雷)(A):血管紧张素转化酶抑制剂/血管紧张素Ⅱ受体阻滞剂;Anti-anginal therapy抗心绞痛治疗,硝酸酯类药物。

　　(2)β-blocker控制血压(B):Blood pressure control控制血压。BMI control控制体重。

　　(3)Cigarette quitting戒烟(C):Cholesterol-lowering控制血脂水平。

　　(4)Diet控制合理饮食(D):Diabetes treatment控制糖尿病。

　　(5)Exercise运动:有计划的适量运动(E):Education教育:患者及家属冠心病知识教育。

（刘　泉）

第三节　重症心律失常

　　心律失常是指心脏冲动的频率、节律、起源部位、传导速度或激动次序的异常。正常心脏冲动起源于窦房结,先后经结间束、房室结、希氏束、左和右束支及浦肯野纤维至心室。心律失常的发生是由于多种原因引起心肌细胞的自律性、兴奋性、传导性改变,导致心脏冲动形成和(或)传导异常。临床上根据发作时心率的快慢,可将心律失常分为快速心律失常和缓慢心律失常。前者包括期前收缩、心动过速、心房颤动、心室颤动等,后者包括窦性缓慢心律失常、房室传导阻滞等。心律失常发生在无器质性心脏病者,大多病程短,可自行恢复,对血流动力学无明显影响,一般不增加心血管死亡危险性。发生于严重器质性心脏病或离子通道病的心律失常,病程较长,常有严重血流动力学障碍,可诱发心绞痛、休克、心力衰竭、昏厥甚至猝死,称重症心律失常。常见的病因为急性冠脉综合征、陈旧性心肌梗死、慢性充血性心力衰竭(射血分数<40%)、各类心肌病、长Q-T间期综合征、预激综合征等。

　　心律失常的诊断应从详尽采集病史入手,病史通常能提供对诊断有用的线索。心电图检查是诊断心律失常最重要的一项无创性检查技术,应记录12导联心电图,并记录清楚显示P波导联的心电图长条以备分析,通常选择 V_1 或 Ⅱ 导联。系统分析应包括:心房与心室节律是否规则,频率各为若干? P-R 间期是否恒定? P 波与 QRS 波群是否正常? P 波与 QRS 波群的相互关系等。在确定心律失常类型后,对重症心律失常患者,在院前和院内对其进行急救时首先要判断有无严重血流动力学障碍,并建立静脉通道,给予吸氧、心电监护,使用电击复律和(或)抗心律失常药物迅速纠正心律失常。在血流动力学稳定、心律失常已纠正的情况下再分析、判断导致心律失常的病因和诱因,并给予相应的处理。

一、阵发性室上性心动过速

阵发性室上性心动过速,简称室上速,是一种阵发性、规则而快速的异位心律。根据起搏点部位及发生机制的不同,包括窦房折返性心动过速、心房折返性心动过速、自律性房性心动过速、房室结内折返性心动过速等。此外,利用隐匿性房室旁路逆行传导的房室折返性心动过速习惯上也归属于室上性心动过速的范畴。由于心动过速发作时频率很快,P 波往往埋伏于前一个 T 波中,不易判定起搏点的部位,故常统称为阵发性室上性心动过速。在全部室上速病例中,房室结内折返性心动过速和房室折返性心动过速占 90% 以上。

(一)病因

阵发性室上性心动过速常见于正常的青年,情绪激动、疲劳或烟酒过量常可诱发。亦可见于各种心脏病患者,如冠心病、风湿性心脏病、慢性肺源性心脏病、甲状腺功能亢进性心脏病等。

(二)发病机制

折返是阵发性室上性心动过速发生的主要机制。由触发活动、自律性增高引起者为数甚少。在房室结存在双径路、房室间存在隐匿性房室旁路、窦房结细胞群之间存在功能性差异、心房内三条结间束或心房肌的传导性能不均衡或中断的情况下,两条传导性和不应期不一致的传导通路如形成折返环,其中一条传导通路出现单向传导阻滞时,适时的期前收缩或程序刺激在非阻滞通路上传导的时间使单向传导阻滞的通路脱离不应期,冲动在折返环中沿着一定的方向在折返环中运行,即可形成阵发性室上性心动过速。

(三)临床表现

心动过速发作突然起始与终止,持续时间长短不一。症状包括心悸、胸闷、焦虑不安、头晕,少数患者可出现晕厥、心绞痛、心力衰竭、休克。症状轻重取决于发作时心室率快速的程度、持续时间及有无血流动力学障碍,亦与原发病的严重程度有关。体检心尖区第一心音强度恒定,心律绝对规则。

(四)诊断

1.心电图特征

(1)心率 150～250 次/分,节律规则。

(2)QRS 波群形态与时限正常,发生室内差异性传导或原有束支传导阻滞时,QRS 波群形态异常。

(3)P 波形态与窦性心律时不同,且常与前一个心动周期的 T 波重叠而不易辨认。

(4)ST 段轻度下移,T 波平坦或倒置(图 9-5)。

2.评估

(1)判断有无严重的血流动力学障碍、缺氧、二氧化碳潴留和电解质紊乱。

(2)判断有无器质性心脏病、心功能状态和发作的诱因。

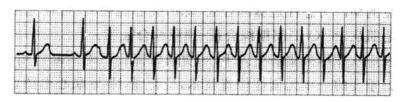

图 9-5 阵发性室上性心动过速

（3）询问既往有无阵发性心动过速发作，每次发作的持续时间、主要症状及诊治情况。

（五）急诊处理

在吸氧、心电监护、建立静脉通路后，根据患者基础的心脏状况、既往发作的情况、有无血流动力学障碍及对心动过速的耐受程度做出处理。

1.同步直流电复律

当患者有严重的血流动力学障碍时，需要紧急电击复律。抗心律失常药物治疗无效亦应施行电击复律。能量一般选择 100~150 J。电击复律时如患者意识清楚，应给予地西泮 10~30 mg，静脉注射。应用洋地黄者不应电复律治疗。

2.刺激迷走神经

如患者心功能与血压正常，可先尝试刺激迷走神经的方法。颈动脉窦按摩（患者取仰卧位，先行右侧，每次 5~10 秒，切不可两侧同时按摩，以免引起脑缺血）、Valsalva 动作（深吸气后屏气、再用力作呼气）、诱导恶心、将面部浸没于冰水中等方法可使心动过速终止。

3.腺苷与钙通道阻滞剂

首选治疗药物为腺苷，6~12 mg，静脉注射，时间 1~2 秒。腺苷起效迅速，不良反应有胸部压迫感、呼吸困难、面部潮红、窦性心动过缓、房室传导阻滞等。由于其半衰期短于 6 秒，不良反应即使发生亦很快消失。如腺苷无效可改用维拉帕米，首次 5 mg 稀释后静脉注射，时间 3~5 分钟，无效间隔 10 分钟再静脉注射 5 mg。亦可使用地尔硫䓬0.25~0.35 mg/kg。上述药物疗效达 90% 以上。如患者合并心力衰竭、低血压或为宽 QRS 波心动过速，尚未明确室上性心动过速的诊断时，不应选用钙通道阻滞剂，宜选用腺苷静脉注射。

4.洋地黄与β受体阻滞剂

毛花苷 C 0.4~0.8 mg 稀释后静脉缓慢注射，以后每 2~4 小时静脉注射 0.2~0.4 mg，24 小时总量在 1.6 mg 以内。目前洋地黄已较少应用，但对伴有心功能不全患者仍为首选。

β受体阻滞剂也能有效终止心动过速，但应避免用于失代偿的心力衰竭患者，并以选用短效β受体阻滞剂（如艾司洛尔）较为合适，剂量 50~200 μg/(kg·min)。

5.普罗帕酮

1~2 mg/kg(常用 70 mg)稀释后静脉注射，无效间隔 10~20 分钟再静脉注射 1 次，一般静脉注射总量不超过 280 mg。由于普罗帕酮有负性肌力作用及抑制传导系统作用，且个体间存在较大差异，对有心功能不全者禁用，对有器质性心脏病、低血压、休克、心动过缓者等慎用或禁用。

6.其他

合并低血压者可应用升压药物，通过升高血压反射性地兴奋迷走神经、终止心动过速。可选用间羟胺 10~20 mg 或甲氧明 10~20 mg，稀释后缓慢静脉注射。有器质性心脏病或高血压者不宜使用。

临床急危重症急救

二、室性心动过速

室性心动过速简称室速,是指连续 3 个或 3 个以上的室性期前收缩,频率＞100 次/分所构成的快速心律失常。

(一)病因

室速常发生于各种器质性心脏病,以缺血性心脏病为最常见;其次为心肌病、心力衰竭、二尖瓣脱垂、瓣膜性心脏病等;其他病因包括代谢紊乱、电解质紊乱、长 Q-T 间期综合征、Brugada 综合征、药物中毒等。少数室速可发生于无器质性心脏病者,称为特发性室速。

(二)发病机制

1.折返

折返形成必须具备两条解剖或功能上相互分离的传导通路、部分传导途径的单向阻滞和另一部分传导缓慢这三个条件。心室内的折返可为大折返、微折返。前者具有明确的解剖途径;后者为发生于小块心肌甚至于细胞水平的折返,是心室内的折返最常见的形式。心肌的缺血、低血钾及代谢障碍等引起心室肌细胞膜电位改变,动作电位时间、不应期、传导性的非均质性,使心肌电活动不稳定而诱发室速。

2.自律性增高

心肌缺血、缺氧、牵张过度均可使心室异位起搏点 4 相舒张期除极坡度增加、降低阈电位或提高静息电位的水平,使心室肌自律性增高而诱发室速。

3.触发活动

由后除极引起的异常冲动的发放。常由前一次除极活动的早期后除极或延迟后除极所诱发。它可见于局部儿茶酚胺浓度增高、心肌缺血-再灌注、低血钾、高血钙及洋地黄中毒时。

(三)临床表现

室速临床症状的轻重视发作时心脏基础病变、心功能状态、频率及持续时间等不同而异,而有很大差别。非持续性室速的患者通常无症状。持续性室速常伴有明显的血流动力学障碍与心肌缺血。临床症状包括心悸、气促、低血压、心绞痛、少尿、晕厥等。听诊心律轻度不规则,第一、二心音分裂。室速发生房室分离时,颈静脉搏动出现间歇性 a 波,第一心音响度及血压随每次心搏而变化;室速伴有心房颤动时,则第一心音响度变化和颈静脉搏动间歇性 a 波消失。部分室速蜕变为心室颤动而引起患者猝死。

(四)诊断与鉴别诊断

1.心电图特征

(1)3 个或 3 个以上的室性期前收缩连续出现。

(2)QRS 波群宽大、畸形,时间＞0.12 秒,ST-T 波方向与 QRS 波群主波方向相反。

(3)心室率通常为 100～250 次/分,心律规则,但亦可不规则。

(4)心房独立活动与 QRS 波群无固定关系,形成房室分离;偶尔个别或所有心室激动逆传夺获心房。

(5)通常发作突然开始。

(6)心室夺获与室性融合波:室速发作时少数室上性冲动可下传心室,产生心室夺获,表现为在 P 波之后提前发生一次正常的 QRS 波群。室性融合波的 QRS 波群形态介于窦性与异位心室搏动之间,其意义为部分夺获心室。心室夺获与室性融合波的存在对确立室速的诊断有重要价值(图9-6)。

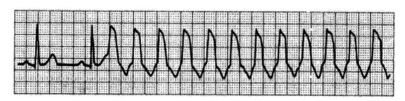

图 9-6 室性心动过速

2.室速的分类

(1)按室速发作持续时间的长短分为:①持续性室速,发作时间 30 秒以上,或室速发作时间未达30秒,但出现严重的血流动力学异常,需药物或电复律始能终止。②非持续性室速,发作时间短于 30 秒,能自行终止。

(2)按室速发作时 QRS 波群形态不同分为:①单形性室速,室速发作时,QRS 波群形态一致。②多形性室速,室速发作时,QRS 波群呈 2 种或 2 种以上形态。

(3)按室速发作时血流动力学的改变分为:①血流动力学稳定性室速。②血流动力学不稳定性室速。

(4)按室速持续时间和形态的不同分为:①单形性持续性室速。②单形性非持续性室速。③多形性持续性室速。④多形性非持续性室速。

3.鉴别诊断

室速与阵发性室上性心动过速伴束支传导阻滞或室内差异性传导或合并预激综合征的心电图十分相似,但各自的临床意义及治疗完全不同,因此应进行鉴别。

(1)阵发性室上性心动过速伴室内差异性传导:室速与阵发性室上性心动过速伴室内差异性传导酷似,均为宽 QRS 波群心动过速,二者应仔细鉴别。下述诸点有助于阵发性室上性心动过速伴室内差异性传导的诊断:①每次心动过速均由期前发生的 P 波开始。②P 波与 QRS 波群相关,通常呈 1∶1 房室比例。③刺激迷走神经可减慢或终止心动过速。

(2)预激综合征伴心房颤动:预激综合征患者发生心房颤动,冲动沿旁道下传预激心室表现为宽 QRS 波,沿房室结下传表现为窄 QRS 波,有时二者融合 QRS 波介于二者之间。当室率较快时易与室速混淆。下述诸点有助于预激综合征伴心房颤动的诊断:①心房颤动发作前后有预激综合征的心电图形。②QRS 时限>0.20 秒,且由于预激心室程度不同 QRS 时限可有差异。③心律明显不齐,心率多>200 次/分。④心动过速 QRS 波中有预激综合征心电图形时有利于预激综合征伴心房颤动的诊断。

4.评估

(1)判断血流动力学状态、有无脉搏:当心电图显示为室性心动过速或宽 QRS 波心动过速时,首先要判断患者血流动力学是否稳定、有无脉搏。

(2)确定室速的类型、持续时间。

(3)判断有无器质性心脏病、心功能状态和发作的诱因。

(4)判断 Q-T 间期有无延长、是否合并低血钾和洋地黄中毒等。

(五)急诊处理

室速的急诊处理原则是:对非持续性的室速,无症状、无晕厥史、无器质性心脏病者无须治疗;对持续性室速发作,无论有无器质性心脏病均应迅速终止发作,积极治疗原发病;对非持续性室速,有器质性心脏病患者亦应积极治疗。

1.吸氧

室性心动过速的患者,常有器质性心脏病,发作时间长时即有明显缺氧,应该注意氧气吸入。

2.直流电复律

无脉性室速、多形性室速应视同心室颤动,立即进行复苏抢救和非同步直流电复律,首次单相波能量为 360 J,双相波能量为 150 J 或 200 J。伴有低血压、休克、呼吸困难、肺水肿、心绞痛、晕厥或意识丧失等严重血流动力学障碍的单形性持续性室性心动过速者,首选同步直流电复律;药物治疗无效的单形性持续性室性心动过速者,也应行同步直流电复律。首次单相波能量为 100 J,如不成功,可增加能量。如血流动力学情况允许应予短时麻醉。洋地黄中毒引起的室性心动过速者,不宜用电复律,应给予药物治疗。

3.抗心律失常药物的使用

(1)胺碘酮:静脉注射胺碘酮基本不诱发尖端扭转性室速,也不加重或诱发心力衰竭。适用于血流动力学稳定的单形性室速、不伴 Q-T 间期延长的多形性室速、未能明确诊断的宽 QRS 心动过速、电复律无效或电复律后复发的室速、普鲁卡因胺或其他药物治疗无效的室速。在合并严重心功能受损或缺血的患者,胺碘酮优于其他抗心律失常药,疗效较好,促心律失常作用低。首剂静脉用药 150 mg,用 5%葡萄糖溶液稀释后,于 10 分钟注入。首剂用药 10～15 分钟后仍不能转复,可重复静脉注射 150 mg。室速终止后以 1 mg/min 速度静脉滴注 6 小时,随后以 0.5 mg/min 速度维持给药,原则上第一个 24 小时不超过 1.2 g,最大可达 2.2 g。第二个 24 小时及以后的维持量一般推荐 720 mg/24 h。静脉胺碘酮的使用剂量和方法要因人而异,使用时间最好不要超过 3～4 天。静脉使用胺碘酮的主要不良反应是低血压和心动过缓,减慢静脉注射速度、补充血容量、使用升压药或正性肌力药物可以预防,必要时采用临时起搏。

(2)利多卡因:近年来发现利多卡因对起源自正常心肌的室速终止有效率低;终止器质性心脏病或心力衰竭中室速的有效率不及胺碘酮和普鲁卡因胺;急性心肌梗死中预防性应用利多卡因,心室颤动发生率降低,但死亡率上升;此外终止室速、心室颤动复发率高;因此利多卡因已不再是终止室速、心室颤动的首选药物。首剂用药 50～100 mg,稀释后 3～5 分钟内静脉注射,必要时间隔 5～10 分钟后可重复 1 次,至室速消失或总量达 300 mg,继以 1～4 mg/min 的速度维持给药。主要不良反应有嗜睡、感觉迟钝、耳鸣、抽搐、一过性低血压等。禁忌证有高度房室传导阻滞、严重心力衰竭、休克、肝功能严重受损等。

(3)苯妥英钠:它能有效地消除由洋地黄过量引起的延迟性后除极触发活动,主要用于洋地黄中毒引起的室性和房性快速心律失常。也可用于长 Q-T 间期综合征所诱发的尖端扭转性室速。首剂用药 100～250 mg,以注射用水 20～40 mL 稀释后 5～10 分钟内静脉注射,必要时每隔 5～10 分钟重复静脉注射 100 mg,但 2 小时内不宜超过 500 mg,1 天不宜超过 1 000 mg。治疗有效后改口服维持,第二、第三天维持量 100 mg,5 次/天;以后改为每 6 小时 1 次。主要不良反应有头晕、低血压、呼吸抑制、粒细胞减少等。禁忌证有低血压、高度房室传导阻滞(洋地黄中毒例外)、严重心动过缓等。

(4)普罗帕酮:1～2 mg/kg(常用 70 mg)稀释后以 10 mg/min 静脉注射,无效间隔 10～20 分钟再静脉注射 1 次,一般静脉注射总量不超过 280 mg。由于普罗帕酮有负性肌力作用及抑制传导系统作用,且个体间存在较大差异,对有心功能不全者禁用,对有器质性心脏病、低血压、休克、心动过缓者等慎用或禁用。

(5)普鲁卡因胺：100 mg 稀释后 3～5 分钟内静脉注射，每隔 5～10 分钟重复 1 次，直至心律失常被控制或总量达 1～2 g，然后以 1～4 mg/min 的速度维持给药。为避免普鲁卡因胺产生的低血压反应，用药时应有另外一个静脉通路，可随时滴入多巴胺，保持在推注普鲁卡因胺过程中血压不降。用药时应有心电图监测。应用普鲁卡因胺负荷量时可产生 QRS 增宽，如超过用药前 50％则提示已达最大耐受量，不可继续使用。

(六)特殊类型的室性心动过速

1.尖端扭转性室速

尖端扭转性室速是多形性室速的一个特殊类型，因发作时 QRS 波群的振幅与波峰呈周期性改变，宛如围绕等电位线连续扭转而得名。往往连续发作 3～20 个冲动，间以窦性冲动，反复出现，频率 200～250 次/分(图 9-7)。在非发作期可有 Q-T 间期延长。当室性期前收缩发生在舒张晚期、落在前面 T 波的终末部分可诱发室速。由于发作时频率过快可伴有血流动力学不稳定的症状，甚至心脑缺血表现，持续发作控制不满意可恶化为心室颤动和猝死。临床见于先天性长 Q-T 间期综合征、严重的心肌损害和代谢异常、电解质紊乱(如低血钾或低血镁)、吩噻嗪和三环类抗抑郁药及抗心律失常药物(如奎尼丁、普鲁卡因胺或丙吡胺)的使用时。

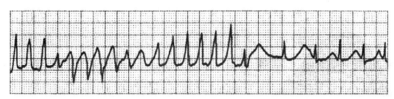

图 9-7　尖端扭转性室速

药物终止尖端扭转性室速时，首选硫酸镁，首剂 2 g，用 5％葡萄糖溶液稀释至 40 mL 缓慢静脉注射，时间 3～5 分钟，然后以 8 mg/min 的速度静脉滴注。Ⅰ A 类和Ⅲ类抗心律失常药物可使 Q-T 间期更加延长，故不宜应用。先天性长 Q-T 间期综合征治疗应选用 β 受体阻滞剂。对于基础心室率明显缓慢者，可起搏治疗，联合应用 β 受体阻滞剂。药物治疗无效者，可考虑左颈胸交感神经切断术，或置入埋藏式心脏复律除颤器。

2.加速性室性自主心律

加速性室性自主心律又称非阵发性室速、缓慢型室速。心电图常表现为连续发生 3～10 个起源于心室的 QRS 波群，心室率通常为 60～110 次/分。心动过速的开始与终止呈渐进性，跟随于一个室性期前收缩之后，或当心室异位起搏点自律性高于窦性频率时发生。由于心室与窦房结两个起搏点轮流控制心室节律，融合波常出现于心律失常的开始与终止时，心室夺获亦很常见。

加速性室性自主心律常发生于心脏病患者，特别是急性心肌梗死再灌注期间、心脏手术、心肌病、风湿热与洋地黄中毒。发作短暂或间歇。患者一般无症状，亦不影响预后。通常无须治疗。

三、心房扑动

心房扑动简称房扑，是一种快速而规则、药物难以控制的心房异位心律，较心房颤动少见。

(一)病因

心房扑动常发生于器质性心脏病，如风湿性心脏病、冠心病、高血压性心脏病、心肌病等。此外，肺栓塞、慢性充血性心力衰竭、二尖瓣或三尖瓣狭窄与反流导致心房扩大，亦可出现心房扑动。其他病因有甲状腺功能亢进症、乙醇中毒、心包炎等，亦可见于一些无器质性心脏病的患者。

(二)发病机制

心脏电生理研究表明,房扑系折返所致。因这些折返环占领了心房的大部分区域,故称之为"大折返"。下腔静脉至三尖瓣环间的峡部常为典型房扑折返环的关键部位。围绕三尖瓣环呈逆钟向折返的房扑最常见,称典型房扑(Ⅰ型);围绕三尖瓣环呈顺钟向折返的房扑较少见,称非典型房扑(Ⅱ型)。

(三)临床表现

心房扑动往往有不稳定的倾向,可恢复为窦性心律或进展为心房颤动,亦可持续数月或数年。按摩颈动脉窦能突然成比例减慢心房扑动者的心室率,停止按摩后又恢复至原先心室率水平。令患者运动、施行增加交感神经张力或降低迷走神经张力的方法,可促进房室传导,使心房扑动的心室率成倍数增加。

房扑患者常有心悸、呼吸困难、乏力或胸痛等症状。有些房扑患者症状较为隐匿,仅表现为活动时乏力。如房扑伴有极快的心室率,可诱发心绞痛、心力衰竭。体检可见快速的颈静脉扑动。房室传导比例发生改变时,第一心音强度也随之变化。未得到控制且心室率极快的房扑,长期发展会导致心动过速性心肌病。

(四)诊断

1.心电图特征

(1)反映心房电活动的窦性 P 波消失,代之以规律的锯齿状扑动波称为 F 波,扑动波之间的等电位线消失,在Ⅱ、Ⅲ、aVF 或 V₁ 导联最为明显,典型房扑在Ⅱ、Ⅲ、aVF 导联上的扑动波呈负向,V₁ 导联上的扑动波呈正向,移行至 V₆ 导联时则扑动波演变成负向波。心房率为 250~350 次/分。非典型房扑,表现为Ⅱ、Ⅲ、aVF 导联上的正向扑动波和 V₁ 导联上的负向扑动波,移行至 V₆ 导联时则扑动波演变正向扑动波,心房率为 340~430 次/分。

(2)心室率规则或不规则,取决于房室传导比例是否恒定。当心房率为 300 次/分,未经药物治疗时,心室率通常为 150 次/分(2:1 房室传导)。使用奎尼丁、普罗帕酮等药物,心房率减慢至 200 次/分以下,房室传导比例可恢复 1:1,导致心室率显著加速。预激综合征和甲状腺功能亢进症并发房扑,房室传导比例如为 1:1,可产生极快的心室率。不规则的心室率是由于房室传导比例发生变化,如 2:1 与 4:1 传导交替所致。

(3)QRS 波群呈室上性,时限正常。当合并预激综合征、室内差异性传导和束支传导阻滞时,QRS 波增宽、畸形(图 9-8)。

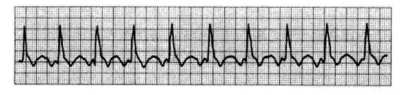

图 9-8 心房扑动

2.评估

(1)有无严重的血流动力学障碍。

(2)判断有无器质性心脏病、心功能状态和发作的诱因。

(3)判断房扑的持续时间。

(五)急诊处理

心房扑动常发生于器质性心脏病,在吸氧、心电监护、建立静脉通路后,根据患者基础的心脏状况、有无血流动力学障碍做出处理。房扑急诊处理的目的是在对原发病进行治疗的基础上将其转复为窦性心律,预防复发或单纯减慢心率以缓解临床症状。

1.心律转复

(1)直流电同步复律:是终止房扑最有效的方法。房扑发作时有严重的血流动力学障碍或出现心衰,应首选直流电复律;对持续性房扑药物治疗无效者,亦宜用电复律。大多数房扑仅需 50 J 的单相波或更小的双相波电击,即能成功地将房扑转复为窦性心律。成功率为 95%~100%。

(2)心房快速起搏:适用于电复律无效者,或已应用大剂量洋地黄不适宜复律者。成功率为 70%~80%。对典型房扑(Ⅰ型)效果较好而非典型房扑(Ⅱ型)无效。对于房扑伴 1:1 传导或旁路前向传导,由于快速心房起搏可诱发快速心室率甚至心室颤动,故为心房快速起搏禁忌。将电极导管插至食管的心房水平,或经静脉穿刺插入电极导管至右心房处,以快于心房率 10~20 次/分开始,当起搏至心房夺获后突然终止起搏,常可有效地转复房扑为窦性心律。当初始频率不能终止房扑时,在原来起搏频率基础上增加 10~20 次/分,必要时重复上述步骤。终止房扑最有效的起搏频率一般为房扑频率的 120%~130%。

(3)药物复律:对房扑复律有效的药物有以下几种。①伊布利特:转复房扑的有效率为 38%~76%,转复时间平均为 30 分钟。研究证实,其复律成功与否与房扑持续时间无关。严重的器质性心脏病、Q-T 间期延长或有窦房结病变的患者,不应给予伊布利特治疗。②普罗帕酮:急诊转复房扑的成功率为 40%。③索他洛尔:1.5 mg/kg 转复房扑成功率远不如伊布利特。

2.药物控制心室率

对血流动力学稳定的患者,首先以降低心室率为治疗目的。

(1)洋地黄制剂:是房扑伴心功能不全患者的首选药物。可用毛花苷 C 0.4~0.6 mg 稀释后缓慢静脉注射,必要时于 2 小时后再给 0.2~0.4 mg,使心率控制在 100 次/分以下后改为口服地高辛维持。房扑大多数先转为房颤,如继续使用或停用洋地黄过程中,可能恢复窦性心律;少数从心房扑动转为窦性心律。

(2)钙通道阻滞剂:首选维拉帕米,5~10 mg 稀释后缓慢静脉注射,偶可直接复律,或经房颤转为窦性心律,口服疗效差。静脉应用地尔硫䓬也能有效控制房扑的心室率。主要不良反应为低血压。

(3)β受体阻滞剂:可减慢房扑之心室率。

(4)对于房扑伴 1:1 房室传导,多为旁道快速前向传导。可选用延缓旁道传导的普罗帕酮、胺碘酮、普鲁卡因胺等,禁用延缓房室传导、增加旁道传导而加快室率的洋地黄和维拉帕米等。

3.药物预防发作

多非利特、氟卡尼、胺碘酮均可用于预防发作。但ⅠC类抗心律失常药物治疗房扑时必须与β受体阻滞剂或钙通道阻滞剂合用,原因是ⅠC类抗心律失常药物可减慢房扑频率,并引起 1:1 房室传导。

4.抗凝治疗

新近观察显示,房扑复律过程中栓塞的发生率为 1.7%~7.0%,未经充分抗凝的房扑患者直流电复律后栓塞风险为 2.2%。房扑持续时间超过 48 小时的患者,在采用任何方式的复律之前均应抗凝治疗。只有在下列情况下才考虑心律转复:患者抗凝治疗达标(INR 值为 2.0~3.0)、房扑持续时间少于 48 小时或经食管超声未发现心房血栓。食管超声阴性者,也应给予抗凝治疗。

四、心房颤动

心房颤动亦称心房纤颤,简称房颤,指心房丧失了正常的、规则的、协调的、有效的收缩功能而代之以 350～600 次/分的不规则颤动,是一种十分常见的心律失常。绝大多数见于器质性心脏病患者,可呈阵发性或呈持续性。在人群中的总发病率约为 0.4％,65 岁以上老年人发病率为3％～5％,80 岁后发病率可达 8％～10％。合并房颤后心脏病病死率增加 2 倍,如无适当抗凝,脑卒中增加 5 倍。

(一)病因

房颤常发生于原有心血管疾病者,常见于风湿性心脏病、冠心病、高血压性心脏病、甲状腺功能亢进、缩窄性心包炎、心肌病、感染性心内膜炎及慢性肺源性心脏病等。房颤发生在无心脏病变的中青年,称为孤立性房颤。老年房颤患者中部分是心动过缓-心动过速综合征的心动过速期表现。

(二)发病机制

目前得到公认的是多发微波折返学说和快速发放冲动学说。多发微波折返学说认为:多发微波以紊乱方式经过心房,互相碰撞、再启动和再形成,并有足够的心房组织块来维持折返。快速发放冲动学说认为:左心房、右心房、肺静脉、腔静脉、冠状静脉窦等开口部位,或其内一定距离处(存在心房肌袖)有快速发放冲动灶,驱使周围心房组织产生心房颤动,由多发微波折返机制维持,快速发放冲动停止后心房颤动仍会持续。

(三)临床表现

房颤时心房有效收缩消失,心排血量比窦性心律时减少 25％或更多。症状的轻重与患者心功能和心室率的快慢有关。轻者可仅有心悸、气促、乏力、胸闷;重者可致急性肺水肿、心绞痛、心源性休克甚至昏厥。阵发性房颤者自觉症状常较明显。房颤伴心房内附壁血栓者,可引起栓塞症状。房颤的典型体征是第一心音强弱不等,心律绝对不规则,脉搏短绌。

(四)诊断

1.心电图特点

(1)各导联中正常 P 波消失,代之以形态、间距及振幅均绝对不规则的心房颤动波(f 波),频率350～600 次/分,通常在 Ⅱ、Ⅲ、aVF 或 V$_1$ 导联较为明显。

(2)R-R 间期绝对不规则,心室率较快;但在并发完全性房室传导阻滞或非阵发性交界性心动过速时,R-R 规则,此时诊断依靠 f 波的存在。

(3)QRS 波群呈室上性,时限正常。当合并预激综合征、室内差异性传导和束支传导阻滞时,QRS 波群增宽、畸形,此时心室率又很快时,极易误诊为室速,食管导联心电图对诊断很有帮助。

(4)在长 R-R 间期后出现的短 R-R 间期,其 QRS 波群呈室内差异性传导(常为右束支传导阻滞型)称为 Ashman 现象;差异传导连续发生时称为蝉联现象(图 9-9)。

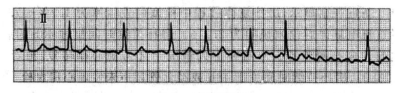

图 9-9 心房颤动

2.房颤的分类

(1)阵发性房颤:持续时间<7天(通常在48小时内),能自行终止,反复发作。

(2)持续性房颤:持续时间>7天,或以前转复过,非自限性,反复发作。

(3)永久性房颤:终止后又复发,或患者无转复愿望,持久发作。

3.评估

(1)根据病史和体格检查确定患者有无器质性心脏病、心功能不全、电解质紊乱,是否正在使用洋地黄制剂。

(2)心电图中是否间歇出现或持续存在δ波,如存在则表明为WPW,洋地黄制剂和维拉帕米为禁忌药物。

(3)紧急复律是否有益处,如快速心室率所致的心肌缺血、肺水肿、血流动力学不稳定。

(4)复律后是否可维持窦律,如甲状腺疾病、左心房增大、二尖瓣疾病。

(5)发生栓塞并发症的危险因素有哪些,即是否需要抗凝治疗。

(五)急诊处理

房颤急诊处理的原则及目的:①恢复并维持窦性心律。②控制心室率。③抗凝治疗预防栓塞并发症。

1.复律治疗

(1)直流电同步复律:急性心肌梗死、难治性心绞痛、预激综合征等伴房颤患者,如有严重血流动力学障碍,首选直流电同步复律,初始能量200 J。初始电复律失败,保持血钾在4.5～5.0 mmol/L,30分钟静脉注射胺碘酮300 mg(随后24小时静脉滴注900～1 200 mg),尝试进一步除颤。血流动力学稳定、房颤时心室率快(>100次/分),用洋地黄难以控制,或房颤反复诱发心力衰竭或心绞痛,药物治疗无效,也需尽快电复律。

(2)药物复律:房颤发作在7天内的患者药物复律的效果最好。大多数这样的患者房颤是第一次发作,不少患者发作后24～48小时可自行复律。房颤时间较长的患者(>7天)很少能自行复律,药物复律的成功率也大大减少。复律成功与否与房颤的持续时间的长短、左心房大小和年龄有关。已证实有效的房颤复律药物有胺碘酮、普罗帕酮、氟卡尼、伊布利特、多非利特、奎尼丁。

普罗帕酮:用于≤7天的房颤患者,单剂口服450～600 mg,转复有效率可达60%左右。但不能用于75岁以上的老年患者、心力衰竭、病态窦房结综合征、束支传导阻滞、QRS≥0.12秒、不稳定心绞痛、6个月内有过心肌梗死、二度以上房室传导阻滞者等。

胺碘酮:可静脉或口服应用。口服用药住院患者1.2～1.8 g/d,分次服,直至总量达10 g,然后0.2～0.4 g/d维持;门诊患者0.6～0.8 g/d,分次服,直至总量达10 g后0.2～0.4 g/d维持。静脉用药者为30～60分钟内静脉注射5～7 mg/kg,然后1.2～1.8 g/d持续静脉滴注或分次口,直至总量达10 g后0.2～0.4 g/d维持。转复有效率为20%～70%。

伊布利特:适用于7天左右的房颤。1 mg静脉注射10分钟,若10分钟后未能转复可重复1 mg。应用时必须心电监护4小时。转复有效率为20%～75%。

2.控制心室率

(1)短期迅速控制心室率:血流动力学稳定的患者最初治疗目标是迅速控制心室率,使患者心室率≤100次/分,保持血流动力学稳定,减轻患者症状,以便赢得时间,进一步选择最佳治疗方案。初次发作且在24～48小时的急性房颤或部分阵发性患者心室率控制后,可能自行恢复为窦性心律。

毛花苷C:是伴有心力衰竭、肺水肿患者的首选药物。0.2～0.4 mg稀释后缓慢静脉注射,必要时于2～6小时后可重复使用,24小时内总量一般不超过1.2 mg。若近期曾口服洋地黄制剂者,可在密切观察下给毛花苷C 0.2 mg。

钙通道阻滞剂:地尔硫草15 mg,稀释后静脉注射,时间2分钟,必要时15分钟后重复1次,继以15 mg/h维持,调整静脉滴注速度,使心室率达到满意控制。维拉帕米5～10 mg,稀释后静脉注射,时间10分钟,必要时30～60分钟后重复1次。应注意这两种药物均有一定的负性肌力作用,可导致低血压,维拉帕米更明显,伴有明显心力衰竭者不用维拉帕米。

β受体阻滞剂:普萘洛尔1 mg静脉注射,时间5分钟,必要时每5分钟重复1次,最大剂量至5 mg,维持剂量为每4小时1～3 mg;或美托洛尔5 mg静脉注射,时间5分钟,必要时每5分钟重复1次,最大剂量10～15 mg;艾司洛尔0.25～0.5 mg/kg静脉注射,时间>1分钟,继以50 μg/(kg·min)静脉滴注维持。低血压与心力衰竭者忌用β受体阻滞剂。

上述药物应在心电监护下使用,心室率控制后应继续口服该药进行维持。地尔硫草或β受体阻滞剂与毛花苷C联合治疗能更快控制心室率,且毛花苷C的正性肌力作用可减轻地尔硫草和β受体阻滞剂的负性肌力作用。

特殊情况下房颤的药物治疗:①预激综合征伴房颤。控制心室率避免使用β受体阻滞剂、钙通道阻滞剂、洋地黄制剂和腺苷等,因这些药物延缓房室结传导、房颤通过旁路下传使心室率反而增快。对心功能正常者,可选用胺碘酮、普罗帕酮、普鲁卡因胺或伊布利特等抗心律失常药物,使旁路传导减慢从而降低心室率,恢复窦律。胺碘酮用法:150 mg(3～5 mg/kg),用5%葡萄糖溶液稀释,于10分钟注入。首剂用药10～15分钟后仍不能转复,可重复150 mg静脉注射。继以1.0～1.5 mg/min速度静脉滴注1小时,以后根据病情逐渐减量,24小时总量不超过1.2 g。②急性心肌梗死伴房颤。提示左心功能不全,可静脉注射毛花苷C或胺碘酮以减慢心室率,改善心功能。③甲状腺功能亢进症伴房颤。首先予积极的抗甲状腺药物治疗。应选用非选择性β受体阻滞剂(如卡维地洛)。④急性肺疾病或慢性肺部疾病伴房颤。应纠正低氧血症和酸中毒,尽量选择钙通道阻滞剂控制心室率。

(2)长期控制心室率:持久性房颤的治疗目的为控制房颤过快的心室率,可选用β受体阻滞剂、钙通道阻滞剂或地高辛。但应注意这些药物的禁忌证。

3.维持窦性心律

房颤心律转复后要用药维持窦性心律。除伊布利特外,用于复律的药物也用于转复后维持窦律,因此常用普罗帕酮、胺碘酮和多非利特,还可使用阿奇利特、索他洛尔。

4.预防栓塞并发症

慢性房颤(永久性房颤)患者有较高的栓塞发生率。过去有栓塞病史、瓣膜病、高血压、糖尿病、老年患者、左心房扩大、冠心病等使发生栓塞的危险性增大。存在以上任何一种情况,均应接受长期抗凝治疗。口服华法林,使凝血酶原时间国际标准化比率(INR)维持在2.0～3.0,能安全而有效的预防脑卒中的发生。不宜应用华法林的患者及无以上危险因素的患者,可改用阿司匹林(每天100～300 mg)。房颤持续时间不超过2天,复律前无须做抗凝治疗。否则应在复律前接受3周的华法林治疗,待心律转复后继续治疗4周。紧急复律治疗可选用静脉注射肝素或皮下注射低分子肝素,复律后仍给予4周的抗凝治疗。在采取上述治疗的同时,要积极寻找房颤的原发疾病和诱发因素,给予相应处理。对房颤发作频繁、心室率很快、药物治疗无效者可施行射频消融、外科手术等。

五、心室扑动与心室颤动

心室扑动和心室颤动是最严重的心律失常,简称室扑和室颤。前者心室有快而微弱的收缩,后者心室各部分肌纤维发生快而不协调的颤动,对血流动力学的影响等同于心室停搏。室扑常为室颤的先兆,很快即转为室颤。而室颤则是导致心脏性猝死的常见心律失常,也是临终前循环衰竭的心律改变。原发性室颤为无循环衰竭基础上的室颤,常见于冠心病,及时电除颤可逆转。在各种心脏病的终末期发生的室扑和室颤,为继发性室扑和室颤,预后极差。

(一)病因

各种器质性心脏病及许多心外因素均可导致室扑和室颤,以冠心病、原发性心肌病、瓣膜性心脏病、高血压性心脏病为最常见。原发性室颤则好发于急性心肌梗死、心肌梗死溶栓再灌注后、原发性心肌病、病态窦房结综合征、心肌炎、触电、低温、麻醉、低血钾、高血钾、酸碱平衡失调、奎尼丁、普鲁卡因胺、锑剂和洋地黄等药物中毒、长 Q-T 间期综合征、Brugada 综合征、预激综合征合并房颤等。

(二)发病机制

室颤可以被发生于心室易损期的期前收缩所诱发,即"R-on-T"现象。然而,室颤也可在没有"R-on-T"的情况下发生,故有理论认为当一个行进的波正面碰到解剖障碍时可碎裂产生多个子波,后者可以单独存在并作为高频率的兴奋起源点触发室颤。多数学者认为心室肌结构的不均一是形成自律性增高和折返的基质,而多个研究都提示起源于浦肯野系统的触发活动在室颤发生起始阶段的重要作用。

(三)诊断

1.临床特点

典型的表现为阿-斯综合征:患者突然抽搐,意识丧失,面色苍白,几次断续的叹息样呼吸之后呼吸停止;此时心音、脉搏、血压消失、瞳孔散大。部分患者阿-斯综合征表现不明显即已猝然死亡。

2.心电图

(1)心室扑动:正常的 QRS-T 波群消失,代之以连续、快速、匀齐的大振幅波动,频率150～250 次/分,一般在发生心室扑动后,常迅速转变为心室颤动,但也可转变为室性心动过速,极少数恢复窦性心律。室扑与室性心动过速的区别在于后者 QRS 与 T 波能分开,波间有等电位线,且 ORS 时限不如室扑宽。

(2)心室颤动:QRS-T 波群完全消失,代之以形状不同、大小各异、极不均匀的波动,频率250～500 次/分,开始时波幅尚较大,以后逐渐变小,终于消失。室颤与室扑的区别在于前者波形及节律完全不规则,且电压极小(图 9-10)。

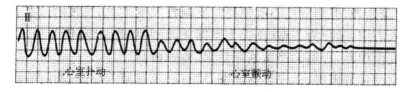

图 9-10　心室扑动与心室颤动

3.临床分型

(1)据室颤波振幅分型。①粗颤型:室颤波振幅＞0.5 mV,多见于心肌收缩功能较好的患者,心肌蠕动幅度相对粗大有力,张力较好,对电除颤效果好。②细颤型:室颤波振幅＜0.5 mV,多见于心肌收缩功能较差的情况。对电除颤疗效差。

(2)据室颤前心功能分型。①原发性室颤:又称非循环衰竭型室颤。室颤前无低血压、心力衰竭或呼吸衰竭,循环功能相对较好。室颤的发生与心肌梗死等急性病变有关。除颤成功率约为80％。②继发性室颤:又称循环衰竭型室颤。室颤前常有低血压、心力衰竭或呼吸衰竭,常同时存在药物、电解质紊乱等综合因素,除颤成功率低(＜20％)。③特发性室颤:室颤发生前后均未发现器质性心脏病,室颤常突然发生,多数来不及复苏而猝死,部分自然终止而幸存。室颤幸存者常有复发倾向,属于单纯的心电疾病。④无力型室颤:又称临终前室颤。临终患者约有50％可出现室颤,室颤波频率慢,振幅低。

(四)急诊处理

1.非同步直流电击除颤

心室扑动或心室颤动一旦发生,紧急给予非同步直流电击除颤 1 次,单相波能量选择 360 J,双相波选择 150～200 J。电击除颤后不应检查脉搏、心律,应立即进行胸外心脏按压,2 分钟或5 个 30∶2 按压/通气周期后如仍然是室颤,再予除颤 1 次。

2.药物除颤

2～3 次电击后仍为室颤首选胺碘酮静脉注射,无胺碘酮或有 Q-T 间期延长,可使用利多卡因,并重复电除颤。

3.病因处理

由严重低血钾引起的室颤反复发作,应静脉滴注大量氯化钾,一般用 2～3 g 氯化钾溶于 5％葡萄糖溶液 500 mL 内,在监护下静脉滴注,最初 24 小时内常需给氯化钾 10 g 左右,持续到心电图低血钾表现消失为止。由锑剂中毒引起的室颤反复发作,可反复用阿托品 1～2 mg 静脉注射或肌内注射,同时也需补钾。由奎尼丁或普鲁卡因胺引起的室颤不宜用利多卡因,需用阿托品或异丙肾上腺素治疗。

4.复苏后处理

若经以上治疗心脏复跳,但仍有再次骤停的危险,并可能继发脑、心、肾损害,从而发生严重并发症和后遗症。因此应积极的防治发生心室颤动的原发疾病,维持有效的循环和呼吸功能及水、电解质和酸碱平衡,防治脑水肿、急性肾衰竭和继发感染。

六、房室传导阻滞

房室传导阻滞又称房室阻滞,是指房室交界区脱离了生理不应期后、冲动从心房传至心室的过程中异常延迟、传导部分中断或完全被阻断。房室传导阻滞可为暂时性或持久性。根据心电图上的表现分三度:一度房室传导阻滞,指 P-R 间期延长,如心率＞50 次/分且无明显症状,一般不需要特殊处理,但在急性心肌梗死时要观察发展变化;二度房室传导阻滞指心房冲动有部分不能传入心室,又分为Ⅰ型(莫氏Ⅰ型,即文氏型)与Ⅱ型(莫氏Ⅱ型);三度房室传导阻滞指房室间传导完全中断,可引起严重临床后果,要积极治疗。

二度以上的房室传导阻滞,由于心搏脱漏,可有心动过缓及心悸、胸闷等症状;高度或完全性房室传导阻滞时严重的心动过缓可致心源性晕厥,需急诊抢救治疗。

（一）病因

正常人或运动员可发生二度Ⅰ型房室传导阻滞，与迷走神经张力增高有关，常发生于夜间。导致房室传导阻滞的常见病变：急性心肌梗死、冠状动脉痉挛、病毒性心肌炎、心肌病、急性风湿热、钙化性主动脉瓣狭窄、心脏肿瘤（特别是心包间皮瘤）、原发性高血压、心脏手术、电解质紊乱、黏液性水肿等。

（二）发病机制

一度及二度Ⅰ型房室传导阻滞，阻滞部位多在房室结，病理改变多不明显，或仅有暂时性房室结缺血、缺氧、水肿、轻度炎症。二度Ⅱ型及三度房室传导阻滞，病理改变广泛而严重，且常持久存在，包括传导系统的炎症或局限性纤维化、急性前壁心肌梗死及希氏束、左右束支分叉处或双侧束支坏死、束支的广泛纤维性变。先天性完全性房室传导阻滞，可见房室结或希氏束的传导组织完全中断或缺如。

（三）临床表现

一度房室传导阻滞常无自觉症状。二度房室传导阻滞由于心搏脱漏，可有心悸、乏力等症状，亦可无症状。三度房室传导阻滞的症状决定于心室率的快慢与伴随病变，症状包括疲倦、乏力、头晕、晕厥、心绞痛、心力衰竭。如合并室性心律失常，患者可感到心悸不适。当一度、二度突然进展为三度房室传导阻滞，因心室率过缓，每分钟心排血量减少，导致脑缺血，患者可出现暂时性意识丧失，甚至抽搐，称为阿-斯综合征，严重者可引起猝死。往往感觉疲劳、软弱、胸闷、心悸、气短或晕厥，听诊心率缓慢规律。

一度房室传导阻滞，听诊时第一心音强度减弱。二度Ⅰ型房室传导阻滞的第一心音强度逐渐减弱并有心搏脱漏。二度Ⅱ型房室传导阻滞亦有间歇性心搏脱漏，但第一心音强度恒定。三度房室传导阻滞的第一心音强度经常变化。第二心音可呈正常或反常分裂，间或听到响亮亢进的第一心音。凡遇心房与心室同时收缩，颈静脉出现巨大的 a 波（大炮波）。

（四）诊断

1.心电图特征

（1）一度房室传导阻滞：每个心房冲动都能传导至心室，仅 P-R 间期＞0.20 秒，儿童＞0.16 秒（图 9-11）。房室传导束的任何部位传导缓慢，均可导致 P-R 间期延长。如 QRS 波群形态与时限正常，房室传导延缓部位几乎都在房室结，极少数在希氏束。QRS 波群呈现束支传导阻滞图形者，传导延缓可能位于房室结和（或）希氏束-浦肯野系统。希氏束电图记录可协助确定部位。

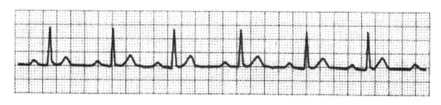

图 9-11　一度房室传导阻滞

（2）二度Ⅰ型房室传导阻滞：是最常见的二度房室传导阻滞类型。表现为 P-R 间期随每一心搏逐次延长，直至一个 P 波受阻不能下传心室，QRS 波群脱漏，如此周而复始；P-R 间期增量逐次减少；脱漏前的 P-R 间期最长，脱漏后的 P-R 间期最短；脱漏前 R-R 间期逐渐缩短，且小于脱漏后的 R-R 间期（图 9-12）。最常见的房室传导比率为 3∶2 和 5∶4。在大多数情况下，阻滞位于房室结,QRS 波群正常,极少数位于希氏束下部,QRS 波群呈束支传导阻滞图形。二度Ⅰ型房室传导阻滞很少发展为三度房室传导阻滞。

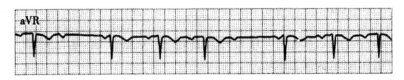

图 9-12　二度Ⅰ型房室传导阻滞

(3)二度Ⅱ型房室传导阻滞:P-R 间期固定,可正常或延长,QRS 波群呈周期性脱漏,房室传导比例可为 2∶1、3∶1、3∶2、4∶3、5∶4 等。房室传导比例呈 3∶1 或 3∶1 以上者称为高度房室传导阻滞。当 QRS 波群增宽、形态异常时,阻滞位于希氏束-浦肯野系统。若 QRS 波群正常,阻滞可能位于房室结(图 9-13)。

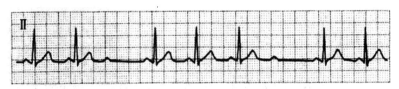

图 9-13　二度Ⅱ型房室传导阻滞

(4)三度房室传导阻滞:又称完全性房室传导阻滞。全部 P 波不能下传,P 波与 ORS 波群无固定关系,形成房室脱节。P-P 间期<R-R 间期。心室起搏点在希氏束分叉以上或之内为房室交界性心律,QRS 波群形态与时限正常,心室率 40~60 次/分,心律较稳定;心室起搏点在希氏束以下,心室率30~40 次/分,心律常不稳定(图 9-14)。

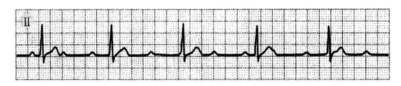

图 9-14　三度房室传导阻滞

2.评估

(1)据病史、体格检查、实验室和其他检查判断有无器质性心脏病、心功能状态和诱因。

(2)判断血流动力学状态。

(五)急诊处理

病因治疗主要针对可逆性病因和诱因。如急性感染性疾病控制感染,洋地黄中毒的治疗和电解质紊乱的纠正等。应急治疗可用药物和电起搏。

1.二度Ⅰ型房室传导阻滞

常见于急性下壁心肌梗死,阻滞是短暂的。若心室率>50 次/分,无症状者不必治疗,可先严密观察,注意勿发展为高度房室传导阻滞。当心室率<50 次/分,有头晕、心悸症状者可用阿托品 0.5~1.0 mg 静脉注射,或口服麻黄碱 25 mg,3 次/天。异丙肾上腺素 1~2 mg 加入生理盐水 500 mL,静脉滴注,根据心室率调节滴速。

2.二度Ⅱ型房室传导阻滞

可见于急性前壁心肌梗死,病变范围较广泛,常涉及右束支、左前分支、左后分支或引起三度房室传导阻滞,病死率极高。经用上述药物治疗不见好转,需安装临时起搏器。

3.洋地黄中毒的治疗

洋地黄中毒可停用洋地黄;观察病情,非低钾者一般应避免补钾;静脉注射阿托品;试用抗地高辛抗体。

4.药物应急治疗的选择

(1)异丙肾上腺素:为肾上腺能β受体兴奋药。兴奋心脏高位节律点窦房结和房室结,增快心率,加强心肌的收缩力,改善传导功能,提高心律的自律性,适用于三度房室传导阻滞伴阿-斯综合征急性发作、病态窦房结综合征。心肌梗死、心绞痛患者禁用或慎用。

(2)肾上腺素:兴奋α受体及β受体,可增强心肌收缩力,增加心排血量,加快心率;扩张冠状动脉,增加血流量,使周围小血管及内脏血管收缩(对心、脑、肺血管收缩作用弱);松弛平滑肌,解除支气管及胃肠痉挛;可兴奋心脏的高位起搏点及心脏传导系统,故心脏停搏时肾上腺素是首选药物。可用于二度或三度房室传导阻滞者。

(3)麻黄碱:为间接及直接兼有作用的拟肾上腺素药,对α受体、β受体有兴奋作用,升压作用弱而持久,有加快心率作用,适用于二度或三度房室传导阻滞症状较轻的患者。

(4)阿托品:主要是解除迷走神经对心脏的抑制作用,使心率加快。适用于治疗各种类型的房室传导阻滞、窦性心动过缓、病态窦房结综合征。

(5)肾上腺皮质激素:具有消炎、抗过敏、抗内毒素、抑制免疫反应、减轻机体对各种损伤的病理反应,有利于房室传导改善,适用于炎症或水肿等引起的急性获得性完全性心脏传导阻滞。5%碳酸氢钠或11.2%乳酸钠,除能纠正代谢性酸中毒外,还有兴奋窦房结的功能。适用于酸中毒、高血钾所致完全性房室传导阻滞及心脏停搏。

5.起搏

适用于先天性或慢性完全性心脏传导阻滞。通常选用永久按需起搏器,急性获得性完全性心脏传导阻滞可选用临时按需起搏器。

(刘　泉)

第四节　急性病毒性心肌炎

急性病毒性心肌炎是指嗜心性病毒感染引起的,以心肌非特异性间质性炎症为主,伴有心肌细胞变性、溶解或坏死病变的心肌炎。病变可累及心脏传导和起搏系统,亦可累及心包膜。临床上以肠道病毒(如柯萨奇病毒B组2、4两型最多见,其次为5、3、1型及A组的1、4、9、16、23型,艾柯病毒和脊髓灰质炎病毒等)和流感病毒较为常见。此外,麻疹、腮腺炎、乙型脑炎、肝炎和巨细胞病毒等也可引起心肌炎。

一、发病机制

病毒如何引起心肌损伤的机制迄今尚未阐明,可能途径包括以下几点。

（一）病毒直接侵犯心肌

病毒感染后可引起病毒血症，经血流直接侵犯心肌，导致心肌纤维溶解、坏死、水肿及炎性细胞浸润。有人认为，急性暴发性病毒性心肌炎和病毒感染后1～4周内猝死者，病毒直接侵犯心肌可能是主要的发病机制。

（二）免疫变态反应

对于大多数病毒性心肌炎，尤其是慢性心肌炎，目前认为主要是通过免疫变态反应而致病。参与免疫反应可能是病毒本身，也可能是病毒-心肌抗体复合物。既有体液免疫参与，又有细胞免疫参与。此外，患者免疫功能低下在发病中也起重要作用。

二、诊断

（一）临床表现特点

（1）起病前1～3周内常有上呼吸道或消化道感染史。

（2）心脏受累表现：心悸、气促、心前区疼痛等。体检，轻者心界不扩大，重者心浊音界扩大，心率增快且与体温升高不相称，可出现舒张期奔马律，心律失常以频发期前收缩多见，亦可表现为房室传导阻滞，以至出现心动过缓、心尖区第一心音低钝。可闻及收缩期吹风样杂音。重症患者可短期内出现心衰或心源性休克，少数因严重心律失常而猝死。

（3）老幼均可发病，但以儿童和年轻人较易发病。

（二）实验室检查及其他辅助检查特点

（1）心电图常有各种心律失常表现，以室性期前收缩最常见，其次为房室传导阻滞、束支及室内传导阻滞、心动过速等。心肌损害可表现为 ST 段降低、T 波低平或倒置、Q-T 间期延长等。暴发性病毒性心肌炎可有异常 Q 波、阵发性室性心动过速、高度房室传导阻滞，甚至心室颤动等。心电图改变对心肌炎的诊断并无特异性。

（2）血清酶学检查可有 CK 及其同工酶（CK-MB）、AST 或 LDH 及其同工酶（LDH1）增高。

（3）X 线、超声心动图检查示心脏轻至中度增大，搏动减弱，有时可伴有心包积液，此时称心肌心包炎。

（4）血白细胞可轻至中度增多，血沉加速。

（5）从咽拭、尿、粪、血液及心包穿刺液中分离出病毒，且在恢复期血清中同型病毒抗体滴度较初期或急性期（第一份）血清升高或下降 4 倍以上，可认为是新近有病毒感染。

诊断病毒性心肌炎必须排除可能引起心肌损害的其他疾病，常见的如风湿性心肌炎、中毒性心肌炎、结缔组织和代谢性疾病所致心肌损害，以及原发性心肌病等。

三、治疗

目前对急性病毒性心肌炎尚缺乏特异性治疗方法，但多数患者经过一段时间休息及对症治疗后能自行痊愈，少数可演变为慢性心肌炎或遗留不同程度心律失常表现，个别暴发型重症病例可导致死亡。该病主要治疗措施如下。

（一）充分休息，防止过劳

该病一旦确诊，应卧床休息，进食易消化和富含维生素、蛋白质的食物。充分休息在急性期应列为主要治疗措施之一。早期不重视卧床休息，可能会导致心脏进行性增大和带来较多的后遗症，一般需休息3个月左右。心脏已经扩大或曾出现过心功能不全者应延长至半年，直至心脏不再缩小、心功能不全症状消失后,在密切观察下逐渐增加活动量,恢复期仍应适当限制活动3～6个月。

(二)酌情应用改善心肌细胞营养与代谢的药物

(1)辅酶 A 50～100 U 或肌苷 200～400 mg,每天 1～2 次,肌内注射或静脉注射。

(2)细胞色素C 15～30 mg,每天1～2次,静脉注射,该药应先皮试,无过敏者才能注射。

(3)ATP 或三磷酸胞苷(CTP)20～40 mg,每天 1～2 次,肌内注射,前者尚有口服或静脉制剂,剂量相同。

(4)辅酶 Q_{10}:每天 30～60 mg,口服;或 10 mg,每天 2 次,肌内注射及静脉注射。

(5)FDPY 5～10 g,每天 1～2 次,静脉滴注,对重症病毒性心肌炎可能有效。

一般情况下,上述药物视病情可适当搭配或联合应用 2～3 种即可,10～14 天为 1 个疗程。

此外,极化液疗法:氯化钾 1～1.5 g,普通胰岛素 8～12 U,加入 10% 葡萄糖液 500 mL 内,每天 1 次,静脉滴注,尤适用于频发室性期前收缩者。在极化液基础上再加入 25% 硫酸镁 5～10 mL,对快速型心律失常疗效更佳,7～14 天为 1 个疗程。大剂量维生素 C,每天5～10 g 静脉滴注,以及丹参酮注射液40～80 mg,分 2 次加入 50% 葡萄糖液 20 mL 内静脉注射或稀释后静脉滴注,连用2周,也有一定疗效。

(三)肾上腺皮质激素

激素有抑制炎性反应、降低血管通透性、减轻组织水肿及抗过敏作用,但可抑制免疫反应和干扰素的合成、促进病毒繁殖和炎症扩散、加重心肌损害,因此应用激素有利有弊。为此,多数学者主张病毒性心肌炎急性期,尤其是最初 2 周内,病情并非危重者不用激素。但短期内心脏急剧增大、高热不退、急性心力衰竭、严重心律失常、休克、全身中毒症状严重合并多脏器损害或高度房室传导阻滞者,可试用地塞米松,每天 10～30 mg,分次静脉注射,或用氢化可的松,每天 200～300 mg,静脉滴注,连用 3～7 天,待病情改善后改口服,并迅速减量至停,一般疗程不宜超过2 周。若用药 1 周仍无效,则停用。激素对重症病毒性心肌炎有效,其可能原因与抑制了心肌炎症、水肿,消除过度、强烈的免疫反应和减轻毒素作用有关。

(四)抗生素

急性病毒性心肌炎可使用广谱抗生素,如氨苄西林、头孢菌素等,以防止继发性细菌感染,因后者常是诱发病毒感染的条件,特别是流感、柯萨奇及腮腺炎病毒感染,且可加重病毒性心肌炎的病情。

(五)抗病毒药物

疗效不肯定,因为病毒性心肌炎主要是免疫反应的结果。即使是由于病毒直接侵犯所致,但抗病毒药物能否进入心肌细胞内杀灭病毒也尚有疑问。流感病毒所致心肌炎可试用吗啉胍(ABOB)100～200 mg,每天 3 次;金刚烷胺 100 mg,每天 2 次。疱疹病毒性心肌炎可试用阿糖胞苷和利巴韦林(三氮唑核苷),前者剂量为每天 50～100 mg,静脉滴注,连用 1 周;后者为100 mg,每天 3 次,视病情连用数天至 1 周,必要时也可静脉滴注,剂量为每天 300 mg。此外,中药(如板蓝根、连翘、大青叶、黄连、黄芩、虎杖等)也具抗病毒作用。

(六)免疫调节剂

(1)人白细胞干扰素 1.5 万～2.5 万 U,每天 1 次,肌内注射,7～10 天为 1 个疗程,间隔 2～3 天,视病情可再用1～2 个疗程。

(2)应用基因工程制成的干扰素 100 万 U,每天 1 次,肌内注射,2 周为 1 个疗程。

(3)聚肌胞,每天1~2 mg,每2~3天1次,肌内注射,2~3个月为1个疗程。

(4)简化胸腺素10 mg,每天肌内注射1次,共3个月,以后改为10 mg,隔天肌内注射1次,共半年。

(5)免疫核糖核酸(IRNA)3 mg,每2周1次,皮下注射或肌内注射,共3个月,以后每月肌内注射3 mg,连续6~12个月。

(6)转移因子(TF)1 mg,加注射水2 mL,每周1~2次,于上臂内侧或两侧腋部皮下或臀部肌内注射。

(7)黄芪有抗病毒及调节免疫功能,对干扰素系统有激活作用,在淋巴细胞中可诱生γ干扰素,还能改善内皮细胞生长及正性肌力作用,可口服、肌内注射或静脉内给药。用量为黄芪口服液(每支含生黄芪15 g)1支,每天2次,口服;或黄芪注射液(每支含生黄芪4 g/2 mL)2支,每天1~2次,肌内注射;或在5%葡萄糖液500 mL内加黄芪注射液4~5支,每天1次,3周为1个疗程。

(七)纠正心律失常

基本上按一般心律失常治疗。对于室性期前收缩、快速型心房颤动可用胺碘酮0.2 g,每天3次,1~2周后或有效后改为每天0.1~0.2 g维持。阵发性室性心动过速、心室扑动或颤动,应尽早采用直流电电击复律,亦可迅速静脉注射利多卡因50~100 mg,必要时隔5~10分钟后再注,有效后静脉滴注维持24~72小时。心动过缓可用阿托品治疗,也可加用激素。对于莫氏Ⅱ型和三度房室传导阻滞,尤其有脑供血不足表现或有阿-斯综合征发作者,应及时安置人工心脏起搏器。

(八)心力衰竭和休克的防治

重症急性病毒性心肌炎可并发心力衰竭或休克。有心衰者应给予低盐饮食、供氧,视病情缓急可选用口服或静脉注射洋地黄类制剂,但剂量应控制在常规负荷量的1/2~2/3,必要时可并用利尿剂、血管扩张剂和非洋地黄类正性肌力药物,同时注意水、电解质平衡。

(刘 泉)

第五节 感染性心内膜炎

感染性心内膜炎(infectiveendocarditis,IE)为心脏内膜表面微生物感染导致的炎症反应。IE最常累及的部位是心脏瓣膜,包括自体瓣膜和人工瓣膜,也可累及心房或心室的内膜面。近年来随着诊断及治疗技术的进步,IE的致死率和致残率显著下降,但诊断或治疗不及时的患者,死亡率仍然很高。

一、流行病学

由于疾病自身的特点及诊断的特殊性,很难对IE进行注册或前瞻性研究,没有准确的患病率数字。每年的发病率为1.9/10万~6.2/10万。近年来,随着人口老龄化、抗生素滥用、先天性心脏病存活年龄延长及心导管和外科手术患者的增多,IE的发病率呈增加的趋势。

二、病因与诱因

(一)患者因素

1.瓣膜性心脏病

瓣膜性心脏病是 IE 最常见的基础病。近年来,随着风湿性心脏病发病率的下降,风湿性心脏瓣膜病在 IE 基础病中所占的比例已明显下降,占 6%～23%。与此对应,随着人口老龄化,退行性心脏瓣膜病所占的比例日益升高,尤其是主动脉瓣和二尖瓣关闭不全。

2.先天性心脏病

由于介入封堵和外科手术技术的进步,成人先天性心脏病患者越来越多,在此基础上发生的 IE 也较前增加,室间隔缺损、法洛四联症和主动脉缩窄是最常见的原因。主动脉瓣二叶钙化也是诱发 IE 的重要危险因素。

3.人工瓣膜

人工瓣膜置换者发生 IE 的危险是自体瓣膜的 5～10 倍,术后 6 个月内危险性最高,之后在较低的水平维持。

4.既往 IE 病史

既往 IE 病史是再次感染的明确危险因素。

5.近期接受可能引起菌血症的诊疗操作

各种经口腔(如拔牙)、气管、食管、胆道、尿道或阴道的诊疗操作及血液透析等,均是 IE 的诱发因素。

6.体内存在促非细菌性血栓性赘生物形成的因素

如白血病、肝硬化、癌症、炎性肠病和系统性红斑狼疮等可导致血液高凝状态的疾病,也可增加 IE 的危险。

7.自身免疫缺陷

自身免疫缺陷包括体液免疫缺陷和细胞免疫缺陷,如人类免疫缺陷病毒(HIV)。

8.静脉药物滥用

静脉药物滥用者发生 IE 的危险可升高 12 倍。赘生物常位于血流从高压腔经病变瓣口或先天缺损至低压腔产生高速射流和湍流的下游,如二尖瓣关闭不全的瓣叶心房面、主动脉瓣关闭不全的瓣叶心室面和室间隔缺损的间隔右心室侧,可能与这些部位的压力下降及内膜灌注减少,有利于微生物沉积和生长有关。高速射流冲击心脏或大血管内膜可致局部损伤,如二尖瓣反流面对的左心房壁、主动脉瓣反流面对的二尖瓣前叶腱索和乳头肌及动脉导管未闭射流面对的肺动脉壁,也容易发生 IE。在压差较小的部位,例如,房间隔缺损、大室间隔缺损、血流缓慢(如心房颤动或心力衰竭)及瓣膜狭窄的患者,则较少发生 IE。

(二)病原微生物

近年来,导致 IE 的病原微生物谱也发生了很大变化。金黄色葡萄球菌感染明显增多,同时也是静脉药物滥用患者的主要致病菌;而草绿色链球菌感染明显减少。凝固酶阴性的葡萄球菌以往是自体瓣膜心内膜炎的次要致病菌,现在是人工瓣膜心内膜炎和院内感染性心内膜炎的重要致病菌。此外,铜绿假单胞菌、革兰阴性杆菌及真菌等以往较少见的病原微生物,也日渐增多。

三、病理

IE 特征性的病理表现是在病变处形成赘生物,由血小板、纤维蛋白、病原微生物、炎性细胞和少量坏死组织构成,病原微生物常包裹在赘生物内部。

(一)心脏局部表现

1.赘生物本身的影响

大的赘生物可造成瓣口机械性狭窄,赘生物还可导致瓣膜或瓣周结构破坏,如瓣叶破损、穿孔或腱索断裂,引起瓣膜关闭不全,急性者最终可发生猝死或心力衰竭。人工瓣膜患者还可导致瓣周漏和瓣膜功能不全。

2.感染灶局部扩散

局部扩散产生瓣环或心肌脓肿、传导组织破坏、乳头肌断裂、室间隔穿孔和化脓性心包炎等。

(二)赘生物脱落造成栓塞

1.右心 IE

右心赘生物脱落可造成肺动脉栓塞、肺炎或肺脓肿。

2.左心 IE

左心赘生物脱落可造成体循环动脉栓塞,如脑动脉、肾动脉、脾动脉、冠状动脉及肠系膜动脉等,导致相应组织的缺血坏死和(或)脓肿;还可能导致局部动脉管壁破坏,形成动脉瘤。

(三)菌血症

感染灶持续存在或赘生物内的病原微生物释放入血,形成菌血症或败血症,导致全身感染。

(四)自身免疫反应

病原菌长期释放抗原入血,可激活自身免疫反应,形成免疫复合物,沉积在不同部位导致相应组织的病变,如肾小球肾炎(免疫复合物沉积在肾小球基底膜)、关节炎、皮肤或黏膜出血(小血管炎,发生漏出性出血)等。

四、分类

既往习惯按病程分类,目前更倾向于按疾病的活动状态、诊断类型、瓣膜类型、解剖部位和病原微生物进行分类。

(一)按病程分类

分为急性 IE(病程＜6 周)和亚急性 IE(病程＞6 周)。急性 IE 多发生在正常心瓣膜,起病急骤,病情凶险,预后不佳,有发生猝死的危险;病原微生物以金黄色葡萄球菌为主,细菌毒力强,菌血症症状明显,赘生物容易碎裂或脱落。亚急性 IE 多发生在有基础病的心瓣膜,起病隐匿,经积极治疗预后较好;病原微生物主要是条件性致病菌,如溶血性链球菌、凝固酶阴性的葡萄球菌及革兰阴性杆菌等,这些病原微生物毒力相对较弱,菌血症症状不明显,赘生物碎裂或脱落的比例较急性 IE 低。

(二)按疾病的活动状态分类

按疾病的活动状态分为活动期和愈合期,这种分类对外科手术治疗非常重要。活动期包括:术前血培养阳性及发热,术中取血培养阳性,术中发现病变组织形态呈炎症活动状态,或在抗生素疗程完成之前进行手术。术后 1 年以上再次出现 IE,通常认为是复发。

(三)按诊断类型分类

按诊断类型分为明确诊断、疑似诊断和可能诊断。

(四)按瓣膜类型分类

按瓣膜类型分为自体瓣膜 IE 和人工瓣膜 IE。

（五）按解剖部位分类

按解剖部位分为二尖瓣 IE、主动脉瓣 IE 及室壁 IE 等。

（六）按病原微生物分类

按照病原微生物血培养结果分为金黄色葡萄球菌性 IE、溶血性链球菌性 IE、真菌性 IE 等。

五、临床表现

（一）全身感染中毒表现

发热是 IE 最常见的症状，除有些老年或心、肾衰竭的重症患者外，几乎均有发热，与病原微生物释放入血有关。亚急性者起病隐匿，体温一般＜39 ℃，午后和晚上高，可伴有全身不适、肌痛/关节痛、乏力、食欲缺乏或体重减轻等非特异性症状。急性者起病急骤，呈暴发性败血症过程，通常高热伴有寒战。其他全身感染中毒表现还包括脾大、贫血和杵状指，主要见于亚急性者。

（二）心脏表现

心脏的表现主要为新出现杂音或杂音性质、强度较前改变，瓣膜损害导致的新的或增强的杂音通常为关闭不全的杂音，尤以主动脉瓣关闭不全多见。但新出现杂音或杂音改变不是 IE 的必备表现。

（三）血管栓塞表现

血管栓塞表现为相应组织的缺血坏死和（或）脓肿。

（四）自身免疫反应的表现

自身免疫反应主要表现为肾小球肾炎、关节炎、皮肤或黏膜出血等，非特异性，不常见。皮肤或黏膜的表现具有提示性，包括：①瘀点，可见于任何部位；②指/趾甲下线状出血；③Roth 斑，为视网膜的卵圆形出血斑，中心呈白色，多见于亚急性者；④Osler 结节，为指/趾垫出现的豌豆大小红色或紫色痛性结节，多见于亚急性者；⑤Janeway 损害，为手掌或足底处直径 1～4 mm 无痛性出血性红斑，多见于急性者。

六、辅助检查

（一）血培养

血培养是明确致病菌最主要的实验室方法，并为抗生素的选择提供可靠的依据。为了提高血培养的阳性率，应注意以下几个环节。

1.采血频次

多次血培养有助于提高阳性率，建议至少送检 3 次，每次采血时间间隔至少 1 小时。

2.采血量

每次取血 5～10 mL，已使用抗生素的患者取血量不宜过多，否则血液中的抗生素不能被培养液稀释。

3.采血时间

有人建议取血时间以寒战或体温骤升时为佳，但 IE 的菌血症是持续的，研究发现，体温与血培养阳性率之间没有显著相关性，因此不需要专门在发热时取血。高热时大部分细菌被吞噬细胞吞噬，反而影响了培养效果。

4.采血部位

前瞻性研究表明，无论病原微生物是哪一种，静脉血培养阳性率均显著高于动脉血。因此，静脉血培养阴性的患者没有必要再采集动脉血培养。每次采血应更换穿刺部位,皮肤应严格消毒。

5.培养和分离技术

所有怀疑 IE 的患者,应同时做需氧菌培养和厌氧菌培养;人工瓣膜置换术后、长时间留置静脉导管或导尿管及静脉药物滥用患者,应加做真菌培养。结果阴性时应延长培养时间,并使用特殊分离技术。

6.采血之前已使用抗生素患者的处理

如果临床高度怀疑 IE 而患者已使用了抗生素治疗,应谨慎评估,病情允许时可以暂停用药数天后再次培养。

(二)超声心动图

所有临床上怀疑 IE 的患者均应接受超声心动图检查,首选经胸超声心动图(TTE);如果 TTE 结果阴性,而临床高度怀疑 IE,应加做经食管超声心动图(TEE);TEE 结果阴性,而仍高度怀疑,2~7 天后应重复 TEE 检查。如果是有经验的超声医师,且超声机器性能良好,多次 TEE 检查结果阴性基本可以排除 IE 诊断。

超声心动图诊断 IE 的主要证据包括:赘生物,附着于瓣膜、心腔内膜面或心内植入物的致密回声团块影,可活动,用其他解剖学因素无法解释;脓肿或瘘;新出现的人工瓣膜部分裂开。

临床怀疑 IE 的患者,其中约 50% 经 TTE 可检出赘生物。在人工瓣膜,TTE 的诊断价值通常不大。TEE 有效弥补了这一不足,其诊断赘生物的敏感度为 88%~100%,特异度达 91%~100%。

(三)其他检查

IE 患者可出现血白细胞计数升高,核左移;血沉及 C 反应蛋白升高;高丙种球蛋白血症,循环中出现免疫复合物,类风湿因子升高,血清补体降低;贫血,血清铁及血清铁结合力下降;尿中出现蛋白和红细胞等。心电图和胸片检查也可能有相应的变化,但均不具有特异性。

七、诊断和鉴别诊断

(一)诊断

首先应根据患者的临床表现筛选出疑似病例。

1.高度怀疑

(1)新出现杂音或杂音性质、强度较前改变。

(2)来源不明的栓塞事件。

(3)感染源不明的败血症。

(4)血尿、肾小球肾炎或怀疑肾梗死。

(5)发热伴以下任何一项:①心内有植入物;②有 IE 的易患因素;③新出现的室性心律失常或传导障碍;④首次出现充血性心力衰竭的临床表现;⑤血培养阳性(为 IE 的典型病原微生物);⑥皮肤或黏膜表现;⑦多发或多变的浸润性肺感染;⑧感染源不明的外周(肾、脾和脊柱)脓肿。

2.低度怀疑

发热,不伴有以上任何一项。对于疑似病例应立即进行超声心动图和血培养检查。

Durack 及其同事提出了 Duke 标准,给 IE 的诊断提供了重要参考。后来经不断完善形成了目前的 Duke 标准修订版,包括 2 项主要标准和 6 项次要标准。具备 2 项主要标准,或 1 项主要标准＋3项次要标准,或5项次要标准为明确诊断;具备1项主要标准＋1项次要标准,或3项次要标准为疑似诊断。

(1)主要标准。①血培养阳性:2次血培养结果一致,均为典型的IE病原微生物如溶血性链球菌、牛链球菌、HACEK菌、无原发灶的社区获得性金黄色葡萄球菌或肠球菌。连续多次血培养阳性,且为同一病原微生物,这种情况包括:至少2次血培养阳性,且间隔时间＞12小时;3次血培养均阳性或≥4次血培养中的多数均阳性,且首次与末次血培养间隔时间至少1小时。②心内膜受累证据:超声心动图阳性发现赘生物,附着于瓣膜、心腔内膜面或心内植入物的致密回声团块影,可活动,用其他解剖学因素无法解释;脓肿或瘘;新出现的人工瓣膜部分裂开。

(2)次要标准。①存在易患因素:如基础心脏病或静脉药物滥用。②发热:体温＞38 ℃。③血管栓塞表现:主要动脉栓塞、感染性肺梗死、霉菌性动脉瘤、颅内出血、结膜出血及Janeway损害。④自身免疫反应的表现:肾小球肾炎、Osler结节、Roth斑及类风湿因子阳性。⑤病原微生物证据:血培养阳性,但不符合主要标准;或有IE病原微生物的血清学证据。⑥超声心动图证据:超声心动图符合IE表现,但不符合主要标准。

(二)鉴别诊断

IE需要和以下疾病鉴别,包括心脏肿瘤、系统性红斑狼疮、Marantic心内膜炎、抗磷脂综合征、类癌综合征、高心排血量肾细胞癌、血栓性血小板减少性紫癜及败血症等。

八、治疗

(一)治疗原则

(1)早期应用:连续采集3～5次血培养后即可开始经验性治疗,不必等待血培养结果。对于病情平稳的患者可延迟治疗24～48小时,对预后没有影响。

(2)充分用药:使用杀菌性而非抑菌性抗生素,大剂量,长疗程,旨在完全杀灭包裹在赘生物内的病原微生物。

(3)静脉给药为主:保持较高的血药浓度。

(4)病原微生物不明确的经验性治疗:急性者首选对金黄色葡萄球菌、链球菌和革兰阴性杆菌均有效的广谱抗生素,亚急性者首选对大多数链球菌(包括肠球菌)有效的广谱抗生素。

(5)病原微生物明确的针对性治疗:应根据药物敏感试验的结果选择针对性的抗生素,有条件时应测定最小抑菌浓度(minimum inhibitory concentration,MIC)以判定病原微生物对抗生素的敏感程度。

(6)部分患者需要外科手术治疗。

(二)病原微生物不明确的经验性治疗

治疗应基于临床及病原学证据。病原微生物未明确的患者,如果病情平稳,可在血培养3～5次后立即开始经验性治疗;如果过去的8天内患者已使用了抗生素治疗,可在病情允许的情况下延迟24～48小时再进行血培养,然后采取经验性治疗。我国庆大霉素的耐药率较高,而且庆大霉素的肾毒性大,多选用阿米卡星(丁胺卡那霉素)替代庆大霉素,0.4～0.6 g分次静脉给药或肌内注射。万古霉素费用较高,也可选用青霉素类,如青霉素320万～400万U静脉给药,每4～6小时1次;或萘夫西林2 g静脉给药或静脉给药,每4小时1次。

病原微生物未明确的治疗流程图见图9-15,经验性治疗方案见表9-5。

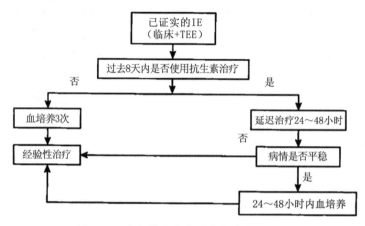

图 9-15　病原微生物未明确的治疗流程图

表 9-5　经验性治疗方案

	剂量	疗程
自体瓣膜 IE		
万古霉素	15.0 mg/kg 静脉给药,每 12 小时 1 次	4～6 周
＋庆大霉素 *	1.0 mg/kg 静脉给药,每 8 小时 1 次	2 周
人工瓣膜 IE		
万古霉素	15.0 mg/kg 静脉给药,每 12 小时 1 次	4～6 周
＋利福平	300～450 mg 口服,每 8 小时 1 次	4～6 周
＋庆大霉素 *	1.0 mg/kg 静脉给药,每 8 小时 1 次	2 周

注:* 每天最大剂量 2 g,需要监测药物浓度,必要时可加用氨苄西林。

(三)病原微生物明确的针对性治疗

1.链球菌感染性心内膜炎

根据药物的敏感性程度选用青霉素、头孢曲松、万古霉素或替考拉宁。

(1)自体瓣膜 IE 且对青霉素完全敏感的链球菌感染(MIC≤0.1 mg/L):年龄≤65 岁,血清肌酐正常的患者,给予青霉素 1 200 万～2 000 万 U/24 h,分 4～6 次静脉给药,疗程 4 周;加庆大霉素 3 mg/(kg·d)(最大剂量 240 mg/24 h),分 2～3 次静脉给药,疗程 2 周。年龄>65 岁,或血清肌酐升高的患者,根据肾功能调整青霉素的剂量,或使用头孢曲松 2 g/24 h,每天 1 次静脉给药,疗程均为 4 周。对青霉素和头孢菌素过敏的患者使用万古霉素 3 mg/(kg·d),每天 2 次静脉给药,疗程 4 周。

(2)自体瓣膜 IE 且对青霉素部分敏感的链球菌感染(MIC 0.1～0.5 mg/L)或人工瓣膜 IE:青霉素2 000 万～2 400 万 U/24 h,分 4～6 次静脉给药,或使用头孢曲松 2 g/24 h,每天 1 次静脉给药,疗程均为4 周;加庆大霉素 3 mg/(kg·d),分 2～3 次静脉给药,疗程 2 周;之后继续使用头孢曲松 2 g/24 h,每天 1 次静脉给药,疗程 2 周。对这类患者也可单独选用万古霉素,3 mg/(kg·d),每天 2 次静脉给药,疗程 4 周。

(3)对青霉素耐药的链球菌感染(MIC>0.5 mg/L):治疗同肠球菌。

替考拉宁可作为万古霉素的替代选择,推荐用法为 10 mg/kg 静脉给药,每天 2 次,9 次以后改为每天 1 次,疗程 4 周。

2.葡萄球菌感染性心内膜炎

葡萄球菌感染性心内膜炎约占所有 IE 患者的 1/3,病情危重,有致死危险。90% 的致病菌为金黄色葡萄球菌,其余 10% 为凝固酶阴性的葡萄球菌。

(1)自体瓣膜 IE 的治疗方案有以下几种。①对甲氧西林(新青霉素)敏感的金黄色葡萄球菌(methicillin-susceptible staphylococcus aureus,MSSA)感染:苯唑西林 8~12 g/24 小时,分 4 次静脉给药,疗程 4 周(静脉药物滥用患者用药 2 周);加庆大霉素 24 小时 3 mg/kg(最大剂量 240 mg/24 h),分 3 次静脉给药,疗程 3~5 天。②对青霉素过敏患者 MSSA 感染:万古霉素 3 mg/(kg·d),每天 2 次静脉给药,疗程 4~6 周;加庆大霉素 3 mg/(kg·d)(最大剂量 240 mg/24 h),分 3 次静脉给药,疗程 3~5 天。③对甲氧西林耐药的金黄色葡萄球菌(methicillin-resistant staphylococcus aureus,MRSA)感染:万古霉素 30 mg/(kg·d),每天 2 次静脉给药,疗程 6 周。

(2)人工瓣膜 IE 的治疗方案有以下几点。①MSSA 感染:苯唑西林 8~12 g/24 h,分 4 次静脉给药,加利福平 900 mg/24 h,分 3 次静脉给药,疗程均为 6~8 周;再加庆大霉素每天 3 mg/kg(最大剂量 240 mg/24 h),分 3 次静脉给药,疗程 2 周。②MRSA 及凝固酶阴性的葡萄球菌感染:万古霉素 30 mg/(kg·d),每天 2 次静脉给药,疗程 6 周;加利福平 300 mg/24 h,分 3 次静脉给药,再加庆大霉素 3 mg/(kg·d)(最大剂量 240 mg/24 h),分 3 次静脉给药,疗程均为 6~8 周。

3.肠球菌及青霉素耐药的链球菌感染性心内膜炎

与一般的链球菌不同,多数肠球菌对包括青霉素、头孢菌素、克林霉素和大环内酯类抗生素在内的许多抗生素耐药。甲氧嘧啶-磺胺异噁唑及新一代喹诺酮类抗生素的疗效也不确定。

(1)青霉素 MIC≤8 mg/L,庆大霉素 MIC<500 mg/L:青霉素 1 600 万~2 000 万 U/24 h,分 4~6 次静脉给药,疗程 4 周;加庆大霉素 3 mg/(kg·d)(最大剂量 240 mg/24 h),分 2 次静脉给药,疗程 4 周。

(2)青霉素过敏或青霉素/庆大霉素部分敏感的肠球菌感染:万古霉素 30 mg/(kg·d),每天 2 次静脉给药,加庆大霉素 3 mg/(kg·d),分 2 次静脉给药,疗程均 6 周。

(3)青霉素耐药菌株(MIC>8 mg/L)感染:万古霉素 30 mg/(kg·d),每天 2 次静脉给药,加庆大霉素 3 mg/(kg·d),分 2 次静脉给药,疗程均 6 周。

(4)万古霉素耐药或部分敏感菌株(MIC 4~16 mg/L)或庆大霉素高度耐药菌株感染:需要寻求微生物学家的帮助,如果抗生素治疗失败,应及早考虑瓣膜置换。

4.革兰阴性菌感染性心内膜炎

约 10% 自体瓣膜 IE 和 15% 人工瓣膜 IE,尤其是瓣膜置换术后 1 年发生者多由革兰阴性菌感染所致。其中 HACEK 菌属最常见,包括嗜血杆菌、放线杆菌、心杆菌、埃肯菌和金氏杆菌。常用治疗方案为头孢曲松 2 g/24 h 静脉给药,每天 1 次,自体瓣膜 IE 疗程 4 周,人工瓣膜 IE 疗程 6 周。也可选用氨苄西林 12 g/24 h,分 3~4 次静脉给药,加庆大霉素 3 mg/(kg·d),分 2~3 次静脉给药。

5.立克次体感染性心内膜炎

立克次体感染性心内膜炎可导致 Q 热,治疗选用多西环素(强力霉素)100 mg 静脉给药,每 12 小时 1 次,加利福平。为预防复发,多数患者需要进行瓣膜置换。由于立克次体寄生在细胞内,因此术后抗生素治疗还需要至少 1 年,甚至终生。

6.真菌感染性心内膜炎

近年来,真菌感染性心内膜炎有增加趋势,尤其是念珠菌属感染。由于单独使用抗真菌药物死亡率较高,而手术的死亡率下降,因此真菌感染性心内膜炎首选外科手术治疗。药物治疗可选用两性霉素 B 或其脂质体,1 mg/kg,每天 1 次,连续静脉滴注有助减少不良反应。

(四)外科手术治疗

手术指征包括以下几点。

(1)急性瓣膜功能不全造成血流动力学不稳定或充血性心力衰竭。

(2)有瓣周感染扩散的证据。

(3)正确使用抗生素治疗 7～10 天后,感染仍然持续。

(4)病原微生物对抗生素反应不佳,如真菌、立克次体、布鲁杆菌、里昂葡萄球菌、对庆大霉素高度耐药的肠球菌、革兰阴性菌等。

(5)使用抗生素治疗前或治疗后 1 周内,超声心动图探测到赘生物直径＞10 mm,可以活动。

(6)正确使用抗生素治疗后,仍有栓塞事件复发。

(7)赘生物造成血流机械性梗阻。

(8)早期人工瓣膜 IE。

九、预后

影响预后的因素不仅包括患者的自身情况及病原微生物的毒力,还与诊断和治疗是否正确、及时有关。总体而言,住院患者出院后的长期预后尚可(10 年生存率 81%),其中部分开始给予药物治疗的患者后期仍需要手术治疗。既往有 IE 病史的患者,再次感染的风险较高。人工瓣膜 IE 患者的长期预后较自体瓣膜 IE 患者差。

（刘　泉）

第六节　急性心包炎

急性心包炎是一种以心包膜急性炎症病变为特点的临床综合征。

一、病因

(一)性质

急性非特异性。

(二)感染

细菌(包括结核杆菌)、病毒、真菌、寄生虫、立克次体。

(三)肿瘤

原发性、继发性。

(四)自身免疫和结缔组织病

风湿热及其他结缔组织病如系统性红斑狼疮、结节性动脉炎、类风湿关节炎等;心脏损伤后(心肌梗死后综合征、心包切开后综合征)、血清病。

（五）内分泌、代谢异常

尿毒症、黏液性水肿、胆固醇性痛风。

（六）邻近器官疾病

急性心肌梗死、胸膜炎。

（七）先天性异常

心包缺损、心包囊肿。

（八）其他

外伤、放射治疗（简称放疗）、药物等。

二、病理

急性心包炎根据病理变化可分为纤维蛋白性和渗液性心包炎。心包渗出液体无明显增加时为急性纤维蛋白性心包炎，渗出液增多时称渗液性心包炎。渗液可分为浆液纤维蛋白性、浆液血性、化脓性和出血性几种，多为浆液纤维蛋白性。液体量 100～500 mL，也可多达 2～3 L。心包渗液一般在数周至数月内吸收，但也可发生脏层和壁层的粘连。增厚而逐渐形成慢性心包炎。

三、诊断

（一）症状

1.胸痛

心前区呈锐痛或钝痛，随体位改变、深呼吸、吞咽而加剧，常放射到左肩、背部或上腹部。病毒性者多伴胸膜炎，心前区疼痛剧烈。

2.呼吸困难

呼吸困难是心包渗液时最突出的症状。在心脏压塞时，可有端坐呼吸、呼吸浅而快、身躯前倾、发绀等。

3.全身症状

全身症状随病变而异。结核性者起病缓慢，低热、乏力、食欲减退等。化脓性者起病急，高热及中毒症状严重。病毒性者常有上呼吸道感染及其他病毒感染的表现。

（二）体征

1.心包摩擦音

心包摩擦音是纤维蛋白性心包炎的重要体征，呈抓刮样音调，粗糙，以胸骨左缘 3～4 肋间及剑突下最显著，前倾坐位较易听到。心包摩擦音是一种由心房、心室收缩和心室舒张早期三个成分所组成的三相摩擦音，也可仅有心室收缩早期所组成的双相摩擦音。心包渗液增多时消失，但如心包两层之间仍有摩擦，则仍可听到摩擦音。

2.心包积液引起的相应体征

心包积液在 300 mL 以上者心浊音界向两侧扩大，且随体位而改变。平卧时心底浊音区增宽，坐位时下界增宽，心尖冲动减弱或消失，或位于心浊音界左缘之内侧，心音遥远，心率快。大量心包积液可压迫左肺引起左下肺不张，于左肩胛下叩诊浊音，并可听到支气管呼吸音，即左肺受压征（Ewart 征）。如积液迅速积聚，可发生急性心脏压塞。患者气促加剧、面色苍白、发绀、心排血量显著下降，产生休克。若不及时解除心脏压塞，可迅速致死；如积液较慢，可形成慢性心脏压塞,表现为发绀、颈静脉曲张、肝大、腹水、皮下水肿、脉压小,常有奇脉。

四、辅助检查

(一)化验检查

感染性者常有白细胞计数增加及血沉增快等炎性反应。

(二)X 线检查

一般渗液>200 mL 时可出现心影;向两侧扩大,积液多时心影呈烧瓶状,心脏搏动减弱或消失,肺野清晰。

(三)心电图

主要由心外膜下心肌受累而引起。

(1)常规 12 导联(除 aVR 及 V_1 外)皆出现 ST 抬高,呈弓背向下。

(2)一至数天后 ST 段回到基线,出现 T 波低平以至倒置。

(3)T 波改变持续数周至数月,逐渐恢复正常,有时保留轻度异常。

(4)心包积液时可有 QRS 波群低电压。

(5)心脏压塞或大量渗液时可见电交替。

(6)无病理性 Q 波。

(四)超声心动图

M 型超声心动图中,右心室前壁与胸壁之间或左心室后壁之后与肺组织之间均可见液性暗区。二维超声心动图中很容易见有液性暗区,且还有助于观察心包积液量的演变。

(五)放射性核素心腔扫描

用 ^{99m} Tc 静脉注射后进行心脏血池扫描,正常人心血池扫描图示心影大小与 X 线心影基本相符,心包积液时心血池扫描心影正常而 X 线心影明显增大。二者心影横径的比值小于 0.75。

(六)心包穿刺

(1)证实心包积液的存在,检查其外观和进行有关的实验室检查,如细菌培养,寻找肿瘤细胞,渗液的细胞分类,解除心脏压塞症状等。

(2)心包腔内注入抗生素、化疗药物。心包穿刺主要指征是心脏压塞和未能明确病因的渗液性心包炎。

(七)心包活检

心包活检主要指征为病因不明确而持续时间较长的心包积液,可以通过心包组织学、细菌学等检查以明确病因。

五、鉴别诊断

(一)心脏扩大

心包积液与心脏扩大的鉴别见表 9-6。

(二)急性心肌梗死

心包炎者年龄较轻,胸痛之同时体温、白细胞即升高、血沉加快;而急性心肌梗死常在发病后期 48～72 小时出现体温、白细胞升高、血沉加快。此外,心包炎时多数导联 ST 段抬高,且弓背向下,无对应导联 ST 段压低,ST 段恢复等电位线后 T 波才开始倒置,亦无 Q 波。心肌酶谱仅轻度升高且持续时间较长。

表 9-6　心包积液与心脏扩大的鉴别

鉴别点	心包积液	心脏扩大
心尖冲动	不明显或于心浊音内侧	与心浊音界一致
奇脉	常有	无
心音及杂音	第一心音远,一般无杂音(风湿性例外)	心音较清晰,常有杂音或奔马律
X 线检查	心影呈三角形,肺野清晰	心影呈球形,肺野淤血
心电图	Q-T 间期多正常或缩短或有电交替	Q-T 间期延长,心肌病变者常伴有室内传导阻滞,左心室肥大,心律失常多见
超声心动图	有心包积液征象,心腔大小正常	无心包积液征象,心腔多扩大
放射性核素扫描	心腔扫描大小正常,而 X 线片心影大	心腔大小与 X 线片心影大体一致
心包穿刺	见心包积液	不宜心包穿刺

(三)早期复极综合征

本综合征心电图中抬高的 ST 段与急性心包炎早期的心电图改变易混淆,前者属正常变异。以下有助于鉴别,早期复极时 ST 段抬高很少超过 2 mm,在 aVR 及 V₁ 导联中 ST 段常不压低,运动后抬高的 ST 段可转为正常,在观察过程中不伴有 T 波演变。

六、治疗

(一)一般对症治疗

患者卧床休息,直至疼痛及发热等症状消退;解除心脏压迫和对症处理,疼痛剧烈时可给予镇痛剂如阿司匹林 325 mg,每 4 小时 1 次,吲哚美辛 25 mg,每 4 小时 1 次等。心包积液量多时,行心包穿刺抽液以解除压迫症状。

(二)心包穿刺

以解除心脏压塞症状和减轻大量渗液引起的压迫症状,并向心脏内注入治疗药物。

(三)心包切开引流

心包切开引流用于心包穿刺引流不畅的化脓性心包炎。

(四)心包切除术

心包切除术主要指征为急性非特异性心包炎有反复发作,以致长期致残。

七、常见几种不同病因的急性心包炎

(一)急性非特异性心包炎

急性非特异性心包炎是一种浆液纤维蛋白性心包炎,病因尚未完全肯定。病毒感染和感染后发生变态反应可能是主要病因,起病前 1～8 周常有呼吸道感染史。

1.临床表现

起病多急骤,表现为心前区或胸骨后疼痛,为剧烈的刀割样痛,也可有压榨痛或闷痛。有发热,体温在 4 小时内达 39 ℃或更高,为稽留热或弛张热。其他症状有呼吸困难、咳嗽、无力、食欲缺乏等。心包摩擦音是最重要的体征。心包渗液少量至中等量,很少发生心脏压塞。部分患者合并肺炎或胸膜炎。

2.实验室检查

白细胞数正常或中度升高,心包积液呈草黄色或血性,以淋巴细胞居多,心包液细菌培养阴性。X线检查示有心影增大或伴有肺浸润或胸膜炎改变。心电图有急性心包炎表现。病毒所致者,血清或心包积液的补体结合实验效价常增高。

3.治疗

该病能自愈,但可多次反复发作。无特异性治疗方法,以对症治疗为主,如休息,止痛剂给予水杨酸钠制剂或吲哚美辛,肾上腺皮质激素可抑制该病急性期,如有反复发作,应考虑心包切除。

(二)结核性心包炎

5%～10%的结核患者发生结核性心包炎,占所有急性心包炎的7%～10%,在缩窄性心包炎的比例更大。结核性心包炎常由纵隔淋巴结结核、肺或胸膜结核直接蔓延而来,或经淋巴、血行播散而侵入心包。

1.临床表现

(1)起病缓慢,不规则发热。

(2)胸痛不明显,心包摩擦音较少见,心包积液量较多,易致心脏压塞。

(3)病程长,易演变为慢性缩窄性心包炎。

2.实验室检查

(1)心包积液多呈血性,内淋巴细胞占多数。

(2)涂片、培养及动物接种有时可发现结核杆菌。

(3)结核菌素试验阳性对该病诊断有一定帮助。

3.治疗

(1)急性期卧床,增加营养。

(2)抗结核治疗一般用链霉素、异烟肼及对氨基水杨酸钠联合治疗,疗程1.5～2.0年,亦可用异烟肼 5 mg/(kg·d)、乙胺丁醇 25 mg/(kg·d)及利福平 10 mg/(kg·d)联合治疗。

(3)常用肾上腺皮质激素 4～6 周,逐渐停药,减少渗出或粘连。

(4)有心包压塞征象者,应进行心包穿刺,抽液后可向心包腔内注入链霉素及激素。

(5)若出现亚急性渗液缩窄性心包炎表现或有心包缩窄趋势者,应尽早做心包切除。

(三)化脓性心包炎

化脓性心包炎主要致病菌为葡萄球菌、革兰阳性杆菌、肺炎球菌等。多为邻近的胸内感染直接蔓延如肺炎、脓胸、纵隔炎等,也可由血行细菌播散,如败血症等,或心包穿刺性损伤带入细菌。偶可因膈下脓肿或肝脓肿蔓延而来。

1.临床表现

为高热伴严重毒血症,胸痛,心包摩擦音,部分患者可出现心脏压塞。发病后2～12周易发展为缩窄性心包炎。

2.实验室检查

白细胞总数明显升高,血和心包液细菌培养阳性,心包液呈脓性,中性粒细胞占多数。

3.治疗

(1)针对病原菌选择抗生素,抗生素用量要足,并在感染被控制后维持2周。

(2)应及早心包切开引流。

(四)肿瘤性心包炎

心包的原发性肿瘤主要为间皮瘤,且较少见。转移性肿瘤较多见,主要来自支气管和乳房的肿瘤,淋巴瘤和白血病也可侵犯心包。

1.临床表现

为心包摩擦音、心包渗液的体征,渗液为血性,渗液抽走后又迅速产生,可引起心脏压塞。预后极差。

2.实验室检查

心包渗液中寻找肿瘤细胞可以确诊。

3.治疗

包括用心包穿刺术、心包切开术,甚至心包切除术以解除心脏压塞及心包内滴注抗癌药。

(五)急性心肌梗死并发心包炎

透壁性心肌梗死累及心包时可引起心包炎,多呈纤维蛋白性,偶有少量渗液。临床发生率7%～16%,常在梗死后2～4小时发生,出现胸痛及短暂而局限的心包摩擦音,心电图示 ST 段再度升高,但无与心肌梗死部位方向相反的导联 ST 段压低。治疗以对症处理为主,予以吲哚美辛、阿司匹林等,偶需要用肾上腺皮质激素。

(六)心脏损伤后综合征

包括心包切开术后综合征、心脏创伤后综合征及心肌梗死后综合征,一般症状于心脏损伤后2～3周或数月出现,反复发作,每次发作1～4周,可能为自身免疫性疾病,亦可能与病毒感染有关。

1.临床表现

有发热、胸痛、心包炎、胸膜炎渗液和肺炎等。白细胞总数增高,血沉加快,半数患者有心包摩擦音,亦可有心包渗液。症状有自限性,预后良好,但易复发,每次1周至数周。心脏压塞常见。

2.治疗

并有心包积液或胸腔积液者,需穿刺抽液。发热胸痛者可用吲哚美辛,重症患者可予以肾上腺皮质激素,有较好效果。

(七)风湿性心包炎

风湿性心包炎为风湿性全心炎的一部分,常伴有其他风湿病的临床表现,胸痛及心包摩擦音多见,心脏可有杂音,心包积液量少,多呈草绿色。抗链"O"滴定度及血清黏蛋白增高,血沉增快,抗风湿治疗有效。愈后可有心包粘连,一般不发展为缩窄性心包炎。

(八)尿毒症性心包炎

尿毒症性心包炎是急、慢性肾功能不全的晚期并发症,发生率为 40%～50%,通常为纤维蛋白性,少数为浆液纤维蛋白性或血性,机制不明。

1.临床表现

一般无症状,或有发热、胸痛。心包摩擦音多见,如心包积液量多亦可导致心脏压塞。

2.治疗

除按肾衰竭处理外,对无症状且未充分透析者应加强血液透析,对疑出血性心包炎者应采用局部肝素化或改行腹膜透析,以防心包压塞。如经充分透析,心包积液反见增多者应暂停透析。对心包炎可给予吲哚美辛 25 mg,1 天 3 次,部分患者可奏效。对大量心包积液者应予心包穿刺引流,或留置导管做持续引流 24～72 小时,并向心包注入不易吸收的肾上腺皮质激素——羟氟烯索 50 mg 亦有效。若上述治疗仍不能解除心脏压塞,应考虑做心包胸膜开窗术。已发展成为亚急性或慢性心包炎者,在尿毒症基本控制以后,应考虑心包切除术。

(九)放射性心包炎

约 5% 接受 4 000 rad 照射的胸部或纵隔肿瘤患者,数月或数年后可患放射性心包炎,尤以霍奇金病中发病率为高。通常表现为急性纤维蛋白性心包炎、心包积液、亚急性渗出缩窄性心包炎或慢性缩窄性心包炎。心肌、心内膜亦可受损,发展为纤维化,也可伴发肺炎及胸膜炎。放疗所致心包积液可予激素治疗,有心脏压塞者应做心包穿刺。若出现反复心包压塞或缩窄性心包炎,应施行心包切除。

(十)胆固醇性心包炎

胆固醇性心包炎常见于甲状腺功能减退、类风湿关节炎、结核病或其他原因所致高胆固醇血症,亦可发生于特发性(非特异性)心包炎。发生机制未明,可能是心包表面细胞坏死,释放出细胞内胆固醇;或心包积血,红细胞溶解,释放出胆固醇;也可能因心包炎影响,减少了心包淋巴引流,使胆固醇的回吸收减少所致。心包渗液中胆固醇含量高,可有胆固醇结晶析出,胆固醇可刺激心包,使渗液增加,心包增厚。临床上表现为缓慢发展的非缩窄性大量积液(除非是血性积液),心包积液浑浊而闪光,但也可澄清。胆固醇结晶使渗液呈金黄色。治疗应针对病因,多数患者需做心包切除。由黏液水肿所致者给予甲状腺片,从小剂量始,每天15 mg,以后每 1～2 周增加 15～30 mg,平均每天量为 120～180 mg,待症状改善,基础代谢正常后减量维持之。

(刘 泉)

第七节 心包积液与心脏压塞

一、心包积液

心包积液可出现于所有急性心包炎中,为壁层心包受损的反应。临床上可无症状,但如果液体积聚导致心包腔内压升高而产生心脏压迫则可出现心脏压塞。继发于心包积液的心包腔内压力升高与以下几个因素有关:①绝对的积液量。②积液产生的速度。③心包本身的特性。正常人心包腔容纳 15～50 mL 液体,如液体积聚缓慢,心包伸展,心包腔内可适应多达 2 L 液体而不出现心包腔内压升高。然而,正常未伸展的心包腔能适应液体快速增长而仍能维持心包腔内压力-容量曲线在平坦部分的液量仅 80～200 mL。如液体迅速增加超过 200 mL,则心包腔内压力会显著上升。如心包因纤维化或肿瘤浸润而异常僵硬则很少量的积液也会使心包腔内压力显著升高。

(一)无心脏压塞的心包积液

无论何种心包积液,它的临床重要性依赖于:①是否出现因心包腔内压力升高而致的血流动力学障碍。②全身性病变的存在及其性质。对疑有急性心包炎患者使用超声心动图来确定心包积液是相当可靠的,因为存在心包积液即使不能诊断也提示心包有炎症。除非有心脏压塞或因诊断需要分析心包积液如急性细菌性心包炎,否则无指征行心包穿刺术。

(二)慢性心包积液

为积液存在 6 个月以上,可出现在各类型的心包疾病中。通常患者可有惊人的耐受力而无心脏受压的症状,常在常规胸部 X 线检查中发现心影异常增大。慢性心包积液尤好发于以往有特发性病毒性心包炎、尿毒性心包炎和继发于黏液水肿或肿瘤的心包炎患者中。慢性心包积液也可发生在慢性心力衰竭,肾病综合征和肝硬化等各种原因引起的水、钠潴留时且可与腹水及胸腔积液同时出现。有报道,3% 原发性心包疾病患者的初始表现为大量特发性慢性心包积液,其中女性更多见。慢性心包积液的处理,部分依赖于其病因且必须除外隐匿性甲状腺功能减退。无症状、稳定的且是特发性积液的患者除避免抗凝外常不需要特异性治疗。

二、心脏压塞

心脏压塞是由于心包腔内液体积聚引起心包内压力增加所造成。特征:①心腔内压力升高。②进行性限制了心室舒张期充盈。③每搏量和心排血量降低。

(一)心导管检查

心导管检查在确定心包积液时血流动力学变化的重要性中是非常有价值的。除非患者处于垂危的紧急状况,有学者喜欢在右心及结合心包穿刺术在心包腔内插入导管。心导管检查有以下作用:①提供心脏压塞绝对肯定的诊断。②测定血流动力学的受损情况。③通过心包抽液血流动力学改善的证据来指导心包穿刺抽液。④可以测定同时并存的血流动力学异常,包括左心衰竭、渗出-缩窄性心包炎和在恶性积液的患者中未料到的肺动脉高压。

心导管检查一般均显示,右心房压升高伴特征性的保持收缩期 X 倾斜而无或仅有一小的舒张期 Y 倾斜。若同步记录心包内压力和右心房压力,显示二者压力几乎一致升高。吸气时二者压力同时下降,在 X 倾斜的收缩期射血时间里,心包内压力略低于右心房压力。如果心包内的压力不高或右心房和心包内压力不一致,则心脏压塞的诊断必须重新考虑。

右心室舒张中期压力是升高的,与右心房和心包内压力相等,但没有缩窄性心包炎的"下陷-高平原"的特征性表现。因为右心室和肺动脉的收缩压等于右心室和心包内压力之和,故右心室和肺动脉收缩压常有中等度升高,其范围为 4.7～6.7 kPa(35～50 mmHg)。在心脏严重受压的病例中,右心室收缩压可以下降,仅略高于右心室舒张压。

通常肺嵌压和左心室舒张压是升高的,若同步记录心包内压力则三者压力相等。呼气时肺嵌压常略高于心包内压力,所形成的压力阶差可促进左心充盈。呼气时肺嵌压暂时的降低超出心包内压力的下降,则肺静脉循环和左心之间的压力阶差降低或消失。在严重左心室功能减退或左心室肥厚和左室舒张压升高的患者中,在心包内和右心房压力相等但低于左心室舒张压时即可发生心脏压塞。根据心脏受压的严重程度,左心室收缩压和主动脉压力可以正常或降低。

通过动脉内插管和压力测定可以很容易地证明有奇脉。同步记录体动脉和右心室压力显示,二者在吸气的变化是超出时相范围之外的。每搏量通常有明显降低,由于心动过速的代偿作用,心排血量可以正常,但在严重心脏压塞时可以明显降低。体循环阻力常常是升高的。

如果在心导管检查前,超声心动图已显示心脏压塞的图像,则心血管造影检查对诊断无特殊意义。在心脏不很正常的病例中,右心室和左心室的舒张末期容量通常是降低的,而射血分数是正常或升高的。

心包抽液后的最初结果是心包内、右心房、右心室和左心室舒张压一致降低,然后心包内压力再低于右心房压。右心房压力波形重新出现 Y 倾斜,继续抽液可以使心包内压力降至零点水平并随胸腔内压力的变化而波动。由于心包的压力容量曲线很陡直,心包液体只要抽取 50~100 mL 就可使心包内压力直线下降且体动脉压力和心排血量改善,奇脉消失。随心包内压力下降通常伴尿量增多,这与增加心排血量和心房钠尿肽的释放有关。

如果心包内压力降至零或负值而右心房压力仍升高,则应高度考虑到渗出-缩窄性心包炎,尤其是肿瘤或曾放疗过的患者。在成功的心包穿刺抽液后右心房压持续升高的其他原因依次为心脏压塞伴以往有左心室功能减退、肺高压和右心房高压、三尖瓣病变及限制型心肌病。在怀疑有恶性病变的患者中,源于肺微血管肿瘤的肺动脉高压是右心房压持续升高的一个重要原因,并且在心包积液完全引流后气急症状亦不能缓解。在肿瘤病变的患者中,必须对心脏压塞和上腔静脉综合征加以区别。因为在肿瘤患者中,以上病变可单独存在亦可并存在上腔静脉梗阻的患者中,由于存在颈静脉压力升高和由呼吸窘迫造成的奇脉可能疑有心脏压塞。在这种情况(不伴有心脏压塞)下,上腔静脉压显著升高,超过右心房和下腔静脉压伴搏动减弱。由于心脏压塞及其他引起中心静脉压升高的原因同样可以改变呼吸对腔静脉内血流的波动,故二维和多普勒超声心动图不能鉴别这些情况。如果肿瘤患者心脏压塞缓解后颈静脉压力持续升高,反映出上腔静脉和右心房之间有压力阶差,应考虑上腔静脉梗阻,用放疗可能有效。

(二)心包穿刺术

当为患者做心包穿刺或心包切开术时,所做的血流动力学支持准备中应包括静脉内补充血液、血浆或盐水。已证明,扩容的理论基础是能延缓右心室舒张塌陷和血流动力学恶化的出现。在试验性心脏压塞中给予去甲肾上腺素和多巴酚丁胺能显著促使心排血量和氧的传递大量增加,从而延缓组织缺氧的出现。也曾在试验性心脏压塞中使用过血管扩张药、肼屈嗪和硝普钠,通过降低增高的体循环阻力来促使心排血量增加。给心脏压塞患者应用血管扩张药的同时给予扩容必须非常谨慎,因为对处于临界或明显低血压的患者可能有危险。β 受体阻滞剂应避免使用,因为提高肾上腺素活性能帮助维持心排血量。正压通气尽可能避免,因已证实它能进一步降低心脏压塞患者的心排血量。

已达压塞压力的心包渗液可采用以下方法清除:①用针头或导管经皮心包穿刺。②经剑突下切开心包。③部分或广泛的外科心包切除。自维也纳内科医师 Franz Schuh 首次演示了心包穿刺术以来,该手术虽已普遍运用,但有关其确切的指征尚存在相当大的争议。心包穿刺术的益处在于能迅速缓解心脏压塞和有机会获得在心包抽液前后准确的血流动力学测量。经皮心包穿刺术的主要危险是可戳破心脏、动脉或肺。以前,心包穿刺通常是在床边用尖针盲目进行的,没有血流动力学或超声心动图的监测,死亡或危及生命的并发症发生率高达 20%。

(三)心包穿刺术的危险性和并发症

目前心包穿刺术远较 10 年前安全,由有经验的手术者完成时,产生危及生命并发症的危险性一般<5%。当患者有大量渗液时,超声心动图显示轮廓清晰,前心包有 10 mm 以上的清晰腔隙,穿刺极易成功,且无并发症。近年来的一些心包穿刺经验指出,操作通常应在有血流动力学监测下进行,包括右心及心包腔内压力。由此可:①提供在试图做心包穿刺术前存在心脏压塞的生理改变证据。②排除其他能同时引起颈静脉压力升高的重要原因,诸如渗出-缩窄改变、上腔静脉梗阻、左心室衰竭。在缺乏理想的血流动力学监测或术前超声心动图证实存在大量前后心包渗液的情况下,很少有理由可在床边盲目地用针头行心包穿刺术。

心包穿刺术在下列患者中看来不能改善血流动力学或可使病情恶化:①急性创伤性心包出

血,血液流进心包腔与被抽吸出的速度相同。②少量心包渗出,估计积液量<20 mL。③超声心动图示前心包无渗液。④包裹性渗液。⑤手术后除液体外血凝块和纤维蛋白充满了纵隔或心包腔。继发于撕裂、心脏刺伤、左心室壁或主动脉瘤裂缝所致的急性心包出血,在心包放液后是会迅速复发的。这种操作应仅作为对需做心脏或主动脉修补的外科心包探查术之前急诊拖延时间的方法。对由化脓性心包炎引起的压塞患者常可采用外科引流,以便能大量地引流,另可用于怀疑或已确认的结核性心包炎患者,以便能将心包活检标本做细菌学和组织学检查。在缓解心脏压塞后一个可能很少发生但又重要的并发症是突然发生心室扩张和急性肺水肿,其机制可能是在心室功能障碍的情况下,随着心包压缩的缓解,突然增加了肺静脉血流所致。

(四)心包扩开术和心包切除术

1.经皮球囊心包扩开

经皮球囊心包扩开技术由 Palacios 等提出,且对在多中心登记这一操作的最初 50 例经验作了报道,这一组病例或是大量心包积液或是心脏压塞,大部分(88%)有恶性肿瘤史。球囊心包扩开术作为经皮心包穿刺抽液术的一部分与之同时进行,在做心包积液测量和取样做细胞学检查,以及其他研究之后,留约 200 mL 的液体在心包腔内。在将进入心包的通道进一步扩张后,将一直径 20 mm、长 3 cm 的扩张球囊沿导引钢丝送入,骑跨在心包壁层,手动扩张球囊,造成心包撕裂("开窗")。有时候另做一心包穿刺行球囊撕裂。在心包扩开后,心包导管重新沿着导引钢丝插入,引流所有剩余液体。应在手术后24小时做超声心动图和胸部 X 线检查监测左侧胸腔积液情况,并每月随访 1 次。

对 46 例(92%)心包扩开术后压塞缓解成功的患者做了 3 个月的短期随访,由于压塞复发,2 例需要早期手术,2 例需后期手术。并发症包括冠状动脉撕裂,占 2%;发热,占 12% 及产生胸腔积液(推测是与心包引流有关的)在 30 天内需要胸前穿刺或放置胸管者,占 16%。因此,认为这是一种对大量心包渗出伴有压塞的新颖而有前途的处理方法。然而,心包扩开术后早期的发病率明显高于前面所述的前瞻性观察 50 例做心包穿刺抽液辅以真空吸引完全引流的方法。对处理伴有血流动力学损害的大量心包渗出,经皮导管心包穿刺术、球囊心包扩开术及外科剑突下心包切开术三者之间的长期疗效尚未在前瞻性试验中进行过比较。

经皮导管心包穿刺术、球囊心包扩开术及外科剑突下心包切开术三者之间的长期疗效尚未在前瞻性实验中进行过比较。

2.外科心包切开术

对不需要做广泛心包切除的患者可在剑突下做一小的心包切口,在加压下完成外科心包排液。剑突下心包切开常可在局麻下完成。在并非窘迫的患者中,手术通常在事先未做过姑息性心包抽液下进行,因此时心包腔是扩张的。在剑突下由腹白线做一纵行小切口后,将横膈和心包与胸骨分离,横膈向下回缩使前心包直接暴露。可看到具张力的壁层心包,在心包上做一小切口,切除一小片心包以便引流,将管子插入心包腔做胸腔外引流,随重力流入无菌容器中。

对以上描述的手术应避免剑突下心包开窗这个名词,因为它易与小块心包切除术相混淆,它常是指胸膜心包窗或心包窗。经左胸腔做小块心包切除术使心包腔向左侧胸腔引流,不切除所有接触到的心包组织。完全心包切除术是从右侧膈神经到左侧肺静脉(剩下左侧膈神经),再从大血管到纵隔的心包全部被切除,而部分心包切除术则是限于大血管部分。

(刘　泉)

第八节　心力衰竭

一、急性心力衰竭

(一)概述

急性心力衰竭(acute heart failure,AHF)是由于心脏结构或功能异常导致心排血量减少,组织低灌注,肺毛细血管楔压增加,组织充血导致的临床综合征。临床上包括新发的 AHF(既往无明确的心功能不全病史)和慢性心力衰竭(chronic heart failure,CHF)急性失代偿。AHF 是真正的急症,需及时诊断和紧急处理,若不能及时治疗,心功能将恶化为失代偿和不可逆,导致心源性休克、多器官功能衰竭和死亡。急性肺水肿院内病死率达 12%,1 年病死率达 40%。患者往往就诊于急诊科,接诊医师及时、准确救治是挽救患者生命的关键并影响预后。

(二)急重症患者的临床表现/预警信号

早期表现可有疲乏,运动耐力明显下降,心率比平时增快 15～20 次/分等,之后出现劳力性呼吸困难、夜间阵发性呼吸困难等。

急性肺水肿常起病急骤,病情可迅速发展至危重状态。临床表现为突然发作的严重呼吸困难,端坐呼吸,喘息不止,呼吸频率可达 30～50 次/分,频发咳嗽,咳大量白色泡沫痰,甚或咳粉红色泡沫痰,患者精神紧张,有恐惧感和濒死感,伴有大汗淋漓,烦躁不安。

如进展至心源性休克状态,表现为持续低血压:收缩压＜12.0 kPa(90 mmHg)或平均动脉压较基础值下降＞4.0 kPa(30 mmHg),且持续 30 分钟以上,需要循环支持;伴有组织低灌注状态,表现为皮肤湿冷、苍白和发绀,尿量显著减少[＜20 mL/h 或＜0.5 mL/(kg·min)]甚至无尿;意识障碍常表现为烦躁不安、激动焦虑、恐惧、濒死感、神志恍惚、表情淡漠、反应迟钝、意识模糊,甚至昏迷。

(三)诊断

1.病史询问

对临床疑似心力衰竭的患者,应详细询问病史,如冠心病、高血压病、心脏瓣膜病、心肌病及与心脏相关的疾病史。寻找与心力衰竭相关的病因及诱因,结合其特征性表现可初步辨别心力衰竭。

(1)原有慢性心力衰竭(如心肌病)失代偿。

(2)急性冠脉综合征(acute coronary syndrome,ACS):①心肌梗死/不稳定型心绞痛伴大范围心肌缺血及缺血性功能障碍;②急性心肌梗死的机械并发症;③右心室梗死。

(3)高血压危象。

(4)急性心律失常(室速、室颤、房颤、房扑及其他室上性心动过速)。

(5)瓣膜反流(心内膜炎、腱索断裂及原有瓣膜反流恶化)。

(6)严重主动脉瓣狭窄。

(7)急性重症心肌炎。

（8）心脏压塞。

（9）主动脉夹层病变。

（10）产后心肌病。

（11）非心血管原因：①药物治疗未遵医嘱或中断；②容量负荷过度；③感染，特别是肺炎或败血症；④严重脑损伤；⑤大手术；⑥肾功能减退；⑦哮喘；⑧吸毒；⑨酗酒；⑩嗜铬细胞瘤。

（12）高心排血量综合征：①败血症；②甲亢危象；③贫血；④分流综合征。

2.体格检查

查体两肺底有细湿啰音、干啰音及哮鸣音，左心室增大，心尖冲动弥散，心音低钝，特别是心尖部舒张早期奔马律（第三心音奔马律）、肺动脉瓣第二心音亢进、心动过速的出现往往提示为左心收缩功能不全所致的心力衰竭。

急诊评估要点：①血流动力学是否稳定（血压、心率、节律）；②容量状态（容量负荷过重或不足）；③循环灌注是否不足（精神状态、四肢温度、脉压）；④是否存在严重的低氧血症（呼吸频率、呼吸力度、肺部啰音）。

3.实验室检查及影像学检查

（1）AHF 实验室检查：常规检查血常规、尿常规、D-二聚体、凝血功能、CK、CK-MB、cTnT/cTnI、动脉血气分析、血糖、血浆 BNP 或 NT-proBNP，药物治疗需重点监测肝功能、肾功能、电解质，在怀疑有炎症感染状态时检查 hs-CRP 对评价急性心力衰竭的预后有一定价值，怀疑甲状腺功能异常为病因时检查甲状腺功能。

（2）心电图：有基础心脏病的表现，可评价心率、心律、传导，辨别心律失常的类型，初步判断病因，如是否存在左室肥厚及心肌缺血、心肌梗死等。

（3）X线胸片：能够快速地反映心脏大小、肺淤血及肺水肿的情况，是否存在肺部感染及治疗效果，典型表现为两肺门区大片云雾状阴影或出现 Kerley B 线。

（4）超声心动图：是一种便捷、快速诊断 AHF 的方法，可以了解心脏结构和功能、瓣膜、心包、急性心肌梗死（acute myocardial infarction，AMI）的机械并发症，测定左室射血分数（LVEF）、收缩/舒张功能等，间接测量肺动脉压、左右心室充盈压。

（5）其他选择检查：血管 CT/造影、血流动力学监测、右心导管检查。

4.诊断

（1）AHF 诊断流程如图 9-16。

（2）鉴别诊断：主要与支气管哮喘鉴别（表 9-7）。

（3）严重程度分级：既往临床对 AHF 的血流动力学分类多用 Killip 法及 Forrester 法。Killip 法主要根据 AMI 患者的临床表现和胸部 X 线片改变对患者进行分类，分为无心衰、轻度心力衰竭、严重心力衰竭及心源性休克 4 类（表 9-8）。Forrester 法可用于 AMI 或其他原因导致的 AHF 患者，根据临床表现和有创性血流动力学检测指标，包括外周低灌注和肺充血及肺毛细血管楔压（pulmonary capillary wedge pressure，PCWP）升高、心脏指数（cardiac index，CI）降低等进行分类，分为正常、肺水肿、低血容量及心源性休克 4 类（表 9-9）。

（四）急性心力衰竭急诊治疗流程

1.治疗目标

改善 AHF 症状，稳定血流动力学状态，维护重要脏器功能，避免 AHF 复发，改善远期预后。

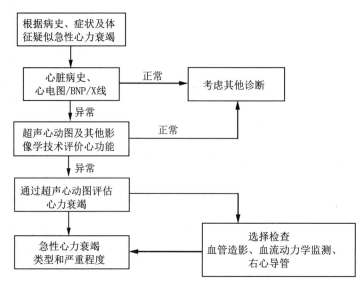

图 9-16　急性心力衰竭诊断流程

表 9-7　急性心力衰竭鉴别诊断

鉴别点	心源性哮喘	支气管哮喘
病因	高血压、冠心病、瓣膜病等	过敏与哮喘史
症状	常夜间发作,坐起或站起后减轻,咳白色或粉红色泡沫痰	冬春高发,发作前有咳嗽、胸闷
体征	哮鸣音及湿啰音,奔马律	哮鸣音,呼气时限明显延长
胸部 X 线检查	心影增大,肺淤血	心影多正常,肺气肿征
BNP/NT-proBNP	明显升高	一般不高
心电图	左心肥大或心肌梗死、心肌缺血等改变、电轴左偏	正常或右心室肥大改变,电轴右偏

表 9-8　急性心肌梗死的 Killip 法分级

分级	症状与体征
Ⅰ级	无心力衰竭
Ⅱ级	有心力衰竭,两肺中下部有湿啰音,占肺野下 1/2,可闻及奔马律,胸部 X 线检查显示有肺淤血
Ⅲ级	严重心力衰竭,有肺水肿,细湿啰音遍布两肺(超过肺野下 1/2)
Ⅳ级	心源性休克、低血压[收缩压≤12.0 kPa(90 mmHg)]、发绀、出汗、少尿

表 9-9　急性心力衰竭的 Forrester 法分级

分级	PCWP(mmHg)	CI[L/(min·m²)]	组织灌注状态
Ⅰ级	≤18	>2.2	无肺淤血,无组织灌注不良
Ⅱ级	>18	>2.2	有肺淤血,无组织灌注不良
Ⅲ级	≤18	≤2.2	无肺淤血,有组织灌注不良
Ⅳ级	>18	≤2.2	有肺淤血,有组织灌注不良

2.一般处理

(1)体位:采取半卧位或端坐位,双腿下垂。

(2)监测心电图、血压、血氧饱和度及液体出入量。

(3)氧疗:用于明显呼吸困难及低氧血症(尤其指端血氧饱和度<90%)的患者,使患者 $SaO_2 \geqslant 95\%$(伴慢性阻塞性肺疾病者 $SaO_2 > 90\%$)。必要时可应用无创或有创呼吸机辅助通气。

(4)出入量管理:肺淤血、体循环淤血及水肿明显者应严格限制饮水量和静脉输液速度。无明显低血容量因素(大出血、严重脱水、大汗淋漓等)患者,每天摄入液体量一般宜控制在 1 500 mL以内,不要超过 2 000 mL。保持每天液体出入量负平衡约 500 mL,严重肺水肿患者负平衡 1 000~2 000 mL/d,甚至可达 3 000~5 000 mL/d,以减少水钠潴留,缓解症状。3~5 天后,若肺淤血、水肿明显消退,应减少水负平衡,逐渐过渡到出入量大体平衡。在负平衡下应当注意防止发生低血容量、低钾血症和低钠血症等不良反应。在限水同时,应限制钠摄入量<2 g/d。

3.药物治疗

(1)吗啡(Ⅱa 类,C 级)的应用如下。①作用:通过抑制中枢性交感神经,降低交感神经兴奋,反射性降低外周静脉阻力,减轻心脏前负荷;降低呼吸中枢和咳嗽中枢兴奋性,减慢呼吸和镇咳,松弛支气管平滑肌,改善通气功能,减轻呼吸困难状态;中枢镇静作用能减轻或消除焦虑、紧张、恐惧等反应。②用法:静脉注射吗啡 3~5 mg 或皮下注射 5~10 mg,必要时每隔 15 分钟重复 1 次,共 2~3 次。应密切观察疗效和呼吸抑制的不良反应。其他不良反应常见恶心,如症状明显,可给予止吐剂。③禁忌证:伴有明显和持续低血压、休克、慢性阻塞性肺疾病(COPD)、支气管哮喘、神志障碍及伴有呼吸抑制危重患者禁用吗啡。

(2)毛苷花 C(Ⅱa 类,C 级)的应用如下。①作用:通过抑制心肌细胞膜 Na^+/K^+-ATP 酶,使细胞内 Na^+ 水平升高,促进 Na^+-Ca^{2+} 交换,使细胞内 Ca^{2+} 水平增高,从而发挥其正性肌力作用,并可降低交感神经活性,引起负性传导性和负性变频率性作用。②适应证:AHF 发作或伴有快速心室率的房颤患者可考虑应用毛苷花 C,能轻度增加心排血量、降低左心室充盈压和改善症状。③用法:每次 0.2~0.4 mg,用 5%葡萄糖液稀释后缓慢静脉注射(不少于 5 分钟,必要时 4~6 小时后可重复 0.2~0.4 mg,24 小时总量不超过 1.6 mg)。

(3)利尿剂(Ⅰ类,B 级)的应用如下。①作用:作用于肾小管,抑制肾小管特定部位钠或氯的重吸收,促进钠、水排泄,遏制水钠潴留,减轻外周和内脏水肿,减轻肺淤血、肺水肿,从而缓解心力衰竭症状,提高运动耐量;减少静脉回心血量,减轻心脏前负荷,降低血管壁张力,减轻心脏后负荷,从而改善心脏功能。②适应证:适用于 AHF 伴肺循环和(或)体循环明显淤血及容量负荷过重的患者。利尿剂是唯一能充分控制和有效消除液体潴留的药物,是 AHF 治疗的一线药物,合理使用利尿剂是各种有效治疗心力衰竭措施的基础。③常用药物种类及用法见表 9-10。④不良反应:长期大剂量使用利尿剂可能会造成一些不良反应。主要包括以下几点:电解质丢失较常见,如低钾血症、低镁血症、低钠血症等;低血容量和氮质血症;神经内分泌系统激活;糖脂代谢紊乱(噻嗪类利尿剂);高尿酸血症;神经性耳聋(袢利尿剂)。

(4)血管扩张剂的应用如下。①作用:可以降低左、右心室充盈压和全身血管阻力,降低收缩压,从而减轻心脏负担。但目前没有证据表明血管扩张剂可以改善患者预后。②应用指征:此类药物可用于 AHF 早期阶段。收缩压水平是评估此类药物是否适宜的重要指标。收缩压 >14.7 kPa(110 mmHg)的患者可安全使用;收缩压在 12.0~14.7 kPa(90~110 mmHg),应谨慎使用;收缩压<12.0 kPa(90 mmHg),禁忌使用,因可能增加 AHF 患者的病死率。③血管扩张剂使用剂量及不良反应见表 9-11。

表 9-10　AHF 时常用利尿剂的剂量及用药方法

液体潴留的严重程度	利尿剂	剂量(mg)	用药方法	备注
中度	呋塞米 布美他尼 托拉塞米	20～40 0.5～1.0 10～20	口服或 静脉注射	根据临床症状选择 根据临床反应逐步增加剂量 监测钾、钠、肌酐和血压比大剂量弹丸给药效果好
重度	呋塞米静脉推注 呋塞米滴注 布美他尼 托拉塞米	40～100 5～40 mg/h 1～4 20～100	静脉给药 — 口服或静脉	
袢利尿剂抵抗	加用氢氯噻嗪 美托拉宗 螺内酯	20～50 2.5～10 25～50	一天 2 次 一天 1 次 一天 1 次	与袢利尿剂联合应用比单一大剂量应用袢利尿剂效果好 如肌酐清除率<30 mL/min,美托拉宗更有效 如患者没有肾衰竭,血清钾正常或偏低,螺内酯是最佳选择
有碱中毒时	乙酰唑胺	0.5	静脉注射	
对袢利尿剂和噻嗪类利尿剂抵抗	加用多巴胺以扩张肾动脉,或给予正性肌力药物多巴酚丁胺			如并存肾衰竭,考虑超滤或血液透析
利尿剂抵抗低 Na$^+$血症	托伐普坦	7.5～15	一天 1 次	

表 9-11　急性心力衰竭常用血管扩张剂剂量及不良反应

血管扩张剂	指征	剂量	主要不良反应	其他
硝酸甘油	急性心力衰竭	静脉滴注:起始 5～10 μg/min,每 5～10 分钟递增一次,最大量 100～200 μg/min;喷雾:400 μg,每 10～15 分钟一次;舌下含服:每次 0.3～0.6 mg	低血压	持续使用可产生耐药性
二硝酸异山梨酯	急性心力衰竭(血压正常或增高)	静脉滴注:5～10 mg/h,舌下含服:每次 2.5 mg	低血压,头痛	持续使用可产生耐药性
硝普钠	高血压危象,急性心力衰竭	静脉滴注:开始 10 μg/min,可增至 50～250 μg/min;疗程<72 小时	低血压,氰酸盐中毒	具有光敏性
乌拉地尔	急性心力衰竭,严重高血压	筋脉滴注:100～400 μg/min,可逐渐增量,伴严重高血压时,缓慢静脉注射 12.5～25.0 mg	偶有直立性低血压	
重组人 BNP(奈西立肽或新活素)	急性失代偿性心力衰竭	静脉注射:负荷量 1.5～2.0 μg/kg(缓慢静脉推注),继以 0.007 5～0.015 μg/(kg·min)疗程 3～7 天	低血压	

(5)正性肌力药的应用如下。①应用指征:适用于低心排血量综合征,如伴症状性低血压[收缩压≤12.0 kPa(90 mmHg)]或心排血量降低伴循环淤血患者,可缓解组织低灌注所致的症状,保证重要脏器的血液供应。②药物种类及用法(表9-12):常见的静脉正性肌力药物主要有3类:β受体激动剂,如多巴胺、多巴酚丁胺;磷酸二酯酶抑制剂,如米力农;钙离子增敏剂,如左西孟旦。

表 9-12 急性心力衰竭正性肌力药物种类及用法

药物	弹丸给药	静脉滴注给药
多巴酚丁胺	无	2~20 μg/(kg·min)
多巴胺	无	<3 μg/(kg·min)肾脏效应 3~5 μg/(kg·min)正性肌力 >5 μg/(kg·min)血管加压药
米力农	25~75 μg/kg,10~20分钟以上	0.375~0.75 μg/(kg·min)
依诺昔酮	0.25~0.75 mg/kg	1.25~7.5 μg/(kg·min)
左西孟旦	12~24 μg/kg,10分钟以上	0.1 μg/(kg·min),可减至 0.05 μg/(kg·min)或增至 0.2 μg/(kg·min)
去甲肾上腺素	无	0.2~1.0 ug/(kg·min)
肾上腺素	复苏时,可静脉弹丸给药1 mg,3~5分钟后可重复给药,不主张气管内给药	0.05~0.5 μg/(kg·min)

4.非药物治疗

以水、钠潴留为主要表现的 AHF 患者,经药物治疗症状难以缓解,可进行持续肾脏替代治疗或超滤治疗;对部分难治性 AHF 患者,有条件的医院可应用主动脉内球囊反搏(IABP)、体外膜肺、心室辅助装置。心脏移植作为终末期心力衰竭的一种重要治疗方式,主要适用于严重心功能损害或依赖静脉正性肌力药物,而无其他可选择治疗方法的重度心力衰竭患者。对于有适应证的患者,其可显著增加患者的生存率,改善其运动耐量和生活质量。

二、慢性心力衰竭

(一)概述

慢性心力衰竭(chronic heart failure,CHF)具有复杂多变的临床表现,主要症状是呼吸困难和乏力,运动耐力下降,液体潴留,进一步能够导致肺淤血和外周水肿。慢性与急性心力衰竭是一个相对的概念,临床上没有截然的区分,表现是一个"症状谱"的特点。在慢性心力衰竭的病程中,随时会在各种诱发因素的作用下而急性加重,特别是一些严重的慢性心力衰竭患者,时常会急性失代偿而需要住院治疗。

(二)急重症患者的临床表现/预警信号

呼吸困难是心力衰竭患者主观感觉到的重要临床症状,表现为劳力性呼吸困难、端坐呼吸、咳嗽和夜间阵发性呼吸困难。

劳力性呼吸困难是患者早期出现的症状,需要比较个体对原有运动的耐受性是否有进行性下降。其他一些原因,如劳力性心绞痛、肺气肿、肺栓塞、间歇性跛行、骨关节炎等时,常常限制了患者的运动,患者可能无劳力性呼吸困难的症状。

端坐呼吸是心力衰竭患者加重时的症状,表现为从高枕卧位开始到直背坐位才能缓解呼吸困难症状的渐进过程。其发生机制可能是在卧位时血液自周围循环逐渐汇集到心脏,左心不能及时将右心大量回流的血液泵出,引起肺静脉及毛细血管压力进一步升高,引起了间质性肺水肿,气道阻力增加,肺顺应性下降,从而引起呼吸困难的表现。有些患者表现为限制于一侧的侧卧体位,是端坐呼吸的一种表现形式,称为转卧呼吸。

咳嗽是心力衰竭患者的常见症状之一,多在活动后或平卧时发生,其主要原因是肺淤血、支气管黏膜充血,刺激引起咳嗽。多为干咳,严重时可以是咳白色或粉红色泡沫痰或咯血。轻症患者在终止活动后稍事休息,或由平卧位转坐位/立位,或心力衰竭纠正后咳嗽可以缓解。

夜间阵发性呼吸困难是休息时发作的呼吸困难,主要表现为睡眠中突然憋气而醒,伴有喘息、出汗、紧张焦虑和窒息感,坐起后半小时许可逐渐缓解。

(三)诊断检查

1.病史询问

CHF患者评估自完整的病史起始,着眼在高血压、糖尿病、血脂异常、心脏瓣膜病、血管疾病、风湿热、纵隔放疗、睡眠呼吸障碍、接触(受)心脏毒性制剂(包括乙醇、违禁毒品或化疗)、甲状腺异常、嗜铬细胞瘤或肥胖。血管病、猝死、肌病或心肌病、传导系统疾病和心律失常的家族史也非常重要。主要目的在于寻找与心力衰竭相关的病因及诱因。其次关注患者目前主要心力衰竭相关症状(呼吸困难、活动耐力减退、水肿),评估CHF患者的临床状态。

2.体格检查

心脏检查可发现心脏增大、心脏杂音或第三心音等。查体须关注CHF患者近期体重变化、体位性血压变化、颈静脉扩张的程度和对腹压变化的反应、脏器充血及其严重程度(肺啰音或肝脏肿大)及外周水肿的程度。

最为可靠的容量负荷过度的体征是颈静脉怒张。肝颈静脉回流征、外周水肿的患者也应考虑容量负荷过度。

多数CHF患者并没有肺部啰音,甚至见于晚期心力衰竭左侧充盈压显著升高的患者。肺部啰音常反映心力衰竭快速出现,而非容量负荷过度,许多CHF患者有血管内容量增加,却缺乏外周水肿和肺部啰音。

当心排血量显著下降或突然下降时,临床出现非常明显的低灌注征象。心排血量显著降低的线索为脉压减小、四肢凉、精神萎靡、潮氏呼吸、静息时心动过速及血尿素氮不适当升高等。

3.实验室检查及影像学检查

(1)常规检查:血常规、尿常规、血生化(电解质、肝功能、肾功能)和心肌损伤标志物(CK、CK-MB、cTnT/cTnI)、BNP/NT-proBNP。

(2)心电图:可提供既往心肌梗死的依据,提供左室肥厚、心脏传导异常和心律失常等信息。

(3)胸部X线检查:用于判断心脏增大的程度和肺淤血,并可检出肺部疾病。

(4)超声心动图。心力衰竭患者的超声检查应明确:①左室射血分数(LVEF)保存还是下降;②左心室结构是否异常;③是否有瓣膜、心包或右室异常。多普勒超声可获得无创性血流动力学数据。

(5)CHF的特殊检查。①心脏磁共振成像(CMR)和计算机体层成像(CT):在评价心脏大小和心脏质量,诊断右心室发育不全和识别心包疾病及评估心脏功能和室壁运动方面有很大优势。CMR可用于鉴别存活心肌和瘢痕组织。②冠状动脉造影:适用于有心绞痛、心肌梗死或心脏停搏史的患者,也可鉴别缺血性或非缺血性心肌病。③核素心室造影及核素心肌灌注和(或)代谢显像:前者可准确测定左心室容量、LVEF 及室壁运动。后者可诊断心肌缺血和心肌存活力情况,并对鉴别扩张型心肌病或缺血性心肌病有一定帮助。④负荷超声心动图:运动或药物负荷试验可检出是否存在可诱发的心肌缺血及其程度,并确定心肌是否存活。⑤心内膜心肌活检:明确特殊病因的心肌病及心肌炎,还可用于诊断血色病、心内膜弹力纤维增生症、Loeffler 综合征和巨细胞心肌炎等,也可用于评价肿瘤患者持续蒽环类药物治疗的危险性,特别是联合心室功能影像学一起评估。其活检结果有助于治疗决策的决定和预后的改善。⑥血流动力学监测:PiCCO、右心导管检查等。有创血流动力学监测主要用于严重威胁生命,对治疗反应差的泵衰竭患者,或需对呼吸困难和低血压休克作鉴别诊断的患者。⑦心脏不同步检查:心力衰竭常并发心脏传导异常,导致房室、室间和(或)室内运动不同步,心脏不同步可严重影响左心室收缩功能。通常用超声心动图来评估。

4.病情严重程度评估

(1)心功能状态评估:ACC/AHA 的心力衰竭分期(表 9-13)和纽约心功能分级(NYHA 分级)(表 9-14)。

表 9-13 ACC/AHA 的心力衰竭分期

阶段	定义
A(前心力衰竭阶段)	患者为心力衰竭高危人群,尚无心脏结构或功能异常,也无心衰症状和(或)体征
B(前临床心力衰竭阶段)	患者从无心力衰竭症状和(或)体征,但已发展成结构性心脏疾病
C(临床心力衰竭阶段)	患者已有基础的结构性心脏疾病,以往或目前有心力衰竭症状和(或)体征
D(难治性终末期心力衰竭阶段)	患者有进行性结构性心脏疾病,虽经积极的内科治疗,休息时仍有症状,且需要特殊干预

表 9-14 NYHA 心功能分级

分级	症状
I	活动不受限,日常体力活动不引起明显的气促、疲乏或心悸
II	活动轻度受限,休息时无症状,日常活动可引起明显的气促、疲乏或心悸
III	活动明显受限,休息时可无症状,轻于日常活动即引起明显的气促、疲乏或心悸
IV	休息时也有症状,稍有体力活动症状即加重。任何体力活动均会引起不适。 如无须静脉给药,可在室内或床边活动者为 IV a 级;不能下床并需静脉给药支持者为 IV b 级

ACC/AHA 的心力衰竭分期的意义在于早期识别发生心力衰竭的危险因素和心脏结构改变,力争在出现心功能不全和心力衰竭症状前及早干预,降低心力衰竭发病率和病死率。

NYHA 分级是基于患者的临床症状与全身功能状态来对心脏病患者进行心功能分级,适用的对象是已经有心脏疾病的患者。其最大优点是临床实用性强,但与心脏实际的功能状态并非始终呈良好的相关。

(2)血浆 BNP/NT-proBNP 的诊断价值:①BNP>100 pg/mL 提示心力衰竭。大多数心源性呼吸困难患者的 BNP 在 400 pg/mL 以上。BNP<100 pg/mL 时不支持心力衰竭;BNP 在 100~400 pg/mL 还应考虑其他原因,如肺栓塞、COPD、心力衰竭代偿期等。②NT-proBNP<300 pg/mL 为正常,可排除心力衰竭,其阴性预测值为 99%。50 岁以上的成人,血浆 NT-proBNP≥900 pg/mL 诊断心力衰竭的敏感性和特异性分别为 91% 和 80%。肾功能不全,肾小球滤

过率(GFR)＜60 mL/min 时 NT-proBNP≥1 200 pg/mL 诊断心力衰竭的敏感性和特异性分别为 85％和 88％。

(3)6 分钟步行试验:用于评定患者的运动耐力。6 分钟步行距离＜150 m 为重度心力衰竭,150～450 m 为中度心力衰竭,＞450 m 为轻度心力衰竭。

(4)心肺运动试验:运动峰值氧耗量(peak VO$_2$)可用来确定需要心脏移植的患者,还可帮助制定心力衰竭患者的运动康复计划。

(四)治疗流程

1.治疗目标

CHF 的治疗目标主要是控制或减少其急性失代偿,改善患者的生活质量,并降低猝死发生率。

2.一般治疗

(1)去除诱发因素。

(2)监测体重:每天测定体重,以早期发现液体潴留非常重要。

(3)调整生活方式:包括限钠、限水、营养调节、休息及适度运动、康复训练、心理及精神科治疗等。

(4)氧疗:氧疗可用于 AHF,对 CHF 并无指征。对心力衰竭伴夜间睡眠呼吸障碍者,夜间给氧可减少低氧血症发生。

3.射血分数减低心力衰竭 HF-rEF 药物治疗

药物治疗见图 9-17。

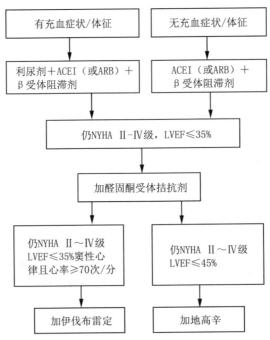

图 9-17　HF-rEF 的药物治疗流程(中国心力衰竭诊断和治疗指南)

(1)利尿剂:利尿剂通过抑制肾小管特定部位钠或氯的重吸收,消除心力衰竭时的水钠潴留。在利尿剂开始治疗后数天内就可降低颈静脉压,减轻肺淤血、腹水、外周水肿和体重,并改善心功能和运动耐量。

适应证:有液体潴留证据的所有心力衰竭患者均应给予利尿剂。

应用方法(表9-15):常从小剂量开始,逐渐增加剂量直至尿量增加。一旦症状缓解、病情控制,即以最小有效剂量长期维持。常用的利尿剂有袢利尿剂和噻嗪类利尿剂。首选袢利尿剂,如呋塞米或托拉塞米,特别适用于有明显液体潴留或伴有肾功能受损的患者。噻嗪类仅适用于有轻度液体潴留、伴有高血压而肾功能正常的心力衰竭患者。新型利尿剂托伐普坦是血管升压素V2受体阻滞剂,具有仅排水不利钠的作用,伴顽固性水肿或低钠血症者疗效更显著。

表9-15　慢性心力衰竭常用利尿剂及其剂量

药物	起始剂量	每天最大剂量	每天常用剂量
呋塞米	20～40 mg,每天1次	120～160 mg	40～80 mg
布美他尼	0.5～1.0 mg,每天1次	6～8 mg	1～4 mg
托拉塞米	10 mg,每天1次	100 mg	10～40 mg
氢氯噻嗪	12.5～25.0 mg,每天1～2次	100 mg	25～50 mg
美托拉宗	2.5 mg,每天1次	20 mg	2.5～10 mg
吲达帕胺	2.5 mg,每天1次	5 mg	2.5～5 mg
阿米洛利	2.5 mg[a]/5 mg[b],每天1次	20 mg	5～10 mg[a]/10～20 mg[b]
氨苯蝶啶	25 mg[a]/50 mg[b],每天1次	200 mg	100 mg[a]/200 mg[b]
托伐普坦	7.5～15 mg,每天1次	30 mg	15 mg

a:与血管紧张素转化酶抑制剂类(或)血管紧张素Ⅱ受体阻滞剂类药物合用时的剂量;b:不与血管紧张素转化酶抑制剂类(或)血管紧张素Ⅱ受体阻滞剂类药物合用时的剂量。

不良反应:电解质丢失较常见,如低钾血症、低镁血症、低钠血症。利尿剂的使用可激活内源性神经内分泌系统,特别是肾素血管紧张素醛固酮系统和交感神经系统,故应与血管紧张素转化酶抑制剂或血管紧张素Ⅱ受体阻滞剂及β受体阻滞剂联用。

(2)β受体阻滞剂:长期应用能延缓或逆转心肌重构,并能显著降低CHF猝死率。

适应证:结构性心脏病,伴LVEF值下降的无症状心力衰竭患者,无论有无心肌梗死,均可应用,有助于预防发生心力衰竭。有症状或曾经有症状的NYHAⅡ～Ⅲ级、LVEF值下降、病情稳定的CHF患者必须终身应用,除非有禁忌证或不能耐受。NYHAⅣa级心力衰竭患者在严密监护和专科医师指导下也可应用。

禁忌证:伴二度及以上房室传导阻滞,活动性哮喘和气道高反应患者禁用。

应用方法:推荐应用美托洛尔、比索洛尔或卡维地洛,这3种药物均有改善患者预后的证据。β受体阻滞剂治疗心力衰竭要达到目标剂量或最大可耐受剂量(表9-16)。起始剂量宜小,每隔2～4周剂量递增1次,滴定的剂量及过程需个体化。静息心率是评估心脏β受体有效阻滞的指标之一,通常心率降至55～60次/分的剂量为β受体阻滞剂应用的目标剂量或最大可耐受剂量。

表9-16　慢性心力衰竭应用β受体阻滞剂初始及目标剂量

药物	初始剂量	目标剂量
琥珀酸美托洛尔	11.875～23.750 mg,每天1次	142.5～190.0 mg,每天1次
比索洛尔	1.25 mg,每天1次	10 mg,每天1次
卡维地洛	3.125～6.250 mg,每天2次	25～50 mg,每天2次
酒石酸美托洛尔	6.25 mg,每天2～3次	50 mg,每天2～3次

(3)血管紧张素转化酶抑制剂:血管紧张素转化酶抑制剂被证实能降低心力衰竭患者病死率,也是循证医学证据积累最多的药物,被公认是治疗心力衰竭的基石和首选药物。

适应证:所有 LVEF 值下降的心力衰竭患者都必须且终身使用,除非有禁忌证或不能耐受。

禁忌证:曾发生致命性不良反应,如喉头水肿、无尿性肾衰竭或妊娠女性。以下情况慎用:双侧肾动脉狭窄,血肌酐>265.2 μmol/L(3 mg/dL),血钾>5.5 mmol/L,伴症状性低血压收缩压<12.0 kPa(90 mmHg),左心室流出道梗阻(如主动脉瓣狭窄,肥厚型梗阻性心肌病)等。

应用方法(表 9-17):从小剂量开始,逐渐递增,直至达到目标剂量,一般每隔 1~2 周剂量倍增一次。滴定剂量及过程需个体化。调整到合适剂量应终身维持使用,避免突然撤药。

表 9-17　慢性射血分数减低心力衰竭应用的血管紧张素转化酶抑制剂剂量

药物	起始剂量	目标剂量
卡托普利	6.25 mg,每天 3 次	50 mg,每天 3 次
依那普利	2.5 mg,每天 2 次	10 mg,每天 2 次
福辛普利	5 mg,每天 1 次	20~30 mg,每天 1 次
赖诺普利	5 mg,每天 1 次	20~30 mg,每天 1 次
培哚普利	2 mg,每天 1 次	4~8 mg,每天 1 次
雷米普利	2.5 mg,每天 1 次	10 mg,每天 1 次
贝那普利	5 mg,每天 1 次	20~30 mg,每天 1 次

(4)血管紧张素Ⅱ受体阻滞剂:基本与血管紧张素转化酶抑制剂相同。①适应证:此类药物与血管紧张素转化酶抑制剂相比,不良反应(如干咳)少,极少数患者也会发生血管性水肿。推荐用于不能耐受血管紧张素转化酶抑制剂的患者。②禁忌证:与血管紧张素转化酶抑制剂相似,如可能引起低血压、肾功能不全和高血钾等;开始应用及改变剂量的 1~2 周内应监测血压(包括不同体位血压)、肾功能和血钾。③应用方法(表 9-18):小剂量起用,逐步将剂量增至目标推荐剂量或可耐受的最大剂量。

表 9-18　治疗慢性射血分数减低心力衰竭的血管紧张素Ⅱ受体阻滞剂及其剂量

药物	起始剂量	目标剂量
坎地沙坦	4 mg,每天 1 次	32 mg,每天 1 次
缬沙坦	20~40 mg,每天 1 次	80~160 mg,每天 2 次
氯沙坦	25 mg,每天 1 次	100~150 mg,每天 1 次
厄贝沙坦	75 mg,每天 1 次	300 mg,每天 1 次
替米沙坦	40 mg,每天 1 次	80 mg,每天 1 次
奥美沙坦	10 mg,每天 1 次	20~40 mg,每天 1 次

(5)血管紧张素受体脑啡肽酶抑制剂(ARNI)使用如下。①适应证:用于射血分数降低的 CHF(NYHA Ⅱ~Ⅳ级,LVEF≤40%)成人患者,降低心血管死亡和心力衰竭住院的风险;代替血管紧张素转化酶抑制剂或血管紧张素Ⅱ受体阻滞剂,与其他心力衰竭治疗药物合用。②应用方法:起始剂量为每次 50~100 mg,每天 2 次。根据患者耐受情况,ARNI 剂量应该每 2~4 周倍增一次,直至达到每次 200 mg,每天 2 次的目标维持剂量。

禁忌证:由于与血管紧张素转化酶抑制剂合用时存在血管性水肿的潜在风险,禁止 ARNI

与血管紧张素转化酶抑制剂合用。如果从血管紧张素转化酶抑制剂转换成 ARNI，必须在停止血管紧张素转化酶抑制剂治疗至少 36 小时之后才能开始应用 ARNI。禁用于存在血管紧张素转化酶抑制剂或血管紧张素 Ⅱ 受体阻滞剂治疗相关的血管性水肿既往病史的患者。在 2 型糖尿病患者中，禁止 ARNI 与阿利吉仑合用。禁用于重度肝功能损害、胆汁性肝硬化和胆汁淤积、中期和晚期妊娠患者。

（6）醛固酮受体拮抗剂：CHF 患者心室醛固酮生成及活化增加，且与心力衰竭严重程度成正比。长期应用血管紧张素转化酶抑制剂或血管紧张素 Ⅱ 受体阻滞剂时，起初醛固酮降低，随后即出现"逃逸现象"。因此，加用醛固酮受体拮抗剂，可抑制醛固酮的有害作用，对心力衰竭患者有益。

适应证：LVEF≤35％、NYHA Ⅱ～Ⅳ 级的患者；已使用血管紧张素转化酶抑制剂（或血管紧张素 Ⅱ 受体阻滞剂）和 β 受体阻滞剂治疗，仍持续有症状的患者（Ⅰ 类，A 级）；AMI 后、LVEF≤40％，有心力衰竭症状或既往有糖尿病史者（Ⅰ 类，B 级）。

应用方法：螺内酯不推荐用大剂量。初始剂量 10～20 mg、每天 1 次，目标剂量 20 mg，每天 1 次。依普利酮，初始剂量 12.5 mg、每天 1 次，目标剂量 25～50 mg，每天 1 次。

注意事项：血钾＞5.0 mmol/L，肾功能受损者［肌酐＞221 μmol/L 或＞2.5 mg/dL，或估算的肾小球滤过率（eGFR）＜30 mL/(min · 1.73 m^2)］应避免应用。避免使用非甾体抗炎药和环氧化酶-2 抑制剂，尤其是老年人。螺内酯可引起男性乳房增生症，为可逆性，停药后消失。依普利酮不良反应少见。

（7）地高辛：洋地黄类药物通过抑制衰竭心肌细胞膜 Na$^+$/K$^+$-ATP 酶，使细胞内 Na$^+$ 水平升高，促进 Na$^+$-Ca^{2+} 交换，提高细胞内 Ca^{2+} 水平，发挥正性肌力作用。地高辛对心力衰竭患者总病死率的影响为中性。心力衰竭伴快速心室率房颤患者，地高辛可减慢心室率。

适应证：适用于慢性 HF-rEF 已应用利尿剂、血管紧张素转化酶抑制剂（或血管紧张素 Ⅱ 受体阻滞剂）、β 受体阻滞剂和醛固酮受体拮抗剂，LVEF≤45％，仍持续有症状的患者，伴有快速心室率的房颤患者尤为适合。

应用方法：用维持量 0.125～0.25 mg/d，老年或肾功能受损者剂量减半。控制房颤的快速心室率，剂量可增加至 0.375～0.50 mg/d。应严格监测地高辛中毒等不良反应及药物浓度。

（8）伊伐布雷定：该药是心脏窦房结起搏电流（If）的一种选择性特异性抑制剂，降低窦房结发放冲动的频率，从而减慢心率。由于心率减缓，舒张期延长，冠状动脉血流量增加，可产生抗心绞痛和改善心肌缺血的作用。可降低心血管死亡或心力衰竭住院风险，提高患者左心室功能和改善生活质量。

适应证：适用于窦性心律的射血分数减低的 CHF 患者。使用血管紧张素转化酶抑制剂（或血管紧张素 Ⅱ 受体阻滞剂）、β 受体阻滞剂、醛固酮受体拮抗剂，已达到推荐剂量或最大耐受剂量，心率仍然≥70 次/分，并持续有症状（NYHA Ⅱ～Ⅳ 级），可加用伊伐布雷定（Ⅱa 类，B 级）。不能耐受 β 受体阻滞剂、心率≥70 次/分的有症状患者，也可使用伊伐布雷定（Ⅱb 类，C 级）。

应用方法：起始剂量 2.5 mg，每天 2 次，根据心率调整用量，最大剂量 7.5 mg，每天 2 次，患者静息心率宜控制在 60 次/分左右，不宜低于 55 次/分。

不良反应：心动过缓、光幻症、视物模糊、心悸、胃肠道反应等，均少见。

4.射血分数减低心力衰竭（HF-rEF）非药物治疗

非药物治疗见图 9-18。

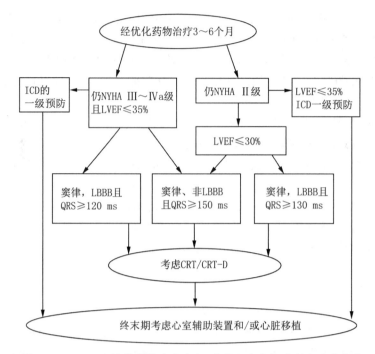

图 9-18　HF-rEF 的非药物治疗流程(中国心力衰竭诊断和治疗指南)

(1)心脏再同步化治疗(CRT)。

(2)植入式心脏转复除颤起搏器(ICD)。

(3)心室辅助装置和(或)心脏移植。

5.射血分数保留心力衰竭(HF-pEF)诊断及治疗

HF-pEF 通常被称为舒张性心力衰竭,是由于左心室舒张期主动松弛能力受损和心肌顺应性降低、僵硬度增加,导致左心室在舒张期充盈受损,左心室舒张末期压增高而发生的心力衰竭。易患人群大多为老年患者、女性,心力衰竭的病因为高血压或既往有长期高血压史,部分患者可伴糖尿病、肥胖、房颤等。

诊断标准为:①有典型心力衰竭的症状和体征;②LVEF 正常或轻度下降(≥45%),且左心室不大;③有相关结构性心脏病存在的证据(如左心室肥厚、左心房扩大)和(或)舒张功能不全;④超声心动图检查无心瓣膜病,并可排除心包疾病、肥厚型心肌病、限制型心肌病等。BNP和(或)NT-proBNP 测定有参考价值,但尚有争论。

HF-pEF 的临床研究均未能证实对 HF-rEF 有效的药物如血管紧张素转化酶抑制剂、血管紧张素 Ⅱ 受体阻滞剂、β 受体阻滞剂等可改善 HF-pEF 患者的预后和降低病死率。所以主要针对 HF-pEF 的症状、并存疾病及危险因素,采用综合性治疗。

(1)积极控制血压:降压药优选 β 受体阻滞剂、血管紧张素转化酶抑制剂或血管紧张素 Ⅱ 受体阻滞剂。目标血压宜低于单。

(2)纯高血压患者的标准,即收缩压<17.3/10.7 kPa(130/80 mmHg)。

(3)应用利尿剂:消除液体潴留和水肿十分重要,可缓解肺淤血,改善心功能。

(4)控制和治疗其他基础疾病和并发症。

(5)积极治疗糖尿病和控制血糖。肥胖者要减轻体重。控制慢性房颤的心室率,可使用 β 受体阻滞剂或非二氢吡啶类钙通道阻滞剂(地尔硫䓬或维拉帕米)。伴左心室肥厚者,为逆转左心室肥厚和改善左室舒张功能,可用血管紧张素转化酶抑制剂、血管紧张素Ⅱ受体阻滞剂、β受体阻滞剂等。不推荐使用地高辛。

6.血运重建治疗

由于心肌缺血可以损害心室的舒张功能,冠心病患者如有症状或证实存在心肌缺血,应作冠状动脉血运重建术。

CHF治疗的最终目标是缓解症状,预防发生慢性心力衰竭急性失代偿,减少再住院率,提高患者的生活质量,改善预后。现有的循证医学证据主要集中于HF-rEF,老年心力衰竭及HF-pEF患者治疗相关循证证据较少。另外,CHF作为一个复杂的临床综合征,不同的病因、不同的疾病阶段、不同的个体、不同的年龄段,患者的诊断治疗不同。因此,在诊治过程中要更加强调疾病个体化诊治的特点,一定要以患者为中心,在循证医学证据和诊疗指南的原则指导下,根据患者个体化的病情与个体化的体质等因素,选择适合个体的诊治方案。

三、右心衰竭

(一)概述

右心衰竭是指因心血管系统任何结构或功能异常导致右心室充盈或射血功能受损的临床病理生理综合征。右心衰竭可单独存在,也可与左心衰竭并存。右心功能不全可表现为右心室收缩或舒张功能障碍。各种心血管疾病引起的左心衰竭均可发生右心衰竭,右心衰竭是左心衰竭不良预后的独立预测因素。右心衰竭病因(表9-19)不同、个体遗传背景不同,预后存在差异。

表 9-19 右心衰竭常见病因

类别	病因
压力超负荷	左心衰竭 肺动脉栓塞 其他原因所致肺动脉高压 肺动脉瓣、肺动脉狭窄 解剖异常的右心室
容量超负荷	三尖瓣、肺动脉瓣反流 房间隔缺损 主动脉窦破入右房 冠状动脉瘘
心肌缺血及梗死	右心室心肌梗死
心肌本身病变	致心律失常性右心室心肌病 限制型心肌病 脓血症
流入受限	三尖瓣狭窄 上腔静脉狭窄

类别	病因
复杂先天性缺陷	埃布斯坦畸形 法洛四联症 大动脉转位 右心室双出口合并二尖瓣闭锁
心包疾病	缩窄性心包炎

(二)急重症患者的临床表现/预警信号(征象)

急重症患者的临床表现主要是体循环静脉压升高及液体潴留所导致的症状。长期胃肠道淤血,可引起食欲缺乏、腹胀、恶心、呕吐、便秘及上腹疼痛症状;肾脏淤血引起肾功能减退,夜尿增多;肝淤血肿大,肝被膜被扩张,右上腹饱胀不适,肝区疼痛,长期肝淤血,可引起心源性肝硬化。液体潴留表现为外周水肿、腹水、全身性水肿。

劳力性呼吸困难也是常见的症状之一。继发于左心衰竭的右心衰竭患者,左心衰竭本身可导致劳力性呼吸困难。由于分流性先天性心脏病或肺部疾病所致的单纯性右心衰竭患者也可出现明显的呼吸困难。

(三)诊断检查

1.病史询问

应详细询问可能导致右心衰竭的病因。其中最重要的是存在左心衰竭、肺动脉高压(包括COPD所致)、右室心肌病变[包括右心室梗死和致心律失常性右室心肌病(ARVC)等]、右侧瓣膜病变及某些先天性心脏病。

2.体格检查

(1)心脏体征:体征呈右心/全心扩大、相对性三尖瓣关闭不全杂音。有时可闻及右心第三心音。肺动脉高压时肺动脉瓣第二心音分裂、亢进。如果出现肺动脉反流,胸骨左缘可闻及低音调持续时间长短不一的递减型舒张期杂音。

(2)肝颈静脉回流征。

(3)淤血性肝大和压痛。

(4)水肿:首先出现在足、踝、胫骨前,向上延及全身,发展缓慢。晚期可出现全身性、对称性凹陷性水肿。①胸腔积液和腹水。②一般以双侧胸腔积液多见,常以右侧胸腔积液量较多。腹水多发生在病程晚期,多与心源性肝硬化有关。③其他:发绀、心包积液、脉压降低或奇脉等。

3.实验室检查及影像学检查

(1)常规检查:血常规、尿常规、血生化(电解质、肝功能、肾功能)和心肌损伤标记物(CK、CK-MB、cTnI/cTnT)、BNP/NT-proBNP。

(2)心电图:根据右心衰竭病因的不同,心电图表现不完全相同。主要表现为窦性心动过速,III、aVF、$V_1 \sim V_4$ 导联 T 波倒置,不完全或完全右束支传导阻滞,电轴右偏,右心肥厚,V_1 导联 Qr 波,I、aVL 导联 S 波>0.15 mV,III、aVF 导联 Q 波,顺钟向转位,肢体导联低电压,心房颤动,房性及室性期前收缩等心律失常。V_1 导联及右侧胸导联 R 波消失及 ST 段抬高提示右心室心肌梗死。

(3)胸部 X 线。与右心衰竭相关的胸部 X 线表现:右心室扩大,胸骨后间隙变小;右心房增大;下腔静脉扩张;胸腔或心包积液;还可有肺动脉高压的 X 线表现,如近端肺动脉扩张及远端分支纤细,肺动脉段凸出等。

（4）超声心动图:是筛查右心衰竭病因及评估右心功能的快速、有效的方法,可帮助诊断肺动脉高压、瓣膜病、先天性心脏病、左心疾病及心包疾病。与右心衰竭相关的超声心动图形态学表现包括右心室扩张及运动减弱、右心室肥厚、右心房扩大、室间隔矛盾运动、肺动脉扩张、深吸气时下腔静脉塌陷消失及心包积液。

（5）其他选择检查:放射性核素检查、CMR 检查、CT 血管造影、右心导管检查。

4.诊断

右心衰竭诊断标准如下:①存在可能导致右心衰竭的病因;②存在右心衰竭的症状和体征;③存在右心结构和(或)功能异常和心腔内压力增高的客观证据。

（四）治疗流程

1.治疗原则

首先应考虑积极治疗导致右心衰竭的原发疾病,减轻右心的前、后负荷及增强心肌收缩力,维持窦性节律、房室正常顺序和间期及左心室、右心室收缩同步。

2.一般治疗

（1）去除诱发因素。

（2）氧疗:可以改善全身重要脏器的缺氧,降低肺动脉阻力,减轻心脏负荷。血氧饱和度低于90%的患者建议常规氧疗。肺心病患者动脉血氧分压小于 8.0 kPa(60 mmHg)时,每天要持续15 小时以上的低流量氧疗,维持动脉血氧分压在 8.0 kPa(60 mmHg)以上。

3.病因治疗

（1）左心衰竭合并右心衰竭:基本治疗原则可以遵循左心衰竭治疗的相关指南,但需要更加重视容量的平衡管理,保持恰当的前负荷是必要的。磷酸二酯酶 5 抑制剂可能有益,但缺少充分的临床证据,仅适用于平均肺动脉压>3.3 kPa(25 mmHg)。避免内皮素受体拮抗剂和类前列环素。

（2）动脉性肺动脉高压伴发右心衰竭。具体治疗如下:①对利尿效果不佳的患者,可以考虑短期应用正性肌力药物,如多巴酚丁胺 2～5 μg/(kg·min),或磷酸二酯酶抑制剂米力农。②避免应用非选择性血管扩张剂,如硝普钠、硝酸酯类、肼屈嗪(肼苯哒嗪)、酚妥拉明。③选择性肺血管扩张剂的应用。应用肺动脉高压靶向治疗药物,如前列环素类药物、磷酸二酯酶 5 抑制剂及内皮素受体拮抗剂可改善患者运动耐量。

（3）急性肺血栓栓塞症:高危肺血栓栓塞症所致急性右心衰竭和低心排血量是死亡的主要原因,因此呼吸和循环支持治疗尤其重要。

（4）肺部疾病:各种类型的肺部疾病随着病情的进展均可通过缺氧、内皮损伤、局部血栓形成及炎症机制导致肺动脉高压,最后导致右心衰竭,即慢性肺源性心脏病。治疗包括:①积极治疗原发病。②改善右心功能。使用利尿剂要谨慎,快速和大剂量弊多利少。此外,可采用合理的抗凝治疗。

（5）右心瓣膜病:常见引起右心衰竭的右心瓣膜病变类型为三尖瓣关闭不全、肺动脉瓣关闭不全和肺动脉瓣狭窄。治疗包括:基础疾病的治疗;防止过度利尿造成的心排血量减少。

（6）急性右心室心肌梗死:积极行冠状动脉血运重建;慎用或避免使用利尿剂、血管扩张剂、吗啡;优化右心室前、后负荷;没有左心衰竭和肺水肿,首先扩容治疗,快速补液直至右心房压升高而心排血量不增加,或 PCWP≥2.4 kPa(18 mmHg);扩容后仍有低血压者,建议使用正性肌力药物;对顽固性低血压者,IABP 可增加右冠状动脉灌注和改善右心室收缩功能。

(7)心肌病与右心衰竭:常见可累及右心系统并导致右心衰竭的心肌病主要包括 ARVC、致心律失常性右心室发育不良(ARVD)和限制型心肌病(RCM)。ARVC 治疗的主要目的是减少心律失常猝死的风险,其次是治疗心律失常和右心衰竭。ARVC 发生右心衰竭时应该遵循右心衰竭的一般治疗原则,如存在难治性心力衰竭和室性快速性心律失常,应考虑心脏移植。

(8)心脏起搏器和 ICD 植入引起的右心衰竭。机制为:①右心室心尖部起搏导致异常的激动顺序,心脏运动不同步。②由于右心室导线造成三尖瓣损伤,引起严重三尖瓣关闭不全,从而导致右心衰竭。右室心尖部起搏导致激动异常发生的右心衰竭,如药物治疗效果不佳,可行起搏器升级治疗,即 CRT。导线所致三尖瓣关闭不全的右心衰竭,其临床治疗目前尚无统一建议,应个体化。

(9)器械支持及心脏移植:IABP 可增加右心衰竭患者右冠状动脉血液灌注,减轻心肌缺血。对药物治疗无效的急性右心衰竭患者,右室/双室辅助装置可提供短期支持以缓解病情或作为移植手术治疗的桥梁。

(刘　泉)

消化系统急危重症

第一节 消化性溃疡急性穿孔

急性穿孔是胃、十二指肠溃疡的严重并发症，也是外科常见的急腹症之一。起病急、病情重、变化快是其特点，常需紧急处理，若诊治不当，可危及患者生命。

一、流行病学

近几十年来，胃、十二指肠溃疡的发生率下降，住院治疗的胃、十二指肠溃疡患者数量明显减少，特别是胃、十二指肠溃疡的选择性手术治疗数量尤为减少，但溃疡的急性并发症（穿孔、出血和梗阻）的发生率和需要手术率近 20 年并无明显改变。

溃疡穿孔每年的发病率为 0.7/万～1/万；穿孔病住院患者占溃疡病住院患者的 7%；穿孔多发生在 30～60 岁人群，占 75%。约 2% 的十二指肠溃疡患者中穿孔为首发症状。估计在诊断十二指肠溃疡后，在第 1 个 10 年中，每年约 0.3% 的患者发生穿孔。十二指肠溃疡穿孔多位于前壁，"前壁溃疡穿孔，后壁溃疡出血"。胃溃疡急性穿孔大多发生在近幽门的胃前壁，偏小弯侧，胃溃疡的穿孔一般较十二指肠溃疡略大。

二、病因与发病机制

胃、十二指肠溃疡穿孔发生在慢性溃疡的基础上，患者有长期溃疡病史，但在少数情况下，急性溃疡也可以发生穿孔。下列因素可促进穿孔的发生。

（1）精神过度紧张或劳累，增加迷走神经兴奋程度，溃疡加重而穿孔。

（2）饮食过量，胃内压力增加，使溃疡穿孔。

（3）应用非甾体抗炎药和十二指肠溃疡、胃溃疡的穿孔密切相关，现在研究显示，治疗患者时应用这类药物是主要的促进因素。

（4）免疫抑制，尤其在器官移植患者中应用激素治疗。

（5）其他因素包括患者年龄增加、慢性阻塞性肺疾病、创伤、大面积烧伤和多器官功能障碍。

三、病理生理

急性穿孔后,有强烈刺激性的胃酸、胆汁、胰液等消化液和食物溢入腹腔,引起化学性腹膜炎,导致剧烈的腹痛和大量腹腔渗出液,甚至可致血容量下降,低血容量性休克。6~8小时后,细菌开始繁殖,并逐渐转变为化脓性腹膜炎,病原菌以大肠埃希菌及链球菌多见。在强烈的化学刺激,细胞外液丢失的基础上,大量毒素被吸收,可导致感染中毒性休克的发生。胃、十二指肠后壁溃疡可穿透全层,并与周围组织包裹,形成慢性穿透性溃疡。

四、临床表现

(一)症状

患者以往多有溃疡病症状或肯定溃疡病史,而且近期常有溃疡病活动的症状。可在饮食不当后或在清晨空腹时发作。典型的溃疡急性穿孔表现为骤发腹痛,十分剧烈,如刀割或烧灼样,为持续性,但也可有阵发加重。由于腹痛发作突然而猛烈,患者甚至有一时性昏厥感。疼痛初起部位多在上腹或心窝部,迅即延及全腹面,以上腹为重。由于腹后壁及膈肌腹膜受到刺激,有时可引起肩部或肩胛部牵涉性疼痛,可有恶心感及反射性呕吐,但一般不重。

(二)体征

患者仰卧拒动,急性痛苦病容,由于腹痛严重而致面色苍白、四肢凉、出冷汗、脉率快、呼吸浅。腹式呼吸因腹肌紧张而消失。在发病初期,血压仍正常,腹部有明显腹膜炎体征,全腹压痛明显,上腹更重,腹肌高度强直,即所谓板样强直。肠鸣音消失。如腹腔内有较多游离气体,则叩诊时肝浊音界不清楚或消失。随着腹腔内细菌感染的发展,患者的体温、脉搏、血压、血常规等周身感染中毒症状及肠麻痹、腹胀、腹水等腹膜炎症也越来越重。

溃疡穿孔后,临床表现的轻重与漏出至游离腹腔内的胃肠内容物的量有直接关系,亦即与穿孔的大小,穿孔时胃内容物的多少(空腹或饱餐后)及孔洞是否很快被邻近器官或组织粘连堵塞等因素有关。穿孔小或漏出的胃肠内容物少或孔洞很快即被堵塞,则漏出的胃肠液可限于上腹,或顺小肠系膜根部及升结肠旁沟流至右下腹,腹痛程度可以较轻,腹膜刺激征也限于上腹及右侧腹部。

五、辅助检查

如考虑为穿孔,应做必要的实验室检查,检查项目包括血常规、血清电解质和淀粉酶,穿孔时间较长的需检查肾功能、血清肌酐、肺功能并进行动脉血气分析、监测酸碱平衡。常见白细胞升高及核左移,但在免疫抑制和老年患者中有时没有。血清淀粉酶一般是正常的,但有时升高,通常小于正常的3倍。肝功能一般是正常的。除非就诊延迟,血清电解质和肾功能是正常的。

胸部X线片和立位及卧位腹部X线片是必需的。约70%的患者有腹腔游离气体,因此无游离气体的不能排除穿孔。当疑为穿孔但无气腹者,可做水溶性造影剂上消化道造影检查,确立诊断腹膜炎体征者,这种X线造影是不需要的。

诊断性腹腔穿刺在部分患者是有意义的,若抽出液中含有胆汁或食物残渣常提示有消化道穿孔。

六、诊断及鉴别诊断

(一)诊断标准

胃、十二指肠溃疡急性穿孔后表现为急剧上腹痛,并迅速扩展为全腹痛,伴有显著的腹膜刺激征,结合 X 线检查发现腹部膈下游离气体,诊断性腹腔穿刺抽出液含有胆汁或食物残渣等特点,正确诊断一般不困难。在既往无典型溃疡病者,位于十二指肠及幽门后壁的溃疡小穿孔,胃后壁溃疡向小网膜腔内穿孔,老年体弱反应性差者的溃疡穿孔及空腹时发生的小穿孔等情况下,症状、体征不太典型,较难诊断。另需注意的是,X 线检查未发现膈下游离气体并不能排除溃疡穿孔的可能,因约有 20% 的患者穿孔后可以无气腹表现。

(二)鉴别诊断

1.急性胰腺炎

溃疡急性穿孔和急性胰腺炎都是上腹部突然受到强烈化学性刺激而引起的急腹症,因而在临床表现上有很多相似之处,在鉴别诊断上可能造成困难。急性胰腺炎的腹痛发作虽然也较突然,但多不如溃疡穿孔者急骤,腹痛开始时有由轻而重的过程,疼痛部位趋向于上腹偏左及背部,腹肌紧张程度也略轻。血清及腹腔渗液的淀粉酶含量在溃疡穿孔时可以有所增高,但其增高的数值尚不足以诊断。急性胰腺炎 X 线检查无膈下游离气体,B 超及 CT 提示胰腺肿胀。

2.胆石症、急性胆囊炎

胆绞痛发作以阵发性为主,压痛较局限于右上腹,而且压痛程度也较轻,腹肌紧张远不如溃疡穿孔者显著。腹膜炎体征多局限在右上腹,有时可触及肿大的胆囊,Murphy 征阳性,X 线检查无膈下游离气体,B 超提示有胆囊结石,胆囊炎,如血清胆红素有增高,则可明确诊断。

3.急性阑尾炎

溃疡穿孔后胃、十二指肠内容物可顺升结肠旁沟或小肠系膜根部流至右下腹,引起右下腹腹膜炎症状和体征,易被误诊为急性阑尾炎穿孔。仔细询问病史当能发现急性阑尾炎开始发病时的上腹痛一般不十分剧烈,阑尾穿孔时腹痛的加重也不以上腹为主,腹膜炎体征则右下腹较上腹明显。

4.胃癌穿孔

胃癌急性穿孔所引起的腹内病理变化与溃疡穿孔相同,因而症状和体征也相似,术前难以鉴别。老年患者,特别是无溃疡病既往史而近期内有胃部不适或消化不良及消瘦、体力差等症状者,当出现溃疡急性穿孔的症状和体征时,应考虑到胃肠穿孔的可能。

七、治疗

对胃、十二指肠溃疡急性穿孔的治疗原则首先是终止胃肠内容物继续漏入腹腔,使急性腹膜炎好转,以挽救患者的生命。经常述及的 3 个高危因素:①术前存在休克。②穿孔时间超过 24 小时。③伴随严重内科疾病。这 3 类患者病死率高,可达 5%~20%;而无上述高危因素者病死率<1%。故对此三类患者的处理更要积极、慎重。具体治疗方法有 3 种,即非手术治疗、手术修补穿孔及急症胃部分切除和迷走神经切断术,现在认为后者(胃部分切除术和迷走神经切断术)不是溃疡病的合理手术方式,已很少采用。术式选择主要依赖于患者一般状况、术中所见、局部解剖和穿孔损伤的严重程度。

（一）非手术治疗

近年来,特别是在我国,对溃疡急性穿孔采用非手术治疗累积了丰富经验,大量临床实践经验表明,连续胃肠吸引减压可以防止胃肠内容物继续漏向腹腔,有利于穿孔自行闭合及急性腹膜炎好转,从而使患者免遭手术痛苦。其病死率与手术缝合穿孔者无显著差别。为了能够得到满意的吸引减压,鼻胃管在胃内的位置要恰当,应处于最低位。非手术疗法的缺点是不能去除已漏入腹腔内的污染物,因此只适用于腹腔污染较轻的患者。其适应证如下。

（1）患者无明显中毒症状,急性腹膜炎体征较轻,或范围较局限,或已趋向好转,表明漏出的胃肠内容物较少,穿孔已趋于自行闭合。

（2）穿孔是在空腹情况下发生的,估计漏至腹腔内的胃肠内容物有限。

（3）溃疡病本身不是根治性治疗的适应证。

（4）有较重的心肺等重要脏器并存病,致使麻醉及手术有较大风险。但在 70 岁以上、诊断不能肯定、应用类固醇激素和正在进行溃疡治疗的患者,不能采取非手术治疗方法。

因为手术治疗的效果确切,非手术治疗的风险并不低（腹内感染、脓毒症等）,一般认为非手术治疗要极慎重。在非手术治疗期间,需动态观察患者的全身情况和腹部体征,若病情无好转或有所加重,即需及时改用手术治疗。

（二）手术治疗

手术治疗包括单纯穿孔缝合术和确定性溃疡手术。

1.单纯穿孔缝合术

单纯穿孔缝合术是目前治疗溃疡病穿孔主要的手术方式。只要闭合穿孔不致引起胃出口梗阻,就应首先考虑。缝闭瘘口、中止胃肠内容物继续外漏后,彻底清除腹腔内的污染物及渗出液。术后须经过一时期内科治疗,溃疡可以愈合。缝合术的优点是操作简便,手术时间短,安全性高,一般认为,以下为单纯穿孔缝合术的适应证。穿孔时间超过 8 小时,腹腔内感染及炎症水肿较重,有大量脓性渗出液;以往无溃疡病史或有溃疡病史未经正规内科治疗,无出血、梗阻并发症,特别是十二指肠溃疡;有其他系统器质性疾病而不能耐受彻底性溃疡手术。单纯穿孔缝合术通常采用经腹手术,穿孔以丝线间断横向缝合,再用大网膜覆盖,或以网膜补片修补;也可经腹腔镜行穿孔缝合大网膜覆盖修补。一定吸净腹腔内渗液,特别是膈下及盆腔内。吸除干净后,腹腔引流并非必须。对所有的胃溃疡穿孔患者,需做活检或术中快速病理学检查,若为恶性,应行根治性手术。单纯溃疡穿孔缝合术后仍需内科治疗,幽门螺杆菌感染者需根除幽门螺杆菌,以减少复发的机会,部分患者因溃疡未愈合仍需行彻底性溃疡手术。

利用腹腔镜技术缝合十二指肠溃疡穿孔为 Nathanson 等首先报道。后来 Mouret 等描述一种无缝合穿孔修补技术:以大网膜片和纤维蛋白胶封闭穿孔。以后相继报道了吸收性明胶海绵填塞、胃镜引导下肝圆韧带填塞等技术。无缝合技术效果不确切,其术后再漏的机会很大（10％左右）,尤其在穿孔＞5 mm者,因此应用要慎重。缝合技术有单纯穿孔缝合、缝合加大网膜补片加强和以大网膜补片缝合修补等。虽然腔镜手术具有微创特点,而且据报道术后切口的感染发生率较开腹手术低,但并未被广大外科医师普遍接受,原因是手术效果与开腹手术比较仍有争议,术后发生再漏需要手术处理者不少见,手术时间较长和花费高。以下情况不宜选择腹腔镜手术:①存在前述高危因素（术前存在休克、穿孔时间＞24 小时和伴随内科疾病）。②有其他溃疡并发症如出血和梗阻。③较大的穿孔（＞10 mm）。④腹腔镜实施技术上有困难（上腹部手术史等）。

2.部分胃切除和迷走神经切断术

随着对溃疡病病因学的深入理解和内科治疗的良好效果，以往所谓的"确定"性手术方法——部分胃切除和迷走神经切断手术已经很少采用。尤其在急性穿孔有腹膜炎的情况下进行手术，其风险显然较穿孔修补术为大，因此需要严格掌握适应证。仅在以下情况时考虑所谓"确定性"手术。

（1）需切除溃疡本身以治愈疾病。如急性穿孔并发出血；已有幽门瘢痕性狭窄等，在切除溃疡时可根据情况考虑做胃部分切除手术。

（2）较大的胃溃疡穿孔，有癌可能，做胃部分切除。

（3）幽门螺杆菌感染阴性、联合药物治疗无效或胃溃疡复发时，仍有做迷走神经切断术的报道。

（王国青）

第二节 急性上消化道出血

一、概述

急性上消化道出血是指屈氏韧带以上的食管、胃、十二指肠和胰管、胆管病变引起的急性出血，胃空肠吻合术后吻合口附近的空肠上段病变所致出血也属这一范围。临床表现为呕血、黑便、血便等。当出血量在短时间内超过 1 000 mL 或超过循环血量的 20% 时，可引起周围循环障碍，严重者可危及生命。

（一）病因

上消化道疾病和全身性疾病均可引起上消化道出血，临床上最常见的病因是消化性溃疡、食管胃底静脉曲张破裂、急性胃黏膜损害及胃癌。糜烂性食管炎、食管贲门黏膜撕裂综合征引起的出血也不少见。

1.食管疾病

食管静脉曲张、食管贲门黏膜撕裂综合征（Mallory-Weiss 综合征）、糜烂性食管炎、食管癌。

2.胃部疾病

胃溃疡、急性胃黏膜损害、胃底静脉曲张、门静脉高压性胃黏膜损害、胃癌、胃息肉。

3.十二指肠疾病

溃疡、十二指肠炎、憩室。

4.邻近器官疾病

胆管出血（胆石症、肝胆肿瘤等）、胰腺疾病（假性囊肿、胰腺癌等）、主动脉瘤破裂入上消化道。

5.全身性疾病

血液病（白血病、血小板减少性紫癜等）、尿毒症、血管性疾病（遗传性出血性毛细血管扩张症等）。

(二)诊断

1.临床表现特点

(1)呕血与黑便:是上消化道出血的直接证据。幽门以上出血且出血量大者常表现为呕血。呕出鲜红色血液或血块者表明出血量大、速度快,血液在胃内停留时间短。若出血速度较慢,血液在胃内经胃酸作用后变性,则呕吐物可呈咖啡样。幽门以下出血表现为黑便,但如出血量大而迅速,幽门以下出血也可以反流到胃腔而引起恶心、呕吐,表现为呕血。黑便的颜色取决于出血的速度与肠道蠕动的快慢。粪便在肠道内停留的时间短,可排出暗红色的粪便。反之,空肠、回肠,甚至右半结肠出血,如在肠道中停留时间长,也可表现为黑便。

(2)失血性外周循环衰竭:急性外周循环衰竭是急性失血的后果,其程度的轻重与出血量及速度有关。少量出血可因机体的代偿机制而不出现临床症状。中等量以上出血常表现为头晕、心悸、口渴、冷汗、烦躁及昏厥。体检可发现面色苍白、皮肤湿冷、心率加快、血压下降。大量出血者可在黑便排出前出现晕厥与休克,应与其他原因引起的休克鉴别。老年人大量出血可引起心、脑方面的并发症,应引起重视。

(3)氮质血症:上消化道出血后常出现血中尿素氮浓度升高,24~28 小时达高峰,一般不超过 14.3 mmol/L(40 mg/dL),3~4 天降至正常。若出血前肾功能正常,出血后尿素氮浓度持续升高或下降后又再升高,应警惕继续出血或止血后再出血的可能。

(4)发热:上消化道出血后,多数患者在 24 小时内出现低热,但一般不超过 38 ℃,持续 3~5 天降至正常。引起发热的原因尚不清楚,可能与出血后循环血容量减少,周围循环障碍,导致体温调节中枢的功能紊乱,再加以贫血的影响等因素有关。

2.实验室及其他辅助检查特点

(1)血常规:红细胞及血红蛋白在急性出血后 3~4 小时开始下降,血细胞比容也下降。白细胞稍有反应性升高。

(2)隐血试验:呕吐物或黑便隐血反应呈强阳性。

(3)血尿素氮:出血后数小时内开始升高,24~28 小时达高峰,3~4 天降至正常。

3.诊断与鉴别诊断

根据呕血、黑便和血容量不足的临床表现,以及呕吐物、黑便隐血反应呈强阳性,红细胞计数和血红蛋白浓度下降的实验室证据,可做出消化道出血的诊断。下面几点在临床工作中值得注意。

(1)上消化道出血的早期识别:呕血及黑便是上消化道出血的特征性表现,但应注意部分患者在呕血及黑便前即出现急性周围循环衰竭的征象,应与其他原因引起的休克或内出血鉴别。及时进行直肠指检可较早发现尚未排出体外的血液,有助于早期诊断。

呕血和黑便应和鼻出血、拔牙或扁桃体切除术后吞下血液鉴别,通过询问发病过程与手术史不难加以排除。进食动物血液、口服铁剂、铋剂及某些中药,也可引起黑色粪便,但均无血容量不足的表现与红细胞、血红蛋白降低的证据,可以借此加以区别。呕血有时尚需与咯血鉴别,支持咯血的要点是:①患者有肺结核、支气管扩张、肺癌、二尖瓣狭窄等病史。②出血方式为咯出,咯出物呈鲜红色,有气泡与痰液,呈碱性。③咯血前有咳嗽、喉痒、胸闷、气促等呼吸道症状。④咯血后通常不伴黑便,但仍有血丝痰。⑤胸部X线片通常可发现肺部病灶。

(2)出血严重程度的估计:由于出血大部分积存于胃肠道,单凭呕出或排出量估计实际出血量是不准确的。根据临床实践经验,下列指标有助于估计出血量。出血量每天超过 5 mL 时,粪便隐血试验则可呈阳性;当出血量超过 60 mL,可表现为黑便;呕血则表示出血量较大或出血速度快。若出血量在 500 mL 以内,由于周围血管及内脏血管的代偿性收缩,可使重要器官获得足够的血液供应,因而症状轻微或者不引起症状。若出血量超过 500 mL,可出现全身症状,如头晕、心悸、乏力、出冷汗等;若短时间内出血量>1 000 mL,或达全身血容量的 20%时,可出现循环衰竭表现,如四肢厥冷、少尿、晕厥等,此时收缩压可<12.0 kPa(90 mmHg)或较基础血压下降 25%,心率>120 次/分,血红蛋白<70 g/L。事实上,当患者体位改变时出现血压下降及心率加快,说明患者血容量明显不足、出血量较大。因此,仔细测量患者卧位与直立位的血压与心率,对估计出血量很有帮助。另外,应注意不同年龄与体质的患者对出血后血容量不足的代偿功能相差很大,因而相同出血量在不同患者引起的症状也有很大差别。

(3)出血是否停止的判断:上消化道出血经过恰当的治疗,可于短时间内停止出血。但由于肠道内积血需经数天(约 3 天)才能排尽,因此不能以黑便作为判断继续出血的指征。临床上出现以下情况应考虑继续出血的可能:①反复呕血,或黑便次数增多,粪质转为稀烂或暗红。②周围循环衰竭经积极补液输血后未见明显改善。③红细胞计数、血红蛋白测定与血细胞比容继续下降,网织红细胞持续增高。④在补液与尿量足够的情况下,血尿素氮持续或再次增高。

一般来讲,一次出血后 48 小时以上未再出血,再出血的可能性较小。而过去有多次出血史,本次出血量大或伴呕血,24 小时内反复大出血,出血原因为食管胃底静脉曲张破裂、有高血压病史或有明显动脉硬化者,再出血的可能性较大。

(4)出血的病因诊断:过去病史、症状与体征可为出血的病因诊断提供重要线索,但确诊出血原因与部位需靠器械检查。①内镜检查:是诊断上消化道出血最常用与准确的方法。出血后 24~48 小时的紧急内镜检查价值更大,可发现十二指肠降部以上的出血灶,尤其对急性胃黏膜损害的诊断更具意义,因为该类损害可在几天内愈合而不留下痕迹。有报道,紧急内镜检查可发现约 90%的出血原因。在紧急内镜检查前需先补充血容量,纠正休克。一般认为患者收缩压>12.0 kPa(90 mmHg)、心率<110 次/分、血红蛋白浓度≥70 g/L 时,进行内镜检查较为安全。若有活动性出血,内镜检查前应先插鼻胃管,抽吸胃内积血,并用生理盐水灌洗至抽吸物清亮,然后拔管行胃镜检查,以免积血影响观察。②X 线钡餐检查:上消化道出血患者何时行钡餐检查较合适,各家有争论。早期活动性出血期间胃内积血或血块影响观察,且患者处于危急状态,需要进行输血、补液等抢救措施而难以配合检查。早期行 X 线钡餐检查还有引起再出血之虞,因此目前主张 X 线钡餐检查最好的出血停止和病情稳定数天后进行。③选择性腹腔动脉造影:若上述检查未能发现出血部位与原因,可行选择性肠系膜上动脉造影。若有活动性出血,且出血速度>0.5 mL/min 时,可发现出血病灶。可同时行栓塞治疗而达到止血的目的。④胶囊内镜:用于常规胃、肠镜检查无法找到出血灶的原因未明消化道出血患者,是近年来主要用于小肠疾病检查的新技术。国内外已有较多胶囊内镜用于不明原因消化道出血检查的报道,病灶检出率在 50%~75%,显性出血者病变检出率高于隐性出血者。胶囊内镜检查的优点是无创、患者容易接受,可提示活动性出血的部位。缺点是胶囊内镜不能操控,对病灶的暴露有时不理想,也不能取病理活检。⑤小肠镜:推进式小肠镜可窥见 Treitz 韧带远端约 100 cm 的空肠,对不明原因消化道出血的病因诊断率可达 40%~65%。该检查需用专用外套管,患者较痛苦,有一定的并发症发生率。近年应用于临床的双气囊小肠镜可检查全小肠,大大提高了不明原因消化道出血的病因诊断率。据国内外报道双气囊全小肠镜对不明原因消化道出血的病因诊断率在 60%~77%。双气囊全小肠镜的优势在于能够对可疑病灶进行仔细观察、取活检,且可进行内镜下止血治疗,如氩离子凝固术、注射止血术或息肉切除术等。对原因未明的消化道出血患者有条件的医院应尽早行全小肠镜检查。⑥放射性核素⁹⁹ᵐTc:标记红细胞扫描注射⁹⁹ᵐTc标记红细胞后,连续扫描10～60分钟,如发现腹腔内异常放射性浓聚区则视为阳性。可依据放射性浓聚区所在部位及其在胃肠道的移动来判断消化道出血的可能部位,适用于怀疑小肠出血的患者,也可作为选择性腹腔动脉造影的初筛方法,为选择性动脉造影提供依据。

(三)治疗

上消化道出血病情急,变化快,严重时可危及患者生命,应采取积极措施进行抢救。这里叙述各种病因引起的上消化道出血的治疗的共同原则。

1.抗休克

上消化道出血的初步诊断一经确立,则抗休克、迅速补充血容量应放在一切医疗措施的首位,不应忙于进行各种检查。可选用生理盐水、林格液、右旋糖酐或其他血浆代用品。出血量较大者,特别是出现循环衰竭者,应尽快输入足量同型浓缩红细胞或全血。出现下列情况时有紧急输血指征:①患者改变体位时出现晕厥。②收缩压<12.0 kPa(90 mmHg)。③血红蛋白浓度<70 g/L。对于肝硬化食管胃底静脉曲张破裂出血者应尽量输入新鲜血,且输血量适中,以免门静脉压力增高导致再出血。

2.迅速提高胃内酸碱度

当胃内 pH 提高至 5 时,胃内胃蛋白酶原的激活明显减少,活性降低。而 pH 升高至 7 时,则胃内的消化酶活性基本消失,对出血部位凝血块的消化作用消失,起到协助止血的作用。自身消化作用的减弱或消失,对溃疡或破损部位的修复也起促进作用,有利于出血病灶的愈合。

3.止血

根据不同的病因与具体情况,因地制宜选用最有效的止血措施。

4.监护

严密监测病情变化,患者应卧床休息,保持安静,保持呼吸道通畅,避免呕血时血阻塞呼吸道而引起窒息。严密监测患者的生命体征,如血压、脉搏、呼吸、尿量及神志变化。观察呕血及黑便情况,定期复查红细胞数、血红蛋白浓度、血细胞比容。必要时行中心静脉压测定。对老年患者根据具体情况进行心电监护。

留置鼻胃管可根据抽吸物颜色监测胃内出血情况,也可通过胃管注入局部止血药物,有助于止血。

二、消化性溃疡出血

胃及十二指肠溃疡出血占全部上消化道出血病因的 50% 左右。

(一)诊断

(1)根据该病的慢性过程、周期性发作及节律性上腹痛,一般可做出初步诊断。出血前上腹部疼痛常加重,出血后可减轻或缓解。应注意约 15% 的患者可无上腹痛病史,而以上消化道出血为首发症状。也有部分患者虽有上腹部疼痛症状,但规律性并不明显。

(2)胃镜检查常可发现溃疡灶。对无明显病史、诊断疑难或有助于治疗时,应争取行紧急胃镜检查。若有胃镜检查禁忌证或无条件行胃镜检查,可于出血停止后数天行 X 线钡餐检查。

(二)治疗

治疗原则与上述相同。一般少量出血经适当内科治疗后可于短期内止血,大量出血则应引起高度重视,宜采取综合治疗措施。

1.饮食

目前不主张过分严格的禁食。若患者无呕血或明显活动性出血的征象,可予流质饮食,并逐渐过渡到半流质饮食。但若患者有频繁呕血或解稀烂黑便,甚至暗红色血便,则主张暂时禁食,直至活动性出血停止才予进食。

2.提高胃内 pH 的措施

主要措施是静脉内使用抑制胃酸分泌的药物。静脉使用质子泵抑制剂如奥美拉唑首剂80 mg,然后每 12 小时 40 mg 维持。国外有报道首剂注射 80 mg 后以每小时 8 mg 的速度持续静脉滴注,认为可稳定提高胃内 pH,提高止血效果。当活动性出血停止后,可改口服治疗。

3.内镜下止血

内镜下止血是溃疡出血止血的首选方法,疗效肯定。常用方法包括注射疗法,在出血部位附近注射1∶10 000肾上腺素溶液,热凝固方法(电极、热探头、氩离子凝固术等)。目前主张首选热凝固疗法或联合治疗,即注射疗法加热凝固方法,或止血类加注射疗法。可根据条件及医师经验选用。

4.手术治疗

经积极内科治疗仍有活动性出血者,应及时邀请外科医师会诊。手术治疗仍是消化性溃疡出血治疗的有效手段,其指征为:①严重出血经内科积极治疗仍不止血,血压难以维持正常,或血压虽已正常,但又再次大出血的。②以往曾有多次严重出血,间隔时间较短后又再次出血的。③合并幽门梗阻、穿孔,或疑有癌患者。

三、食管胃底静脉曲张破裂出血

食管胃底静脉曲张破裂出血为上消化道出血常见病因,出血量往往较大,病情凶险,病死率较高。

(一)诊断

(1)起病急,出血量往往较大,常有呕血。

(2)有慢性肝病史。若发现黄疸、蜘蛛痣、肝掌、腹壁静脉曲张、脾大、腹水等有助于诊断。

(3)实验室检查可发肝功能异常,特别是白/球蛋白比例倒置、凝血酶原时间延长、血清胆红素增高。血常规检查有红细胞、白细胞及血小板计数减少等脾功能亢进表现。

(4)胃镜检查或食管吞钡检查发现食管静脉曲张。

值得注意的是,有不少的肝硬化消化道出血原因不是食管胃底静脉曲张破裂出血所致,而是急性胃黏膜糜烂或消化性溃疡。急诊胃镜检查对出血原因部位的诊断具有重要意义。

(二)治疗

除按前述紧急治疗、输液及输血抗休克、使用抑制胃酸分泌药物外,下列方法可根据具体情况选用。

1.药物治疗

药物治疗是各种止血治疗措施的基础,在建立静脉通路后即可使用,为后续的各种治疗措施创造条件。

(1)生长抑素及其类似品:可降低门静脉压力。国内外临床试验表明,该类药物对控制食管胃底曲张静脉出血有效,止血有效率在 70%～90%,与气囊压迫相似。目前供应临床使用的有

14 肽生长抑素,用法是首剂 250 μg 静脉注射,继而 3 mg 加入 5% 葡萄糖液 500 mL 中,250 μg/h 连续静脉滴注,连用 3~5 天。因该药半减期短,若输液中断超过 3 分钟,需追加 250 μg 静脉注射,以维持有效的血药浓度。奥曲肽是一种合成的 8 肽生长抑素类似物,具有与 14 肽相似的生物学活性,半减期较长。其用法是奥曲肽首剂 100 μg 静脉注射,继而 600 μg,加入 5% 葡萄糖液 500 mL 中,以 25~50 μg/h 速度静脉滴注,连用 3~5 天。生长抑素治疗食管静脉曲张破裂出血止血率与气囊压迫相似,其最大的优点是无明显的不良反应。在硬化治疗前使用有利于减少活动性出血,使视野清晰,便于治疗。硬化治疗后再静脉滴注一段时间可减少再出血的机会。

(2)血管升压素:作用机制是通过对内脏血管的收缩作用,减少门静脉血流量,降低门静脉及其侧支的压力,从而控制食管、胃底静脉曲张破裂出血。目前推荐的疗法是 0.2 U/min,持续静脉滴注,视治疗反应,可逐渐增加剂量,至 0.4 U/min。如出血得到控制,应继续用药 8~12 小时,然后停药。如果治疗 4~6 小时后仍不能控制出血,或出血一度中止而后又复发,应及时改用其他疗法。由于血管升压素具有收缩全身血管的作用,其不良反应包括血压升高、心动过缓、心律失常、心绞痛、心肌梗死、缺血性腹痛等。

目前主张在使用血管升压素同时使用硝酸甘油,以减少前者引起的全身不良反应,取得良好效果,尤以有冠心病、高血压病史者效果更好。具体用法是在应用血管升压素后,舌下含服硝酸甘油 0.6 mg,每30分钟 1 次。也有主张使用硝酸甘油 40~400 μg/min 静脉滴注,根据患者血压调整剂量。

2.内镜治疗

(1)硬化栓塞疗法(EVS):在有条件的医疗单位,EVS 为当今控制食管静脉曲张破裂出血的首选疗法。多数报道 EVS 紧急止血成功率超过 90%,EVS 治疗组出血致死率较其他疗法明显降低。

适应证:一般来说,不论什么原因引起的食管静脉曲张破裂出血,均可考虑行 EVS,下列情况下更是 EVS 的指征:重度肝功能不全、储备功能低下如 Child C 级、低血浆蛋白质、血清胆红素升高的病例;合并有心、肺、脑、肾等重要器官疾病而不宜手术者;合有预后不良或无法切除之恶性肿瘤者,尤以肝癌为常见;已行手术治疗而再度出血,不可再次手术治疗,而常规治疗无效者;经保守治疗(包括三腔二囊管压迫)无效者。

禁忌证:有效血容量不足,血循环状态尚不稳定者;正在不断大量呕血者,因为行 EVS 可造成呼吸道误吸,加上视野不清也无法进行治疗操作;已濒临呼吸衰竭者,由于插管可加重呼吸困难,甚至呼吸停止;肝性脑病或其他原因意识不清无法合作者;严重心律失常或新近发生心肌梗死者;出血倾向严重,虽然内科纠正治疗,但仍远未接近正常者;长期用三腔二囊管压迫,可能造成较广泛的溃疡及坏死者,EVS 疗效常不满意。

硬化剂的选择:常用的硬化剂有下列几种。乙氧硬化醇(AS):主要成分为表面麻醉剂聚多卡醇与乙醇;AS 的特点是对组织损伤作用小,有较强的致组织纤维作用,黏度低,可用较细的注射针注入,是一种比较安全的硬化剂;AS 可用于血管旁与血管内注射,血管旁每点 2~3 mL,每条静脉内 4~5 mL,每次总量不超过 30 mL;乙醇胺油酸酯(EO):以血管内注射为主,因可引起较明显的组织损害,每条静脉内不超过 5 mL,血管旁每点不超过 3 mL,每次总量不超过 20 mL;十四羟基磺酸钠(TSS):据报道硬化作用较强,止血效果好,用于血管内注射;纯乙醇:以血管内注射为主,每条静脉不超过 1 mL,血管外每点不超过 0.6 mL;鱼肝油酸钠:以血管内注射为主,每条静脉 2~5 mL,总量不超过 20 mL。

术前准备:补充血容量,纠正休克;配血备用;带静脉补液进入操作室;注射针充分消毒,检查内镜、注射针、吸引器性能良好;最好使用药物先控制出血,使视野清晰,便于选择注射点。

操作方法:按常规插入胃镜,观察曲张静脉情况,确定注射部位。在齿状线上2～3 cm穿刺出血征象和出血最明显的血管,注入适量(根据不同硬化剂决定注射量)硬化剂。每次可同时注射1～3条血管,但应在不同平面注射(相隔3 cm),以免引起术后吞咽困难。也有人同时在出血静脉或曲张最明显的静脉旁注射硬化剂,以达到直接压迫作用,继而化学性炎症、血管旁纤维结缔组织增生,使曲张静脉硬化。每次静脉注射完毕后退出注射针,用附在镜身弯曲部的止血气囊或直接用镜头压迫穿刺点1分钟,以达到止血的目的。若有渗血,可局部喷洒凝血酶或25％孟氏液,仔细观察无活动性出血后出镜。

术后治疗:术后应继续卧床休息,密切注意出血情况,监测血压等生命指征,禁食24小时,补液,酌情使用抗生素,根据病情继续使用降低门静脉压力的药物。首次治疗止血成功后,应在1～2周后进行重复治疗,直至曲张静脉完全消失或只留白色硬索状血管,多数病例施行3～5次治疗后可达到此目的。

并发症:出血,在穿刺部位出现渗血或喷血,可在出血处再补注1～2针,可达到止血作用;胸痛、胸腔积液和发热,可能与硬化剂引起曲张静脉周围炎症、管溃疡、纵隔炎、胸膜炎的发生有关;食管溃疡和狭窄;胃溃疡及出血性胃炎,可能与EVS后胃血流淤滞加重、应激、从穿刺点溢出的硬化剂对胃黏膜的直接损害有关。

(2)食管静脉曲张套扎术(EVL):适应证、禁忌证与EVS大致相同。其操作要点是在内镜直视下把曲张静脉用负压吸引入附加在内镜前端特制的内套管中,然后通过牵拉引线,使内套管沿外套管回缩,把原放置在内套管上的特制橡皮圈套入已被吸入内套管内的静脉上,阻断曲张静脉的血流,起到与硬化剂栓塞相同的效果。每次可套扎5～10个部位和EVS相比,两者止血率相近,可达90％左右。其优点是EVL不引起注射部位出血和系统并发症,值得进一步推广。

3.三腔二囊管

三腔二囊管压迫是传统的有效止血方法,其止血成功率在44％～90％,由于存在一定的并发症,目前大医院已较少使用。主要用于药物效果不佳,暂时无法进行内镜治疗者,也适用于基层单位不具备内镜治疗的技术或条件者。

(1)插管前准备:①向患者说明插管的必要性与重要性,取得其合作。②仔细检查三腔管各通道是否通畅,气囊充气后作水下检查有无漏气,同时测量气囊充气量,一般胃囊注气200～300 mL[用血压计测定内压,以5.3～6.7 kPa(40～50 mmHg)为宜],食管囊注气150～200 mL[压力以4.0～5.3 kPa(30～40 mmHg)为宜],同时要求注气后气囊膨胀均匀,大小、张力适中,并做好各管刻度标记。③插管时若患者能忍受,最好不用咽部麻醉剂,以保存喉头反射,防止吸入性肺炎。

(2)正确的气囊压迫:插管前先测知胃囊上端至管前端的距离,然后将气囊完全抽空,气囊与导管均外涂液状石蜡,通过鼻孔或口腔缓缓插入。当至50～60 cm刻度时,套上50 mL注射器从胃管作回抽。如抽出血性液体,表示已到达胃腔,并有活动性出血。先将胃内积血抽空,用生理盐水冲洗。然后用注射器注气,将胃气囊充气200～300 mL,再将管轻轻提拉,直到感到管子有弹性阻力时,表示胃气囊已压于胃底贲门部,此时可用宽胶布将管子固定于上唇一侧,并用滑车加重量500 g(如500 mL生理盐水瓶加水250 mL)牵引止血。定时抽吸胃管,若不再抽出血性液体,说明压迫有效,此时可继续观察,不用再向食管囊注气。否则应向食管囊充气150～

200 mL,使压力维持在 4.0～5.3 kPa(30～40 mmHg),压迫出血的食管曲张静脉。

(3)气囊压迫时间:第一个 24 小时可持续压迫,定时监测气囊压力,及时补充气体。每 1～2 小时从胃管抽吸胃内容物,观察出血情况,并可同时监测胃内 pH。压迫 24 小时后每间隔 6 小时放气 1 次,放气前宜让患者吞入液状石蜡 15 mL,润滑食管黏膜,以防止囊壁与黏膜黏附。先解除牵拉的重力,抽出食管囊气体,再放胃囊气体,也有人主张可不放胃囊气体,只需把三腔管向胃腔内推入少许则可解除胃底黏膜压迫。每次放气观察 15～30 分钟后再注气压迫。间歇放气的目的在于改善局部血循环,避免发生黏膜坏死糜烂。出血停止 24 小时后可完全放气,但仍将三腔管保留于胃内,再观察 24 小时,如仍无再出血方可拔出。一般三腔二囊管放置时间以不超过 72 小时为宜,也有报告长达 7 天而未见黏膜糜烂者。

(4)拔管前后注意事项:拔管前先给患者服用液状石蜡 15～30 mL,然后抽空 2 个气囊中的气体,慢慢拔出三腔二囊管。拔管后仍需禁食 1 天,然后给予温流质饮食,视具体情况再逐渐过渡到半流质和软食。

三腔二囊管如使用不当,可出现以下并发症:①曲张静脉糜烂破裂。②气囊脱出阻塞呼吸道引起窒息。③胃气囊进入食管导致食管破裂。④食管和(或)胃底黏膜因受压发生糜烂。⑤呕吐反流引起吸入性肺炎。⑥气囊漏气使止血失败,若不注意观察可继续出血引起休克。

4.经皮经颈静脉肝穿刺肝内门体分流术(TIPS)

TIPS 是影像学 X 线监视下的介入治疗技术。通过颈静脉插管到达肝静脉,用特制穿刺针穿过肝实质,进入门静脉。放置导线后反复扩张,最后在这个人工隧道内置入 1 个可扩张的金属支架,建立人工瘘管,实施门体分流,降低门静脉压力,达到治疗食管胃底曲张静脉破裂出血的目的。TIPS 要求有相当的设备与技术,费用高,推广普及尚有困难。

5.手术治疗

大出血时有效循环血量骤降,肝供血量减少,可导致肝功能进一步的恶化,患者对手术的耐受性低,急症分流术死亡率达 15%～30%,断流术死亡率达 7.7%～43.3%。因此,在大出血期间应尽量采用各种非手术治疗,若不能止血才考虑行外科手术治疗。急症手术原则上采取并发症少、止血效果确切及简易的方法,如食管胃底曲张静脉缝扎术、门-奇静脉断流术等。待出血控制后再行择期手术,如远端脾-肾静脉分流术等,以解决门静脉高压问题,预防再出血。

四、其他原因引起的上消化道出血

(一)急性胃黏膜损害

该病是以一组胃黏膜糜烂或急性溃疡为特征的急性胃黏膜表浅性损害,常引起急性出血。主要包括急性出血性糜烂性胃炎和应激性溃疡,是上消化道出血的常见病因。

1.病因

(1)服用非甾体抗炎药(阿司匹林、吲哚美辛等)。

(2)喝大量烈性酒。

(3)应激状态(大面积烧伤、严重创伤、脑血管意外、休克、败血症、心肺功能不全等)。

2.诊断

(1)具备上述病因之一者。

(2)出血后 24～48 小时急诊胃镜检查发现胃黏膜(以胃体为主)多发性糜烂或急性浅表小溃疡,有时可见活动性出血。

3.治疗

该病以内科治疗为主。一般急救措施及补充血容量、抗休克与前述相同。该病的治疗要点如下。

(1)迅速提高胃内 pH,以减少 H⁺反弥散,降低胃蛋白酶活力,防止胃黏膜自身消化,帮助凝血。可选用质子泵抑制剂如奥美拉唑或潘妥拉唑。

(2)内镜下直视止血:包括出血部位的注射疗法、电凝止血或局部喷洒止血药(凝血酶或去甲肾上腺素溶液等)。

(3)手术治疗:应慎重考虑,因该病病变范围广泛,加上手术本身也是一种应激。对经内科积极治疗无效、出血量大者可考虑手术治疗。

(二)胃癌出血

胃癌一般为持续小量出血,急性大量出血者占 20%～25%,对中年以上男性患者,近期内出现上腹部疼痛或原有疼痛规律消失,食欲下降,消瘦,贫血程度与出血量不符者,应警惕胃癌出血的可能。内镜、活检或 X 线钡餐检查可明确诊断。治疗方法是补充血容量后及早手术治疗。

(三)食管贲门黏膜撕裂综合征

由于剧烈干呕、呕吐或可致腹腔内压力骤增的其他原因,造成食管贲门部黏膜及黏膜下层撕裂并出血。为上消化道出血的常见病因之一,约占上消化道出血病因的 10%,部分患者可致严重出血。急诊内镜检查是确诊的最重要方法,镜下可见纵形撕裂,长 3～20 mm,宽 2～3 mm,大多为单个裂伤,以右侧壁最多,左侧壁次之,可见到病灶渗血或有血痂附着。

治疗上除按一般上消化道出血原则治疗外,可在内镜下使用钛夹、电凝、注射疗法等。使用抑制胃酸分泌药物可减少胃酸反流,促进止血与损伤组织的修复。

(四)胆管出血

该病是指胆管或流入胆管的出血,可分为肝内型和肝外型出血。肝内型出血多为肝外伤、肝脏活检、PTC、感染和中毒后肝坏死、血管瘤、恶性肿瘤、肝动脉栓塞等病因所致。肝外型出血多为胆结石、胆管蛔虫、胆管感染、胆管肿瘤、经内镜胆管逆行造影下十二指肠乳头括约肌切开术后、T 管引流等引起。

1.诊断

(1)有上述致病因素存在,临床上出现三大症状:消化道出血、胆绞痛及黄疸。

(2)经内镜检查未发现食管和胃内的出血病变,而十二指肠乳头部有血液或血块排出,即可确认胆管出血。必要时可行 ERCP、PTC、选择性动脉造影、腹部探查中的胆管造影、术中胆管镜直视检查等,均有助于确诊。

2.治疗

首先要查明原发疾病,只有原发病查明后才能制定正确的治疗方案。轻度的胆管出血,一般可用保守疗法止血,急性胆管大出血则应及时手术治疗。除按上述一般紧急治疗、输液及输血、止血药物使用外,以下措施应着重进行。

(1)病因治疗。①控制感染:由于肝内或胆管内化脓性感染所引起的出血,控制感染至关重要,可选用肝胆管系统内浓度较高的抗生素,如头孢菌素类、喹诺酮类等抗生素静脉滴注,可联合两种以上抗生素。②驱蛔治疗:由胆管蛔虫引起者,主要措施是驱蛔、防治感染、解痉镇痛。在内镜直视下钳取嵌顿在壶腹内的蛔虫是一种有效措施。

(2)手术治疗:有下列情况可考虑手术治疗。①持续胆管大出血,经各种治疗仍血压不稳,休克未能有效控制者。②反复的胆管出血,经内科积极治疗无效者。③肝内或肝外有需要处科手术治疗的病变存在者。

(王淑芳)

第三节 急性出血性坏死性肠炎

急性出血性坏死性肠炎(AHNE)是一种危及生命的暴发性疾病,病因不清,其发病与肠道缺血、感染等因素有关,以春秋季节发病为多。病变主要累及小肠,呈节段性,但少数病例可有全部小肠及结肠受累,以出血、坏死为特征。主要临床表现为腹痛、腹胀、呕吐、腹泻、便血,重症可出现败血症和中毒性休克。

一、病因与发病机制

急性出血坏死性肠炎的病因仍不十分清楚,目前认为可能是感染、免疫、饮食不当等多因素共同作用、相互影响的结果,其中产气荚膜杆菌感染在该病发病中的作用受到相当的关注,被认为可能起重要作用。

产气荚膜杆菌感染假说认为,当产气荚膜杆菌感染时,此菌产生 β 毒素,由于机体肠腔内缺乏能破坏 β 毒素的蛋白酶,致 β 毒素使肠绒毛麻痹破坏肠道的保护屏障,使细菌引起肠黏膜的变态反应,肠黏膜微循环发生障碍,进而引起肠黏膜的坏死性改变。

二、病理

该病病理表现以累及小肠,多以空肠下段为重,也可出现胃、十二指肠、结肠受累。病变多呈节段性分布,可融合成片。病变多自黏膜下层发生,向黏膜层发展,出现黏膜肿胀增厚、黏膜粗糙呈鲜红色或暗褐色,可见片状坏死和散在溃疡,黏膜下层水肿。患者则表现以腹泻为主,出现黏膜广泛坏死脱落则有大量便血。病变向浆肌层发展时,可出现肠蠕动障碍,患者出现麻痹性肠梗阻,肠壁肌层或全层炎症、坏死,肠内细菌或毒素外渗,甚而肠壁穿孔,出现严重的腹膜炎和中毒性休克。

三、诊断要点

(一)症状

1.腹痛、腹胀

腹痛、腹胀多为急性起病,起初较轻,渐加重,腹痛以脐周或上腹部多见,也可表现为左下腹或右下腹,甚至全腹,腹痛渐呈持续性,剧烈,难以忍受,可有阵发性加剧。疼痛部位常有压痛,可有反跳痛提示存在腹膜炎,病情较重。

2.腹泻、便血

病初常为黄色稀水样便或蛋花样便,每天 2～10 次不等,不久出现血便,可以为鲜血、果酱样或黑便,有恶臭。多无里急后重。轻症只表现腹泻无便血,但大便潜血多为阳性。

3.恶心、呕吐

与腹痛、腹泻常同时出现。呕吐物可有胆汁或咖啡样胃内容物。

4.中毒症状

早期发热在 38 ℃左右,有时可达 40 ℃以上,可出现四肢厥冷、皮肤花纹、血压下降等中毒性休克症状,以及抽搐、昏迷、贫血、腹水、电解质紊乱、DIC 等表现。

(二)体征

查体可见腹部饱满,有时可见肠型,腹部有压痛。有腹肌紧张和反跳痛时,提示有急性腹膜炎。渗出液较多时可叩出移动性浊音,腹水可呈血性。早期肠鸣音亢进,有肠梗阻时可有气过水声或金属音,腹膜炎加重时肠鸣音减弱或消失。

(三)辅助检查

1.血常规检查

可有不同程度的贫血,中性粒细胞可正常或升高,肠坏死明显时可出现类白血病反应,核左移明显,部分患者可出现中毒性颗粒。

2.大便常规检查

粪便呈血水样或果酱样,镜检可见发现大量红细胞,中等量白细胞,大便潜血实验阳性。部分病例大便培养可获得产气荚膜梭状芽孢杆菌可确诊。

3.X 线检查

早期可发现局限性小肠积气和胃泡胀气,部分患者可有胃内液体潴留。其后可见肠管扩张、黏膜皱襞、模糊、粗糙,肠腔内有大小不等的液平面,肠壁水肿增厚,肠间隙增宽。坏死肠段可显示规则致密阴影,肠穿孔时可有膈下游离气体。急性期为避免加重出血和肠穿孔,一般不做钡灌肠检查。

四、分型

临床一般分为 5 型。各型之间无严格界限,以临床表现特点突出为主,病程中可发生转化。

(一)肠炎型

临床最常见,以腹痛、腹泻、恶心、呕吐等症状为主要表现。病变常侵犯黏膜和黏膜下层,以渗出性炎症为主。

(二)便血型

本型以便血为主要表现,是由肠黏膜及黏膜下层的严重出血坏死所致。

(三)肠梗阻型

患者恶心、呕吐、腹胀、腹痛,伴停止排气、排便,肠鸣音消失。腹透有肠梗阻表现。肠壁肌层受累导致麻痹性肠梗阻所致。

(四)腹膜炎型

本型主要表现为腹痛较重,有腹膜刺激征表现。与肠壁缺血坏死炎症反应较强及肠壁穿孔有关。

(五)中毒休克型

本型患者全身症状较重,发热、谵妄、昏迷、低血压、休克表现突出。其发生与病变广泛,大量毒素和血管活性物质吸收有关。本型最为凶险、病死率很高。

五、病情判断

该病肠炎型、便血型,病情多轻、预后好。肠梗阻型、腹膜炎型、中毒休克型,病情多重,预后差,病死率可达 30%。

六、治疗

(一)内科治疗

1.禁食

轻症患者可进食流质易消化的碳水化合物。病情较重腹胀、腹痛、恶心、呕吐明显者应禁食,并行胃肠减压。经治疗病情好转可逐渐由流质、半流质、软饭过渡到普通饮食。

2.支持治疗

急性出血坏死性肠炎发病后,由于经消化道进食摄入营养受限,机体消耗增加,应注意加强静脉补液及能量和营养物质的补偿。一般成人每天补液在 2 000～3 000 mL,使尿量维持在 1 000 mL以上。能量补给注意葡萄糖、氨基酸、脂肪乳剂的合理搭配,注意微量元素、维生素的补充。重症患者适当补充悬浮红细胞,血浆或清蛋白。有休克表现的应积极抗休克治疗。包括补足血容量,适当补充胶体液,对血压恢复不好的可应用血管活性药物。

3.抗生素治疗

应针对病原菌选用抗生素,常用抗生素有氨基糖苷类、青霉素类、头孢类、喹诺酮类及硝咪唑类。抗生素宜早期、足量联合应用。多主张两种作用机制不同的药物联合应用,可得到较好的疗效。

4.肾上腺皮质激素治疗

肾上腺皮质激素可抑制炎症反应,改善和提高机体的应激能力,减轻中毒症状。一般可每天用地塞米松 10～20 mg 或氢化可的松 200～400 mg,静脉滴注。一般用药 3～5 天,不宜过长。

5.对症治疗

腹痛可用阿托品、山莨菪碱,如效果不佳可在严密观察下用布桂嗪(强痛定)、曲马多,甚至哌替啶。

便血可用维生素 K、酚磺乙胺(止血敏)、巴曲酶(立止血)等,大出血可用善宁或施他宁静脉滴注,有输血指征者可输血治疗。

(二)外科治疗

该病经内科积极治疗,大多可痊愈。对积极治疗,病情无明显好转,有如下情况者应积极考虑手术治疗。①有明显肠坏死倾向;②疑有肠穿孔;③疑有绞窄性肠梗阻及不能排除其他急腹症者;④便血或休克经内科积极保守治疗无效者。

(王淑芳)

第四节　急性肠梗阻

急性肠梗阻是由于各种原因使肠内容物通过障碍而引起一系列病理生理变化的临床症候群。由于病因多种多样,临床表现复杂,病情发展迅速,使诊断比较困难,处理不当可导致不良后果。祖国医学对肠梗阻也早有记载,如关格、肠结、吐粪等均指此病。近年来对该病的认识虽然有了提高,但绞窄性肠梗阻的死亡率仍高达10％以上,是死亡率较高的急腹症之一。

一、病因及分类

(一)病因分类
肠梗阻是由不同原因引起,根据发病原因可分为三大类。

1.机械性肠梗阻
在临床中最为常见,是由于肠道的器质性病变,形成机械性的压迫或堵塞肠腔而引起的肠梗阻。机械性肠梗阻的常见原因有肠粘连、肿瘤、嵌顿疝、肠套叠、肠扭转、炎症狭窄、肠内蛔虫团或粪块、先天性肠畸形(旋转不良、肠道闭锁)等。

2.动力性肠梗阻
这是由于神经抑制或毒素作用使肠蠕动发生暂时性紊乱,使肠腔内容物通过障碍。根据肠功能紊乱的特点,又有麻痹性和痉挛性之分。麻痹性是由于肠管失去蠕动功能以致肠内容物不能运行,常见于急性弥漫性腹膜炎、腹部创伤或腹部手术后,当这些原因去除后,肠麻痹仍持续存在即形成麻痹性肠梗阻。痉挛性是由于肠壁肌肉过度收缩所致,在急性肠炎、肠道功能紊乱或慢性铅中毒时可以见到。

3.血运性肠梗阻
由于肠系膜血管血栓形成而发生肠管血液循环障碍,肠腔内虽无梗阻,但肠蠕动消失,使肠内容物不能运行。

在临床上,以机械性肠梗阻最多见,麻痹性肠梗阻也有见及,而其他类型的肠梗阻少见。

(二)其他分类
(1)根据是否有肠管血运障碍,肠梗阻可以分为单纯性和绞窄性肠梗阻两种。肠梗阻的同时不合并有肠管血液循环障碍者称为单纯性肠梗阻,如肠腔堵塞、肠壁病变引起的狭窄或肠管压迫等一般无血运障碍,都属于单纯性肠梗阻。肠梗阻同时合并有血液循环障碍者称为绞窄性肠梗阻,如嵌顿疝、肠套叠、肠扭转等随着病情发展,均可发生肠系膜血管受压,都属于绞窄性肠梗阻。在临床上鉴别是单纯性还是绞窄性对治疗有重要意义,绞窄性肠梗阻如不及时解除,可以很快导致肠坏死、穿孔,以致发生严重的腹腔感染和中毒性休克,死亡率很高。但有时鉴别困难,粘连性肠梗阻可能是单纯性的,也可能是绞窄性的。

(2)根据肠梗阻的部位,可分为高位小肠梗阻、低位小肠梗阻和结肠梗阻。梗阻部位不同,临床表现也有不同之处。如果一段肠袢两端受压,如肠扭转,则称为闭袢性肠梗阻,结肠梗阻时回盲瓣可以关闭防止逆流.也形成闭袢性肠梗阻。这类梗阻时,肠腔往往高度膨胀,容易发生肠壁坏死和穿孔。

(3)根据肠梗阻的程度,分为完全性肠梗阻和不完全性肠梗阻。

(4)根据梗阻发生的缓急,分为急性与慢性肠梗阻。

肠梗阻的这些分类主要是为了便于对疾病的了解及治疗上的需要,而且肠梗阻是处于不断变化的过程中,各类肠梗阻,在一定条件下是可以转化的。如单纯性肠梗阻治疗不及时,可能发展为绞窄性肠梗阻。机械性肠梗阻,梗阻以上的肠管由于过度扩张,到后来也可发展为麻痹性肠梗阻。慢性不完全性肠梗阻,也可由于炎症水肿加重而变为急性完全性肠梗阻。

二、病理生理

肠梗阻急性发生后,肠管局部和机体全身都将出现一系列复杂的病理生理变化。

(一)局部变化

主要是肠蠕动增加,肠腔膨胀、积气积液、肠壁充血水肿、通透性增加而引起变化。

1.肠蠕动增加

正常时肠蠕动由自主神经系统、肠管本身的肌电活动和多肽类激素的调节来控制。当发生肠梗阻时各种刺激增加而使肠管活动增加,梗阻近端肠管肠蠕动的频率和强度均增加,这是机体企图克服障碍的一种抗病反应。在高位肠梗阻时肠蠕动频率较快,每 3～5 分钟即可有一次,低位小肠梗阻时间隔较长,可 10～15 分钟 1 次。因此,在临床上可以出现阵发性腹痛、反射性呕吐、肠鸣音亢进、腹壁可见肠型等。如梗阻长时间不解除,肠蠕动又可逐渐变弱甚至消失,出现肠麻痹。

2.肠腔膨胀、积气积液

肠梗阻的进一步发展,在梗阻以上肠腔出现大量积气积液,肠管也随之逐渐扩张、肠壁变薄。梗阻以下肠管则塌陷空虚。肠腔内气体 70% 是咽下的空气,30% 是血液弥散至肠腔内和肠腔内细菌发酵所产生。这些气体大部分为氮气,很少能向血液内弥散,因而易引起肠腔膨胀。肠腔内的液体,一部分是饮入的液体,大部分则是胃肠道的分泌液。肠腔膨胀及各种刺激使分泌增加,但扩张、壁薄的肠管吸收功能障碍,因而使肠腔积液不断增加。

3.肠壁充血水肿、通透性增加

若肠梗阻再进一步发展,则出现肠壁毛细血管和小静脉的淤血、肠壁水肿、肠壁通透性增加、液体外渗,肠腔内液体可渗透至腹腔,血性渗液可进入肠腔。如肠腔内压力增高,使小动脉血流受阻,肠壁上出现小出血点,严重者,可出现点状坏死和穿孔。此时肠壁血运障碍,细菌和毒素可以透过肠壁渗至腹腔内,引起腹膜炎。

(二)全身性病理生理变化

由于不能进食、呕吐、脱水、感染而引起的体液、电解质和酸碱平衡失调以致中毒性休克等。

1.水和电解质缺失

大量体液丧失是急性肠梗阻引起的一个重要的病理生理变化。正常时胃肠道分泌液每天约 8 000 mL,绝大部分在小肠吸收回到血液循环,仅约 500 mL 通过回盲瓣到达结肠。肠梗阻时回吸收障碍而液体自血液向肠腔继续渗出,于是消化液不断地积聚于肠腔内,形成大量的第三间隙液,实际上等于丧失到体外。再加上梗阻时呕吐丢失,可以迅速导致血容量减少和血液浓缩。体液的丢失也伴随大量电解质的丢失,高位肠梗阻时更为显著,低位肠梗阻时,积存在肠管内的胃肠液可达 5～10 L。这些胃肠液约与血浆等渗,所以在梗阻初期是等渗性的脱水。胆汁、胰液及肠液均为碱性,含有大量的 HCO_3^-,加上组织灌注不良,酸性代谢产物增加,尿量减少,很容易引起酸中毒。胃液中钾离子浓度约为血清钾离子的两倍,其他消化液中钾离子浓度与血清钾离子浓度相等,因此,肠梗阻时也丧失大量钾离子,血钾浓度降低,引起肠壁肌张力减退,加重肠腔膨胀。

2.对呼吸和心脏功能的影响

由于肠梗阻时肠腔膨胀使腹压增高,横膈上升,腹式呼吸减弱,可影响肺泡内气体交换。同时可影响下腔静脉血液回流,使心排血量明显减少,出现呼吸循环功能障碍,甚至加重休克。

3.感染和中毒性休克

梗阻以上的肠内容物郁积、发酵、细菌繁殖并生成许多毒性产物,肠管极度膨胀,肠壁通透性增加,在肠管发生绞窄,失去活力时,细菌和毒素可透过肠壁到腹腔内引起感染,又经过腹膜吸收进入血液循环,产生严重的毒血症状甚至中毒性休克。这种感染性肠液在手术时如不经事先减压清除,梗阻解除后毒素可经肠道吸收迅速引起中毒性休克。再由于肠梗阻时,大量失水引起血容量减少,一旦发生感染和中毒,往往造成难复性休克,既有失液、失血,又有中毒因素的严重休克,可致脑、心、肺、肝、肾及肾上腺等重要脏器的损害,休克难以纠正。

总之,肠梗阻的病理生理变化程度随着梗阻的性质和部位不同而有差别。高位小肠梗阻容易引起脱水和电解质失衡,低位肠梗阻容易引起肠膨胀和中毒症状,绞窄性肠梗阻容易引起休克,结肠梗阻或闭袢性肠梗阻容易引起肠坏死、穿孔和腹膜炎。梗阻晚期,机体抗病能力明显低下,各种病理生理变化均可出现了。

三、临床表现

(一)症状

由于肠梗阻发生的急缓、病因不同、部位的高低及肠腔堵塞的程度不同而有不同的临床表现,但肠内容物不能顺利通过肠腔而出现腹痛、呕吐、腹胀和停止排便排气的四大症状是共同的临床表现。

1.腹痛

腹痛是肠梗阻最先出现的症状。腹痛多在腹中部脐周围,呈阵发性绞痛,伴有肠鸣音亢进,这种疼痛是由于梗阻以上部位的肠管强烈蠕动所致。腹痛是间歇性发生,在每次肠蠕动开始时出现,由轻微疼痛逐渐加重,达到高峰后即行消失,间隔一段时间后,再次发生。腹痛发作时,患者常可感觉有气体在肠内窜行,到达梗阻部位而不能通过时,疼痛最重,如有不完全性肠梗阻时,气体通过后则感疼痛立即减轻或消失。如腹痛的间歇期不断缩短,或疼痛呈持续性伴阵发性加剧,且疼痛较剧烈时,则肠梗阻可能是单纯性梗阻发展至绞窄性梗阻的表现。腹痛发作时,还可出现肠型或肠蠕动波,患者自觉似有包块移动,此时可听到肠鸣音亢进。当肠梗阻发展至晚期,梗阻部位以上肠管过度膨胀,收缩能力减弱,则阵痛的程度和频率都减低,当出现肠麻痹时,则不再出现阵发性绞痛,而呈持续性的胀痛。

2.呕吐

呕吐的程度和呕吐的性质与梗阻程度和部位有密切关系。肠梗阻的早期呕吐是反射性的,呕吐物为食物或胃液。然后有一段静止期,再发呕吐时间视梗阻部位而定,高位小肠梗阻,呕吐出现较早而频繁,呕吐物为胃液、十二指肠液和胆汁,大量丢失消化液,短期内出现脱水、尿少、血液浓缩,或代谢性酸中毒。如低位小肠梗阻时呕吐出现较晚,多为肠内容物在梗阻以上部位郁积到相当程度后,肠管逆蠕动出现反流性呕吐,吐出物可为粪样液体,或有粪臭味。如有绞窄性梗阻,呕吐物为血性或棕褐色。结肠梗阻仅在晚期才出现呕吐。麻痹性肠梗阻的呕吐往往为溢出样呕吐。

3.腹胀

腹部膨胀是肠腔内积液、积气所致。一般在梗阻发生一段时间后才出现,腹胀程度与梗阻部位有关。高位小肠梗阻由于频繁呕吐,腹胀不显著,低位小肠梗阻则腹胀较重,可呈全腹膨胀,或伴有肠型。闭袢性肠梗阻可以出现局部膨胀,叩诊鼓音。而结肠梗阻如回盲部关闭可以显示腹部高度膨胀而且不对称。慢性肠梗阻时腹胀明显,肠型与蠕动波也较明显。

4.停止排便排气

有无大便和肛门排气,与梗阻程度有关。在完全性梗阻发生后排便排气即停止。少数患者因梗阻以下的肠管内尚有残存的粪便及气体,由于梗阻早期,肠蠕动增加,这些粪便及气体仍可排出,不能因此而否定肠梗阻的存在。在某些绞窄性肠梗阻如肠套叠、肠系膜血管栓塞,患者可自肛门排出少量血性黏液或果酱样便。

(二)体征

1.全身情况

单纯性肠梗阻早期多无明显全身变化。但随梗阻后症状的出现,呕吐、腹胀、丢失消化液,可发生程度不等的脱水。若发生肠绞窄、坏死穿孔,出现腹膜炎时,则出现发热、畏寒等中毒表现。

一般表现为急性痛苦病容,神志清楚,当脱水或有休克时,可出现神志萎靡、淡漠、恍惚、甚至昏迷。肠梗阻时由于腹胀使膈肌上升,影响心、肺功能,呼吸受限、急促,有酸中毒时,呼吸深而快。体温在梗阻晚期或绞窄性肠梗阻时,由于毒素吸收,体温升高,伴有严重休克时体温反而下降。由于水和电解质均有丢失,多属等渗性脱水,表现全身乏力,眼窝、两颊内陷,唇舌干燥,皮肤弹性减弱或消失。急性肠梗阻患者必须注意血压变化,可由于脱水、血容量不足或中毒性休克发生,而使血压下降。患者有脉搏快、面色苍白、出冷汗、四肢厥冷等外周循环衰竭时,血压多有下降,表示有休克存在。

2.腹部体征

腹部体征可按视、触、叩、听的顺序进行检查。

(1)急性肠梗阻的患者,一般都有不同程度的腹部膨胀,高位肠梗阻多在上腹部,低位小肠梗阻多在脐区,麻痹性肠梗阻呈全腹性膨隆。闭祥性肠梗阻可出现不对称性腹部膨隆。机械性梗阻时,常可见到肠型及蠕动波。

(2)腹部触诊时,可了解腹肌紧张的程度、压痛范围和反跳痛等腹膜刺激征,应常规检查腹股沟及股三角,以免漏诊嵌顿疝。单纯性肠梗阻时腹部柔软,肠管膨胀可出现轻度压痛,但无其他腹膜刺激征。绞窄性肠梗阻时,可有固定性压痛和明显腹膜刺激征,有时可触及绞窄的肠祥或痛性包块。压痛明显的部位,多为病变所在,痛性包块常为受绞窄的肠祥。回盲部肠套叠时,腊肠样平滑的包块常在右中上腹;蛔虫性肠梗阻时可为柔软索状团块,有一定移动度;乙状结肠梗阻扭转时包块常在左下腹或中下腹;癌肿性包块多较坚硬而疼痛较轻;腹外疝嵌顿多为圆形突出腹壁的压痛性肿块。

(3)腹部叩诊时,肠管胀气为鼓音,绞窄的肠祥因水肿、渗液为浊音。因肠管绞窄腹腔内渗液,可出现移动性浊音,必要时腹腔穿刺检查,如有血性腹水,则为肠绞窄证据。

(4)腹部听诊主要是了解肠鸣音的改变。机械性肠梗阻发生后,腹痛发作时肠鸣音亢进,随着肠腔积液增加,可出现气过水声,肠管高度膨胀时可听到高调金属音。麻痹性肠梗阻或机械性肠梗阻的晚期,则肠鸣音减弱或消失。正常肠鸣音一般在 $3\sim5$ 次/分,5 次/分以上为肠鸣音亢进,少于 3 次为减弱,3 分钟内听不到肠鸣音为消失。

(三)实验室检查

单纯性肠梗阻早期各种化验检查变化不明显。梗阻晚期或有绞窄时,由于失水和血液浓缩,化验检查为判断病情及疗效可提供参考。

(1)血常规:血红蛋白、红细胞比容因脱水和血液浓缩而升高,与失液量成正比。尿比重升高,多在1.025～1.030。白细胞计数对鉴别肠梗阻的性质有一定意义,单纯性肠梗阻正常或轻度增高,绞窄性肠梗阻可达$(15～20)×10^9/L$,中性粒细胞亦增加。

(2)血 pH 及二氧化碳结合力下降,说明有代谢性酸中毒。

(3)血清 Na^+、K^+、Cl^- 等离子在早期无明显变化,但随梗阻存在,自身代谢调节的作用,内生水和细胞内液进入循环而稀释,使 Na^+、Cl^- 等逐渐下降,在无尿或酸中毒时,血清 K^+ 可稍升高,随着尿量的增加和酸中毒的纠正而大量排 K^+,血清 K^+ 可突然下降。

(四)X 线检查

这是急性肠梗阻常用的检查方法,常能对明确梗阻是否存在、梗阻的位置、性质及梗阻的病因提供依据。

1.腹部平片检查

肠管的气液平面是肠梗阻特有的 X 线表现。摄片时最好取直立位,如体弱不能直立时可取侧卧位。在梗阻发生 4～6 小时后,由于梗阻近端肠腔内积存大量气体和液体,肠管扩张,小肠扩张在 3 cm 以上,结肠扩张在 6 cm 以上,黏膜皱襞展平消失,小肠皱襞呈环形伸向腔内,呈"鱼骨刺"样的环形皱襞,多见于空肠梗阻。而回肠梗阻时,黏膜皱襞较平滑,至晚期时小肠肠祥内有多个液平面出现,典型的呈阶梯状。根据 Mall 描述将小肠分布位置分为五组:空肠上段为第一组,位于左上腹;第二组为空肠下段,在左下腹;第三组为回肠上段在脐周围;第四组为回肠中段,在右上腹;第五组为回肠下段,在右下腹。这样可以判断梗阻在小肠的上段、中段还是下段。结肠梗阻与小肠梗阻不同,因梗阻结肠近端肠腔内充气扩张,回盲瓣闭合良好时,形成闭祥性梗阻,结肠扩张十分显著,尤以壁薄的右半结肠为著,盲肠扩张超过 9 cm。结肠梗阻时的液平面,多见于升、降结肠或横结肠的凹下部分。由于结肠内有粪块堆积,液平面可呈糊状。如结肠梗阻时回盲瓣功能丧失,小肠内也可出现气液平面,此时应注意鉴别。

2.肠梗阻的造影检查

考虑有结肠梗阻时,可作钡剂灌肠检查。检查前清洁灌肠,以免残留粪块造成误诊。肠套叠、乙状结肠扭转和结肠癌等,可明确梗阻部位、程度及性质。多数为肠腔内充盈缺损及狭窄。在回结肠或结肠套叠时,可见套入的肠管头部呈新月形或杯口状阴影。乙状结肠扭转时,钡柱之前端呈圆锥形或鹰嘴状狭窄影像。另外钡剂或空气灌肠亦有治疗作用。早期轻度盲肠或乙状结肠扭转,特别是肠套叠,在钡(或空气)灌肠的压力下,就可将扭转或套叠复位,达到治疗目的。

肠梗阻时的钡餐检查,由于肠道梗阻,通过时间长,可能加重病情或延误治疗,多不宜应用。而水溶性碘油造影,视梗阻部位,特别是高位梗阻时,可以了解梗阻的原因及部位。

(五)B超检查

B超检查有助于了解肠管积液扩张的情况,判断梗阻的性质和部位,观察腹水及梗阻原因。肠梗阻患者 B 超常见到梗阻部位以上的肠管有不同程度的扩张,管径增宽,肠腔内有形态不定的强回声光团和无回声的液性暗区。如为实质性病变显示更好,在肠套叠时 B 超横切面可见"靶环"状的同心圆回声,纵切面可显示套入肠管的长度,蛔虫团引起的肠梗阻可见局部平行旋涡状光带回声区。如肠管扩张明显、大量腹水、肠蠕动丧失,可能发生绞窄性肠梗阻或肠坏死。

四、诊断与鉴别诊断

急性肠梗阻的诊断,首先需要确定是否有肠梗阻存在,还必须对肠梗阻的程度、性质、部位及原因做出较准确的判断。

（一）肠梗阻是否存在

典型的肠梗阻具有阵发性腹部绞痛、呕吐、腹胀、停止排气排便四大症状及肠型、肠鸣音亢进等表现，诊断一般并不困难。但对于不典型病例、早期病例及不完全性肠梗阻，诊断时有一定困难，可借助X线检查给予帮助。一时难以确诊者，可一边治疗，一边观察，以免延误治疗。诊断时应特别注意与急性胰腺炎、胆绞痛、泌尿系统结石、卵巢囊肿扭转等鉴别，应做相关疾病的有关检查，以排除这些疾病。

（二）肠梗阻的类型

鉴别是机械性肠梗阻还是动力性肠梗阻（尤以麻痹性肠梗阻）。机械性肠梗阻往往有肠管器质性病变，如粘连、压迫或肠腔狭窄等，晚期虽可出现肠麻痹，但X线平片检查有助于鉴别。动力性肠梗阻常继发于其他原因，如腹腔感染、腹部外伤、腹膜后血肿、脊髓损伤或有精神障碍等，麻痹性肠梗阻虽有腹部膨胀，但肠型不明显、无绞痛、肠鸣音减弱或消失，这些与机械性梗阻的表现不同。

（三）肠梗阻的性质

鉴别是单纯性还是绞窄性肠梗阻。在急性肠梗阻的诊断中，这两者的鉴别极为重要。因为绞窄性肠梗阻肠壁有血运障碍，随时有肠坏死和腹膜炎、中毒性休克的可能，不及时治疗可危及生命。但两者的鉴别有时有一定困难，有以下表现时应考虑有绞窄性肠梗阻的可能。

（1）腹痛剧烈：阵发绞痛转为持续性痛伴阵发性加重。

（2）呕吐出现较早且频繁，呕吐物呈血性或咖啡样。

（3）腹胀不对称，有局部隆起或有孤立胀大的肠袢。

（4）出现腹膜刺激征或有固定局部压痛和反跳痛，肠鸣音减弱或消失。

（5）腹腔有积液，腹腔穿刺为血性液体。

（6）肛门排出血性液体或肛指检查发现血性黏液。

（7）全身变化出现早，如体温升高、脉率增快、白细胞计数升高，很快出现休克。

（8）X线腹部平片显示有孤立胀大的肠袢，位置固定不变。

（9）B超提示肠管扩张显著，大量腹水。

单纯性与绞窄性梗阻的预后不同，有人主张在两者不能鉴别时，在积极准备下以手术探查为妥，不能到绞窄症状很明显时才手术探查，以免影响预后。

（四）肠梗阻的部位

鉴别高位小肠梗阻还是低位小肠梗阻或是结肠梗阻。由于梗阻部位不同，临床表现也有所差异。高位小肠梗阻呕吐早而频，腹胀不明显；低位小肠梗阻呕吐出现晚而次数少，呕吐物呈粪样，腹胀显著；结肠梗阻，由于回盲瓣作用，阻止逆流，以致结肠高度膨胀形成闭袢性梗阻，其特点是进行性结肠胀气，可导致盲肠坏死和破裂，而腹痛较轻，呕吐较少，腹胀不对称，必要时以钡灌肠明确诊断。

（五）梗阻的程度

鉴别是完全性还是不完全性肠梗阻。完全性肠梗阻发病急，呕吐频，停止排便排气，腹部X线平片显示小肠内有气液平面呈阶梯状，结肠内无充气；不完全性肠梗阻发病缓，病情较长，腹痛轻，间歇较长，可无呕吐或偶有呕吐，每有少量排便排气，常在腹痛之后排少量稀便，腹部平片示结肠内少量充气。

(六)肠梗阻的原因

肠梗阻的病因要结合年龄、病史、体检及X线检查等综合分析,尽可能做出病因诊断,以便进行正确的治疗。

1.年龄因素

新生儿肠梗阻以肠道先天性畸形为多见,1岁以内小儿以肠套叠最为常见,1~2岁嵌顿性腹股沟斜疝的发生率较高,3岁以上的儿童应注意蛔虫团引起的肠梗阻,青壮年以肠扭转、肠粘连、绞窄性腹外疝较多,老年人则以肿瘤、乙状结肠扭转、粪便堵塞等为多见。

2.病史

如有腹部手术史、外伤史或腹腔炎症疾病史多为肠粘连或粘连带压迫所造成的肠梗阻;如患者有结核病史,或有结核病灶存在,应考虑有肠结核或腹腔结核引起的梗阻;如有长期慢性腹泻、腹痛应考虑有节段性肠炎合并肠狭窄;饱餐后剧烈活动或劳动考虑有肠扭转;如有心血管疾病,突然发生绞窄性肠梗阻,应考虑肠系膜血管病变的可能。

3.根据检查结果

肠梗阻患者除了腹部检查外,一定要注意腹股沟部检查,除外腹股沟斜疝、股疝嵌顿引起的梗阻,直肠指诊应注意有无粪便堵塞及肿瘤等,指套有果酱样大便时应考虑肠套叠。腹部触及肿块应多考虑为肿瘤性梗阻。大多数肠梗阻的原因比较明显,少数病例一时找不到梗阻的原因,需要在治疗过程中反复检查,再结合X线表现,或者在剖腹探查中才能明确。

五、治疗

肠梗阻的治疗要根据病因、性质、部位、程度和患者的全身性情况来决定,包括非手术治疗和手术治疗。不论是否采取手术治疗,总的治疗原则:①纠正肠梗阻引起的全身生理紊乱,纠正水、电解质及酸碱平衡紊乱。②去除造成肠梗阻的原因,采用非手术治疗或手术治疗。

(一)非手术治疗

非手术治疗措施也适用于每一个肠梗阻的患者,部分单纯性肠梗阻患者,经非手术疗法症状完全解除可免于手术,麻痹性肠梗阻,主要采用非手术疗法。对于需要手术的患者,这些措施为手术治疗创造条件也是必不可少的。

1.禁食、胃肠减压

这是治疗肠梗阻的重要措施之一。肠梗阻患者应尽早给予胃肠减压,有效的胃肠减压可减轻腹胀,改善肠管的血运,有利于肠道功能的恢复。腹胀减轻还有助于改善呼吸和循环功能。胃肠减压的方法是经鼻将减压管放入胃或肠内,然后利用胃肠减压器的吸引或虹吸作用将胃肠中气体和液体抽出,由于禁饮食,下咽的空气经过有效的减压,可使扭曲的肠袢得以复位,肠梗阻缓解。减压管有较短的单腔管(Levin管),可以放入胃或十二指肠内,这种减压管使用简便,对预防腹胀和高位小肠梗阻效果较好,另一种为较长的单腔或双腔管(Miller-Abbot管),管头端附有薄囊,待通过幽门后,囊内注入空气,利用肠蠕动,可将管带至小肠内梗阻部位,对低位小肠梗阻可能达到更有效的减压效果。缺点是插管通过幽门比较困难,有时需在透视下确定管的位置,比较费时。

2.纠正水、电解质和酸碱平衡紊乱

失水和电解质酸碱平衡紊乱是肠梗阻的主要生理改变,必须及时给予纠正。补给的液体应根据病史、临床表现及必要的化验结果来决定,掌握好"缺什么,补什么;缺多少,补多少""边治

疗、边观察、边调整"的原则。

(1)补充血容量:由于大量体液的丧失,引起血容量不足,甚至休克。应快速按"先快后慢"来补充液体。失水的同时有大量电解质的丧失,也应按"先盐后糖"(先补充足够的等渗盐水,然后再补充葡萄糖溶液)来补给,绞窄性肠梗阻患者有大量血浆和血液的丢失,还需补充血浆或全血。一般按下列方法来决定补液量:当天补液量＝当天正常需要量＋当天额外丧失量＋既往丧失量的一半。

当天正常需要量:成人每天 2 000～2 500 mL,其中等渗盐水 500 mL,余为 5％或 10％葡萄糖液。

当天额外丧失量:指当天因呕吐、胃肠减压等所丧失的液体。胃肠液一般按等渗盐水∶糖＝2∶1 补给。

既往丧失量:指发病以来,因呕吐、禁食等所欠缺的液体量,可按临床症状来估计。

在补液过程,必须注意血压、脉搏、静脉充盈程度、皮肤弹性及尿量和尿比重的变化,必要时监测中心静脉压(CVP)变化,在 CVP 不超过 1.18 kPa(12 cmH$_2$O)时认为是安全的。

肠梗阻时,一般都缺钾,待尿量充分时可适量补充钾盐。

(2)纠正酸中毒:肠梗阻患者大多伴有代谢性酸中毒,患者表现为软弱、嗜睡、呼吸深快,血液 pH、HCO$_3^-$、BE 均降低。估计碱量补充的常用方法。

补充碱量(mmol)＝(正常 CO$_2$CP－测得患者 CO$_2$CP)mmol×患者体重(kg)。

1 克 NaHCO$_3$ 含 HCO$_3^-$ 12 mmol,1 克乳酸钠含 HCO$_3^-$ 9 mmol。

补碱时可先快速给予 1/2 计算量,以后再做血气分析,根据结果及患者呼吸变化情况决定是否继续补充。

3.抗生素的应用

应用抗生素可以减低细菌性感染,抑制肠道细菌,减少肠腔内毒素的产生和吸收,减少肺部感染等。一般单纯性肠梗阻不需应用抗生素,但对绞窄性肠梗阻或腹腔感染者,需应用抗生素以控制感染。抗生素选择应针对肠道细菌,以广谱抗生素及对厌氧菌有效的抗生素为好。

4.中医中药治疗

(1)针刺治疗:针刺疗法具有增强和调整胃肠蠕动作用,对较轻病例可达治疗目的,特别对麻痹性肠梗阻效果较好。常用主穴:足三里、合谷、天枢、中脘。呕吐者加上脘,腹胀重者加大肠俞,腹痛加内关。可用强刺激手法,或用电针,留针半小时至 1 小时。还可用耳针:交感、大肠、小肠。也有水针穴位注射,可选用新斯的明,双侧足三里各注射 0.25 mg,或 10％葡萄糖各注射 10 mL。

(2)其他疗法:①颠簸疗法:适用于早期肠扭转的患者。②推拿、按摩疗法:适用于腹胀不重,无腹膜刺激症状的单纯性肠梗阻、肠粘连、肠扭转、蛔虫性肠梗阻时。③总攻疗法:在一段时间内,综合各种中西医有效措施,发挥协同作用,产生最大的通下作用,以克服肠内容物通过障碍,缩短疗程。但总攻疗法应慎重,时间应控制在 20 小时之内。

5.中转手术治疗

在非手术治疗过程中,要严格观察患者的全身和腹部变化,必要时进行 X 线检查,随时判断梗阻是否解除,或是否需要中转手术。

肠梗阻解除的指征:全身情况改善,患者安静入睡;自觉腹痛明显减轻或基本消失;腹胀明显减轻或消失,肠型包块消散;高调肠鸣音消失;通畅的排气排便;X 线腹部平片液平面消失。

在非手术治疗过程中,观察不宜过长,一般单纯性肠梗阻可观察 24～48 小时,而绞窄性肠梗阻不宜超过 6 小时,根据情况及时中转手术。

中转手术指征:全身情况恶化,神志恍惚,烦躁甚至昏迷,脉率增快,体温升高;腹痛加重,由阵发性疼痛转为持续性疼痛,或腹痛很重转为无腹痛反应;腹软或轻压痛变为腹肌紧张及反跳痛,肠鸣音亢进转为减弱或消失;出现移动性浊音,腹腔穿刺有血性液体;白细胞及中性粒细胞计数增多;腹部 X 线平片显示肠管膨胀加重,横径增宽,液平面增大;粘连性肠梗阻或反复发作的肠梗阻,梗阻缓解不满意,有复发因素存在者;老年肠梗阻患者,有肿瘤可能时亦应考虑中转手术。

(二)手术治疗

手术是急性肠梗阻的重要治疗方法,大多数急性肠梗阻需要手术解除。手术治疗原则:争取较短时间内以简单可靠的方法解除梗阻,恢复肠道的正常功能。手术大致有四种:①解决引起梗阻的原因。②肠切除肠吻合术。③短路手术。④肠造瘘或肠外置术。肠梗阻的手术方式应根据梗阻的性质、原因、部位及患者的具体情况决定,各种术式有其不同的适应证和要求,选择得当则可获得最佳临床效果。

1.肠切除术

由于某种原因使一段肠管失去生理功能或存活能力,如绞窄性肠坏死、肠肿瘤、粘连性团块、先天性肠畸形(狭窄、闭锁)需要行肠段切除术。切除范围要视病变范围而决定。

在绞窄性肠梗阻行肠切除时要根据肠袢的血运情况而决定部分肠切除术,合理判断肠壁生机是否良好,这是正确处理绞窄性肠梗阻的基础,如将可以恢复生机的肠袢行不必要的切除,或将已丧失活力的肠袢纳回腹腔,均会给患者带来损害,甚至危及生命。首先应正确鉴定肠壁生机,在肠袢的绞窄已经解除以后,用温热盐水纱布包敷 5～10 分钟,或在肠系膜根部用 0.5% 普鲁卡因行封闭注射以解除其可能存在的血管痉挛现象,如仍有下列现象存在,可作为判断肠管坏死的依据:①肠管颜色仍为暗紫色或发黑无好转。②肠管失去蠕动能力,可用血管钳等稍加挤压刺激仍无收缩反应者。③肠管终末动脉搏动消失。根据这些特点,受累肠袢不长,应将肠及其内容物立即予以切除并行肠吻合术。但有时虽经上述处理,仔细观察,肠管生机界限难以判断,且受累肠袢长度较长时,应延长观察时间,可用布带穿过系膜并将肠管放回腹腔,维持观察半小时、一小时乃至更长时间,同时维持血容量及正常血压,充分供氧,对可疑肠袢是否坏死失去生机做出肯定的判断,再进行适当处理。如患者情况极为严重,血压不易维持,可将坏死及可疑失去生机的肠袢做肠外置术,如以后肠管的色泽转佳,生机已恢复时,或坏死分界更加明确后,再做适当的肠切除吻合术。

肠切除术大致可分 3 步:①处理肠系膜,在预定切除肠曲的相应肠系膜上做扇形切口,切断并结扎系膜血管,注意不要损伤切除区邻近肠管的供应血管,肠管在切除线以外清除其系膜约 1 cm,确保系膜缘做浆肌层缝合。②切除肠曲的两端各置有齿钳两把,可适当斜行钳夹,保证对系膜缘有较好的血供,并可加大吻合口。离两侧钳夹约 5 cm 处,各放置套有橡胶管的肠钳一把,以阻断两侧肠内容物,切除病变肠段,吸去两端间肠内容物,肠壁止血。③将两断端靠拢,1 号丝线做间断全层内翻吻合,然后在前后壁做间断浆肌层缝合,缝闭肠系膜缺口,以防内疝。

2.肠短路术

肠短路术又称肠捷径手术适用于急性炎症期的粘连、充血水肿严重、组织脆弱易撕裂、不能切除的粘连性肿块或肿瘤晚期不能切除而仅为解除梗阻的一种姑息性手术。其方法是在梗阻部位上下方无明显炎症、肠壁柔软的肠管间行短路吻合。肠短路手术有两种方式:一种是侧侧式,即在梗阻部位近、远端的肠管间做侧侧吻合；另一种是端侧式，即先将梗阻近侧胀大肠袢切除，远切端予以缝合关闭，近侧端与梗阻远端萎陷的肠袢做端侧吻合。两种术式的优劣各异，可根据病变的情况决定。如患者情况较差，手术以解除梗阻而病变不能再切除者或为完全性梗阻者，则以简单有效的侧侧吻合术为宜，以免在端侧吻合后梗阻近端的肠袢盲端有胀破的可能。如需做二期手术，且能根除梗阻病变者，作为二期病灶切除术前的准备手术，可行端侧式吻合。

3.肠造瘘术

肠造瘘术肠造瘘术包括小肠造瘘及结肠造瘘，主要用于危重患者，由于患者周身状况危急不能耐受更大手术操作时仍不失为一种有效地解除梗阻的外科疗法。但在小肠梗阻时，因术后营养、水及电解质平衡都不易维持，造瘘口周围皮肤护理也很麻烦，因此，应竭力避免小肠造瘘术。对不能切除的结肠肿瘤或直肠肿瘤所致梗阻，或肿瘤虽能切除但因肠道准备不足，患者情况较差等情况下，适宜行结肠造瘘术或永久性人工肛门手术。肠造瘘术分为3种。

（1）断端造瘘，如为绞窄性肠梗阻、肠管已坏死，则须将坏死肠段切除，近端肠管从侧腹壁造瘘口处拖出并缝合固定，远端缝闭，待病情许可时再行二期手术。

（2）双口造瘘：将梗阻上方肠管提出行双口造瘘，主要适用于结肠梗阻或粘连性梗阻，肠管虽无坏死但无法分离，造瘘目的为单纯减压。

（3）插管造瘘：单纯插管造瘘作为解除肠道梗阻效果不理想，只有在坏死肠管切除后一期吻合，预防术后发生吻合口瘘时，可在吻合口上端肠管内插入减压管，并包埋固定在侧腹壁的腹膜上，戳孔引出，术后减压，避免吻合口瘘的发生。小肠高位插管造瘘又可作为供给肠内营养的备用通道。

4.其他手术

（1）肠粘连松解术及肠管折叠或肠排列。

（2）肠套叠复位术：使套叠的肠管退出并恢复原位。手术要求尽量在腹腔内操作，术者用手挤压套入部远端，轻柔地将套入部挤出。待完全复位后，仔细观察肠壁血运及蠕动情况，确认有无坏死表现。如为回结肠套叠，可将末端回肠与升结肠内侧壁稍予固定，以免再发生套叠。

（3）肠扭转复位术：将扭转的肠管复位后，恢复原来的功能位置。复位前应注意肠管血运情况及肠腔内容物多少，当肠腔内积存大量液体气体时，应先行减压后再复位，以免突然复位而使大量毒素吸收导致中毒性休克。

（4）肠减压术：如果术中见肠管极度扩张致手术有困难时，可先行肠管减压。常用减压方法有以下几种。①穿刺减压：用一粗针头接上吸引装置，直刺入膨胀的肠管，尽可能吸出肠内气体和液体，拔针后缝合针眼。因针头易堵塞，减压不满意。②橡皮管减压：在肠壁上做一小切口，置入橡皮管或导尿管，还可接上三通管，管周固定后进行吸引减压，可用生理盐水灌洗肠腔，减少中毒机会。③切开减压：对较游离肠管可提至切口外，周围保护好后可直接切开肠管进行减压，这种方法减压效果好，但易污染腹腔。

总之，肠梗阻的手术治疗应视患者梗阻情况而定。单纯性肠梗阻可采用解除引起梗阻机制的手术，如粘连松解术、肠切开取出堵塞异物术等，如肠管的病变为肿瘤、炎症可行肠切除、肠吻合术，狭窄病变不能切除时可做肠短路术。绞窄性肠梗阻应尽快采取解除梗阻机制的手术，如肠套叠或肠扭转的复位术、肠管坏死应行肠切除吻合术等。结肠梗阻时由于回盲瓣关闭作用，形成闭袢型肠梗阻，结肠血供也不如小肠丰富，单纯性肠梗阻也容易发生局部坏死和穿孔，应早期进行手术治疗。如患者全身情况差，腹胀严重，梗阻位于左半结肠时，可先以横结肠造瘘，待情况好转再行肠切除吻合,如肠管坏死,应将坏死肠段切除,做肠造瘘术,待全身情况好转后二期手术。由于结肠梗阻时出现的问题较多,手术治疗时需审慎的处理。

急性肠梗阻的预后与梗阻的病因、性质、诊治的早晚、术前后的处理及手术选择是否得当有关,多数良性梗阻效果较好,但单纯性肠梗阻的死亡率仍在 3% 左右,绞窄性肠梗阻的死亡率在 8% 左右,如诊治过晚死亡率可达 25% 以上。死亡多见于老年患者,主要原因是难复性休克、腹膜炎、肺部并发症、肠道术后并发症及全身衰竭等,因此应及时诊断、恰当的处理,减少死亡率。

急性肠梗阻的预防在某些类型的肠梗阻是可能的。如术后粘连性肠梗阻,在进行腹部手术时,操作轻柔,尽量减少脏器浆膜和腹膜的损伤,防止或减少术中胃肠道内容物对腹腔的污染,术后尽早恢复胃肠道蠕动功能,对预防粘连性肠梗阻有积极作用。有报告近年来在腹部手术后,腹腔内置入透明质酸酶可有效减少肠粘连的发生。积极防治肠蛔虫病是预防蛔虫团堵塞性肠梗阻的有效措施。避免饱食后强体力劳动或奔跑,可减少肠扭转的发生。腹腔内炎症及结核等病变,应积极治疗避免发展成粘连或狭窄,如患者存在发生肠梗阻的因素,应嘱患者注意饮食,以防止或减少肠梗阻的发病。

(王淑芳)

第五节 肠 衰 竭

肠衰竭(IF)是由于肠道功能降低以至于胃肠道无法吸收营养的一种疾病。由Ⅰ型和Ⅱ型 IF 组成急性肠衰竭(AIF)。虽然其发病率相对较低,但Ⅱ型 AIF 十分严重且需要多学科专家治疗,并常在得到缓解之前持续很长时间。管理关键点:控制脓毒症、液体和电解质复苏、优化营养状况、伤口护理、适当的手术和积极康复。

一、概述

肠衰竭(IF)已经被定义为肠道功能减低至肠道满足吸收宏量营养素和(或)水和电解质的最低需求之下,并需要静脉营养支持以保持健康和(或)生长。吸收功能的减退并不需要静脉内营养以维持健康或生长,可以被认为是"肠功能不全或缺乏"。IF 可为获得性或先天性,胃肠道性或全身性,良性起源或恶性起源。IF 可能突然发生,或表现为慢性疾病缓慢、逐渐的演变过程,也可表现为自限性短期过程或长期持续病程(慢性肠衰竭,CIF)。

二、分类

根据发病的基础情况与代谢和预后标准,将 IF 归类为以下 3 型。①Ⅰ型:急性,短期,通常为自限性。②Ⅱ型:急性病情的延续,经常出现在代谢情况不稳定的患者,并在数周或数月期间需要复杂多学科护理和静脉营养补充。③Ⅲ型:慢性病情况下,代谢稳定的患者,数月或数年需要静脉补充营养。Ⅲ型 IF 可为可逆的或不可逆的。

Ⅰ型和Ⅱ型 IF 共同组成急性肠衰竭(AIF)。Ⅰ型 AIF 是一种常见的、短暂的、在大多数情况下自我限制的情况,在腹部手术围术期约 15% 的患者诊断为 AIF,或与重大疾病如颅脑损伤、肺炎,或急性胰腺炎、心脏术后相关。术后肠梗阻通常在几天内自行恢复,只需极少治疗。这些患者通常在外科病房,虽然有一些患者处于重症监护条件但也适合这一类分类。急性胃肠道损伤这一术语是为了描述重症患者中作为多脏器功能不全一部分的胃肠道功能不全(无论是否具有原发腹部病理情况)而提出的。急性胃肠功能损伤Ⅰ型(自限型)及Ⅱ型(需干预治疗)大致对应 AIFⅠ型,有着一致的评估方法和管理需求。

Ⅱ型 IF 是伴随脓毒症的/代谢性/复杂营养性并发症的少见临床情况。可作为创伤结果逐步发生;也可伴随因急性情况(如肠扭转、绞窄性疝、肠系膜血栓形成或腹部创伤)而需要行肠切除后发生;也可随肠道手术并发症(吻合口漏,无法识别的肠道损伤、瘘管形成、腹壁撕裂,腹腔镜探查或开腹)发生,常常出现在先前存在的明显的临床并发症情况下。Ⅱ型 AIF 的患者往往需要专门的医疗设施,如专门 IF 单元、重症监护。Ⅱ型 IF 年发病率估计为 9 例/每百万。最常见的结果为全肠康复(约 40%),长期肠内营养,或转变为Ⅲ型 IF 并需要长期 HPN(家庭肠外营养)(约 50%)。Ⅱ型 IF 院内病死率报道高达9.6%~13%。

三、治疗原则

表现为瘘或肠造口出量增多的典型Ⅱ型 AIF 患者可能伴有脓毒症或可能伴有短肠综合征(占新入院 AIF 的 30%)。虽然这种现象在某种程度上一定会在所有胃肠道手术情况下被观察到,但没有统一治疗 AIF 的临床手段。

虽然治疗的关键方面在于治疗导致 AIF 的潜在情况,但普遍认为一些涉及多学科的治疗措施(表 10-1)必须应用以成功治疗 AIF。英国索尔福德大学也提出了非常相似的指导意见。

表 10-1　各类肠衰竭治疗指导

分型		描述	持续	举例	治疗目标
Ⅰ型	AIFⅠ型	急性情况。其他脏器功能不全常出现,当其他脏器功能不全纠正时,AIF 常为自限性	数天	术后麻痹性肠梗阻或作为 MODS 的一部分出现	度过急性期。稳定动态平衡。缓解 IF
Ⅱ型	AIFⅡ型	急性病情的延续。持续的代谢不稳定	数周到数月	伴或不伴瘘的复发性腹腔脓毒症。短肠综合征急性期	达到无脓毒症并无脏器功能不全的稳态,缓解 IF 或过渡到慢性 IF
Ⅲ型	CIF	慢性器官衰竭不伴有伴随急性器官衰竭。稳态临床情况	数月至数年	短肠综合征。肠动力障碍	保持动态平衡。优化营养和伤口状态。可能的情况下保持恢复肠完整性

控制脓毒症包括发现脓毒症的征象,放射线下或应用手术引流液体和脓肿。个体化的抗生素治疗,应优先考虑应用肠外或肠内营养应以优化酸碱、电解质和水化状态,方法包括液体补液及抗酸和抗动力药物的使用(通常是质子泵抑制剂和洛哌丁胺)。也需要防止严重营养不良患者开始营养支持后出现再喂养综合征的手段。伤口护理需要专科护理,可能包括伤口管理者,造口用具,双套管吸引,真空连接敷料系统等。应行积极康复并使用任何保留/排除肠道,这通常会包括肠内喂养,有时经造瘘口喂养,或近端液体回输。之后,通过影像学手段精确评估胃肠道状态和功能将允许后续的手术计划,直到初始损伤经过至少3个月且只有当有证据表明急性炎性反应在很大程度上缓解以后(体重及血清蛋白的改善;炎症标志物恢复正常水平;较低的瘘出量),否则手术是不明智的。

认真遵守上述项目可预测对 ECF 治疗成功的机会。类似"SNAP"方法也侧重于依照培养、拭子结果、腹部成像、识别其他可能感染源(如呼吸系统和泌尿系统感染,心内膜炎)而进行的脓毒症检测和治疗。需要进行营养与饮食评估,以便当必须进行补充饮食时应用最合适的方法:肠内营养(鼻胃管、灌肠、食糜回灌)或肠外营养(外周或中心静脉)。

四、治疗措施

(一)控制脓毒症

脓毒症是 AIF 患者死亡的主要原因。如果脓毒症起源于腹腔,须立即祛除感染源并进行合适的引流。然而,在某些情况下,没有发现明显可祛除的感染源,这时脓毒症可能是由细菌易位引起的(如结肠炎、严重肠管扩张,无穿孔的亚急性肠缺血等)。寻找和识别脓毒症的早期症状是十分必要的。患者可能没有表现出典型的感染迹象,如发热或血清 C 反应蛋白水平升高。然而,未控制的败血症的临床症状可能包括心动过速、疲劳、脑病、液体潴留和水肿、黄疸,最终出现新发或恶化的器官功能衰竭的临床特点。实验室检查可以提示白细胞计数较少或白细胞计数增多,单独出现的淋巴细胞计数减少、血红蛋白含量减低,作为肝功能异常指标而出现的血浆清蛋白和转铁蛋白水平的降低。

虽然根据培养结果的个体化的、有针对性的抗生素治疗是必需的,但只进行抗生素治疗只能满足少数 AIF 患者的需求。因此,必须识别和治疗脓毒症来源,如经皮或外科手术引流腹腔脓肿。此外,需要考虑非腹源性败血症来源,肺炎是其中最常见的。中心静脉导管应始终被认为是可能的感染源。需意识到伴迁延不愈感染及长期应用抗生素的重症患者的继发真菌脓毒症风险,在那些口腔卫生差的患者中要特别注意。

(二)优化水合和营养状态

AIF 患者的临床和代谢状况取决于胃肠功能障碍的程度和部位及潜在的疾病和其他器官功能。在短肠综合征(SBS)的病例中,这也取决于手术切除范围及是否存在回肠盲肠瓣和(或)结肠。在最初阶段,AIF 液体和营养的管理目的是通过补充体液和电解质达到血流动力学稳定。此后,控制液体损失和满足能源需求变为主要任务。

1.补充液体和电解质

液体复苏是所有 AIF 患者基本步骤,并需要在任何营养干预前开始执行。经小肠的液体流量每天为 6~8 L,主要为胃肠道分泌物但也包括饮用的液体。80% 左右的液体在空肠和回肠吸收,通常只有 1.0~1.5 L 的液体进入结肠,其中只有约 150 mL 不被吸收。结肠的储备能力十分巨大,在 24 小时内结肠能增加再摄取水量至 5 L。在接受了广泛肠切除的患者中,肠液丢失与残余小肠长度成反比,并由于部分或全结肠切除而恶化。末端空肠造口或近端回肠造口的患者常发展为脱水及电解质缺乏(特别是镁、钾和钠)。尤其是电解质紊乱可加重胃肠动力障碍,应使所有 AIF 患者的电解质处于正常值。相较于失去空肠,由于部分多余的胆盐和未吸收的脂肪达到结肠及空肠不能够适应此类物质,回肠切除术会导致相应的更严重的吸收不良及腹泻(胆盐腹泻和脂肪泻)。AIF 患者肠道损失的数量级在早期肠切除后是最大的,并可能因伴随因素如肠道炎症、肠道运动不良而加重。无论多少小肠存在,存在腹内脓毒症或其他潜在的疾病(如 Crohn,腹腔疾病,放射性肠炎或艾迪生氏病)可以显著提高肠输出(即没有短肠综合征)。

AIF 患者应输入液体以弥补所有的丢失并保持尿量至少为 1 mL/(kg·h)。患者应接受足够量的水,通常超过 30~40 mL/(kg·d)的标准体积。大量的液体和电解质通过腹泻、过量造口流出物丢失,鼻胃引流管必须仔细监测和更换。尿钠浓度是水合状态的敏感指标,尿钠＜20 mmol/L(或＜50 mmol/24 h),钠/钾比＜1,表示液体和(或)钠耗竭。这将先于血液尿素或肌酐的变化。应每周监测数次,直到达到液体平衡稳态。

治疗脓毒症的液体疗法是最具挑战性的,因为液体状态优化用于维持足量器官灌注,以防止进一步脏器损伤所代替,所以在这个阶段不可避免的达到正平衡。同时,需要迅速合理的控制脓毒症来源以限制不稳定期持续时间,并允许早期"去复苏"(晚期目标导向性液体清除/反向容量复苏)以实现临时液体负平衡而不影响血流量。

2.营养支持

营养干预是所有 AIF 患者的关键方面,需进行相应的评估、计划、治疗和监测。

(1)营养状况评价:一些筛查营养不良的工具可以用来评估营养状况或营养方面风险。这些量表都包括类似的变量,通常包括体重减轻,体质指数(BMI)、食物的摄入和持续疾病严重程度分级。营养不良诊断有两种方法,其一需要 BMI＜18.5 kg/m² 来定义营养不良;其二需要满足无意识的体重下降(强制标准)和 BMI 降低或无脂质量指数(FFMI)降低两项标准之一。体重减少可以是在不确定时间内＞10％的平常体重减少,超过 3 个月＞5％的平常体重减少。BMI 降低在受试人群中指年轻人 BMI＜20 kg/m²,70 岁以上老年人＜22 kg/m²。低无脂质量指数在男性和女性中分别为＜15 kg/m² 和＜17 kg/m²。

然而所有 AIF 患者的初步筛查必须扩展到营养状况的全面评估。人体测量学是可靠的诊断方式。最常见的人体测量方法是体重(实际、理想、调整)、BMI、臂围、皮褶厚度。然而,在 AIF 患者中,尤其是重症早期阶段每天体液波动或处于高度脱水风险中的肠输出量不稳定的患者中,这些测量方法的可靠性有所损失。同样的偏差出现在生物电阻抗分析(BIA)中。BIA 是一个身体组分的评估,理论上可以被用来评估组织的水合作用和细胞膜的完整性。然而 BIA 的结果只有在稳态液体平衡的患者中具有完全说服力。BIA 测量可得出阻抗,电阻和电抗,相位角(PHA),与生物电阻抗矢量分析(BIVA)。特别是 PHA,目前被认为是组织健康的标志,因为它是由身体细胞质量,细胞膜完整性和功能所决定。各种临床情况下,包括人类免疫缺陷病毒感染、癌症、手术和慢性肝病已经证明 PHA 的预后价值。目前对于身体组分,PHA,或水合状态的 BIA 有效性没有专门在 AIF 患者中进行评估。握力(或肌力)测定法来评估肌肉力量和功能是有效的,但又在特定的 AIF 环境下,其有效性还有待证明。

一些血液测试被用来评估 AIF 情况下的营养状态。这些措施包括血清蛋白(清蛋白、运铁蛋白、甲状腺素转运蛋白)、血肌酐、血尿素氮(BUN)、淋巴细胞计数。然而,这些指标都没能够明确定义营养状态。

血清蛋白应被视为疾病严重程度和手术风险的标志。它不应该被用作在急性期营养状态的标志物。此外,与炎性细胞因子反应类似,清蛋白会从血液循环渗透到血管外间隙,导致其血浆浓度降低。这种下降与患者的潜在营养状况没有直接关系。

(2)确定营养需求和喂养途径:身体组分评估后,必须确定营养要求。衡量能源需求最准确的方法是间接测热法。如 ICU 患者身上所证明的一样,应用其以发现代谢变化并允许合理地调整营养计划,可能会改善临床结果。如果间接测热法不可行,应根据患者分解/合成代谢状态,或疾病时相,接受 25～35 kcal/(kg·d)(1 kcal=4.186 kJ)的热量。其他预测公式的使用一般不准确。在 AIF 患者中,在肠外营养中蛋白摄入量通常应增加至 1.5 g/(kg·d)或给予等量氨基酸。所有的微量营养素(维生素和微量元素)和电解质应该从营养治疗开始时应用。需要小心患者有再喂养综合征风险。

由于高代谢状态不仅要使负能量和总蛋白平衡、肌肉丢失最小化,还需要维持组织功能,尤其是肝脏、免疫系统、骨骼肌和呼吸肌,所以脓毒症营养计划尤其具有挑战性。尽管间接测热法是评估能源需求的方法,但简单的公式也可应用于制订营养干预计划。可以得出结论,对脓毒症患者,总能源需求很少超过25 kcal/(kg·d),而蛋白质摄入通常应增加到1.5 g/(kg·d)。过量能量摄入,如过度喂养或静脉高营养,可能会损害肝功能,引起胆汁淤积性黄疸、精神错乱和代谢亢进,需要更多的氧气,产生更多的二氧化碳,因此需要增加肺通气,所以是有害的、必须避免的。

足量口服营养摄入在多数 AIF 患者是不现实的。因此,需要明确一个最佳替代方案。营养可通过肠内途径(经鼻胃管或鼻腔肠管,有时或通过胃或空肠造口术,或通过进入远端小肠的造瘘口)或肠外营养途径(通过外周或通常经中心静脉)。即使肠内喂养是首选喂养方式,但必须记住,经过肠内唯一途径往往难以满足腹腔脓毒症患者的能量和蛋白质需求。积累性能量净负平衡与越来越多的并发症相关。因此,如果不是全肠外营养补充应予以肠内营养。然而,由于即使是最精确的营养摄入不会导致肌肉质量增加,其在未被控制的脓毒症情况下也无法发挥作用。此外,营养支持过程中,发育停滞或缺乏体重增加可能是持续性败血症的主要特征。

(3)肠外营养:虽然肠内营养在绝大多数患者群体已被证明为最有益的营养方式,但是由于 AIF/ECF 患者胃肠道完整性受损,肠内营养相对难以满足此类患者营养需求。因此,肠外营养往往是主要的选择,单独应用肠外营养或与肠内营养一起应用(补充性 PN)。

静脉脂肪乳剂是肠外营养(PN)配方的基本组成部分,是能量和必需脂肪酸的主要来源。大豆油脂肪乳剂是第一种商业化的静脉脂类,具有高含量的必需脂肪酸和长链多不饱和脂肪酸(PUFA)。在各种的临床情况下,它已被证明是安全的并具有良好耐受性。然而,由于 PUFA 大量含有促炎作用的 ω-6 多不饱和脂肪酸,促使人们开发应用其他脂类[如中链甘油三酯(MCT)、橄榄油、鱼油]部分代替大豆油的脂肪乳。MCT 和富含橄榄油的乳剂相较于多不饱和脂肪酸不易发生脂质过氧化,且鱼油中的二十碳五烯酸和二十二碳六烯酸,ω-3 多不饱和脂肪酸具有良好的免疫调节作用,甚至具有抗炎特性。

(4)肠内营养:即使选择肠外营养作为营养支持手段,也应始终考虑通过肠道途径喂养。这种支持手段在伴有胃肠道梗阻性疾病、穿孔或无效体外引流时是不可行的,胃肠道血流受损时或血流动力学不稳定时也视为禁忌。肠内营养可能不需要针对疾病的特异性配方;许多不同标准口服营养补剂或肠内营养制剂可能对肠道衰竭有利,可根据其能量和易用性选择。如谷氨酰胺或 ω-3 多不饱和脂肪酸之类的特殊免疫营养应用还需进一步研究。由于如此多的 AIF 患者患有净分泌型短肠综合征,要素膳溶液不作为首要推荐,但是对于胃肠道不耐受聚合配方患者可以考虑要素膳溶液。

(5)远端喂养:除了肠内营养一般的积极效果之外、远端食物给予锻炼胆胰分泌负反馈,即所谓的回肠制动。胃肠道特有的运动形式,如食糜再输注,被认为能够刺激患者的远端小肠,否则食糜难以达到或进行往复运动。这些胃肠运动方式导致近端分泌和(或)营养配方剂从近端吻合口或 ECF 进入小肠远端。这代表了一种产生下游(发出的)小肠和结肠重建消化道的连续性生理方式,这将有助于预测和避免术后问题(腹泻、大便失禁、结肠狭窄的识别等)。这种再输注方式包括肠液收集和肠道远端部分的输注。支持这一点的肠外需求减少(或避免)已经令人信服地显示能够使 ECF 相关性肝病 PN 患者碱性磷酸酶、谷氨酰转肽酶及胆红素恢复正常。食糜再输注似乎能增强肠道功能及营养状态。

（6）经口营养：禁食被认为有利于促进瘘的愈合和恢复（如急性期近端高输出瘘），除此之外建议患者普食。应该考虑规律饮食及口服营养液。有经验的营养师监督能够带来最好的结果，这些患者中的许多净分泌状态问题的患者后续需要严格限盐饮食。

（7）营养摄入的监控：尽可能精确地记录营养摄入以利于及时修改营养物质及液体摄入。在重症监护室的患者，频繁的检查和操作可能会引起喂养的中断（尤其是肠内营养的情况），导致临床上预先规定及实际实施营养素方面的分歧。模拟视觉尺度的应用可能是有帮助的，但是在这种情况下不是需要特别验证。

（三）减少胃肠丢失和（或）增加肠道吸收的药物

一些药物可以用来减少瘘或造口漏出。对于一个小肠切除的患者高胃肠纤维蛋白血是正常反应，这将导致胃增加胃酸的分泌。质子泵抑制剂的使用（开始是静脉注射后来是口服或肠内使用）极大地减少了高胃肠纤维蛋白血反应，减少了远端输出。

抗运动疗法，用于治疗腹泻和改善营养吸收，这样的药物包括洛哌丁胺、磷酸可待因和抗胆碱能药物（如地芬诺酯）。洛哌丁胺并不被明显吸收，没有影响大脑的不良反应，因此高剂量可安全有效地用于减少胃肠分泌。为了延长洛哌丁胺在胃肠道内经过的时间，可能建议患者在摄入前打开胶囊（并将其与乳制品或果汁混合）以提高药效率。磷酸可待因可被吸收，并容易通过血-脑屏障导致嗜睡。但是与洛哌丁胺相比它有更长的作用时间并对不同肠道阿片受体有部分拮抗作用，因此这两种药物可以互补。抗胆碱能药物有时被用于抵抗运动，但抗胆碱能作用（特别是口干不良反应会与脱水相混淆）限制了其使用。抗胃肠运动的药物应当避免在难治性梭状芽孢杆菌相关腹泻的情况下应用，在危重病患者中仅用于除外肠道感染的患者。考来烯胺或降脂树脂Ⅱ号应考虑患者的结肠连续性，如腹泻可能是由于胆汁酸盐的结肠毒性所致。然而，胆酸螯合剂使用的时机需要考虑的因素是不要与患者服用的其他药物相互作用。患者应被告知在任何药物或食物摄入两个小时后服用。在广泛的小肠切除的情况下，应避免应用这些药物，因为应用它们可能增加脂肪的吸收。

生长抑素是一种由14个氨基酸组成的肽激素。它会抑制生长激素、胃肠和胰腺激素的释放。它可以减少消化液的分泌（特别是胰液），促进水和电解质吸收，维持水、电解质和酸碱平衡，改善肠壁血液循环，减少细菌和毒素的吸收，降低血浆毒素水平，加快炎症消退，刺激 T 细胞增殖，提高身体免疫力。合成的生长抑素，如奥曲肽，通常用来降低肠内流体载荷。然而，最近的一项荟萃分析表明生长抑素和奥曲肽两种药物会增加瘘关闭的可能性并减少瘘关闭的时间。

（四）避免并发症、促进康复

1.伤口监护

许多的药物可以用于常规的伤口监护，但是成功干预的关键点是伤口监护的专门小组和瘘管监护人员。瘘管位于腹壁缺陷部位构成最大的挑战，带或不带引流管通常会得到伤口处理者最好的治疗。放置一个吸引引流管造成袋子里负压（"轻微的真空"）导致液体不断从伤口流出，帮助伤口愈合。该系统还创造了一个潮湿的环境，刺激了正常的肉芽组织的生长。应用特定的真空辅助闭合技术也有好处。然而，当应用于暴露于腹壁缺陷的肠管，与促进肠瘘和伤口闭合相比，真空辅助闭合技术很可能造成肠管损害。有计划的用生理盐水加抗生素每天清洗 2～3 次，这与营养护理必然有关系，以增加瘘管闭合的机会。

2.口腔监护

在患者很长时间需要禁食或"不允许吞咽"的情况下，特定的耐心指导和监护是必要的，以减少不适,并鼓励继续保持这种状态。禁食经常导致患者不适,包括口腔干燥(嘴巴和舌头干涩);说话困难;唾液厚腻黏性,牙齿觉得被包裹和不洁净;并出现嘴唇干裂。在禁食人员中严格的口腔监护方法被证明能降低吸入性肺炎的风险。因此,在病情严重的Ⅱ型AIF患者中应考虑到这一点。

3.导管监护

重要的是,只有经验丰富的医师才能负责置入静脉导管。同样,所有监护人员应该遵守严格的无菌操作规定。减少中心静脉导管(CVC)感染的方法包括洗手的方法,使用完整的消毒隔离技术,提醒去掉不必要的导管,避免股静脉定位。抗微生物涂层的导管可能会降低导管菌斑定植和导管相关性感染,但已证明对于临床诊断脓毒症或病死率没有益处。使用导管的护理比它的选择更重要。如果患者需要家庭肠外营养一个共同的折中办法是最初使用外周中心静脉置管(PICC)。所有导管应在完全无菌条件下放置,理想的情况是在一个专用的区域。

4.运动监护

尽管缺乏具体的证据证明Ⅱ型AIF患者的早期康复治疗有益,但卧床休息的有害影响需要监护人员早期指导患者活动。在理疗师的监督下及严格督促协议评估患者的能力后,需要实现普通ICU和中级保健人群早期离床活动。

5.避免呼吸道并发症及其他并发症

营养不良患者接受择期上腹手术时,胸壁扩张度减少伴有呼吸肌虚弱,肺部并发症增加。急诊腹部手术后,增加肺部并发症的风险因素包括年龄>50岁,体重指数<21或≥30 kg/m²,上或下腹部切口。误吸胃内容物的危险因素包括气管插管、呕吐、平仰卧位,胃管,年龄的增加,腹部手术,清醒度降低。显然在长时间脓毒症的AIF患者所有这些不利因素都是常见的,这些患者极度疲劳,增加了脑病和危重病性多发性神经病与肌病的风险。他们的多种干预措施及对镇痛的相关高需求进一步增加了风险。

(五)外科手术方法

腹部脓毒症的有效管理是决定AIF患者预后的最重要因素。任何延迟管理都将加重患者的预后。腹腔脓毒症的治疗需要从源头控制,可以通过剖腹手术或腹腔镜检查或放射引导下微创手术方式引流,有时甚至是通过两种方法的结合。旨在针对特定病原体的抗微生物治疗都应该随手术处理局部同时进行。从外科手术的角度如果小肠被打开,当有腹膜炎时,不要尝试吻合术,这一点很重要。相反,如果不进行切除术不能排出肠内容物,应将两个肠端由腹取出。必须记住,在最初的剖腹手术后,腹腔可能会有几周甚至几个月的易激惹状态,因此在这种情况下,任何重建手术都是危险的。因此,早期的手术应该仅限于控制脓毒症。在腹部严重污染的情况下,持续缺血坏死、持久化高腹压可能将伤口敞开("开放腹部"或"腹腔造口")几天。

(六)肠衰竭相关性肝病

AIF患者有患肝脏并发症的风险。这些异常应该命名为"肠衰竭相关性肝病(IFALD)",因为这个词充分描述了肝脏畸变,替代了术语"肠外营养相关性肝病(PNALD)"。PN中出现异常肝功能测试的概率从15%到85%。一般来说,那些数值轻度升高,即使PN继续,也会在恢复肠内或经口进食后正常化,一旦停止通常解决完全。IFALD的严重程度还取决于基础疾病,尤其是持续的脓毒症和原本存在的肝脏疾病。特别常见于新生儿和婴儿。IFALD病原学的因素可分为3个主要群体,大多数患者有多个原因:PN相关性(如过剩或不足的营养物质,或供料不足,营养毒性);IF相关性(短肠综合征、禁食、细菌过度生长,肝肠循环的破坏,药物尤其是抗生素等);系统性和(或)腹部炎症相关的(如脓毒症、腹腔感染)因素。

毫无疑问,AIF 患者肝脏并发症的主要原因是脓毒症。因此,对脓毒症的有效处理是所有干预措施的关键。预防其他类型的 IFALD 包括消除可能的其他上述风险因素。管理集中于治疗非营养性原因(胆囊结石手术、治疗脓毒症等);优化肠外营养(调整脂质和葡萄糖,避免能量超载,第二和第三代脂质乳剂等)。

当这些还不够充分的时候,还可以考虑:药物治疗(其中可能包括熊去氧胆酸、胆碱和牛磺酸);肝脏和小肠的移植(IFALD 是进行肠移植最常见的原因之一)。

IFALD 是肠道衰竭患者一个主要的不良预后的标记,胆红素吸收的增加与短期和长期不良预后相关。

(七)肠衰竭中心

为改善 AIF 患者的预后,推荐由专业的,有经验的和多学科的团队提供治疗方案,并提供充足的诊断、治疗和干预措施。

经验是决定 IF 中心质量的关键因素之一,AIF 提出旨在专注于Ⅱ型肠衰竭的管理,应该看到至少有 20 例患者/年。危重病学专家、介入放射科医师、泌尿科医师、妇科医师、整形外科医师、心理学家、职业理疗师及社会工作者都是有价值的多学科团队的必要成员。患者需要开放性腹部伤口的复杂的管理。为了实现这一目标,需要更多的康复中心,而不是急症医院来管理这些患者。只有少数几个单位有必要的资源,但这些完整的康复中心应该在世界范围内发展起来以改善患者的管理。AIF 团体提出以下的质量措施来治疗Ⅱ型肠衰竭的患者。

1.结构

病房内的专科或专用区域;一定数量的有肠衰竭管理经验的员工。

2.肠衰竭多学科团队

专门时间用于肠道衰竭护理的肠胃科或外科专家;用于肠衰竭治疗团队的专业护士(营养、瘘管护理、伤口护理),药剂师和营养师团队。

3.可用的基本设施

适当的肠衰竭患者病房护理率;重症监测现场设备;介入放射学的支持;静脉通路经验;多学科专业肠衰竭门诊;24 小时可获得专家建议的安排。

4.流程

评估和管理协议(如营养评估、导管护理、伤口护理、液体平衡、肠外和肠内营养);患者管理、跟踪和质量控制结构化数据收集;定期审计临床实践。

5.结果评估

病死率;再次造瘘率;CVC 感染率;计划外再住院率;计划外手术、侵入性治疗和生活质量监测。

(王淑芳)

第六节　重型病毒性肝炎

大多数病毒性肝炎预后良好,少部分人出现肝功能衰竭,我国定名为重型肝炎,预后较差。起病 10 天内出现急性肝功能衰竭现象称急性重症型;起病 10 天以上出现肝功能衰竭现象称亚急性重症型;在有慢性肝炎、肝硬化或慢性病毒携带状态病史的患者,出现肝功能衰竭表现称慢性重型肝炎。

一、诊断

(一)病因

该病病原体为各型肝炎病毒。肝炎病毒与机体的免疫反应都与该病的发病有关。发病多有诱因,如急性肝炎起病后,未适当休息、治疗,嗜酒或服用损害肝脏药物、妊娠或合并感染等。

(二)诊断要点

1.病史

急、慢性肝炎患者有明显的恶心、呕吐、腹胀等消化道症状。肝功能严重损害,特别是黄疸急骤加深,血清总胆红素>171 μmol/L 或每天上升幅度>17 μmol/L。在胆红素增高的同时,血清转氨酶活性反而相对较低,呈"胆-酶分离"现象。凝血酶原活动≤40%,有肝性脑病、出血、腹水等表现。要注意区别急性、亚急性、慢性重型肝炎的不同点,发病 10 天以内出现的重型肝炎是急性重型肝炎,其特点为肝性脑病出现早、肝浊音界缩小较明显。发病 10 天至 8 周出现的重型肝炎为亚急性重型肝炎,临床表现主要为严重消化道症状、重度黄疸、水肿及腹水,可有肝性脑病。慢性重型肝炎是在原有慢性肝炎或肝炎后肝硬化基础上出现的亚急性重型肝炎的临床表现,肝浊音界缩小不明显,病程一般较长。

2.危重指标

(1)突然出现精神、神志改变,即肝性脑病变化,从轻微的情绪与言行改变至严重的肝性脑病。

(2)短期内黄疸急剧加重,胆固醇或胆碱酯酶明显降低。

(3)腹胀明显加重,出现"胃型";腹水大量增加、尿量急剧减少等表现。

(4)凝血酶原活动度极度减低,出血现象明显,或有 DIC 表现。

(5)出现严重并发症如感染、肝肾综合征等。

3.辅助检查

(1)血常规:急性重型肝炎可有白细胞计数升高及核左移。慢性重型肝炎由于脾功能亢进,故白细胞总数升高不明显,血小板计数多有减少。

(2)肝功能明显异常:尤以胆红素升高明显,胆固醇(酯)与胆碱酯酶明显降低。慢性重型肝炎多有清蛋白明显减少,球蛋白升高,A/G 比值倒置。

(3)凝血酶原时间延长:凝血酶原活动度降低至 40% 以下。可有血小板减少、纤维蛋白原减少、纤维蛋白降解产物(FDP)增加等 DIC 的表现。

(4)血氨升高:正常血氨静脉血中应<58 μmol/L(100 μg/dL),动脉血氨更能反映肝性脑病的轻重。

(5)氨基酸谱的测定:支链氨基酸正常或轻度减少,而芳香氨基酸增多,故支/芳比值下降。

(6)脑电图:可有高电压及阵发性慢波。脑电图检查有助于肝性脑病的早期诊断及判断预后。

(7)肾功能检查:有肝肾综合征时常有尿素及血清肌酐升高。

(8)各种肝炎病毒标志物检查:可确定病原及发现多型病毒重叠感染病例。

(9)肝活检:对不易确诊的病例应考虑做肝穿刺活检。但术前、术后应做好纠正出血倾向的治疗。如注射维生素 K_1、凝血酶原复合物、新鲜血浆,以改善凝血酶原活动度。术前、术后还可注射止血药。加强监护以防意外。

(三)鉴别诊断

1.药物及肝毒性毒物引起的急性中毒性重型肝炎

应有服药史及毒物史,如抗结核药、磺胺类药、抗真菌药(酮康唑)等,中药中的川楝子、雷公藤、黄药子也可引起,毒物中有毒蕈中毒、蛇毒等。

2.妊娠急性脂肪肝

多发生于第 1 胎,妊娠后期。表现为急性上腹痛、频繁呕吐、黄疸深重、出血,很快出现昏迷、抽搐,B 超检查可见肝脏回声衰减。

二、治疗

(一)治疗原则

主要是综合治疗,包括支持疗法,防止肝坏死,改善肝功能,促进肝细胞再生,防止出血、肝性脑病、肝肾综合征、合并感染等并发症。

(二)常规治疗

1.一般支持疗法

(1)绝对卧床休息,记 24 小时液体出入量,密切观察病情变化。

(2)保证必要的热量供应,尽可能减少饮食中的蛋白质,以控制肠内氨的来源。补充足量维生素 C、维生素 K_1 及 B 族维生素。

(3)静脉输液,以 10%葡萄糖液 1 500~2 000 mL/d,内加水飞蓟素、促肝细胞生长素、维生素 C 2.0~5.0 g,静脉滴注。大量维生素 E 静脉滴注,有助于消除氧自由基的中毒性损害。

(4)输新鲜血浆或全血,2~3 次/天,人血清蛋白 5~10 g,1 次/天。

(5)支链氨基酸 250 mL,1~2 次/天。

(6)根据尿量及血中钠、钾、氯化物检测结果,调整补充电解质,以维持电解质平衡,防止低血钾。

2.防止肝细胞坏死,促进肝细胞再生

(1)肝细胞再生因子(HGF)80~120 mg 溶于 10%葡萄糖液 250 mL,静脉滴注,1 次/天。

(2)胸腺肽 15~20 mg/d,溶于 10%葡萄糖液内静脉滴注。

(3)10%葡萄糖液 500 mL 加甘利欣 150 mg 或加强力宁注射液 80~120 mL,静脉滴注,1 次/天。10%门冬氨酸钾镁 30~40 mL,溶于 10%葡萄糖液中静脉滴注,1 次/天。长期大量应用注意观察血钾。复方丹参注射液 8~16 mL 加入 500 mL 右旋糖酐 40 静脉滴注,1 次/天。改善微循环,防止 DIC 形成。

(4)前列地尔,开始为 100 μg/d,以后可逐渐增加至 200 μg/d,加于 10%葡萄糖液 500 mL 中缓慢静脉滴注,半个月为 1 个疗程。

(5)胰高血糖素-胰岛素(GI)疗法,方法为胰高血糖素 1 mg,普通胰岛素 10 U 共同加入 10%葡萄糖液 500 mL 内,缓慢静脉滴注,1~2 次/天。

3.防治肝性脑病

(1)严格低蛋白饮食,病情严重时可进无蛋白饮食,待病情好转后再逐渐增加。

(2)口服乳果糖糖浆 10~30 mL,3 次/天以使粪便 pH 降到 5 为宜,从而达到抑制肠道细菌繁殖、减轻内毒素血症。选用大黄煎剂、小量硫酸镁、20％甘露醇 20～50 mL、新霉素、食醋保留灌肠等。

（3）防止低血钾与碱血症,用支链氨基酸或六合氨基酸 250 mL 静脉滴注,1～2 次/天。

（4）消除脑水肿,有脑水肿倾向者用 20％甘露醇 250 mL,加压快速静脉滴注。

4.防治出血

（1）观测血小板计数、凝血酶原时间、纤维蛋白原等,以便及早发现 DIC 征兆,尽早采取相应措施。早期应给改善微循环、防止血小板聚集的药物,如川芎嗪 160～240 mg、复方丹参注射液 8～18 mL、双嘧达莫 400～600 mg 等加入葡萄糖液,静脉滴注。500 mL 右旋糖酐 40 加山莨菪碱注射液 10～20 mg,静脉滴注,如确已发生 DIC,应按 DIC 治疗。

（2）凝血因子的应用,纤维蛋白原 1.5 g 溶于 100 mL 注射用水中,缓慢静脉滴注,1 次/天。输新鲜血浆或新鲜全血。

（3）大剂量维生素 K_1 应早应用,有人认为大剂量维生素 K_1、维生素 C、维生素 E 合用,可使垂死的肝细胞复苏。

（4）酚磺乙胺 500 mg,静脉注射,1～2 次/天。

（5）对有消化道大出血者,除输血及全身用止血药外,应进行局部相应处理。消化道出血,可口服凝血酶,每次 2 000 U;奥美拉唑 40 mg 静脉注射,每 6 小时 1 次,西咪替丁,每晚 0.4～0.8 g,可防治胃黏膜糜烂出血。对门静脉高压引起的上消化道出血,在血压许可的条件下,持续静脉滴注酚妥拉明以降低门静脉压,可起到理想的止血效果。酚妥拉明 20～30 mg 加入 10％葡萄糖液 1 000～1 500 mL 缓慢静脉滴注 8～12 小时,注意观察血压。

5.防治肾衰竭

（1）尽量避免用有肾毒性的药物。

（2）选用川芎嗪、复方丹参、山莨菪碱、右旋糖酐 40 等。如已有肾功能不全、尿少者,应按急性肾衰竭处理。注意水、电解质平衡,防止高血钾。

（3）适当用利尿药,可用呋塞米 20～100 mg 稀释后静脉注射。

（4）经用药不能缓解高血钾与氮质血症,应行腹膜透析。

6.防感染

（1）注意口腔护理,保持病室空气清新,防止交叉感染。及早发现感染征兆,要特别注意腹腔、消化道、呼吸道、口腔、泌尿系统感染。可用乳酸菌制剂,以<50 ℃的低温水冲服,以预防肠道感染。

（2）及早用抗生素,在没有找到致病菌前,一般首先考虑革兰阴性菌感染,全面考虑选用抗生素。要特别注意避免使用肾毒性与肝毒性抗生素。

（王淑芳）

第七节　暴发性肝衰竭

暴发性肝衰竭(FHF)是指突然出现大量肝细胞坏死或肝功能显著异常,并在首发症状出现后 8 周内发生肝性脑病(HE)的一种综合征。其临床特点是起病急、病情危重,症状表现多样,肝细胞广泛坏死,目前缺乏有效治疗手段,病死率高。

一、病因与发病机制

(一)病因

1.病毒感染

(1)肝炎病毒:包括各型肝炎病毒,其中以乙肝病毒所致者占首位。

(2)其他病毒:如 EB 病毒、巨细胞病毒、疱疹病毒及柯萨奇病毒等。

2.药物及化学毒物

(1)药物性肝损伤最常见,如抗结核药、对乙酰氨基酚(扑热息痛)、四环素、甲基多巴、氟烷、单胺氧化酶抑制剂及磺胺药等。

(2)化学性毒物如四氯化碳、毒蕈及无机磷等。

3.代谢异常

如急性妊娠期脂肪肝、半乳糖血症、遗传性酪氨酸血症、Reye 综合征及 Wilson 病等。

4.肝脏缺血及缺氧

如各种原因所致的充血性心力衰竭、感染性休克、肝血管阻塞等。

5.肿瘤

如原发性或继发性肝癌,以后者为常见。

(二)发病机制

1.致病因素对肝细胞损伤

(1)肝炎病毒导致肝细胞坏死:急性肝炎有 3.8%～6.7%可发生 FHF,这取决于肝炎病毒的致病力和机体对该病毒敏感性。其机制是:①病毒直接使肝细胞变性坏死。②机体产生的免疫抗体对病毒感染的肝细胞(靶细胞)发生免疫破坏作用。

(2)药物或毒物对肝细胞损伤:某些药物(如抗结核药)在肝脏内分解代谢,其代谢产物以共价键与肝细胞连接,形成新的大分子结构,是造成肝细胞坏死的重要原因之一;酶诱导剂能增强单胺氧化酶抑制剂的肝细胞毒性作用;四环素可结合到肝细胞的 tRNA 上,影响肝细胞的合成作用;毒蕈含有蝇蕈碱,能抑制肝细胞 RNA 聚合酶,抑制肝细胞蛋白质合成。

2.肝内代谢物浓度的影响

肝细胞大量坏死导致肝功能严重损伤,因此,与肝脏有关的体内许多代谢产物浓度也发生显著变化,表现为内源性和外源性异常物质增多,如血氨、短链脂肪酸(SCFA)、硫醇、乳酸等毒性物质增加;反之,维持人体正常功能的物质,如支链氨基酸、α-酮戊二酸、延胡索酸及草酰乙酸减少,干扰脑组织代谢,可产生精神、神经症状,严重时可发生肝性脑病。

二、诊断

(一)临床表现

临床表现取决于原发病及肝损害程度,而且常伴有多脏器功能受累。

1.神经系统障碍(脑病)

疾病早期因两侧前脑功能障碍,表现为性格改变和行为异常,如情绪激动、视幻觉、精神错乱、睡眠颠倒。病情加重后累及脑干功能受损,出现意识障碍,陷入昏迷,称为肝性脑病。

2.黄疸

出现不同程度的黄疸,且进行性加重。

3.脑水肿

50%～80%的患者有脑水肿表现,如呕吐,球结膜水肿,并使昏迷程度加深。当发生脑疝时两侧瞳孔大小不等,可致呼吸衰竭死亡。

4.出血

因肝功严重受损使凝血因子合成减少,故常伴有严重出血倾向,危重者可发生急性DIC。主要表现上消化道出血及皮肤黏膜广泛出血。若发生大出血后,血容量减少,血氨增高,诱发或加重肝性脑病。

5.肺部病变

患者可发生多种肺部病变,如肺部感染、肺水肿及肺不张等,其中肺水肿的发生率异常增高,可导致突然死亡。

6.肾衰竭

FHF患者合并急性肾衰竭的发生率为70%～80%。表现为少尿、无尿、氮质血症及电解质紊乱。

7.低血压

大多数患者伴有低血压,其原因是出血、感染、心肺功能不全及中枢性血管运动功能受损所致。

(二)辅助检查

1.血清转氨酶

早期升高,晚期可降至正常。

2.血清胆红素

以结合胆红素升高为主,并出现"酶胆分离"现象,即胆红素进行性升高时转氨酶却降低,提示预后不良。

3.凝血与抗凝功能检查

多种凝血因子活性降低,凝血酶原时间延长,且用维生素K不能纠正。抗凝血酶Ⅲ和α血浆抑制物合成障碍,与肝脏受损程度呈正相关,可用于对预后判断。

4.血清蛋白与前清蛋白

早期患者血清前清蛋白及清蛋白即可明显降低,可用于早期诊断。

5.血浆氨基酸

FHF患者血液芳香族氨基酸显著增高,支链氨基酸降低。

6.甲胎蛋白

血清甲胎蛋白轻度升高。

7.影像学检查

如腹部超声、CT、磁共振等检查,可观察肝脏萎缩和坏死程度。

8.颅内压检测

颅内压升高,常用持续导管测压。

(三)诊断标准

Koretz提出早期诊断要点如下。

(1)患者无肝炎病史,体检时肝脏明显缩小,周身情况渐差。

(2)神志模糊,或新近有性格、行为改变。

(3)肝功能检查异常、凝血酶原时间延长,超过对照3秒。

(4)低血糖。

(5)重度高胆红素血症。

(6)血氨升高。

(7)脑电图异常。

三、急救措施

FHF的病因复杂,病情变化多端,进展迅速,治疗上必须采取综合措施才能降低病死率,具体措施如下。

(一)严密监护及支持疗法

(1)患者应安置在监护病房。严格记录各项生命体征及精神、神经情况,预防感染,对病情变化应及时处理。

(2)补充足够的热量及营养,每天热量为1 200~1 600 kJ,必须输注10％葡萄糖液、多种维生素,适当辅以新鲜血浆、全血和清蛋白等。

(3)维持电解质和酸碱平衡,特别应纠正低血钾,如出现稀释性低血钠,应限制入水量。

(二)护肝治疗

1.胰高血糖素

胰岛素疗法可用胰高血糖素1 mg,胰岛素8 U,溶于10％葡萄糖溶液250~500 mL中静脉滴注,每天1次,2周为1个疗程。本疗法可阻止肝坏死,促进肝细胞再生。

2.能量合剂

每天一剂,同时可给肝素250 mL。

3.六合或复方氨基酸

复方氨基酸250 mL,或支链氨基酸250~500 mL静脉滴注,可调整体内氨基酸失衡。

4.促肝细胞生长因子(HGF)

每天80~120 mg,溶于5％~10％葡萄糖溶液250~500 mL中静脉滴注。该药可促进肝细胞再生,保护肝细胞膜,并能增强肝细胞清除内毒素的功能。

(三)并发症的治疗

1.肝性脑病

可采取的治疗方式包括支持治疗、药物治疗及对症治疗等。禁止或限制蛋白质摄入、脱氨、酸化肠道减少氨的吸收、抗感染、必要时甘露醇脱水等治疗。

2.出血倾向

对皮肤黏膜出血可用足量维生素 K_1,输注新鲜血浆及补充凝血因子、凝血酶原复合物、酚磺乙胺等;消化道常发生急性胃黏膜病变而出血,可用组织胺 H_2 受体阻滞剂及壁细胞质子泵抑制剂(如奥美拉唑),或口服凝血酶;若发生DIC出血时应使用肝素每次0.5~1.0 mg/kg,加入5％~10％葡萄糖溶液500 mL中静脉滴注,用试管法测定凝血时间,维持在20~25分钟,出血好转后停药。在肝素化的基础上,给予新鲜血浆或全血。

3.脑水肿

限制输液量,常规应用脱水剂,如 20% 甘露醇 200 mL,快速静脉滴注,每 6~8 小时 1 次;地塞米松 5~10 mg,静脉滴注,每 8~12 小时 1 次。

4.肾衰竭

早期可常规使用利尿剂,如尿量仍不增加,按功能性肾功衰竭处理,或行透析疗法。

5.感染

必须尽早抗感染治疗。应避免使用有损肝功能和肾功能的抗生素,如红霉素、四环素和氨基甙类药物。常选用氨苄西林和头孢菌素类抗生素。

6.调整免疫功能

可用胸腺肽 20 mg 加入 10% 葡萄糖内静脉滴注;干扰素 100 万单位,每周 2~3 次,肌内注射。

(四)肝移植

肝移植是目前较新的治疗方法,但价格高、条件受限,目前尚难普及应用。

(杨建海)

第八节　重症急性胰腺炎

重症急性胰腺炎(severe acute pancreatitis,SAP)是指急性胰腺炎伴有脏器功能障碍,或出现坏死、脓肿或假性囊肿等局部并发症者,血钙低于 1.87 mmol/L(7.5 mg/L),APACHEⅡ评分在 8 分或 8 分以上,Balthazar CT 评分在Ⅱ级或Ⅱ级以上者。器官功能分两级,Ⅰ级不伴有MODS,Ⅱ级伴有 MODS。SAP 的临床表现和病程,取决于其病因、病理类型和治疗是否及时。重症急性胰腺炎预后凶险,病死率高达 30%。近年来,随着对 SAP 的研究的逐渐深入,其临床检测手段和诊治措施都有了显著提高。

一、病因

近年来,随着人民生活水平的提高,生活方式及饮食习惯的改变,酒精性饮料消耗的增加,急性胰腺炎的发病率有逐年增高的趋势,虽然大部分为轻型及自限性,但有 25% 可发展为致命的重症胰腺炎。

(一)梗阻因素

1.胆道疾病

该病的病因以胆道疾病最为常见。在我国有 50%~70% 的 SAP 由胆道结石、炎症或胆道蛔虫引起。传统的观点认为胆石嵌顿于胆总管下端或胰胆管共同的通道引起胆汁反流,激活了胰蛋白酶,引起胰腺腺泡损伤。目前认为这可能是其诱因。

2.奥迪括约肌功能紊乱

奥迪括约肌功能紊乱可使壶腹部的压力升高,影响胆汁与胰液的排泄,甚至使富含肠激酶的十二指肠液反流入胰管,激活胰腺消化酶,产生 SAP。

3.胰管梗阻

胰管结石、狭窄,肝胰壶腹、胰腺及十二指肠肿瘤均可使胰液外流受阻,胰管内压增高,产生胰腺腺泡损伤,引致 SAP。

(二)饮食因素

暴饮暴食,特别是进食油腻或饮酒等,可使胰液分泌旺盛。饮酒可引起胃和十二指肠炎、奥迪括约肌痉挛,上述因素均可引起胰液分泌增加、排泄障碍而发病。酒精可刺激 G 细胞分泌胃泌素,从而使胃酸分泌增多,高酸进入十二指肠后刺激缩胆囊素及胰泌素分泌,导致胰液胆汁分泌增多,十二指肠液反流入胰管,引起胰管内压力增高,胰管上皮增生,以及消化功能紊乱等。如伴有剧烈呕吐而致十二指肠内压力骤增,亦可导致十二指肠液反流。大量脂质饮食除刺激胰腺分泌外还导致短暂的高脂血症,使血液黏滞度增高,加重胰腺的血液循环障碍。国外资料多强调过度饮酒是该病的主要原因。

(三)代谢因素

1.高甘油三酯血症

推测是由于脂质分解增加,引起毛细血管内脂酶活性增高,造成局部缺血、毛细血管损伤形成微血栓,后者又引起胰腺酶活性增高,促使胰腺组织破坏。

2.内分泌因素

甲状旁腺功能亢进症并发急性胰腺炎者达 7%～19%。可能是由于血清钙升高导致胰管内钙化和甲状旁腺素对胰有直接毒性。有报道孕妇易并发急性胰腺炎,可能是由于子宫胀大,腹腔压力增高,增加胰管的阻力,妊娠中毒症也能导致胰腺炎。孕妇易并发胆道疾病可能也是原因之一。多数孕妇的急性胰腺炎发生于临产前或产后。

(四)创伤因素

1.事故

腹部挫伤。

2.医源性

手术后胰腺炎占 5%～10%。手术直接损伤胰腺、感染、低血压及低血流灌注均可诱发 SAP。近年来经内镜逆行胰胆管造影开展较快,由经内镜逆行胰胆管造影及内镜下奥迪括约肌切开术或测压术引致的 SAP 的概率也有所增加,主要是由于机械损伤和造影剂刺激胰腺及逆行带入炎性分泌物所致。

(五)先天性因素

随着经内镜逆行胰胆管造影技术的发展,越来越多地发现先天性异常如胰腺分裂、胰胆管汇流异常等可引起 SAP。

(六)其他

如感染(如流行性腮腺炎、病毒性肝炎、伤寒等)可损及胰腺而发生急性炎症;血管病变及过敏均可使胰腺受损、供血障碍而诱发该病;十二指肠降部阻塞或淤积可使十二指肠液反流入胰管而致胰腺炎。某些药物如肾上腺皮质激素、噻嗪类利尿剂、呋塞米、吲哚美辛、水杨酸制剂、免疫抑制剂,也可引起 SAP。

二、发病机制

SAP 的发生发展是众多因素的综合结果,何者是唯一或主要始动因素尚有争议。

(一)消化酶的作用

这是发生胰腺炎的最直接因素。在正常情况下,胰腺有一系列保护机制使胰腺免受蛋白酶的损害。在胰液排放受阻、胰腺缺血和大量饮酒等致病因素的作用下,胰蛋白酶大量激活,还激活糜蛋白酶、弹力蛋白酶、血管舒缓素和磷脂酶 A_2(PLA$_2$)等,造成胰腺自身消化。

(二)胰腺微循环障碍

微循坏变化包括缺血和血管结构及代谢改变。其中在缺血中起重要作用的是血栓素 A_2(TXA$_2$)和前列腺素 Ia(PGFIa)及血管紧张素转化酶(ACE)。AP 时 PLA$_2$ 的释放加速花生四烯酸的释放,在环氧化酶、前列腺素合成酶和血栓素合成酶的作用下,生成大量的 PGI$_2$ 和 TXA$_2$,后者可致血管强烈收缩和血小板聚集而形成微血栓,其造成急性胰腺炎时胰腺的血液灌注下降,使已有水肿的胰腺转化为坏死性胰腺炎。胰腺微血管的痉挛、通透性改变、滋养组织灌流损坏、缺血-再灌注损伤、白细胞黏附、氧自由基损害和血液流变学影响均可引起胰腺微循环淤滞和障碍。

(三)炎性介质与瀑布效应

SAP 的发病不仅局限于胰腺本身,还可进一步触发体内单核-巨噬细胞、中性粒细胞和淋巴细胞等产生多种细胞因子,加剧胰腺和全身反应。磷脂酶 A_2 可诱导前列腺素和血小板活化因子的合成,后者是一种强力的炎性介质,可引起血小板和中性粒细胞积聚、毛细血管通透性增强和消化道出血等损害。其他炎性介质有肿瘤坏死因子(TNF)和白介素 IL-2、IL-6 等,过量的 TNF-α 进入血液循环,不但自身激活,还能促进其他细胞因子的产生,引起连锁和放大反应,即所谓的瀑布效应,致使脏器结构和功能损害,产生低血压、弥散性血管内凝血(DIC)、急性呼吸窘迫综合征(ARDS)等病理生理学改变,是 AP 易于从局部病变迅速发展为全身反应综合征(systemic inflammatory response syndrome,SIRS)及多器官功能衰竭的重要原因。

(四)细菌及毒素移位

AP 时机体应激过度,肠道微循环损害、缺血甚至麻痹梗阻,必损害肠黏膜屏障,使细菌很容易从肠腔内移位,引起受损胰腺的继发感染,并可能发生多器官衰竭。

三、诊断要点

(一)临床表现

AP 的临床表现和病程,取决于其病因、病理类型和治疗是否及时。

1.症状及体征

(1)腹痛:为该病的主要表现,多数为突然发病,常在饱餐和饮酒后发生。轻重不一,轻者上腹钝痛,重者呈腹绞痛、钻痛或刀割痛。疼痛常呈持续性伴阵发性加剧。疼痛的部位可因病变的部位不同而异,通常在中上腹部,如主要病变在胰体、尾部,则腹痛以中上腹及左上腹为主,并向左腰背放射。若病变在胰头部,或为胆源性胰腺炎,则以右上腹痛为主,并向右肩背部放射,若病变累及全胰,则腹痛呈上腹部束带状疼痛。疼痛的强度与病变的程度相一致,即病变越重则疼痛也越剧烈。随着渗出液扩散到腹腔及炎症的扩散,疼痛可弥漫至全腹,呈弥漫性腹膜炎。少数年老体弱患者有时腹痛轻微,甚至无腹痛。患者腹肌常紧张,并可有反跳痛。但急性胰腺炎的腹肌紧张不像消化道穿孔时那样表现为肌强硬。

(2)恶心、呕吐:大多数患者有恶心及呕吐,常在进食后发生,呕吐物为胃内容物,重者呕吐胆汁甚至血样物。呕吐系机体对腹痛或胰腺炎症刺激的一种防御性反射,亦可由肠道胀气、麻痹性肠梗阻或腹膜炎引起。酒精性胰腺炎者的呕吐常于腹痛时出现,胆源性胰腺炎者的呕吐则常在腹痛发生之后。

(3)腹胀:腹胀一般都比较严重,腹胀的程度,通常也反映了病情的严重程度,重症胰腺炎较急性胰腺炎的腹胀更为严重。腹胀主要因胰腺炎大量渗出及产生炎症反应造成肠麻痹所致。

(4)发热:多为中度以上的发热,少数为高热,一般持续3~5天。如发热持续不退或逐日升高,提示合并感染或并发胰腺脓肿。发热系胰腺炎症或坏死产物进入血液循环,作用于中枢神经系统体温调节中枢所致。

(5)黄疸:临床上约有1/4患者出现黄疸,由于胰头水肿压迫胆总管引起,但大多数情况下是由于伴发胆总管结石和胆道感染而致。病后1~2周出现黄疸者,多由于胰腺假性囊肿压迫胆总管所致。少数患者后期可因并发肝损害而引起肝细胞性黄疸。

(6)低血压及休克:重症急性胰腺炎时常发生低血压休克。患者烦躁不安,皮肤苍白、湿冷、呈花斑状,脉细弱,血压下降,少数严重者可在发病后短期内猝死。发生休克机制为:①血液和血浆渗出到腹腔或后腹膜腔,引起血容量不足,血压下降;体液丧失可达血容量的30%;②腹膜炎时大量液体流入腹腔或积聚于麻痹的肠腔内;③胰舒血管素原释放,被胰蛋白酶激活后致血浆中缓激肽生成增多;缓激肽可引起血管扩张,毛细血管通透性增加,使血压下降;④呕吐引起体液及电解质丢失;⑤坏死的胰腺释放心肌抑制因子(MDF)使心肌收缩不良;⑥并发肺栓塞、胃肠道出血。

(7)腹水、胸腔积液:胰腺炎时常有少量胸腔积液、腹水,是由于胰腺和腹膜在炎症过程中液体渗出或漏出引起。淋巴管阻塞或引流不畅可能也起作用。偶尔出现大量顽固性胸腹水。胰性胸腹水中淀粉酶含量甚高,可以区别其他原因的腹水。

(8)电解质紊乱:胰腺炎时,机体代谢紊乱,可以发生电解质平衡失调,特别是血钙降低,常低于2.25 mmol/L,如低于1.75 mmol/L提示预后不良。血钙降低是由于大量钙沉积于脂肪坏死区,被脂肪酸结合形成钙灶所致,同时也由于胰高糖素分泌增加刺激降钙素分泌,抑制肾小管对钙的重吸收。

(9)胸膜炎和肺炎:是腹腔内炎性渗出物透过横膈微孔进入胸腔所致。

(10)皮下瘀斑:在重症急性胰腺炎中,由于血性渗出物透过腹膜后渗于皮下,可在肋腹部形成蓝绿-棕色斑,称为Grey-Turner征;如果在脐周出现蓝色斑,称为Cullen征。

2.并发症

(1)局部并发症:有急性液体积聚、胰腺假性囊肿、胰漏、胰腺脓肿及胰腺坏死等。是由于胰酶的激活与释放、细胞因子、低蛋白血症等的作用使血管通透性增加,液体渗出,导致液体积聚,形成囊肿,由于肠腔细菌移位,使胰腺及胰周继发细菌感染而形成脓肿。此时高热不退、持续腹痛,检查局部有包块,全身有感染中毒症状。囊肿可累及周围组织,引起相应的压迫症状。

(2)系统性并发症:①肺间质水肿和ARDS,磷脂酶A_2(PLA$_2$)由循环抵达肺,破坏Ⅱ型上皮细胞,使表面张力活性物质不能产生;同时巨噬细胞发生空泡化,失去吞噬和消化蛋白酶的清除能力;中性粒细胞受趋化在肺内积聚,释出破坏肺组织的弹力蛋白酶和氧自由基;PAF受PLA$_2$激活,损伤内皮细胞,增加血管通透性,导致肺间质水肿及ARDS。②DIC,由于大量腹腔渗液、低蛋白血症、低血容量性休克,导致微循环淤滞,凝血-纤溶系统失平衡,可有D-二聚体、纤维蛋白降解产物变化。③胰性脑病,主要由PLA$_2$引起脑灰、白质脱髓鞘作用所致,PAF引起脑血管通透性增加,血管内渗透压低,容易发生弥漫性脑水肿。④急性肾衰竭,认为发病与胰腺释出血管活性多肽有关。胰蛋白酶激活激肽释放酶-激肽系统。该物质具有强烈的肾毒性,可导致肾血管收缩,肾小球通透性增加;胰蛋白酶可显著地激活肾素-血管紧张素系统,对肾内血管强烈作用造成肾血管阻力增高;另外休克、感染、电解质紊乱、DIC 均可诱发急性肾衰竭。⑤心律失常、心功能不全,由于有效血容量减少、心肌抑制因子、胰蛋白酶、弹力蛋白酶及 PLA$_2$ 等的释放,患者可发生心肌缺血和损害,临床上表现为心律失常和急性心力衰竭。⑥消化道出血,上消化道出血常由于胃黏膜糜烂或应激性溃疡,或因脾静脉阻塞引起食管静脉破裂;下消化道出血常由于结肠本身或支配结肠血管受累所致。还可源于各种胰漏。

(二)实验室检查

1.血液检查

血液检查包括:①白细胞计数。发病早期白细胞计数就已升高,轻型一般达(10～20)×10^9/L,并发胆道感染时白细胞升高更明显。②HCT。急性胰腺炎时由于大量液体丢失,HCT 升高,可>50%。③3P 试验。病程中出现血小板减少和 3P 试验阳性时,提示有凝血机制障碍。④血糖。疾病早期常出现暂时性血糖升高,可能与胰岛素释放减少和胰高血糖素释放增加有关。⑤血钙。重型患者血钙降低,低血钙与病情呈正相关,血钙<1.75 mmol/L 时提示病情严重。⑥血脂。主要是血清甘油三酯,其升高可能是疾病的原因,也可能是病变的后果。⑦CRP。CRP 在发病48 小时后显著升高,且与病变严重程度有关,也具有预测、判断急性坏死型胰腺炎的价值。⑧血清正铁血红蛋白(MHA)。在急性水肿性胰腺炎时为阴性,出血坏死性胰腺炎时为阳性,对于估计有无出血及预后有参考价值。⑨细胞因子。白细胞介素 6(IL-6)、TNF-α 等参与介导急性胰腺炎局部和全身的病理损害,IL-6 在反映胰腺炎严重程度方面,比 CRP 更早 24～36 小时。急性胰腺炎患者症状开始 24～36 小时>140 U/L,作为重症病例的判断界值,其敏感性为 90%,特异性为 83%。

2.酶类测定

酶类测定包括:①淀粉酶。目前仍是用于诊断急性胰腺炎的基本项目,血清淀粉酶常于起病后 2～6 小时开始上升,12～24 小时达高峰。病情严重程度与淀粉酶升高并不一致,重症急性胰腺炎,由于腺泡广泛破坏,血清淀粉酶可正常或低于正常。②血清脂肪酶。对急性胰腺炎诊断特异性强,正常值 2.0～7.5 U/mL(改良浊度测定法),该酶在病程中升高较晚,且维持时间较长,达7～10 天,故对起病后就诊较晚的急性胰腺炎有诊断价值。③胰蛋白酶。该酶也仅存在于胰。正常人血清放射免疫法(放免法)测定值为 400 μg/L。急性胰腺炎时可高达 10～40 倍。④血清PLA$_2$。正常值 5.5 μg/L,重型患者可升至 42.6 μg/L,敏感性达 90.9%。⑤多形核细胞弹力蛋白酶。当该酶超过 400 μg/L 时,能够在急性胰腺炎发病后的 1～2 天时区分重型或轻型。对重型的阳性或阴性预示率均为 80%。

(三)影像基础

影像学检查在急性胰腺炎的诊断上起很大的作用,有助于对该病的确诊和对其严重程度的判断。

1.X 线检查

腹部平片在急性胰腺炎时可显示哨兵袢(邻近胰腺的小肠扩张)、结肠截断征、腹膜前方的脂肪线消失、累及全部小肠的肠梗阻,还可观察有无游离气体以判断是否有胃肠穿孔。胸片若有间质性绒毛样浸润性肺水肿而不伴有心脏扩大时,应视为要发生 ARDS 的征兆。

2.超声检查

对假性囊肿可显示出液性暗区,出血性坏死型胰腺炎时,肿大的胰腺内可出现斑片状坏死灶。

3.经内镜逆行胰胆管造影

可了解胆道系统有无异常,如结石、狭窄等。同时亦可了解胰管情况,但经内镜逆行胰胆管造影作为侵入性检查不可能用于常规诊断。

4.CT 检查

薄层动态 CT 增强扫描是目前最为理想的无创性影像学检查方法。目前对用 CT 进行胰腺炎分级意见不一。Perez 将 CT 变化分为 6 级:①正常;②局限或弥漫的胰腺增大,包括轮廓不规则,非出血性腺体增强及腺体内少量液体积聚;③内在胰腺异常现象模糊及发现炎性改变的条纹样密度;④单个胰外液体积聚;⑤两个或更多的胰外液体积聚;⑥胰腺及其邻近部位气体积聚或胰外液体大量累及腹膜后间隙。动态的增强 CT 成为临床诊断胰腺有无坏死或坏死程度的金标准。

5.MRI 检查

MRI 检查无创伤性,无 X 线辐射,软组织分辨率高,可做任意切面的成像。急性胰腺炎时胰腺明显肿大,边缘模糊不清,由于炎症和水肿的改变,在 T_1 加权像上表现为低信号,T_2 加权像上出现高信号。但 MRI 所获得的影像并不比 CT 更清晰。

四、诊断及病程分期

重症急性胰腺炎指急性胰腺炎伴有脏器功能障碍,或出现坏死、脓肿或假性囊肿等局部并发症者或两者兼有。腹部体征包括明显的压痛、反跳痛、肌紧张、腹胀、肠鸣音减弱或消失、可以有腹部包块、偶见腰肋部皮下瘀斑征(Grey-Turner 征)和脐周皮下瘀斑征(Cullen 征)。可以并发一个或多个脏器功能障碍,也可伴有严重的代谢紊乱,包括低钙血症,血钙低于 1.87 mmol/L(7.5 mg/dL)。增强 CT 为诊断胰腺坏死的最有效方法。B 超及腹腔穿刺对诊断有一定的帮助。重症急性胰腺炎的 APARCHEⅡ评分在 8 分或 8 分以上。Balthazar CT 分级在Ⅱ级或Ⅱ级以上。重症急性胰腺炎无脏器功能障碍者为Ⅰ级,伴有脏器功能障碍者为Ⅱ级。

病程可分为三期,但不是所有患者都有三期病程,有的只有第一期,有的有两期,有的有三期。

(一)急性反应期

自发病至 2 周左右,常可以有休克、呼吸衰竭、肾衰竭、脑病等主要并发症。

(二)全身感染期

2 周～2 个月,以全身细菌感染、深部真菌感染(后期)或双重感染为其主要临床表现。

(三)残余感染期

时间为 3 个月以后,主要临床表现为全身营养不良,存在后腹膜或腹腔内残腔,常常引流不畅,窦道经久不愈,伴有消化道瘘。

五、鉴别诊断

(一)穿透性或穿孔性消化性溃疡

消化性溃疡尤其是后壁溃疡如发生穿透或穿孔,临床上可与胰腺炎时表现类似。上消化道

X线造影和胃镜检查对于诊断消化性溃疡有价值,但不一定能除外胰腺炎。腹部平片或腹部透视如显示腹腔内游离气体,则可诊断为内腔穿孔,但约 2/3 的穿孔性消化性溃疡患者腹腔内可无游离气体。典型的胰腺炎时,疼痛往往逐渐加剧,以仰卧位为甚,坐位和前倾位可减轻,并向左腰背部放射。由于胰腺位于胃之后,炎症处于深部,通常只引起轻度肌紧张,不致达到板硬的程度。

(二)胆石症

胆石症与急性胰腺炎都有腹痛、背部痛、发热、黄疸及高淀粉酶血症的特点,胆总管结石主要临床表现是上腹部或右上腹阵发性剧烈绞痛,阻塞性黄疸,寒战与发热,称为 Charcot 三联征。镇静剂、麻醉剂、镇痛剂常有效,而重症急性胰腺炎的疼痛多位于上腹部,疼痛较急性胆囊炎或胆石症更为剧烈,且向左腰部放射,疼痛一般不能被镇痛解痉剂所缓解。重症急性胰腺炎的血、尿淀粉酶常升高,而急性胆囊炎、胆石症患者的血、尿淀粉酶多正常。B超、CT 检查可发现结石及胆道系统扩张,高度提示胆石的诊断,X 线检查对胆石症诊断意义也很大,含钙质的胆石在 X 线平片上呈不透 X 线的阴影,胆道造影可发现胆囊与胆总管内透 X 线的结石影像。不过该病也可诱发 AP。

(三)急性胆囊炎

急性胆囊炎多见于女性,发病年龄以 20～40 岁最多。急性胆囊炎疼痛一般位于右上腹部胆囊区,程度较剧烈而持久,常有间歇性加剧,可向右肩放射,墨菲征是一个有重要诊断意义的体征。胆囊平片可发现结石,B超可发现胀大和充满积液的胆囊和结石征象。急性胆囊炎尤其是胆囊炎穿孔引起胆汁性腹膜炎与急性胰腺炎特别是坏死性胰腺炎更易混淆,一般言之,SAP 的疼痛较之胆囊炎激烈,疼痛较持久,不易为解痉、止痛药所缓解。

(四)急性肠梗阻

急性机械性肠梗阻腹痛为急性发作,呈阵发性、波浪式绞痛,多位于脐周或下腹部;绞痛时伴有肠蠕动增加,可见膨胀的肠轮廓和肠型;X 线腹部透视可见梗阻以上的肠管扩张,其中充以液体及气体,形成液气平面。急性胰腺炎时发生的胰腺、腹腔的炎症和缺血是引起肠梗阻的主要原因,有时也可以看到上腹部有少数肠襻因肠麻痹而充气现象,故仅凭 X 线检查并不能作出鉴别。唯急性肠梗阻的腹痛阵发性加剧更为明显,而急性胰腺炎引致的肠梗阻常随胰腺炎病情的好转而消失,当然也随着胰腺炎病情的加重而加重。腹部穿刺均为血性渗出液,而后者其淀粉酶可明显增高。

(五)心绞痛和心肌梗死

少数急性心肌梗死患者可仅表现为上腹部的急性疼痛,伴恶心、呕吐,甚至可有腹肌紧张,上腹压痛,类似外科急腹症,有时可被误诊为急性胰腺炎。因此,临床上遇到 40 岁以上的患者,罹患病因未明的急性腹痛,尤其是有高血压、动脉粥样硬化,或过去有心绞痛发作史者,要警惕急性心肌梗死的可能性。

(六)异位妊娠破裂

异位妊娠破裂发病年龄多在 26～35 岁女性,大多可追问到停经史;大多有不规则阴道流血,量少;腹痛急性发作,大多位于全下腹,其次为右下腹与左下腹;腹部检查有明显压痛,腹肌紧张不一定存在;阴道检查发现宫颈疼痛明显,后穹隆饱满膨出及触痛明显;腹腔穿刺或后穹隆穿刺可抽到不凝固之血液;妊娠试验及 B 超检查有助于确诊。

(七)急性胃肠炎

急性胃炎一般起病较急,在进食污染食物后数小时至 24 小时发病,散发性急性胃肠炎患者如就诊时未发生腹泻,而以剧烈的腹痛为主诉,可能误诊为 AP。但急性胃炎一般有水样泻,呕吐之后腹痛往往减轻,病情常于短期内好转。

六、病情判断

由于重症急性胰腺炎病情变化迅速,预后凶险,单凭临床经验难以正确估计,因此严重度的评估具有十分重要的临床意义。

(一)Ranson 评分标准

该评分标准与病死率有明显关系,3 分以下为 0.9%,3～4 分为 16%,5～6 分为 40%,6 分以上为 100%。该标准为临床重症急性胰腺炎的判断提供了方便,是目前使用最广泛的标准。

(二)Glasgow 评分标准

虽然 Ranson 分级指标有助于对 AP 的预后作出评估,但对 AP 病情的严重程度判定还不够准确,主要适用于酒精中毒所致的急性胰腺炎,对胆道疾病所致的 AP 并不完全适用。因此,Imric 建议修正上述标准,提出改良的 Glasgow 分级标准(以入院 48 小时的结果为依据)。

(三)APACHEⅡ 评分标准

由于上述两种评分是根据入院 24 小时或 48 小时内的病情,不能动态估计严重度,而且评分未包括患者以往的身体状况,因此又产生了 APACHE 评分系统来评估 AP 的严重程度。

(四)局部评分系统

全身评分系统是针对疾病严重度,不具备对急性胰腺炎的特异性,因而人们又从胰腺病变的局部来研究对急性胰腺炎严重程度的估计。Mc Mahon 根据腹水量和颜色评价急性胰腺炎的严重程度。凡符合下列 3 个标准中任何一项即为重症胰腺炎:①腹水可容易抽出 10 mL,5 年后学者将液体量改为 20 mL;②腹水为深紫红色,不论其量的多少;③用 1 L 生理盐水灌注腹腔后,仍能抽吸到较深颜色的液体。该判断标准的缺点是只能在入院时采用,不能动态观察病情,对颜色的判断有主观性,目前已很少应用。20 世纪 80 年代中期,CT 技术相当成熟,因其检查准确可靠、无创伤,可动态观察,成为临床诊断胰腺有无坏死和坏死程度的金标准。Balthazar 的 CT 评分系统包括了胰腺和胰外病变,定量较为准确,简单、实用,最有代表性。

根据胰腺炎的分级和胰腺坏死范围的两方面积分评定胰腺炎的严重程度:Ⅰ级,0～3 分;Ⅱ级,4～6 分;Ⅲ级,7～10 分。并发症的发生率和病死率随评分的累计而明显增加:<2 分无死亡,7～10 分的病死率为 17%,大于 7 分可以做手术治疗;A、B 级无并发症,C、D、E 级脓肿发生率 34.6%,D 级病死率 8.3%,E 级病死率 17.4%。我国对急性胰腺炎的临床诊断及分级标准的第二次方案中将 Balthazar CT 评分在Ⅱ级或Ⅱ级以上者定为重症胰腺炎。

七、治疗

(一)监护

对于所有急性胰腺炎患者都应加强护理与观察。重型患者应住入监护病房。心电监护;血气分析;血清电解质测定;中心静脉压测定;动态观察腹部体征和肠鸣音改变。

(二)抑制或减少胰液分泌

(1)禁食及胃肠减压。

(2)抑制胃酸分泌,H_2 受体阻滞剂和质子泵抑制剂既可减少胃酸分泌,减少对胰酶分泌的刺激,又可防止应激性胃黏膜病变的发生。

（3）生长抑素及其衍生物、生长激素，生长抑素及其类似物（奥曲肽）可以通过直接抑制胰腺外分泌而发挥作用，主张在 SAP 治疗中应用。联合应用生长激素＋生长抑素可以在多个环节阻断炎性介质的释放，减少肠道细菌和毒素移位，阻断炎性细胞因子链启动后产生的瀑布反应。

（4）缩胆囊素。

（5）胰酶抑制剂，抑肽酶、加贝酯等可有抑制胰蛋白酶、糜蛋白酶、弹性酶、脂肪酶的作用。

（6）前列腺素族，前列腺素族（PG，包括 PGE_1、PGE_2 及 PGI_2）能抑制多种外源性及内源性刺激引起的胰液分泌。

（7）氧自由基清除剂。

（三）血管活性物质的应用

由于微循环障碍在 SAP 发病中起着重要作用，推荐应用改善胰腺和其他器官微循环的药物，如前列腺素 E_1 制剂、血小板活化因子拮抗剂、丹参制剂等。

（四）抗生素的应用

胰腺感染的致病菌主要为革兰阴性菌和厌氧菌等肠道常驻菌。抗生素的应用应遵循：抗菌谱为革兰阴性菌和厌氧菌为主、脂溶性强、有效通过血-胰屏障三大原则。推荐使用喹诺酮类药物联和甲硝唑，疗效不佳时改用其他广谱抗生素，要注意真菌感染的诊断，临床上无法用细菌感染来解释的发热等表现时，应考虑到真菌感染的可能，可经验性应用抗真菌药，同时进行血液或体液真菌培养。也可经供应胰腺血管内注入抗生素。

（五）腹腔灌洗

对于 SAP 可采取腹腔灌洗疗法，目的在于清除腹腔内的渗出液、各种活性酶、血管活性物质和细菌及其毒素。

（六）血液滤过

72 小时短时血滤可使促炎因子下降，患者 SIRS 表现缓解。

（七）营养支持

SAP 患者常先施行肠外营养，待病情趋向缓解，则考虑实施肠内营养，肠内营养的实施是指将螺旋形鼻空肠管放置 Treitz 韧带远端，输注要素营养物质并观察患者反应，如能耐受则逐渐加大剂量，应注意补充谷氨酰胺制剂。对于高脂血症患者，应减少脂肪类物质的补充。进行肠内营养时，应注意患者的腹痛、肠麻痹、腹部压痛等胰腺炎症状和体征是否加重。

（八）预防和治疗肠道衰竭

对于 SAP 患者，应密切观察腹部体征及排便情况，检测肠鸣音的变化，及早给予促肠道动力药，包括生大黄、硫酸镁、乳果糖等；给予微生态制剂调节肠道菌群；应用谷氨酰胺制剂提高肠道免疫功能；同时可应用中药如皮硝外敷腹部。病情允许下尽快饮食或实施肠内营养对预防肠道衰竭具有重要意义。

（九）中医中药

单味中药，如生大黄 50 g 胃管内注入或直肠内滴注，每天 2 次，复方制剂如清胰汤、柴芍承气汤等。中药制剂通过降低血管通透性、抑制巨噬细胞和中性粒细胞活性、清除内毒素达到治疗功效。

（十）内镜治疗

在有条件的单位，对于怀疑或已经证实的胆源性 SAP，应尽早（48 小时内）行鼻胆管引流术或内镜下括约肌切开术（EST）。目前认为，只要操作得当，急性胆源性胰腺炎（ABP）发作时行经内镜逆行胰胆管造影、EPT术是安全的,不会增加并发症及死亡。

(十一)并发症的处理

急性呼吸窘迫综合征是SAP的严重并发症,处理包括机械通气和大剂量、短程糖皮质激素的应用,如甲泼尼龙。必要时行气管镜下肺泡灌洗术;急性肾衰竭主要是支持治疗,稳定血流动力学检测,静脉补液,必要时使用血管活性药物。SAP胰液积聚者部分会发展为胰腺假性囊肿,对于胰腺假性囊肿应密切观察,部分会自行吸收,若假性囊肿直径>6 cm,且有压迫现象和临床表现,可行穿刺引流或外科手术引流。胰腺脓肿是外科干预的绝对指征。

(十二)手术治疗

坏死胰腺组织继发感染者在严密观察下可考虑外科手术,对于重症病例,主张在重症监护和强化保守治疗的基础上,经过72小时,病情仍未稳定或进一步恶化者可进行手术治疗。

(胡玉刚)

第十一章

内分泌系统急危重症

第一节　甲状腺毒症危象

甲状腺功能亢进症(简称甲亢)的患者由于某些诱因,以致原有症状急性加重,常达到有生命危急的程度,称甲状腺毒症危象(简称甲亢危象)。绝大部分患者表现为异常烦躁或昏迷、高热、大汗、极度心动过速和呕吐、腹泻等,如不及时抢救,可导致死亡。

一、诱因及发病机制

(1)内科所见的甲亢危象最多为感染所诱发,其次为情绪激动、精神创伤等应激情况所致。这两个因素,一方面可使甲状腺激素分泌骤然增多,另一方面由于身体处于应激状态,可引起儿茶酚胺释放增多,组织对甲状腺激素的反应增加,导致甲亢症状突然增重。危象多出现于感染或精神刺激的高峰阶段。另外,甲亢治疗过程中,症状未缓解,就突然停用抗甲状腺药物,也可使甲状腺激素释放增多,引起危象。

(2)外科所见的甲亢危象几乎都是甲状腺手术后或其他手术所诱发,其中多数是在术前甲亢没有得到很好控制的情况下,也有的是在进行其他手术前,忽视了甲亢的存在。手术的刺激,以及术中过分挤压甲状腺,而使大量甲状腺激素急剧地排入血液中去,使血清甲状腺激素格外升高,同时由于应激,组织对甲状腺激素的敏感性增加,所以容易使甲亢症状突然增重,而引起危象。手术因素诱发的危象多出现在术后第2天内。

(3)在进行放射性同位素碘(^{131}I)治疗过程中发生的甲亢危象,多是甲状腺显著肿大或病情较重,在治疗前未预防应用抗甲状腺药物者,用^{131}I治疗后,可发生放射性甲状腺炎,致甲状腺激素释放增多入血,而引起危象。危象多出现在治疗后1～2周中。

(4)妊娠期甲亢控制不好,而处于分娩时,由于身体处于应激状态,可引起儿茶酚胺释放增多,组织对甲状腺激素的反应增加,导致甲亢症状突然增重。而引起危象。

近年来,许多学者观察到,甲亢危象患者血清 T_3 及 T_4 并不比一般的甲亢(没有危象)者为高,所以不支持甲亢危象是由于过多 T_4 或 T_3 生成所引起的这一学说。甲亢患者体内组织中儿茶酚胺的受体数目增多,因而心脏及神经系统对血循环中的儿茶酚胺过度敏感。甲亢患者血清 T_4 及 T_3 与 TBG 结合的能力降低,游离 T_4(FT_4)及 T_3(FT_3)增多。故目前认为甲亢危象的发生是各种因素综合作用引起的。

二、临床表现及特征

甲亢危象的临床表现是原有的甲亢症状突然加重。特征性的是代谢率高度增高及过度肾上腺素能反应症状:高热同时有大汗。这一特征有别于退热时才出汗的感染性疾病的高热患者。甲亢危象的临床表现如下。

(一)高代谢率及高肾上腺素能反应症状

(1)高热,体温升高一般都在 40 ℃上下,常规退热措施难以收效。

(2)心悸,气短,心率显著加快,一般在 160 次/分以上,脉压显著增宽,常有心律失常(心房颤动、心动过速)发生,抗心律失常的药物往往不奏效。有的可出现心力衰竭。

(3)全身多汗、面色潮红、皮肤潮热。

(二)消化系统症状

消化系统症状常见于食欲减退、恶心、呕吐、腹泻,严重时可出现黄疸,多以直接胆红素增高为主。

(三)神经系统症状

极度乏力,烦躁不安,最后可导致脑细胞代谢障碍而陷入谵妄、甚至昏迷。

(四)不典型表现

不典型的甲亢患者发生甲亢危象,不具备以上症状和体征,如淡漠型甲亢发生甲亢危象的表现如下。

(1)表情淡漠、迟钝、嗜睡,甚至呈木僵状态,体质虚弱、无力,消瘦甚或恶病质,体温一般仅中度升高,出汗不多,心率不太快,脉压差小。

(2)一些患者仅以某一系统症状加重为突出表现:①以神经系统症状为主:烦躁不安、谵妄、甚至昏迷;②以循环系统症状为主:心率极度增快、心力衰竭;③以消化系统症状为主:食欲减退、恶心、呕吐、腹泻。死亡原因多为高热脱水,休克,严重的水、电解质紊乱及心力衰竭等。

三、诊断及鉴别诊断

(一)诊断

(1)有明确甲亢病史或典型甲亢表现的患者,在有诱因的情况下,突然出现下列症状和体征,就可诊为甲亢危象:①烦躁不安、谵妄或昏迷;②高热同时有大汗,一般退热措施难以收效;③心率极度增快,超过 160 次/分,常伴有心房颤动或心动过速,抗心律失常的药物常不奏效;④恶心,呕吐,腹泻。甲亢危象中的绝大多数患者靠病史、症状和体征即可作出诊断,只有极少数不典型的甲亢患者需要进一步作甲状腺功能检查才可肯定诊断。

(2)实验室检查主要为 TT_4、TT_3、FT_4、FT_3、TSH 等甲状腺激素的测定。甲状腺摄^{131}I率、甲状腺B超和甲状腺核素扫描在甲亢危象时不作为一线检查指标。检测血、尿、便常规,血生化、电解质,心电图等相关项目。

(二)鉴别诊断

因甲亢危象有明确的甲亢病史、明显的症状和体征,较少有其他疾病被误诊为甲亢危象的,但常被误诊为其他疾病。误诊的大部都是以某一系统表现为主的或淡漠型的甲亢患者中,既往问出甲亢病史,甲状腺肿大和眼征也不明显者。

（1）以高热、大汗和白细胞计数增高为主要表现者,常被当成重症感染。这时应注意到高热为持续性,一般退热措施不显,高热同时有大汗,心率异常增快,脉压加大及起病即有烦躁等与重症感染一般规律不同的征象,就会想到甲亢危象的可能。

（2）以快速型心律失常、心力衰竭和烦躁为主要表现者,有的因患者年龄较大、脉压大和心肌缺血的心电图改变,而被当成冠心病合并心力衰竭。这时应注意到第一心音增强,胆固醇偏低,扩冠药、强心甘和抗心律失常的药物疗效不佳等与冠心病一般规律不符的情况,多能考虑到甲亢危象。

（3）以食欲减退,恶心,呕吐,腹泻为主要表现者,常被误为急性胃肠炎。危象的吐泻多不伴腹痛,溏便居多,便中无红、白细胞,吐泻的同时有高热,大汗,脉压增大,一般能与急性胃肠炎鉴别。

（4）以昏睡、显著消瘦、黄疸为主要表现者,有时被误为肝脏病引起的昏迷。如果检查未发现常见的肝硬化的皮肤改变、门静脉高压的表现,黄疸指数、谷丙转氨酶升高和清蛋白降低的程度和肝脏大小又不符合急性重型肝炎,甲胎球、转肽酶和肝脏触诊又不支持肝癌,这时应进一步查甲状腺激素,以免将甲亢危象漏诊。

目前也经常用积分法来诊断甲亢危象。如表 11-1。

表 11-1 甲亢危象的诊断标准

观察项目	分数	观察项目	分数
体温（℃）		心率（次/分）	
37.2	5		
37.8	10	99～109	5
38.3	15	110～119	10
38.9	20	120～129	15
39.4	25	130～139	20
≥40	30	≥140	25
中枢神经系统症状		充血性心力衰竭	
无	0	无	0
轻（焦虑）	10	轻度（脚肿）	5
中度（谵妄、精神病、昏睡）	20	中度（双侧肺底湿润）	10
重度（癫痫、昏迷）	30	重度（肺水肿）	15
消化系统症状		心房颤动	
无	0	无	0
中度（腹泻、恶心/呕吐、腹痛）	10	有	10
重度（不能解释的黄疸）	20	诱因	
		无	0
		有	10

注:分数≥45甲亢危象;分数 25～44 危象前期;分数<25 无危象。

四、甲亢危象预防

甲亢危象是可危及患者生命的急重病症,对甲亢患者应注意预防危象的发生。有效地、满意地控制甲亢是防止甲亢危象发生的最主要措施。

(1)积极进行合理的抗甲亢治疗,向患者说明治疗的必要性和重要性,坚持定期服药,避免产生以为症状缓解,而自行停药或怕麻烦不坚持用药的现象,避免因突然停药后出现"反跳"现象而诱发甲亢危象。

(2)指导患者了解有关药物治疗常见的不良反应及药物性甲减,以便及时发现及时得到处理,并嘱患者定期门诊复查血常规、肝功能、甲状腺激素水平,在医师指导下调整服药剂量,避免并发症发生,促进早日康复。

(3)在高代谢状态未能改善以前,患者可采用高蛋白、高热量饮食,除糖类外,可使用牛奶、豆浆、瘦肉、鸡蛋、鱼、肝等食物,在两餐基本饮食之间可加牛奶、豆浆、甜食品。禁食含碘食物,如海带。患者出汗多,丢失水分多,应保证足够的饮料,平时不宜喝浓茶、咖啡等刺激性饮料。

(4)预防并积极治疗感染。如已发生,应在积极抗感染治疗中,严格注意危象的征兆。

(5)指导患者了解加重甲亢的有关因素,尤其是精神愉快与身心疾病的关系,避免一切诱发甲亢危象的因素,如感染、劳累、精神创伤,以及未经准备或准备不充分而手术等。

(6)指导患者学会进行自我心理调节,增强应对能力,并注意合理休息,劳逸结合;同时也向患者家属提供有关甲亢的知识,让家属理解患者的现状,多关心、爱护和支持患者。

(7)行甲状腺次全切除术治疗者术前准备要充分,严格掌握手术时机。术后两天之内,应严密观察病情变化,可遵医嘱补充适量的糖皮质激素,并做好甲亢危象的急救准备。

(8)对于甲亢病情较重或甲状腺肿大明显患者在给予同位素治疗前,应先应用抗甲状腺药物,待病情较平稳后再给同位素治疗,治疗后的 1～2 周中需注意观察危象征兆,并勿挤压甲状腺,防止大量甲状腺激素,突然释放入血,从而引起甲亢危象。

五、急诊处理

一旦发生危象则需积极抢救。

(一)抑制甲状腺激素合成

此项措施应在甲亢危象确诊后立即并最先进行。首选丙硫氧嘧啶(PTU),首次剂量 600 mg 口服或经胃管注入。如无 PTU 时可用等量甲巯咪唑(MM)60 mg。继用 PTU 200 mg 或 MM 20 mg,1 次/6～8 小时,每天 3～4 次,口服,待症状减轻后改用一般治疗剂量(在北京协和医院用抗甲状腺药物,PTU 用量一般不超过 600 mg/d 或 MM 60 mg/d)。还可用 PTU 或 MM 与普萘洛尔和琥珀酸氢化可的松(50 mg),三者合用,每 6 小时一次,可加强抑制 T_4 转变为 T_3。

(二)抑制甲状腺激素释放

服 PTU 后 1～2 小时再加用口服复方碘溶液(即卢戈液,含碘 5%),首剂 2～3 mL(30～45 滴),以后每 6～8 小时 2 mL(30 滴),至危象消失为止。不能口服者由直肠注入,紧急时以注射用复方碘溶液 4～12 mL(溶于 1 000 mL 0.9% 的盐水中),24 小时内,或用 12.5% 的碘化钠 0.5～1.0 g 加入 5% 的葡萄糖生理盐水 500 mL 中静脉滴注 12～24 小时,以后视病情逐渐减量,一般使用 3～7 天停药。如患者对碘剂过敏,可改用碳酸锂 0.5～1.5 g/天,分 3 次口服,连服数天。

(三)抑制组织中 T_4 转换为 T_3 和(或)抑制 T_3 与细胞受体结合

PTU、碘剂、β受体阻滞剂和糖皮质激素均可抑制组织中 T_4 转换为 T_3。

(1)碘剂:如甲亢危象是由于甲状腺炎或应用过量甲状腺激素制剂所致,用碘剂迅速抑制 T_4 转换为 T_3 比抑制甲状腺激素合成更重要。而且,大剂量碘剂还可抑制 T_3 与细胞受体结合。

(2)β受体阻滞剂:如无哮喘或心功能不全,应加用普萘洛尔 $30\sim50$ mg,每 $6\sim8$ 小时口服一次,对控制心血管症状的效果显者,必要时可用 $1\sim2$ mg 经稀释后缓慢静脉注射,视需要可间歇给 $3\sim5$ 次。可在心电图监护下给药。

(3)氢化可的松:此药除抑制 T_4 转换为 T_3、阻滞甲状腺激素释放、降低周围组织对甲状腺激素的反应外,还可增强机体的应激能力。用 $200\sim400$ mg 氢化可的松加入 $5\%\sim10\%$ 葡萄糖盐水中静脉滴注,以后 100 mg 每 $6\sim8$ 小时一次。

(四)降低血甲状腺激素浓度

在上述常规治疗效果不满意时,可选用血液透析、腹膜透析或血浆置换等措施迅速降低血甲状腺激素浓度;一般说来,患者血清甲状腺激素水平不太高。极个别患者需用血液透析术或腹膜透析法以去除过高的血清甲状腺激素。

(五)抗交感神经药物

如有严重的心力衰竭及哮喘时不宜用普萘洛尔,可用利血平 $1.0\sim2.5$ mg 肌内注射,每 $6\sim8$ 小时一次。

(六)支持治疗

(1)应监护心、肾、脑功能,迅速纠正水、电解质和酸碱平衡紊乱,静脉输液,补充足够的葡萄糖、热量和多种维生素等,维持水与电解质平衡。

(2)积极治疗诱发因素,必要时给予抗生素、抗过敏药物及加强手术后的护理等。去除诱因,防治基础疾病是预防危象发生的关键。尤其要注意积极防治感染和做好充分的术前准备。出现心力衰竭时,应给予吸氧,使用利尿剂及洋地黄制剂。

(七)对症治疗

(1)高热者给予物理降温:必要时,可用中枢性解热药,如对乙酰氨基酚等,但应注意避免应用乙酰水杨酸类解热剂(因可使 FT_3、FT_4 升高)。必要时可试用异丙嗪、哌替啶各 50 mg 静脉滴注。

(2)镇静剂:地西泮口服或肌内注射;亦可用冬眠药物。苯巴比妥钠是最好的镇静剂,它使 T_4 及 T_3 分解代谢增快,使其活性降低,最终使血清 T_4 及 T_3 水平降低。

(3)降温:乙醇擦浴或冰袋冷敷,必要时冰水灌肠,与冬眠药物合用。

(八)预防再发

待危象控制后,应根据具体病情,选择适当的甲亢治疗方案,并防止危象再次发生的可能。

(九)护理

(1)严密观察病情变化,注意血压、脉搏、呼吸、心率的改变,观察神志、精神状态、腹泻、呕吐、脱水的改善情况。

(2)保持环境的安静、安全,嘱患者绝对卧床休息,室内光线不宜太强,以免影响患者休息。

(3)加强精神心理护理,解除患者精神紧张,给予安慰解释。应指导患者家属避免紧张情况,多给予患者情绪上的支持。

(4)手术后密切注意脉搏、血压、呼吸和体温改变,警惕发生危象,一旦出现,应立即采取措施,并报告有关医师。

(5)高热患者应迅速降温:①降低室内温度;②头敷冰帽;③大血管处放置冰袋;④遵医嘱采用人工冬眠。

(6)迅速建立静脉输液途径,并按医嘱完成治疗任务。

(7)给予高热量饮食,鼓励患者多饮水,饮水量每天不少于2 000 mL,昏迷者给予鼻饲饮食,注意水、电解质平衡。

(8)呼吸困难,发绀者给予半卧位、吸氧(2～4 L/min)。

(9)对谵妄、躁动者注意安全护理,使用床挡,防止坠床。

(10)昏迷者防止吸入性肺炎,防止各种并发症的发生。

（李　栋）

第二节　低血糖危象

低血糖危象是由多种原因引起的糖代谢紊乱,致血糖水平降低的一种反应。因血糖下降速度过快、血糖水平过低或个体对低血糖的耐受性较差,患者可突然出现神经系统和心血管系统异常,严重者可造成死亡。

一、病因与发病机制

(一)病因

凡有食物摄入不足,肝糖原贮存减少,糖原异生障碍或胰岛素分泌过多,拮抗胰岛素的激素分泌相对或绝对减少等原发病者。遇有延长进食时间、饮酒、剧烈运动、寒冷、月经来潮、发热等促发因素,均可导致低血糖危象的发生。

产生低血糖危象的原因很多,最常见的是功能性胰岛 β 细胞瘤分泌过多的胰岛素所致。少数是由于非胰腺的中胚叶肿瘤(如某些纤维瘤、纤维肉瘤、平滑肌瘤等,约 80％发生于腹腔内)产生有胰岛素活性的物质如胰岛素生长因子(IGF-Ⅰ、Ⅱ)过多。也有因应用岛素或口服降糖药物过量或酒精中毒引起。

(二)发病机制

正常人血浆葡萄糖维持在一个较恒定的水平,24 小时内波动范围很少超过 2.8 mmol/L(50 mg/dL)。这种葡萄糖内环境的稳定是通过多种激素及酶来维持的。血液循环中的葡萄糖是细胞、特别是脑细胞能量的主要来源,而脑细胞贮存葡萄糖较少,主要依靠血中葡萄糖随时供给。中枢神经系统每分钟大约需要葡萄糖 100 mg,即每小时 6 mg 或每天 144 g,超过了肝脏可动员的糖原贮存量。如果血中完全没有葡萄糖时,脑内贮备的葡萄糖只需 10～15 分钟即被消耗完。当低血糖症状反复发作并历时较久时,可使脑细胞变性、脑组织充血、坏死。大脑皮层、中脑、延脑活动受抑制,皮层下中枢包括基底节、下丘脑及自主神经中枢相继受累而发生躁动不安、神志不清、痉挛及舞蹈样动作,患者有心动过速、脉搏细弱、瞳孔散大、呼吸浅快、血压下降,甚至发生强直性惊厥,最后进入昏迷。

二、诊断

(一)临床表现

临床症状与血糖下降速度、持续时间长短、个体反应性及基础疾病有关。通常血糖下降越明显、持续时间越久、下降速度越快、器质性疾病越严重,临床症状越明显。

(1)交感神经兴奋及肾上腺素分泌增多的症状:在低血糖发生早期或血糖下降速度较快时,可出现面色苍白、腹痛、晕厥、震颤等交感神经兴奋症状群。

(2)中枢神经系统症状群:轻者仅有烦躁不安、焦虑,重者出现语无伦次,视力障碍,精神失常,定向力丧失、痉挛、癫痫样小发作,偶可偏瘫。如低血糖严重而持久时则进入昏迷,各种反射均消失,最后死亡。新生儿及婴儿低血糖表现以惊厥为重。上述两组症状可先后发生,也可同时出现,但往往以某一组症状较为突出。也可以第一组症状不明显,而很快出现第二组症状发生昏迷。

(二)辅助检查

(1)血糖危象发作时血糖多低于 $2.8 \sim 1.12$ mmol/L($50 \sim 20$ mg/dL),甚至更低,个别情况下可测不出。

(2)血浆胰岛素:血浆胰岛素水平高低与血糖水平有关。正常人空腹血浆胰岛素值不超过 24 mU/L,当空腹血糖低于 2.8 mmol/L(50 mg/dL)时血浆胰岛素值常低于 10 mU/L,空腹血糖低于 2.2 mmol/L(40 mg/dL)时,空腹血浆胰岛素值常低于 5 mU/L(5 μU/mL)。血浆胰岛素与血糖比值[血胰岛素(mU/L)/血糖(mg/dL)]正常人小于 0.3,比值大于 0.3 疑高胰岛素血症,比值大于 0.4 提示胰岛 β-细胞瘤。而在胰岛 β-细胞瘤、异位胰岛素分泌瘤患者,血浆胰岛素水平高,即在低血糖危象发作时其胰岛素水平也不降低。有人提出[血浆胰岛素(μU/mL)$\times$ 100/血浆葡萄糖(mg/dL)-30]的比值,正常情况下小于 50;如果大于 50 为可疑;如比值大于 150,则对胰岛 β 细胞瘤有诊断意义。

(3)口服葡萄糖耐量试验:将该试验延长至 $4 \sim 5$ 小时,有可能出现低血糖,对诊断有意义。

(4)激发试验:胰岛素释放试验中胰岛素高峰超过 150 μU/mL;胰高血糖素试验血浆胰岛素水平超过 260 μU/mL;亮氨酸试验血浆胰岛素水平上升超过 40 μU/mL,对低血糖诊断有意义。但上述这些激发试验均有假阳性和假阴性出现,仅能作为辅助诊断。

三、急救措施

一经确诊低血糖危象,应立即静脉给予葡萄糖,以尽量减少低血糖对神经系统的损害。其具体措施如下。

(1)患者意识尚清楚者,可口服糖水或含糖饮料,如严重而持久的意识丧失或有抽搐者,应立即静脉注射 50% 葡萄糖 $60 \sim 100$ mL,若仍未改善,可重复注射。然后给 10% 葡萄糖 $500 \sim 1000$ mL,持续静脉点滴,直到患者清醒为止。若心、肺、肝、肾功能减退者,可鼻饲糖水。

(2)严重低血糖危象发作,若无肝脏疾病可给予 0.1% 肾上腺素 0.5 mL 皮下注射,以促进糖原分解,减少肌肉利用葡萄糖,提高血糖浓度。也可给予胰高血糖素 $1 \sim 2$ mg 肌内注射,以加强糖原分解,刺激肾上腺素分泌。如因肾上腺皮质功能低下引起的低血糖危象,经上述处理仍不清醒者,可给予氢化可的松 $100 \sim 300$ mg 静脉滴注,抑制胰岛素分泌,增加糖原异生。如因垂体危象、甲状腺危象、肾上腺危象所致低血糖危象,除补充葡萄糖外,还应给予相应激素的替代治疗。

(3)针对病因治疗,如行肿瘤切除手术,不能手术者行药物或放疗等。 **(李　栋)**

第三节　糖尿病酮症酸中毒

糖尿病酮症酸中毒(DKA)为最常见的糖尿病急症,是由于体内胰岛素缺乏引起的以高血糖、高血酮和代谢性酸中毒为主要表现的临床综合征。当代谢紊乱发展至脂肪分解加速、血清酮体积聚超过正常水平时称为酮血症,尿酮体排出增多称为酮尿,临床上统称为酮症。当酮酸积聚而发生代谢性酸中毒时称为酮症酸中毒,常见于1型糖尿病患者或B细胞功能较差的2型糖尿病患者伴应激时。

一、病因

DKA发生在有糖尿病基础,在某些诱因作用下发病。DKA多见于年轻人,1型糖尿病易发,2型糖尿病可在某些应激情况下发生。发病过程大致可分为代偿性酮症酸中毒与失代偿性酮症酸中毒两个阶段。诱发DKA的原因如下。

(一)急性感染

以呼吸系统、泌尿系统、胃肠道和皮肤的感染最为常见。伴有呕吐的感染更易诱发。

(二)胰岛素和药物治疗中断

这是诱发DKA的重要因素,特别是胰岛素治疗中断。有时也可因体内产生胰岛素抗体致使胰岛素的作用降低而诱发。

(三)应激状态

糖尿病患者出现精神创伤、紧张或过度劳累、外伤、手术、麻醉、分娩、脑血管意外、急性心肌梗死等。

(四)饮食失调或胃肠疾病

严重呕吐、腹泻、厌食、高热等导致严重失水,过量进食含糖或脂肪多的食物,酗酒,或每天糖类摄入过少(<100 g)时。

(五)不明病因

发生DKA时往往有几种诱因同时存在,但部分患者可能找不到明显诱因。

二、发病机制

主要病理基础为胰岛素相对或绝对不足、拮抗胰岛素的激素(胰高血糖素、皮质醇、儿茶酚胺类、生长激素)增加及严重失水等,因此产生糖代谢紊乱,血糖不能正常利用,导致血糖增高、脂肪分解增加、血酮增高和继发性酸中毒与水、电解质平衡失调等一系列改变。该病发病机制中各种胰岛素拮抗激素相对或绝对增多起重要作用。

(一)脂肪分解增加、血酮增高与代谢性酸中毒的出现

DAK患者脂肪分解的主要原因:①胰岛素的严重缺乏,不能抑制脂肪分解。②糖利用障碍,机体代偿性脂肪动员增加。③生长激素、胰高血糖素和糖皮质激素的作用增强,促进脂肪的分解。此时因脂肪动员和分解加速,大量脂肪酸在肝经B氧化生成乙酰辅酶A。正常状态下的乙酰辅酶A主要与草酰乙酸结合后进入三羧酸循环。DAK时,由于草酰乙酸的不足,使大量堆积

的乙酰辅酶 A 不能进入三羧酸循环,加上脂肪合成受抑制,使之缩合为乙酰乙酸,再转化为 β-羟丁酸、丙酮,三者总称为酮体。与此同时,胰岛素的拮抗激素作用增强,也成为加速脂肪分解和酮体生成的另一个主要方面。在糖、脂肪代谢紊乱的同时,蛋白质的分解过程加强,出现负氮平衡,血中生酮氨基酸增加,生糖氨基酸减少,这在促进酮血症的发展中也起了重要作用。当肝内产生的酮体量超过了周围组织的氧化能力时,便引起高酮血症。

病情进一步恶化将引起:①组织分解加速。②毛细血管扩张和通透性增加,影响循环的正常灌注。③抑制组织的氧利用。④先出现代偿性通气增强,继而 pH 下降,当 pH<7.2 时,刺激呼吸中枢引起深快呼吸(Kussmaul 呼吸),pH<7.0 时,可导致呼吸中枢麻痹,呼吸减慢。

(二)胰岛素严重缺乏、拮抗激素增高及严重脱水

当胰岛素严重缺乏和拮抗激素增高情况下,糖利用障碍,糖原分解和异生作用加强,血糖显著增高,可超过 19.25 mmol/L,继而引起细胞外高渗状态,使细胞内水分外移,引起稀释性低钠。一般来说,血糖每升高 5.6 mmol/L,血浆渗量增加 5.5 mmol/L,血钠下降 2.7 mOsm/L。此时,增高的血糖由肾小球滤过时,可比正常的滤过率[5.8~11 mmol/(L·min)]高出 5~10 倍,大大超过了近端肾小管回吸收糖[16.7~27.8 mmol/(L·min)]的能力,多余的糖由肾排出,带走大量水分和电解质,这种渗透性利尿作用必然使有效血容量下降,机体处于脱水状态。此外,由此而引起的机体蛋白质、脂肪过度分解产物(如尿素氮、酮体、硫酸、磷酸)从肺、肾排出,同时厌食、呕吐等症状,都可加重脱水的进程。在脱水状态下的机体,胰岛素利用下降与反调节激素效应增强的趋势又必将进一步发展。这种恶性循环若不能有效控制,必然引起内环境的严重紊乱。

(三)电解质失衡

因渗透性利尿作用,从肾排出大量水分的同时也丢失 K^+、Na^+ 和 Cl^- 等离子。血钠在初期可由于细胞内液外移和排出增多而引起稀释性低钠,但若失水超过失钠程度,血钠也可增高。血钾降低多不明显,有时由于 DKA 时组织分解增加使大量细胞内 K^+ 外移而使测定的血钾不低,但总体上仍以低钾多见。

三、临床表现

绝大多数 DKA 见于 1 型糖尿病患者,有使用胰岛素治疗史,且有明显诱因,小儿则多以 DKA 为首先症状出现。一般起病急骤,但也有逐渐起病者。早期患者常感软弱、乏力、肌肉酸痛,是为 DKA 的前驱表现,同时糖尿病本身症状也加重,常因大量尿糖及酮尿使尿量明显增加,体内水分丢失,多饮、多尿更为突出,此时食欲缺乏、恶心、呕吐、腹痛等消化道症状及胸痛也很常见。老年有冠心病者可并发心绞痛,甚而心肌梗死及心律失常或心力衰竭等。由于 DKA 时心肌收缩力减低,每搏量减少,加以周围血管扩张,血压常下降,导致周围循环衰竭。

(一)严重脱水

皮肤黏膜干燥、弹性差,舌干而红,口唇樱桃红色,眼球下陷,心率增快,心音减弱,血压下降;并可出现休克及中枢神经系统功能障碍,如头痛、神志淡漠、恍惚,甚至昏迷。少数患者尚可在脱水时出现上腹部剧痛、腹肌紧张并压痛,酷似急性胰腺炎或外科急腹症,胰淀粉酶亦可升高,但非胰腺炎所致,系与严重脱水和糖代谢紊乱有关,一般在治疗 2~3 天后可降至正常。

(二)酸中毒

可见深而快的 Kussmaul 呼吸,呼出气体呈酮味(烂苹果味),但患者常无呼吸困难感觉,少数患者可并发呼吸窘迫综合征。酸中毒可导致心肌收缩力下降,诱发心力衰竭。当 pH<7.2

时中枢神经系统受抑制则出现倦怠、嗜睡、头痛、全身痛、意识模糊和昏迷。

(三)电解质失衡

早期低血钾常因病情发展而进一步加重，可出现胃肠胀气、腱反射消失和四肢麻痹，甚至有麻痹性肠梗阻的表现。当同时合并肾功能损害，或因酸中毒致使细胞内大量钾进入细胞外液时，血钾也可增高。

(四)其他

肾衰竭时少尿或无尿，尿检出现蛋白、管型；部分患者可有发热，病情严重者体温下降，甚至降至 35 ℃ 以下，这可能与酸血症时血管扩张和循环衰竭有关；尚有少数患者可因 6-磷酸葡萄糖脱氢酶缺乏而产生溶血性贫血或黄疸。

四、实验室检查

(一)尿糖、尿酮检查

尿糖、尿酮强阳性，但当有严重肾功能损害时由于肾小球滤过率减少而导致肾糖阈增高时，尿糖和尿酮亦可减少或消失。

(二)血糖、血酮检查

血糖明显增高，多高达 $16.7 \sim 33.3$ mmol/L，有时可达 55.5 mmol/L 以上；血酮体增高，正常 <0.6 mmol/L，>1.0 mmol/L 为高血酮，>3.0 mmol/L 提示酸中毒。

(三)血气分析

代偿期 pH 可在正常范围，HCO_3^- 降低；失代偿期 $pH<7.35$，HCO_3^- 进一步下降，BE 负值增大。

(四)电解质测定

血钾正常或偏低，尿量减少后可偏高，血钠、血氯多偏低，血磷低。

(五)其他

肾衰竭时，尿素氮、肌酐增高，尿常规可见蛋白、管型，白细胞计数多增加。

五、诊断及鉴别诊断

DKA 的诊断基于如下条件：①尿糖强阳性。②尿酮体阳性，但在肾功能严重损伤或尿中以 β-羟丁酸为主时尿酮可减少甚至消失。③血糖升高，多为 $16.7 \sim 33.3$ mmol/L，若 >33.3 mmol/L，要注意有无高血糖高渗状态。④血 pH 常 <7.35，$HCO_3^- < 15$ mmol/L。在早期代偿阶段血 pH 可正常，但 BE 负值增大。关键在于对临床病因不明的脱水、酸中毒、休克、意识改变进而昏迷的患者应考虑到 DKA 的可能。若尿糖、尿酮体阳性，血糖明显增高，无论有无糖尿病史，都可结合临床特征而确立诊断。

DKA 可有昏迷，但在确立是否为 DKA 所致时，除需与高血糖高渗状态、低血糖昏迷和乳酸性酸中毒进行鉴别外，还应注意脑血管意外的出现，应详查神经系统体征，特别要急查头颅 CT，以资鉴别，必须注意二者同时存在的可能性。

六、急诊处理

治疗原则为尽快纠正代谢紊乱，去除诱因，防止各种并发症。补液和胰岛素治疗是纠正代谢紊乱的关键。

（一）补液

输入液体的量及速度应根据患者脱水程度、年龄及心脏功能状态而定。一般每天总需量按患者原体重的10%估算。首剂生理盐水1 000～2 000 mL，1～2小时静脉滴注完毕，以后每6～8小时输1 000 mL左右。补液后尿量应在每小时100 mL以上，如仍尿少，表示补液不足或心、肾功能不佳，应加强监护，酌情调整。昏迷者在苏醒后，要鼓励口服液体，逐渐减少输液，较为安全。

（二）胰岛素治疗

常规以小剂量胰岛素为宜，这种用法简单易行，不必等血糖结果；无迟发低血糖和低血钾反应，经济、有效。实施时可分两个阶段进行。

1.第1阶段

患者诊断确定后（或血糖＞16.7 mmol/L），开始先静脉点滴生理盐水，并在其中加入短效胰岛素，每小时给予每千克体重0.1 U胰岛素，使血清胰岛素浓度恒定达到100～200 μU/mL，每1～2小时复查血糖，如血糖下降＜30%，可将胰岛素加量；对有休克和（或）严重酸中毒和（或）昏迷的重症患者，应酌情静脉注射首次负荷剂量10～20 U胰岛素；如下降＞30%，则按原剂量继续静脉滴注，直至血糖下降为≤13.9 mmol/L后，转第2阶段治疗；当血糖≤8.33 mmol/L时，应减量使用胰岛素。

2.第2阶段

当患者血糖下降至≤13.9 mmol/L时，将生理盐水改为5%葡萄糖（或糖盐水），胰岛素的用量则按葡萄糖与胰岛素之比为（3～4）：1（即每3～4 g糖给胰岛素1 U）继续点滴，使血糖维持在11.1 mmol/L左右，酮体阴性时，可过渡到平日治疗剂量，但在停止静脉滴注胰岛素前1小时酌情皮下注射胰岛素1次，以防血糖的回升。

（三）补钾

DKA者从尿中丢失钾，加上呕吐与摄入减少，必须补充。但测定的血钾可因细胞内钾转移至细胞外而在正常范围内，因此，除非患者有肾功能障碍或无尿，一般在开始治疗即进行补钾。补钾应根据血钾和尿量：治疗前血钾低于正常，立即开始补钾，开始的2～4小时通过静脉输液每小时补钾为13～20 mmol/L（相当于氯化钾1.0～1.5 g）；血钾正常、尿量＞40 mL/h，也立即开始补钾；血钾正常、尿量＜30 mL/h，暂缓补钾，待尿量增加后再开始补钾；血钾高于正常，暂缓补钾。使用时应随时进行血钾测定和心电图监护。如能口服，用肠溶性氯化钾1～2 g，3次/d。用碳酸氢钠时，鉴于它有促使钾离子进入细胞内的作用，故在滴入5%碳酸氢钠150～200 mL时，应加氯化钾1 g。

（四）纠正酸中毒

患者酸中毒系因酮体过多所致，而非HCO_3^-缺乏，一般情况下不必用碳酸氢钠治疗，大多可在输注胰岛素及补液后得到纠正。反之，易引起低血钾、脑水肿、反常性脑脊液pH下降和因抑制氧合血红蛋白解离而导致组织缺氧。只有pH＜7.1或CO_2CP＜4.5～6.7 mmol/L、HCO_3^-＜5 mmol/L时给予碳酸氢钠50 mmol/L。

（五）消除诱因，积极治疗并发症

并发症是关系到患者预后的重要方面，也是酮症酸中毒病情加重的诱因，如心力衰竭、心律失常、严重感染等，都须积极治疗。此外，对患者应用鼻导管供氧，严密监测神志、血糖、尿糖、尿量、血压、心电图、血气、血浆渗量、尿素氮、电解质及液体出入量等，以便及时发现病情变化，及时予以处理。

（李　栋）

第四节 糖尿病非酮症高渗性昏迷

糖尿病非酮症高渗性昏迷(HNDC)是糖尿病的严重急性并发症。特点是血糖极高,没有明显的酮症酸中毒,因高血糖引起血浆高渗性脱水和进行性意识障碍的临床综合征。

一、病因及发病机制

常见诱发因素:大量口服或静脉输注糖液,使用糖皮质激素、利尿剂(如呋塞米、噻嗪类、山梨醇)、免疫抑制剂、氯丙嗪、苯妥英钠、普萘洛尔等药物,急性感染、手术,以及脑血管意外、急性心肌梗死、心力衰竭等应激状态,腹膜透析和血液透析等。详细的发病机制还有待于进一步阐明。可能由于该病患者体内仍有一定数量的胰岛素,虽然由于各种不同原因而使其生物效应不足,但其数量足以抑制脂肪细胞脂肪分解,而不能抑制肝糖原分解和糖原异生,肝脏产生葡萄糖增加释入血流,同时葡萄糖因胰岛素不足不能透过细胞膜而为脂肪、肌肉摄取与利用,导致血糖上升。脂肪分解受抑制,游离脂肪酸增加不多,使肝脏没有足够的底物形成较多的酮体。加以该病患者抗胰岛素激素(如生长激素、糖皮质激素等)水平虽然升高,但其出现时间较酮症酸中毒患者为迟,且其上升程度不足以引起生酮作用。血糖升高,大量尿糖从肾排出,引起高渗性利尿,从而导致脱水和血容量减少。

二、临床表现

(一)前驱期表现

HNDC起病多隐蔽,在出现神经系统症状和进入昏迷前常有一段过程,即前驱期,表现为糖尿病症状如口渴、多尿和倦怠、无力等症状的加重,反应迟钝,表情淡漠,引起这些症状的基本原因是由于渗透性利尿失水。这一期可由几天到数周不等,发展比糖尿病酮症酸中毒慢,如能对HNDC提高警惕,在前驱期及时发现并诊断,则对患者的治疗和预后大有好处,但可惜往往由于前驱期症状不明显,一则易被患者本人和医师所忽视,再者常易被其他并发症症状所掩盖和混淆,而使诊断困难和延误。

(二)典型期的临床表现

如前驱期得不到及时治疗,则病情继续发展,由于严重的失水引起血浆高渗和血容量减少,患者主要表现为严重的脱水和神经系统两组症状和体征,我们观察的全部患者都有明显的脱水表现,外观患者的唇舌干裂、眼窝塌陷、皮肤失去弹性,由于血容量不足,大部分患者有血压减低、心跳加速,少数患者呈休克状态,有的由于严重脱水而无尿,神经系统方则表现为不同程度的意识障碍,从意识模糊、嗜睡直至昏迷,可以有一过性偏瘫。病理反射和癫痫样发作,出现神经系统症状常是促使患者前来就诊的原因,因此常误诊为一般的脑血管意外而导致误诊、误治,后果严重。和酮症酸中毒不一样,HNDC没有典型的酸中毒呼吸,如患者出现中枢性过度换气现象时,则应考虑是否合并有败血症和脑血管意外。

三、实验室及其他检查

(1)血常规。由于脱水血液浓缩,血红蛋白增高,白细胞计数多$>10\times10^9$/L。

(2)血糖极高>33.3 mmol/L(多数>44.4 mmol/L)。

(3)血电解质改变不明显。

(4)尿糖强阳性,尿酮体阴性或弱阳性。

(5)血浆渗透压增高血浆渗透压可按下面公式计算:

$$血浆渗透压(mOsm/L)=2(Na^++K^+)+\frac{血糖(mg/dL)}{18}+\frac{BUN(mg/dL)}{2.8}$$

正常范围 280~300 mOsm/L,HNDC 多>340 mOms/L。

其他血肌酐和尿素氮多增高,原因可由于肾脏本身因素,但大部分患者是由于高度脱水肾前因素所致,因而血肌酐和尿素氮一般随急性期补液治疗后而下降,如仍不下降或特别高者预后不良。

四、诊断

HNDC 的死亡率极高,能否及时诊断直接关系到患者的治疗和预后。从上述 HNDC 的临床表现看,对本症的诊断并不困难,关键是所有的临床医师要提高对本症的警惕和认识,特别是对中、老年患者有以下临床症状者,无论有无糖尿病历史,均提示有 HNDC 的可能,应立即作实验室检查:①进行性意识障碍和明显脱水表现者。②中枢神经系统症状和体征,如癫痫样抽搐和病理反射征阳性者。③合并感染、心肌梗死、手术等应激情况下出现多尿者。④大量摄糖,静脉输糖或应用激素、苯妥英钠、普萘洛尔等可致血糖增高的药物时出现多尿和意识改变者。⑤水入量不足、失水和用利尿药、脱水治疗与透析治疗等。

实验室检查和诊断指标:对上述可疑 HNDC 者应立即取血查血糖、血电解质(钠、钾、氯)、尿素氮和肌酐、CO_2CP,有条件做血酮和血气分析,查尿糖和酮体,做心电图。HNDC 实验室诊断指标:①血糖>33.3 mmol/L。②有效血浆渗透压>320 mOsm/L,有效血浆渗透压指不计算血尿素氮提供的渗透压。③尿糖强阳性,尿酮体阴性或弱阳性。

五、鉴别诊断

首先,需与非糖尿病脑血管意外患者相鉴别,这种患者血糖多不高,或有轻度应激性血糖增高,但不可能>33.3 mmol/L。需与其他原因的糖尿病性昏迷相鉴别。

六、危重指标

所有的 HNDC 患者均为危重患者,但有下列表现者大多预后不良。①昏迷持续 48 小时尚未恢复者。②高血浆渗透压于 48 小时内未能纠正者。③昏迷伴癫痫样抽搐和病理反射征阳性者。④血肌酐和尿素氮增高而持续不降低者。⑤患者合并有革兰阴性细菌性感染者。

七、治疗

尽快补液以恢复血容量,纠正脱水及高渗状态,降低血糖,纠正代谢紊乱,积极查询并清除诱因,治疗各种并发症,降低死亡率。

(一)补液

迅速补液,扩充血容量,纠正血浆高渗状态,是本症治疗中的关键。

1.补液的种类和浓度

具体用法可按以下 3 种情况。①有低血容量休克者,应先静脉滴注等渗盐水,以较快地提高血容量,升高血压,但因其含钠高,有时可造成血钠及血浆渗透压进一步升高而加重昏迷,故应在血容量恢复,血压回升至正常且稳定而血浆渗透压仍高时,改用低张液(4.5 g/L 氯化钠或 6 g/L 氯化钠)。②血压正常,血钠>150 mmol/L,应首先静脉滴注 4.5~6 g/L 氯化钠溶液,使血浆渗透压迅速下降。因其含钠量低,输入后可有 1/3 进入细胞内,大量使用易发生溶血或导致继发性脑水肿及低血容量休克危险,故当血浆渗透压降至 330 mmol/L 以下,血钠在 140~150 mmol/L 时,应改输等渗氯化钠溶液。若血糖降至 13.8~16.5 mmol/时,改用 50 g/L 有萄糖液或葡萄糖盐水。③休克患者或收缩压持续>10.7 kPa(80 mmHg)者,除补等渗液外,应间断输血浆或全血。

2.补液量估计

补液总量可按体重的 10% 估算。

3.补液速度

一般按先快后慢的原则,头 4 小时补总量的 1/3,1.5~2 L,头 8、12 小时补总量的 1/2 加尿量,其余在24~48 小时内补足。但在估计输液量及速度时,应根据病情随时调整仔细观察并记录尿量,血压和脉率,应注意监测中心静脉压和心电图等。

4.鼻饲管内补给部分液体

可减少静脉补液量,减轻心肺负荷,对部分无胃肠道症状患者可试用,但不能以此代替输液,以防失去抢救良机。

(二)胰岛素治疗

本症患者一般对胰岛素较敏感,有的患者尚能分泌一定量的胰岛素,故患者对胰岛素的需要量比酮症酸中毒者少。目前多采用小剂量静脉滴注,一般 5~6 U/h 与补液同时进行,大多数患者在 4~8 小时后血糖降至 14 mmol/L 左右时,改用 50 g/L 葡萄糖液或葡萄糖盐水静脉注射,病情稳定后改为皮下注射胰岛素。应 1~2 小时监测血糖 1 次,对胰岛素却有抵抗者,在治疗 4 小时内血糖下降不到 30% 者应加大剂量。

(三)补钾

尿量充分,宜早期补钾。用量根据尿量、血钾值、心电监护灵活掌握。

(四)补充碱剂

无须补充碱剂。

(五)治疗各种诱因与并发症

1.控制感染

感染是本症最常见的诱因,也是引起患者后期死亡的主要因素,必须积极控制各种感染并发症。强调诊断一经确立,即应选用强有力抗生素。

2.维持重要脏器功能

合并心脏疾病患者,如心力衰竭,应控制输液量及速度,避免引起低血钾和高血钾;保持血渗透压,血糖下降速度,以免引起脑水肿;加强支持疗法等。

（李　栋）

第十二章

多器官功能障碍综合征

第一节 病因与发病机制

一、病因

引起多器官功能障碍综合征(multiple organ dysfunction syndrome,MODS)的病因很多,一般可分为感染性因素和非感染性因素两类。

(一)感染性因素

据统计,MODS病例中约70％由感染引起,尤其是严重感染导致的败血症(致病菌主要为大肠埃希菌与绿脓杆菌)。在因感染所致的MODS病例中,腹腔内感染是造成MODS的一个主要原因,据统计,腹腔内有感染的患者手术后30％～50％发生MODS。此外,肺部感染也是MODS的常见病因,主要发生在老年患者。

(二)非感染性因素

严重创伤、大面积烧伤、大手术和休克等患者,经过治疗病情平稳12～36小时后,有的突然出现呼吸功能不全,继之发生肝、肾功能不全和凝血功能障碍,死于MODS。此类患者血中往往无细菌和内毒素,尸体解剖未发现感染灶,说明此类患者MODS并非由感染引起,可能是上述原因刺激机体产生大量炎症介质,引起全身性炎症反应和组织器官的损伤所致。

在很多情况下,MODS是多因素诱发的综合征。MODS的诱发因素有:机体抵抗力明显下降、输液过多、吸氧浓度过高、原有器官慢性功能障碍等,它们均可诱发或促进MODS的发生。

二、MODS的发病经过

上述病因作用于机体后,到出现MODS,再到MSOF,常有一个发病过程。根据临床发病形式可分为两种类型。

(一)单相速发型

通常由损伤因子(如创伤、休克)直接引起,又称为原发型。原无器官功能障碍的患者在损伤因子的直接打击下,同时或在短时间内相继出现两个甚至两个以上器官系统的功能障碍,患者迅速出现肺、肾、肝等功能衰竭。病变的进程只有一个时相,即只有一次器官衰竭的高峰,患者在短时间内即可死亡。

(二)双相迟发型

机体常由创伤、休克等原发因子第一次打击后,经过治疗出现相对稳定的缓解期,甚至在休克复苏后,又受到致炎因子的第二次打击发生多器官功能障碍和(或)衰竭。第一次打击可能较轻,也可以恢复;而第二次打击病情较重,常严重失控,死亡率很高。该型患者病情发展呈双相,有两个高峰,又称继发型。

三、MODS 的发病机制

原发型与继发型 MODS 的发病机制不尽相同,前者通常由严重损伤直接引起,后者不完全是由损伤本身引起,其机制尚未完全清楚,目前认为可能与下列多个环节的障碍有关。

(一)失控的全身炎症反应

各种感染性因素或非感染性因素作用于机体后,机体启动代偿防御机制,出现全身炎症反应及代偿性抗炎反应,二者失控,就可导致 MODS 和 MSOF。

1.全身炎症反应综合征

全身炎症反应综合征(systemic inflammatory response syndrome,SIRS)是因感染或非感染病因作用于机体而致的一种全身性炎症反应临床综合征,其主要的病理生理变化是全身高代谢状态(即静息时全身耗氧量增多、伴心排血量增加等)和多种促炎介质(TNF-α、IL-1、IL-6、PAF等)作用,炎症反应不断加重,最后对组织器官造成严重损伤。

SIRS 时,机体在有关病因作用下,单核-巨噬细胞系统被激活,释放促炎介质如 TNF-α、IL-1、IL-6、PAF 等进入血液循环,损伤血管内皮细胞,导致血管壁通透性增高、血栓形成和远隔器官的损伤。这些促炎介质又可促使内皮细胞和白细胞激活,产生 TNF-α、IL、PAF 等细胞因子,加重器官损伤。中性粒细胞激活后可黏附于血管壁,并释放氧自由基、溶酶体酶、血栓素和白三烯等血管活性物质,进一步损伤血管壁,形成恶性循环,导致炎症反应失控性放大,从而造成组织器官的严重损伤(图 12-1)。

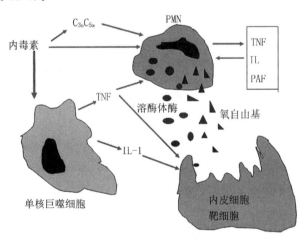

图 12-1 单核-巨噬细胞系统激活并释放促炎介质示意图

SIRS 的主要临床表现:①体温>38 ℃或<36 ℃;②心率>90 次/分;③呼吸>20 次/分或 $PaCO_2$<4.3 kPa(32 mmHg);④白细胞计数>12×10⁹/L 或<4×10⁹/L,或幼稚粒细胞>10%。

具有临床表现中两项或两项以上者,SIRS 即可成立。

2.代偿性抗炎反应综合征

代偿性抗炎反应综合征(compensatory anti-inflammatory response syndrome,CARS)是指感染或创伤时,机体产生可引起免疫功能降低和对感染易感性增加的内源性抗炎反应,可在机体的促炎反应(SIRS)发展过程中,释放内源性抗炎介质(如 IL-4、IL-10、转化生长因子等)。若适量,有助于控制炎症;若过量,可抑制免疫功能,产生对感染的易感性,成为在感染或创伤早期出现免疫功能损害的主要原因。

在正常状态下,机体的促炎反应(SIRS)和抗炎反应(CARS)是保持平衡的,当促炎反应大于抗炎反应,表现为 SIRS,反之,当抗炎反应大于促炎反应,则表现为 CARS,这两种情况均是体内炎症反应失控的表现,也是引起 MODS 的发病基础。

(二)肠屏障功能损伤及肠细菌移位

正常情况下肠黏膜及淋巴组织起重要屏障作用,肠腔细菌及内毒素不能透过肠黏膜屏障进入血液循环。在各种应激状态(如严重创伤、休克、感染等)下,胃肠黏膜供血不足,屏障功能受损,使大量细菌和内毒素吸收、迁移到血液循环与淋巴系统,造成全身多器官功能损害。这种肠道细菌通过肠黏膜屏障入血,经血液循环抵达远隔器官的过程,称细菌移位。临床研究证实,严重创伤、休克时,患者可因肠黏膜屏障损害、细菌移位引起败血症或内毒素血症,最后导致 MODS 形成。

(三)器官微循环障碍与缺血-再灌注损伤

严重创伤、休克或感染等因素可通过不同途径激活交感-肾上腺髓质系统、肾素-血管紧张素系统,使外周血管广泛收缩,导致重要器官微循环血流灌注减少,组织缺血缺氧。进而导致微血管壁损伤,通透性增高,大量组织间液聚集于组织间隙,增大了毛细血管到组织细胞的供氧距离,使氧弥散障碍,降低线粒体氧分压,损害线粒体氧化磷酸化功能,并抑制三羧酸循环,使 ATP 生成减少,妨碍 cAMP 的生成,以致细胞功能障碍。此外,MODS 患者还可因器官微循环灌注障碍,造成细胞摄氧功能障碍,出现氧耗量增加,组织摄氧减少、血乳酸水平升高等缺氧表现,可进一步加重细胞损伤与代谢紊乱。

MODS 也可发生在微循环灌流恢复之后,可能与缺血-再灌注损伤有关。如在严重感染、休克所致的 MODS 中,肠黏膜明显缺血、缺氧,其上皮细胞可生成大量黄嘌呤氧化酶,这种酶可在微循环灌注恢复时,催化氧分子产生大量氧自由基,损伤细胞膜,导致器官功能损害。

(胡玉刚)

第二节 病理改变

MODS 几乎可以累及体内各个重要的系统和器官,但因不同器官功能和代谢特点不同,其功能和代谢障碍发生时间的先后和严重程度也不同。现将 MODS 时几个重要器官的功能、代谢变化分述如下。

一、肺功能、代谢的变化

在 MODS 发生过程中，肺常常是最先受累且衰竭发生率最高的器官，这是因为：①肺具有两套血管系统，即功能性血管和营养性血管，使其成为血液循环的重要滤器，血液中的有害物质容易滞留在肺内，造成肺损伤；②肺不仅是一个呼吸器官，还是一个重要的代谢器官，体内许多生物活性物质的产生、释放、激活与灭活的代谢过程都在肺内进行。肺还含有丰富的巨噬细胞，可产生大量的炎症递质，引起强烈的炎症反应，造成肺功能障碍甚至衰竭。

MODS 时肺的主要病理变化：①肺毛细血管内皮细胞受损及中性粒细胞聚集、黏附形成DIC；②肺毛细血管内皮细胞受损，使其通透性增高，引起肺水肿及透明膜形成；③Ⅱ型肺泡上皮受损，表面活性物质合成减少，引起肺不张。由于肺毛细血管内 DIC、肺水肿、肺不张和透明膜形成，使之在临床上表现为急性呼吸窘迫综合征（acute respiratory distress syndrome，ARDS），以发绀、进行性低氧血症、呼吸窘迫甚至呼吸衰竭为突出症状。

二、肝功能、代谢的变化

主要表现为黄疸和肝功能不全，多由创伤和全身感染所致。在 MODS 发生过程中，肝功能不全的发生率很高，这是因为：①由肠道移位、吸收入血的细菌、毒素首先作用于肝，直接损伤肝细胞或通过肝库普弗细胞合成并释放 TNF-α、IL-1 等多种炎症介质造成对肝细胞的损害；②创伤、休克和全身感染等都可引起肝血流量减少，使肝的能量代谢发生障碍。由于肝功能代偿能力较强，难以被临床和常规检验及时发现。若 MODS 患者出现严重肝功能障碍，则死亡率极高。

三、肾功能、代谢的变化

MODS 时，肾衰竭的发生率仅次于肺和肝。肾衰竭的发生机制：①休克、创伤等因素引起血液在体内重新分布，肾血液灌流量减少，造成肾小球缺血，肾小球滤过率降低；继之造成肾小管缺血、坏死。②循环中的一些有毒物质（如药物、肌红蛋白、内毒素等）及中性粒细胞活化后释放氧自由基可损伤肾小管，造成急性肾小管坏死。其临床特点有少尿、无尿、蛋白尿、管型尿、氮质血症、水和电解质及酸碱平衡紊乱、血清肌酐持续高于 177 μmol/L、尿素氮大于 18 mmol/L，严重时需用人工肾维持生命。近年发现非少尿型肾衰竭的发病率增高，其尿量并无明显减少，而尿钠排出明显增多，说明除肾血流量减少外，还有肾小管重吸收功能降低。

非少尿型肾衰竭的原因可能与临床干预有关：①早期使用甘露醇等利尿剂，使部分少尿型肾衰竭转化为非少尿型肾衰竭；②大量应用抗生素，有些抗生素可促发非少尿型肾衰竭；③因重症患者监护条件改善，提高了对非少尿型肾衰竭的检出率。肾功能在决定 MODS 的转归中起关键作用，患者一旦发生急性肾衰竭，预后较差。

四、胃肠道功能、代谢的变化

MODS 时对胃肠道的损害，主要表现为胃黏膜糜烂、应激性溃疡与出血；肠缺血肠道消化吸收功能降低及肠屏障功能障碍等。其中应激性溃疡在急性创伤、脑外伤和大烧伤中多见。这种溃疡好发于胃近端，常无慢性溃疡的瘢痕反应，可能是胃黏膜自身消化的结果。此外，休克、严重感染时有效循环血量减少，肠黏膜下微循环血液骤减，使肠黏膜变性、坏死，通透性增高，引起细菌转移或毒素入血,加重休克,促发 MODS。近年有人提出缺血的肠可能是 MODS 发源地的观点。

五、心功能的变化

MODS 晚期,由于缺血、缺氧、酸中毒、细菌毒素、炎性介质等因素的综合作用,可使患者心功能严重受损,发生急性心功能不全,心排血量减少,并可突发低血压等症状。

六、凝血系统的变化

临床发现,在 MODS 死亡病例中,多数有 DIC 的证据。表现为血小板计数进行性下降($<50\times10^9$/L),凝血时间、凝血酶原时间和部分凝血活酶时间均延长为正常的 2 倍以上,纤维蛋白原<2 g/L,并有纤维蛋白(原)降解产物(FDP)存在,患者出现 DIC 的临床表现。

七、免疫系统的变化

MODS 早期,免疫系统被激活,患者血浆 C_{4a}、C_{3a} 升高,C_{5a} 先升高后降低。C_{5a} 降低可能与白细胞将其从血浆中清除有关。但在 C_{5a} 降低前,其作用已经开始。C_{3a} 和 C_{5a} 可使微血管管壁通透性增高,并能激活白细胞和组织细胞,C_{4a} 生物活性较小。此外,由革兰阴性菌感染引起的 MODS,内毒素可形成免疫复合物激活补体,产生一系列血管活性物质。免疫复合物还可沉积在多个器官的微血管壁上,吸引多形核白细胞,释放多种毒素,导致各系统器官的非特异性炎症,使细胞变性、坏死,器官功能障碍。

MODS 晚期,机体免疫系统处于全面抑制状态,中性粒细胞吞噬、杀菌功能降低,外周血淋巴细胞减少,B 细胞分泌抗体能力下降,单核-吞噬细胞功能减弱,以致炎症反应失控,感染易于扩散,病情恶化,最终因 MSOF 而死亡。

八、中枢神经系统的变化

在 MODS 发展过程中,脑组织缺血缺氧,可出现中枢神经系统功能障碍。表现为反应迟钝,定向力和意识出现障碍,以致出现进行性昏迷。

九、新陈代谢改变

MODS 患者的新陈代谢变化特点是高动力循环和高分解代谢。其中高动力循环主要表现为心排血量增高和外周阻力降低。而高分解代谢则表现出全身氧耗量增高,能量消耗增加,三大营养物质分解代谢增强,尿素氮增多,体内负氮平衡,组织摄氧相对减少等。这种代谢的本质是一种防御性应激反应,但可因代谢过度和并存的高动力循环,加重缺氧和心肺负担,加剧能量消耗,促进 MODS 的发生和发展。

上述各系统器官的功能、代谢变化可以相互影响、相互联系,并可形成恶性循环。例如,肺功能障碍可导致肺循环阻力增加,右心负荷增大,引起右心衰竭。此时,PaO_2 急剧降低,全身组织、细胞缺氧和酸中毒,导致 MODS 的发生。又如肝功能障碍时,肝库普弗细胞吞噬、清除细菌和有毒物质的功能降低,来自肠道的细菌、毒素等可大量滞留于肺,导致 ARDS 的发生。细菌和毒素还可经血液循环到达全身,造成其他系统和器官的功能障碍。

(胡玉刚)

第三节 诊断与评分

一、诊断标准

(一)多器官功能衰竭和多器官功能障碍综合征的诊断标准

Fry 提出第一个 MOF 诊断标准。在此之前,循环、呼吸、肾脏和肝脏等器官已经具有单一器官衰竭的判断或诊断标准。应激性上消化道出血被认为是胃肠道功能衰竭。然而,血液、代谢和神经系统的衰竭或功能紊乱就缺乏明确的诊断方法。DIC 显然是血液系统的功能紊乱,DIC 诊断中除了出血等临床表现外,还需有血浆纤维蛋白降解产物水平升高。但血浆纤维蛋白降解产物浓度升高缺乏特异性,严重创伤或手术患者也可升高,使血液系统功能衰竭的诊断缺乏客观性。代谢紊乱是危重病患者应激打击的结果,如果能够对代谢过程进行复杂的监测,则所有危重病患者可能都存在所谓的"代谢障碍",对代谢障碍的诊断缺乏可行性。神经系统功能障碍在危重病患者中也很常见,但准确定量评价非常困难。另外,严重感染导致内脏器官严重损害时,往往血压和心排血量是正常或偏高的,直到出现休克或临终期,心血管系统才表现出功能衰竭。因此,Fry 在提出多器官功能衰竭诊断标准时,仅包含了呼吸、肝脏、肾脏和胃肠道系统(表 12-1)。

表 12-1 多器官功能衰竭诊断标准(Fry,1980)

衰竭器官	诊断标准
呼吸功能衰竭	在创伤或手术后,为纠正低氧血症需要机械通气 5 天以上
肾衰竭	血肌酐>2 mg/dL,或原有肾疾病者,血肌酐浓度升高 1 倍
肝功能衰竭	血胆红素>2 mg/dL,并伴有转氨酶较正常值升高 1 倍
胃肠功能衰竭	上消化道出血,24 小时需输血 400 mL 以上

该诊断标准中,呼吸衰竭采用了 Fulton 的提法。即在创伤或手术后,为纠正低氧血症需要机械通气 5 天以上。许多患者在创伤、手术或复苏后,往往会出现低氧血症,需要机械通气给予支持。尽管第 1 天低氧血症最严重,但第 2~3 天逐步进入恢复期,短期机械通气后即可脱机。因此,选择机械通气不短于 5 天作为呼吸衰竭的诊断标准,以排除早期一过性低氧血症。

同时符合血胆红素>2 mg/dL 和转氨酶较正常值升高 1 倍,作为肝脏功能衰竭的诊断标准,可排除假性的肝脏功能衰竭。即使肝脏未受损害,严重创伤患者非肝脏源性的转氨酶释放,也可导致转氨酶升高,而胆红素多不升高。同样,大量输血、腹膜后或盆腔血肿及胆道结石梗阻等常常引起单纯胆红素升高。胆红素和转氨酶同时升高诊断肝脏功能衰竭,可避免误诊。

尽管少尿或无尿是急性肾衰竭最突出表现,肾脏功能衰竭采用了血肌酐>2 mg/dL 或原有肾脏疾病者,血肌酐浓度升高 1 倍以上为诊断标准,而未包含尿量的指标。一方面,部分急性肾衰竭患者为非少尿型,以少尿来诊断急性肾衰竭显然会漏诊;另一方面,当急性肾衰竭患者发生少尿时,血肌酐可能高达 5~8 mg/dL,如以少尿为诊断标准,则会延误诊断,不利于急性肾衰竭早期治疗。

以上消化道出血为特征的胃肠道功能衰竭是危重病患者的常见并发症。由于急诊床边消化内镜在ICU未普遍开展,只能以24小时需输血400 mL以上作为上消化道出血的间接诊断。如能够实施床边紧急消化内镜检查,则有助于明确诊断。

尽管Fry的MOF诊断标准是目前被公认的、应用最普遍的诊断标准,仍然存在很多问题。①该标准未包括神经系统、循环系统、血液系统等常见的器官;②以终末期的功能衰竭为诊断标准,不利于早期诊断和治疗;③难以反映MOF动态连续变化的病理生理过程;④呼吸功能衰竭的诊断过于严格,容易漏诊。

针对Fry诊断标准存在的问题,有学者提出了修正的Fry-MODS诊断标准(表12-2)。该标准结合国际常用的诊断标准,几乎包括了所有可能累及的器官或系统。当然,该标准未能包括MODS的整个病理生理过程,但避免烦琐的程度评分,较为简捷,增加了临床实用性。

表12-2　多器官功能障碍综合征诊断标准

系统或器官	诊断标准
循环系统	收缩压低于11.97 kPa,并持续1小时以上,或需要药物支持才能使循环稳定
呼吸系统	急性起病,动脉血氧分压/吸入氧浓度(PaO_2/FiO_2)≤26.7 kPa(200 mmHg)(无论有否应用PEEP),X线正位胸片见双侧肺浸润,肺动脉嵌顿压≤2.4 kPa(18 mmHg)或无左房压力升高的证据
肾脏	血肌酐>2 mg/dL伴有少尿或多尿,或需要血液净化治疗
肝脏	血胆红素>2 mg/dL,并伴有转氨酶升高,大于正常值2倍以上,或已出现肝昏迷
胃肠	上消化道出血,24小时出血量超过400 mL,或胃肠蠕动消失不能耐受食物,或出现消化道坏死或穿孔
血液	血小板<50×10⁹/L或降低25%,或出现DIC
代谢	不能为机体提供所需的能量,糖耐量降低,需要用胰岛素;或出现骨骼肌萎缩无力等表现
中枢神经系统	格拉斯哥昏迷评分<7分

(二)APACHEⅡ修正的多器官衰竭诊断标准

Knaus在急性生理和既往健康评分(APCHE)Ⅱ的基础上,提出了多器官衰竭的诊断标准。该标准在诊断依据的选择上,过多采用了各器官的简单生理特征,使诊断标准的准确性降低,如以尿量作为肾衰竭的诊断指标、心率<54次/分作为循环系统衰竭的诊断指标,往往导致误诊。目前,该标准较少被采用。

(三)反映MODS病理生理过程的疾病特异性诊断标准

对MODS病理生理过程认识的进步,也体现在MODS的诊断标准方面。计分法诊断标准是定量、动态评价MODS病理生理过程的较理想手段。但简捷准确是计分法标准是否实用的关键。Marshall和Sib-Lald提出的计分法MODS诊断评估系统值得推广。通过每天做MODS评分,可对MODS的严重程度及动态变化进行客观地评估。

Marshall提出的MODS计分法评估系统中,MODS分数与病死率呈显著正相关,对临床MODS的预后判断具有指导作用。不同疾病导致的MODS具有不同特点,建立疾病特异性的MODS评分和诊断系统,是MODS深入研究的结果。Vincent等提出了全身性感染相关性器官功能衰竭评分(SOFA),它不但体现器官和系统功能衰竭的病理生理过程和程度评价,而且也是对疾病(感染)特异性的MODS进行评估。

(四)MODS诊断标准的片面性

尽管 MODS 的诊断标准已经能够初步反映器官功能障碍的病理生理过程,但仍然存在片面性。

(1)任何一个 MODS 诊断标准,均难以反映器官功能衰竭的病理生理内涵。机体免疫炎症反应紊乱在 MODS 发生发展中具有关键性作用,但必须通过实验室检查才能够了解免疫功能紊乱的程度,目前还缺乏临床判断指标。对于神经系统功能评估,即使患者格拉斯哥昏迷评分低于6分,我们也很难肯定患者存在严重的神经系统功能障碍。对胃肠道功能衰竭的诊断就更显得复杂和难以确定,当肠系膜动脉灌注明显减少导致肠道缺血时,肠黏膜屏障功能受损,肠道细菌和毒素就能够发生移位,可能引起休克和呼吸衰竭。此时,我们仅仅关注患者发生呼吸循环衰竭,而关键性的胃肠道功能衰竭却被忽视。看来,很难给胃肠道功能衰竭确定一个准确的诊断标准。肝脏功能障碍也面临类似的问题,无论是伴黄疸的肝胆功能障碍,还是全身性的内毒素血症,均可导致肝脏枯否细胞激活,炎症反应的暴发,临床上可能首先出现循环衰竭,而肝脏功能及肝脏免疫功能的改变因缺乏临床表现而被遗漏。

(2)目前的 MODS 诊断标准容易使临床医师产生误解,将 MODS 看作是功能障碍功能衰竭器官的简单叠加,而忽视了 MODS 的病理机制及器官之间互相作用的重要性。强调各个单一器官功能衰竭对危重病患者的病情判断和治疗无疑是很重要的,但 MODS 并不是各个单一器官功能障碍的简单叠加,同样是两个器官衰竭,但器官不同,对 MODS 患者的影响也不同。Knaus 的大规模调查显示循环衰竭合并血液系统衰竭时,MODS 患者的病死率为20%,而循环衰竭合并神经系统功能衰竭时,病死率可高达76%。另外,器官简单叠加的 MODS 诊断标准也难以反映某一器官衰竭或损伤后,对机体炎症反应的刺激和放大效应,而正是放大失控的炎症反应导致器官功能损害的恶化或导致 MODS。还需注意的是 MODS 的临床表现和实验室检查结果(如血清胆红素或血肌酐),尽管在一定程度上反映了相关器官和组织功能受损的程度,但这仅仅是 MODS 机体自身性破坏的部分表象而已,难以说明器官功能损害的本质性原因。因此,有必要强调和确立 MODS 的"关联模式",以反映 MODS 各器官之间的相互作用,从病理生理机制的角度制定合理的 MODS 诊断标准,将有助于深刻了解 MODS 病理生理学变化,更全面、更深入地认识 MODS。

二、MODS 评分系统

就 MODS 来说,经大量临床实验证明明确有效的治疗方法尚不存在,故早期预防及早识别,判断预后便有更为突出的意义。许多因素与病情严重程度及预后有关。一项包括80家医院25 522名患者的多中心研究表明,MODS 患者的死亡率与功能不全的器官数目有密切关系。功能受损器官为一个且病程超过1天的患者死亡率为40%,功能受损器官为两个的患者死亡率上升为60%,功能受损器官为三个或以上的患者死亡率为98%。由于所用的诊断标准和入选患者严重程度不一样,很多资料显示的死亡率都有很大不同,但死亡率随着衰竭器官增加而上升却是一致的结果。APACHEⅢ的研究表明,同是两个器官功能受损,受损的器官不同,死亡率也不同,肾和心血管功能受损死亡率为34%;呼吸和肾功能受损死亡率为49%,心血管和神经功能受损死亡率为76%。此外,年龄也是影响预后的一个重要因素,随着年龄增长,对致病因素的抵抗力也随之下降。用器官衰竭的数目和病程等来估计患者的预后因其简单方便,在某些情况下有一定的吸引力,但是,MODS 患者病情复杂,涉及多系统器官,用这些指标估计预后及病情,势必造成偏差。故此,人们主张应用更简单规范、系统,更有利于临床使用推广的病情严重度评分及预后评估系统。评分系统大致可分为两类,一是危重病评分系统,也可用于 MODS 患者的病情评估,二是 MODS 评分系统。常见危重病评分系统有急性生理学及慢性健康状况评价(acute physiology and chronic health evaluation,APACHE)评分系统,简化急性生理评分系统(simplified acute physiology score,SAPS),死亡概率模型评分系统(mortality probability models,MPM)等。

（一）APACHE 评分系统

Knaus 等首次提出 APACHE 原型——APACHE I 。APACHE I 由两部分组成:反应急性疾病严重程度的急性生理学评分(APS)和患者病前的慢性健康状况(CPS)评价。使用方法是于患者入 ICU 后到 4 小时内,记录其生理学参数值(均为最差者),每项参数的分值为 0～4 分,各分值之和即为 APS,最低 0 分,最高 128 分。CPS 是指患者入 ICU 前 3～6 个月的健康状况,以字母表示:A,健康,无功能障碍;B,导致轻至中度活动受限的慢性疾病;C,症状严重但不限制活动的慢性疾病;D,导致活动严重受限、卧床不起或需住院的疾病。APS 与 CPS 组合在一起即为 APACHE I 总分值,其范围为 0～A 至128～D。APACHE II 还提出了计算每一个患者死亡危险性(R)的公式:$\ln(R/1-R)=-3.517+(APACHE II 得分\times 0.416)+0.603+$患者入 ICU 的主要疾病的得分,将每一个患者的 R 值相加,再除以患者总数即可求出群体患者的预计病死率。为了更准确地评定危重患者病情、预计病死率,Knaus 等进行了深入广泛的多中心研究,提出了 APACHE III 方案。对神经系统的变化,未采用传统 GCS 法,而是根据患者对疼痛或语言刺激能否睁眼时的语言及运动变化来计分。

（二）SAPS 评分系统

在急性生理学评分(SAPS I)的基础上,通过对欧洲和北美洲 12 个国家 137 个成人 ICU 连续收治的 13 152 个患者的临床研究,Le Gall 等提出 SAPS II 评分系统。SAPS II 评分系统中生理指标的选择与定量不仅仅是根据临床经验的判断而是依据统计分析得出,而且患者死亡危险性的计算没有加入其他数值的矫正,准确性更高。其次,SAPS II 较 APACHE III 简单,无须动脉和特殊的静脉血标本。每个患者只需 5 分钟就可完成。此系统包括 12 个生理参数、年龄、Glasgow 评分、入 ICU 的原因及是否合并艾滋病、转移癌、血液系统恶性肿瘤等。

（三）MPM 评分系统

Lemeshow S 等首次提出 MPM 评分系统,经 13 个国家 139 家医院的多中心研究推出第二版。MPM 包括 MPM_0(入院时)和 MPM_{24}(入院后 24 小时内)两个系统。MPM_0 所选出的指标包括年龄、心率等生理指标、慢性疾病状况、急性病诊断共 15 项指标。与 MPM_0 相比,MPM_{24} 所筛选出的指标并不相同。此系统没有给出各个生理参数的分值,而是用统计分析得出的公式 $P=eg(x)/1+eg(x)$ 计算死亡危险性。各项指标满足上述条件则得分为 1,否则为 0。$g(x)$ 的计算方法为:$g(x)=\beta_0+\beta_1 X_1+\cdots+\beta_k X_k$。$\beta$ 为指标的系数,e 为自然对数。与 SAPS 和 APACHE 相比,MPMII 有两大特点:一是包括入院时情况的评分系统,比前两者更适用于在入院后 24 小时内死亡或离开的患者;一是 MPM 所包括的指标更少也更容易获得。

Castella 等在 12 个国家内对 14 745 例患者进行了大规模的实验,对这些患者同时进行 APACHE、SAPS、MPM 三个的新旧版本的评分并进行比较,发现:新版本的预测率都优于旧版本。三个系统之间并没有明显的高低中下之分。为了更准确地评价 MODS 患者的病情严重程度，一些学者建立了适用于 MODS 患者的评分系统。常见的 MODS 评分系统有简单多系统器官衰竭评分系统（simple multiple system organ failure scoring system，SM-SOFS）、多器官功能不全综合征评分系统（Multiple Organ Dysfunction Syndrome Score，MODSS）、器官功能障碍伴或不伴感染评分系统（organ dysfunction and/or infection，ODIN）。

（四）简单多系统器官衰竭评分系统（SMSOFS）

Hebert 等根据 154 例感染并发脏器衰竭的患者死亡率与患者衰竭器官的数目呈高度线性相关提出了简单的 MOF 评分系统：呼吸、心血管、肾、肝、胃肠道、凝血系统、神经系统等 7 个系统中存在一个器官系统衰竭得 1 分，不存在得 0 分；根据发生衰竭的数目不同可得 0～7 分；得分越高，死亡率越高；此评分系统应用简单，但由于研究对象中 5～6 个器官同时衰竭的患者较少，故其适用的准确性和普遍性则有些不足。

（五）多脏器功能不全综合征评分系统（MODSS）

Marshall 等，首先根据大量文献和计算得出 6 种最能反映本系统情况的指标：呼吸系统（PaO_2/FiO_2），肾功能（血肌酐），肝功能（血胆红素），心功能（血压校正后的心率，为心率×中心静脉压/平均动脉压），凝血系统（血小板计数），神经系统（Glasgow 评分），并按严重程度将这些指标分为 5 个等级，得分分别为：0～4 分，最高可得 24 分。胃肠道因缺乏可连续测定的较为稳定的参数而未进入评分系统。此系统经过复习大量的文献及计算得出，似有较好的准确性。但不足之处是心血管系统的指标需要经过复杂的计算；而在多脏器功能不全综合征的发生发展中占有重要地位的胃肠道却未进入评分，成为其最大的缺憾。

（六）器官功能障碍伴或不伴感染评分系统（ODIN）

Fagon 等根据不同数目和不同种类的衰竭器官所致的死亡率不同而推出的 ODIN 评分，是根据衰竭器官的数目和类型来判断患者的预后：没有器官衰竭的患者死亡率为 2.6%，1 个到 7 个器官衰竭的患者死亡率分别是 9.7%、16.7%、32.3%、64.9%、75.9%、100%。7 个系统中，肝衰竭的患者死亡率最高，为 60.8%；凝血系统、肾功能、心血管、神经、呼吸、感染等系统衰竭的患者死亡率分别为 60.8%、58.1%、54.8%、46.8%、45.8%、45.0%、38.5%、36.5%。综合考虑衰竭器官的数目和类型，患者的死亡率可用一个根据多元回归分析计算得出来公式算出：预计死亡可能性 P 值 $=1/(1+e^{-q})$。$q = -3.59 + (1.09 \times R)(1.09 \times C) + (1.18 \times Rn) + (0.86 \times Hm) + (0.57 \times H) + (0.99 \times N) + (0.53 \times IN)$。其中 R、C、Rn、Hm、H、N、IN 分别代表呼吸、心血管、肾、凝血系统、肝、神经系统、感染共 7 个系统。

（七）CIS 评分

Hirasawa 等提出来评价休克患者的细胞损伤情况，后来应用于危重患者和 MODS 患者。该评分仅有三个生化指标，但不是临床上常用的指标，所以难以推广使用。

（八）其他

王彦等回顾性收集 200 例 MODS 患者数据，建立 MODS 评分系统和死亡概率预测方程。该评分系统有 17 个指标，每个指标在不同情况下有不同的分值；各指标的分值相加后为总分值，最高为 285 分。该评分系统与 APACHE Ⅲ 评分系统相关系数为 0.779 9；患者死亡概率 P 值与实际病情转归相关系数为 0.815 5。

（胡玉刚）

第四节 防 治 措 施

MODS 的救治十分困难,应重在预防,即积极防治原发病,如及早清除感染灶、及时扩创引流脓液、彻底清除脓肿与坏死组织,正确使用抗生素,防治败血症。防治休克和缺血-再灌注损伤,及时补足血容量,恢复有效循环血量,改善微循环,并酌情使用细胞保护剂,小分子抗氧化剂及自由基清除剂等。MODS 一旦发生,除继续积极治疗原发病外,还应根据其病理生理变化,采用对症治疗和器官支持疗法等综合措施。

一、控制原发病

控制原发疾病是 MODS 治疗的关键,应重视原发疾病的处理。及时改善病理生理状态,当外伤、休克、严重感染等疾病发生时,应尽早脱离重物挤压等创伤环境,早期抗休克、抗感染,早手术,早引流,避免 MODS、MOF 的发生。在 MODS 的初始阶段,机体对治疗的反应尚好,故积极有效的控制 MODS 的病情发展是防治 MOF 的关键。应积极采取一切手段切断 MODS 的恶性循环,不失时机地进行器官功能支持。对于存在严重感染的患者,必须积极引流感染灶和应用有效抗生素。若为创伤患者,则应积极清创,并预防感染的发生。当危重病患者出现腹胀、不能进食或无石性胆囊炎时,应采用积极的措施,如导泻、灌肠等,以保持肠道通畅,恢复肠道屏障功能,避免肠源性感染。而对于休克患者,则应争分夺秒地进行休克复苏,尽可能地缩短休克时间,避免引起进一步的器官功能损害。

经验性抗生素治疗原则是:选用覆盖导致脓毒症的常见阳性菌(葡萄球菌、肠球菌、链球菌)和对革兰阴性大肠埃希菌有效的抗生素。对疑为肠源性感染者,使用对脆弱类杆菌有效的抗生素,如克林霉素或甲硝唑等,单用泰能几乎覆盖绝大多数致病菌。此外,应重视院内感染,尤其是ICU 常见的 4 个感染部位:导管相关性感染、呼吸机相关性感染、尿道感染和外科创面感染。避免滥用抗生素,尽早进行细菌培养。经验治疗阶段使用广谱抗生素,一旦得到阳性培养结果,立即更换窄谱特异性抗生素。应充分考虑到致病菌的耐药性,高度重视抗生素的不良反应(如肾毒性、二重感染、药物热、变态反应等)。需强调的一点是,患者的预后主要取决于年龄、感染类型、治疗时机及抗生素治疗是否正确。即使抗生素应用得合理,ICU 患者死亡的决定因素也不是感染本身,而是炎症反应程度。

二、支持疗法

MODS 使患者处于高度应激状态,导致机体出现以高分解代谢为特征的代谢紊乱。机体分解代谢明显高于合成代谢,蛋白质分解、脂肪分解和糖异生明显增加,但糖的利用能力明显降低。Cerra 将称为自噬现象。严重情况下,机体蛋白质分解代谢较正常增加 40%～50%,而骨骼肌的分解可增加70%～110%,分解产生的氨基酸部分经糖异生作用后供能,部分供肝脏合成急性反应蛋白。器官及组织细胞的功能维护和组织修复有赖于细胞得到适当的营养底物,机体高分解代谢和外源性营养利用障碍,可导致或进一步加重器官功能障碍。因此,在 MODS 早期,代谢支持和调理的目标应当是提供减轻营养底物,防止细胞代谢紊乱,支持器官、组织的结构功能,参与调控免疫功能,减少器官功能障碍的产生。而在 MODS 的后期,代谢支持和调理的目标是进一步加速组织修复,促进患者康复。

(一)代谢支持

代谢支持是 Gerra 提出的,指为机体提供适当的营养底物,以维持细胞代谢的需要,而不是供给较多的营养底物以满足机体营养的需要。与营养支持的区别在于,代谢支持既防止因底物供应受限影响器官的代谢和功能,又避免因底物供给量过多而增加器官的负担,影响器官的代谢和功能。其具体实施方法:

(1)非蛋白热量<35 kcal/(kg・d)[(146 kJ/kg・d)],一般为 25～30 kcal/(kg・d),其中40%～50%的热量由脂肪提供,以防止糖代谢紊乱,减少二氧化碳生成,降低肺的负荷。

(2)提高氮的供应量[0.25～0.35 g/(kg・d)],以减少体内蛋白质的分解和供给急性反应蛋白合成的需要。

(3)非蛋白热量与氮的比例降低到 100 kcal:1 g。

尽管代谢支持的应用,对改善 MODS 的代谢紊乱有一定的疗效,但并不能避免或逆转代谢紊乱。

(二)代谢调理

代谢调理是代谢支持的必要补充。由于 MODS 患者处于高分解代谢状态,虽根据代谢支持的要求给予营养,仍不能达到代谢支持的目的,机体继续处于高分解代谢状态,供给的营养底物不能维持机体代谢的需要。因此,Shaw 提出从降低代谢率或促进蛋白质合成的角度着手,应用药物和生物制剂,以调理机体的代谢,称为代谢调理。

主要方法如下。

(1)应用布洛芬、吲哚美辛(消炎痛)等环氧化酶抑制药,抑制前列腺素合成,降低分解代谢率,减少蛋白质分解。

(2)应用重组人生长激素和生长因子,促进蛋白质合成,改善负氮平衡。

代谢调理的应用明显降低了机体分解代谢率,并改善负氮平衡,但代谢调理也不能从根本上逆转高分解代谢和负氮平衡。

根据对 MODS 患者代谢特点,利用代谢支持和代谢调理对机体继续调控和治疗,可望进一步提高营养代谢支持的疗效,改善 MODS 患者的预后。

三、阻断炎症递质的有害作用

针对机体多种炎症递质释放,炎症反应失控的特点,适当使用炎症递质阻滞剂与拮抗剂在理论上有重要意义,但实际使用效果尚未完全肯定。

(一)糖皮质激素

具有明显的抗炎及保护细胞膜的作用,但同时也抑制了机体的免疫机制,降低了机体抗感染的能力,在临床应用上存在争议。近年来发现,应用小剂量糖皮质激素既可抑制 SIRS,又不至于完全抑制免疫系统,获得了较满意的疗效。

(二)非甾体抗炎药

吲哚美辛、布洛芬等前列腺素环氧化酶抑制剂能非特异性阻断炎症反应,又不抑制机体的防御反应,有利于提高 MODS 患者的生存率。

（三）其他

内啡肽受体拮抗剂（纳洛酮）、TNFα 的单克隆抗体等对逆转休克有一定的疗效。对于严重的 MODS 患者可以使用血浆交换法去除体内的毒素和过多的炎症介质。

四、增加对组织的氧供降低氧需

氧代谢障碍是 MODS 的特征之一，纠正组织缺氧是 MODS 重要的治疗目标。改善氧代谢障碍、纠正组织缺氧的主要手段包括增加全身氧输送、降低全身氧需、改善组织细胞利用氧的能力等。

（一）增加氧输送

提高氧输送是目前改善组织缺氧最可行的手段。氧输送是单位时间内心脏泵出的血液所携带的氧量，由心脏泵功能、动脉氧分压/血氧饱和度和血红蛋白浓度决定，因此，提高氧输送也就通过心脏、血液和肺交换功能 3 个方面来实现。

1.支持动脉氧合

提高动脉氧分压或动脉血氧饱和度是提高全身氧输送的 3 个基本手段之一。氧疗、呼吸机辅助通气和控制通气是支持动脉氧合的常用手段。

至于支持动脉氧合的目标，不同类型的患者有不同的要求。对于非急性呼吸窘迫综合征或急性呼吸衰竭患者，支持动脉氧合的目标是将动脉氧分压维持在 10.7 kPa（80 mmHg）以上，或动脉血氧饱和度维持在 94% 以上。但对于急性呼吸窘迫综合征和急性呼吸衰竭患者，将动脉氧分压维持在 10.7 kPa（80 mmHg）以上常常是困难的，往往需要提高呼吸机条件、增加呼气末正压水平或提高吸入氧浓度，有可能导致气压伤或引起循环干扰，因此，对于这类患者，支持动脉氧合的目标是将动脉氧分压维持在高于 8.0 kPa（60 mmHg）水平，或动脉血氧饱和度高于 90% 以上。之所以将动脉氧分压维持在 8.0 kPa（60 mmHg）以上，与动脉血氧离曲线的"S"型特征有关，当动脉氧分压高于 8.0 kPa（60 mmHg）水平时，动脉血氧饱和度达到 90%，进一步提高动脉氧分压，呼吸和循环的代价很大，但动脉血氧饱和度增加却并不明显，氧输送也就不会明显增加。

2.支持心排血量

增加心排血量也是提高全身氧输送的基本手段。保证适当的前负荷、应用正性肌力药物和降低心脏后负荷是支持心排血量的主要方法。

调整前负荷是支持心排血量首先需要考虑的问题，也是最容易处理的环节。若前负荷不足，则可导致心排血量明显降低。而前负荷过高，又可能导致肺水肿和心脏功能降低。因此，调整心脏前负荷具有重要的临床意义。当然，对于危重病患者，由于血管张力的改变及毛细血管通透性的明显增加，往往使患者的有效循环血量明显减少，也就是说，前负荷减少更为常见。监测中心静脉压或肺动脉嵌顿压，可指导前负荷的调整。液体负荷试验后或利尿后，观察肺动脉嵌顿压与心排血量的关系（心功能曲线）的动态变化，比单纯监测压力的绝对值更有价值。补充血容量，可选择晶体液和胶体液，考虑到危重患者毛细血管通透性明显增加，晶体液在血管内的保持时间较短，易转移到组织间隙，应适当提高胶体液的补充比例。

3.支持血液携氧能力

维持适当的血红蛋白浓度是改善氧输送的重要手段之一。由于血红蛋白是氧气的载体，机体依赖血红蛋白将氧从肺毛细血管携带到组织毛细血管，维持适当的血红蛋白浓度实际上就是支持血液携氧能力。但是，并非血红蛋白浓度越高，就对机体越有利。当血红蛋白浓度过高时

(如高于14 g/dL),血液黏度明显增加,不但增加心脏负荷,而且影响血液在毛细血管内的流动,最终影响组织氧合。一般认为,血红蛋白浓度的目标水平是80～100 g/L或血细胞比容维持在30％～35％。

(二)降低氧需

降低氧需在MODS治疗中常常被忽视。由于组织缺氧是氧供和氧需失衡的结果,氧需增加也是导致组织缺氧和MODS的原因之一,降低氧需对MODS的防治具有重要意义。导致危重病患者氧需增加的因素很多,针对不同原因进行治疗,就成为防治MODS的重要手段。体温每增加1 ℃,机体氧需增加7％,氧耗可能增加25％。因此,及时降温,对于发热患者就很必要。可采用解热镇痛药物和物理降温等手段。物理降温时,要特别注意防止患者出现寒战。一旦发生寒战,机体氧需将增加100％～400％,对机体的危害很大。疼痛和烦躁也是导致机体氧需增加的常见原因。有效的镇痛和镇静,使患者处于较为舒适的安静状态,对防止MODS有益。抽搐导致氧需增加也十分明显,及时止痉是必要的。正常情况下,呼吸肌的氧需占全身氧需的1％～3％,若患者出现呼吸困难或呼吸窘迫,则呼吸肌的氧耗骤增,呼吸肌的氧需可能增加到占全身氧需的20％～50％。呼吸氧需的明显增加,势必造成其他器官的缺氧。采取积极措施,如机械通气或提高机械通气条件,改善患者的呼吸困难,能明显降低患者呼吸肌氧需。

(三)改善内脏器官血流灌注

MODS和休克可导致全身血流分布异常,肠道和肾脏等内脏器官常常处于缺血状态,持续的缺血缺氧,将导致急性肾衰竭和肠道功能衰竭,加重MODS。改善内脏灌注是MODS治疗的重要方向早期液体治疗的目的是维持血液内容量(前负荷)和心排血量,保证重要器官灌注。应防止容量过负荷导致的心源性和(或)非心源性肺水肿,这类患者往往存在低蛋白血症,因此,需要补充胶体液,如血浆或清蛋白。监测中心静脉压(CVP)和肺毛细血管楔压(PCWP),以作为液体输入的客观指标。在心室充盈压已达到理想水平而低血压仍持续时,应使用血管活性药物。在传统的血管活性药物应用中,关于药物对内脏器官灌注的影响认识十分模糊,甚至被忽视。我国临床医学中最常应用小剂量多巴胺,以提升血压,改善肾脏和肠道灌注。但多巴胺扩张肾脏血管和改善肠系膜灌注的作用缺乏实验和理论依据。最近10年的研究显示,多巴胺可能加重肾脏和肠道缺血。因此,合理选用改善内脏器官灌注的血管活性药物,制定新的血管活性药物应用指南,显得十分必要。

(胡玉刚)

参考文献

[1] 熊旭东,封启明.实用危重症医学[M].上海:上海科学技术出版社,2023.

[2] 段霞,曾莉,姜金霞.临床急危重症护理理论与实践[M].北京:人民卫生出版社,2022.

[3] 朱晓萍,曾莉.急危重症护理常规与技术规范[M].上海:同济大学出版社,2022.

[4] 苗军华,刘辉,牛永杰,等.临床急危重症疾病诊治与护理[M].青岛:中国海洋大学出版社,2022.

[5] 王雪菲,彭淑华,邹永光.临床危重患者护理常规及应急抢救流程[M].武汉:华中科学技术大学出版社,2022.

[6] 张伟,昌广平,鲁柏涛.新编急危重症诊疗精要[M].西安:西安交通大学出版社,2022.

[7] 宿英英.神经重症专科医师培训教程[M].北京:人民卫生出版社,2021.

[8] 冉健,李金英,陈明.现代急危重症与护理实践[M].汕头:汕头大学出版社,2021.

[9] 张海海.急危重症诊疗实践[M].济南:山东大学出版社,2021.

[10] 王一镗,刘中民.心肺脑复苏[M].上海:上海科学技术出版社,2020.

[11] 汪东亮.急诊急救与急诊创伤处置精要[M].南昌:江西科学技术出版社,2020.

[12] 汤旭惠.急诊科诊疗实践与处置方法[M].北京:科学技术文献出版社,2020.

[13] 杨秀娟.实用临床急危重症诊治[M].长沙:湖南科学技术出版社,2020.

[14] 王南.急危重症疾病诊疗与临床进展[M].天津:天津科学技术出版社,2020.

[15] 管向东.重症医学[M].北京:中华医学电子音像出版社,2020.

[16] 陈秀红.新编急危重症救治[M].哈尔滨:黑龙江科学技术出版社,2020.

[17] 彭德飞.临床危重症诊疗与护理[M].青岛:中国海洋大学出版社,2020.

[18] 周淑芬.临床急危重症救治学[M].长春:吉林大学出版社,2020.

[19] 席修明.重症医学科诊疗常规[M].北京:中国医药科技出版社,2020.

[20] 朱红林.临床急危重症救治精要[M].开封:河南大学出版社,2020.

[21] 周波.现代临床重症医学[M].北京:中国大百科全书出版社,2020.

[22] 刘亚林,常志刚.外科重症医学[M].北京:人民卫生出版社,2020.

[23] 邢效如.急危重症临床诊断与治疗[M].天津:天津科学技术出版社,2019.

[24] 陈明.外科危重症急救与监护技术[M].北京:科学技术文献出版社,2019.

[25] 曲海.新编急危重症疾病临床诊治[M].北京:科学技术文献出版社,2019.

[26] 杨光霞.急危重症救治操作实践[M].长春:吉林科学技术出版社,2019.

[27] 李亚娜.急危重症临床诊疗学[M].天津:天津科学技术出版社,2019.

[28] 万健.现代急危重症诊断与治疗[M].北京:科学技术文献出版社,2019.

[29] 李霞.急危重症基础与临床思维[M].天津:天津科学技术出版社,2019.

[30] 牛芳.现代急危重症治疗学[M].天津:天津科学技术出版社,2019.

[31] 王印华.现代急危重症监护与治疗[M].长春:吉林科学技术出版社,2019.

[32] 王海燕.现代急危重症救护精要[M].天津:天津科学技术出版社,2019.

[33] 李伟.重症医学科诊疗实践[M].长春:吉林科学技术出版社,2019.

[34] 姜铁超.危重症诊断与救治学[M].长春:吉林大学出版社,2019.

[35] 梁品.外科急危重症[M].北京:中国协和医科大学出版社,2018.

[36] 吴作榜,孙桂元.优质护理在ECMO救治重症肺炎并发急性呼吸衰竭患者中的效果[J].中文科技期刊数据库(全文版)医药卫生,2023(11):101-104.

[37] 杨李鹏.探究ECMO辅助循环呼吸衰竭患者的治疗效果[J].中文科技期刊数据库(全文版)医药卫生,2023(6):127-129.

[38] 王文华,张永春.左西孟旦辅助IABP治疗急性心肌梗死心源性休克及患者预后的影响因素[J].中文科技期刊数据库(全文版)医药卫生,2023(5):13-16.

[39] 王俊霞,朱建华,薛阳阳,等.重症急性胰腺炎并存慢重症患者肠内营养不耐受的护理[J].护理学杂志,2021,36(17):101-103.

[40] 秦运俭,李颖,陈剑琴,等.基于预防重症患者谵妄发生的最佳疼痛控制目标研究[J].中华危重病急救医学,2021,33(1):84-88.